# Der große Heilpflanzenatlas

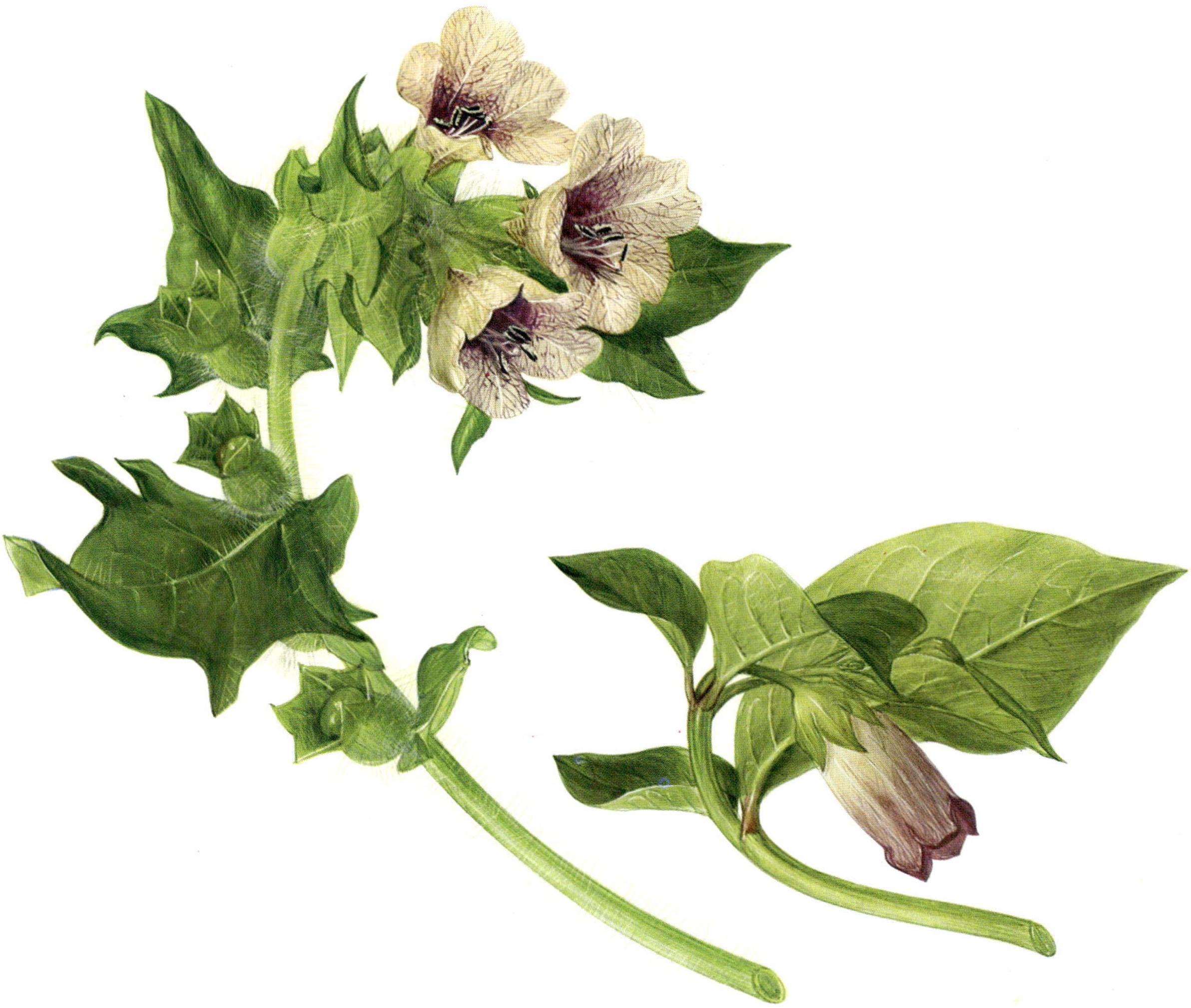

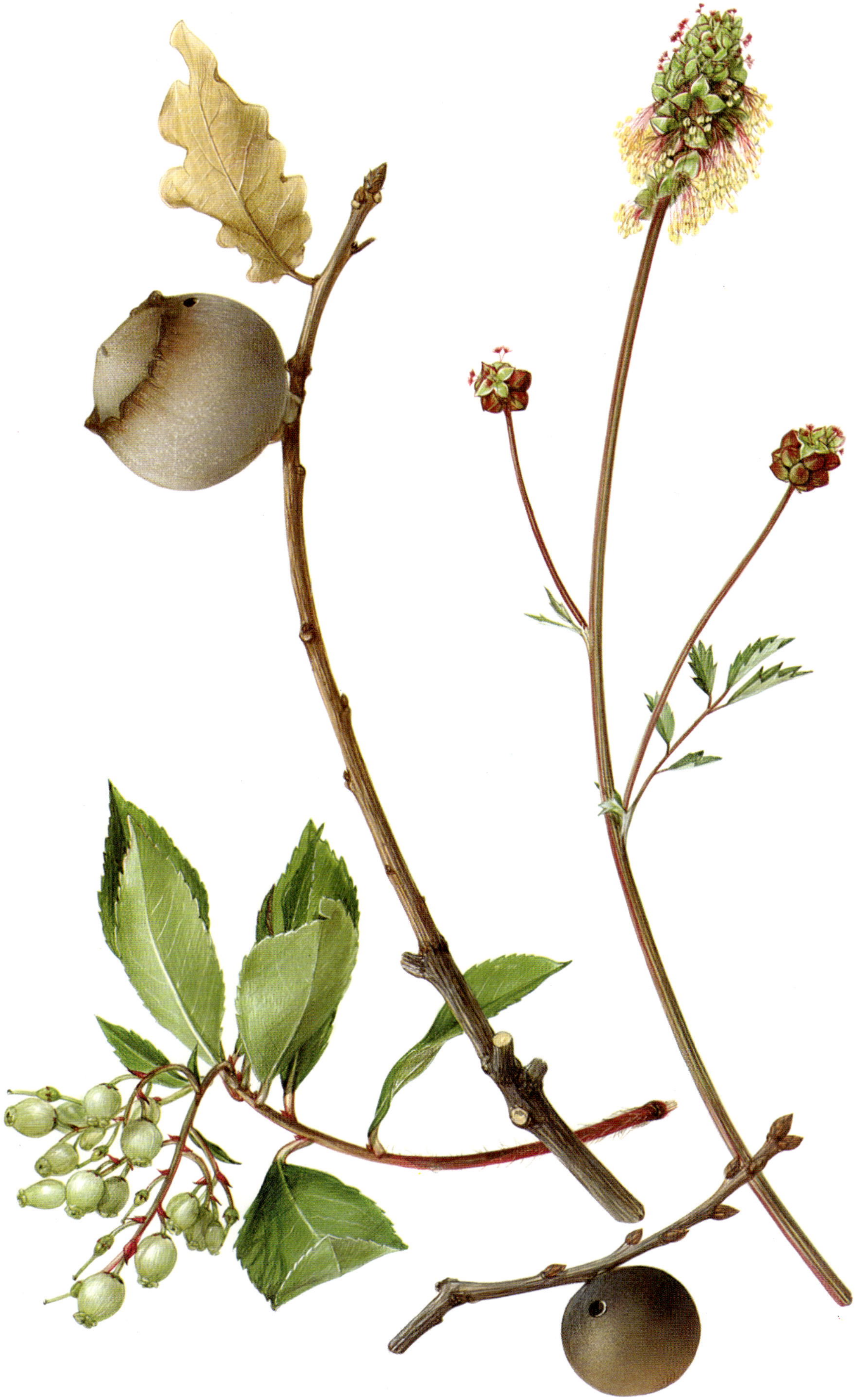

**Francesco Bianchini**
**Francesco Corbetta**

# Der große Heilpflanzenatlas

*Illustrationen von Marilena Pistoia*

*Übersetzung und deutsche Bearbeitung von Dr. Ulrike Thiede*

UNIPART

Unipart-Verlag · Stuttgart

Titel der italienischen Originalausgabe:
»Le piante della salute«

Lizenzausgabe für den Unipart-Verlag GmbH,
Remseck bei Stuttgart, 1986

Printed in Italy by
Off. Grafiche A. Mondadori Editore - Verona
ISBN 3 8122 0198 4

# Inhaltsverzeichnis

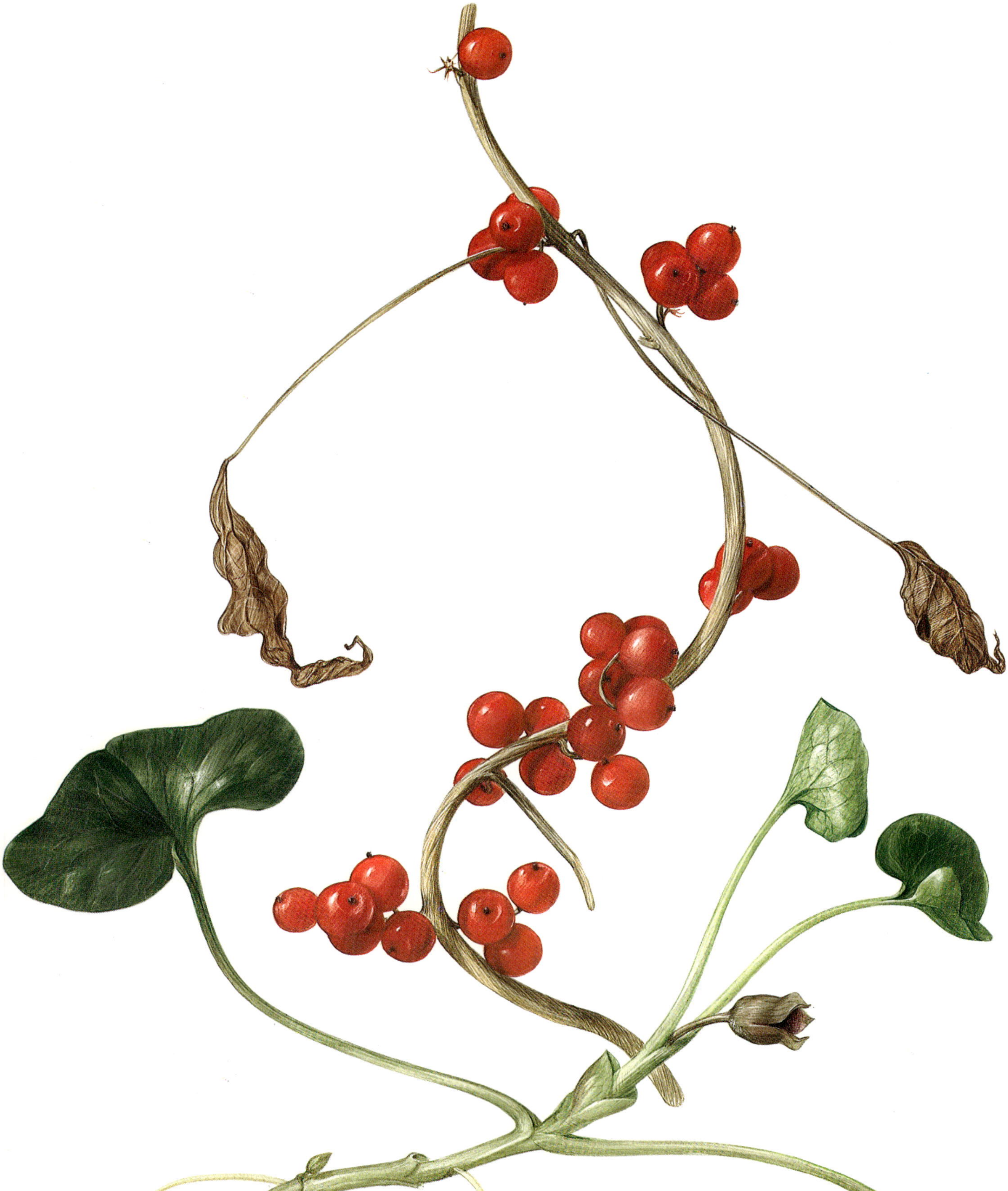

# Einführung

Der berühmte englische Geistliche William Cole (gest. 1600) schrieb über die Geschichte der Kräuter: »Sie sind so ehrwürdig wie die Schöpfung, ja sogar älter als die Sonne, der Mond oder die Sterne – diese wurden am vierten Tage geschaffen, die Pflanzen jedoch am dritten.«

Wir erleben heute ein Wiedererwachen des Interesses an ökologischen Zusammenhängen, und diejenigen Menschen, die versuchen, eine neue Beziehung zu ihrer Umwelt zu entwickeln und ein weniger »künstliches« Leben zu führen, sollten auch fähig sein, natürliche Lebensmittel auszuwählen und die Vielzahl der Kräuter zu unterscheiden, sei es als Zugabe zu den Speisen, sei es auch um alltägliche Beschwerden zu heilen. Die Herausgabe eines Werkes, das diesen Pflanzen gewidmet ist, von denen viele schon seit Jahrhunderten, einige sogar schon seit Jahrtausenden verwendet wurden, ist ein hoffnungsvolles Anzeichen für die neue Richtung, die jetzt von mehr und mehr Menschen eingeschlagen wird.

Viel zu lange wurde die Kräuter- und Volksmedizin vernachlässigt zugunsten synthetischer Arzneimittel, von denen zwar viele gut und wirksam sind, bei denen aber häufig früher oder später der Pferdefuß schwerer Nebenwirkungen zum Vorschein kommt, die man bei der Neuartigkeit dieser Präparate noch keinesfalls im Griff haben kann und deren Auswirkungen zum Teil noch unübersehbar sind.

In Mitteleuropa und einigen nordischen Ländern ist die Naturmedizin niemals ganz aufgegeben worden, und die alten Heilmethoden werden jetzt wieder erinnert und aufgenommen. Jedoch kann man durch das ausschließliche Lesen von Büchern über Kräuter keinesfalls alles über sie erfahren und sich danach selbst verarzten! Die erhoffte Reaktion auf dieses Buch sollte sein, daß der Leser nach der Lektüre und damit der Erweiterung seiner Grundkenntnisse aufs Land hinausgeht, die Kräuter betrachtet oder nach Kräuterläden Ausschau hält, die es immer noch hier und da gibt, und dort in eine »wohlriechende Atmosphäre« eintaucht, die an die Zeiten erinnert, als Karl der Große noch anordnete, welche Kräuter in den Arzneigärten der Klöster angebaut werden sollten, und als Kräuterkundler und große Ärzte, wie Dioskurides, Avicenna, Gerard und Culpeper, ihre Beobachtungen für spätere Generationen aufschrieben.

Trotz aller Kenntnisse von Kräutern, die man besitzen mag, muß bei Erkrankungen immer der Arzt hinzugezogen werden. Man sollte nicht versuchen, sich bei Krankheiten auf eigene Faust mit Kräutern zu heilen. Die meisten Kräuter müssen mit Vorsicht eingenommen werden, und es gibt auch einige, die unbedingt gemieden werden müssen, wenn sie nicht vom Arzt vorzugsweise in homöopathischen Dosen verordnet wurden. Das gilt natürlich nicht für die heilsame Wirkung einer heißen Tasse Kamillen- oder Lindenblütentee, die, auch wenn sie in dem Fall nicht die entsprechende Medizin sein mögen, keinem Menschen etwas schaden. Dieses Buch soll keinesfalls den Rat des Arztes ersetzen. Der Leser sollte in allen Dingen, die seine Gesundheit betreffen, regelmäßig einen Arzt um Rat fragen, besonders wenn es um Symptome geht, die eine genaue Diagnose und gezielte medizinische Behandlung erfordern.

Die hier besprochenen Pflanzen sind nach ihren medizinisch-therapeutischen Anwendungsgebieten gruppiert, obwohl sich diese auch häufig überlappen. Die Anwendungsweisen werden im Hauptteil angegeben, sowohl die der Gegenwart als in der Geschichte, soweit bekannt. Das Sichten der alten Aufzeichnungen über die Wirkung der Kräuter und Heilpflanzen förderte außer jahrhundertealten Vorschriften und Anwendungsvorschlägen, die heute noch korrekt sind, auch skurrile und abergläubische Vorstellungen und Überlegungen zutage, die vom Aussehen der Pflanzen auf ihre heilenden Fähigkeiten schlossen. Das ergab ein kulturhistorisches Kaleidoskop vor allem aus dem europäisch-vorderasiatischen Raum, der aber auch manchmal seine weiteren Verbindungen in der Geschichte

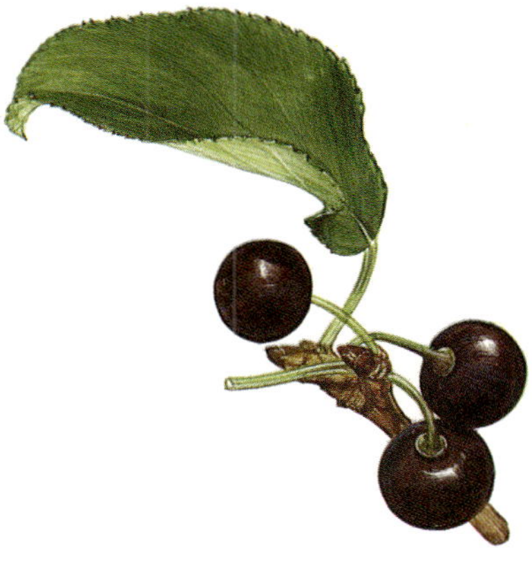

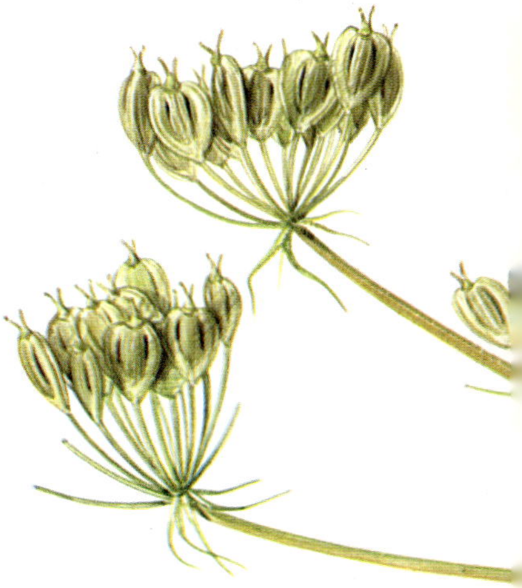

– bis nach China hin – erkennen läßt. Auch ein Ausflug in die Küchen wurde nicht vergessen, in denen in der Vergangenheit mehr Kräuter, als wir heute noch ahnen, verwendet wurden. In dieser Hinsicht können wir noch viel von den Mittelmeerländern und dem Balkan lernen, wo die überlieferte Praxis des Würzens und Aromatisierens noch nicht vergessen worden ist. Im wissenschaftlichen Anhang werden die genaue botanische Beschreibung jeder Pflanze und die bekannten chemischen Wirkstoffe der Drogen angegeben. Der Text wurde nicht vornehmlich für den Spezialisten geschrieben, sondern für alle, die sich über den Reichtum unserer heilenden Kräuter informieren wollen, und vor allem für jene, die Pflanzen lieben, die Freude haben, sich schöne Illustrationen von Früchten und Blüten anzusehen und altvertraute Namen zu lesen: Rapunzel, Mädesüß, Fieberklee und Rosmarin, die an Märchen erinnern und an Zeiten, als Kräutermärkte inmitten der Großstädte noch an Reichtum überquollen. Das Buch ist aber auch für den Apotheker geschrieben, der noch immer der verläßlichste Fachmann ist, wenn es gilt, etwas über Kräuter zu erfahren, sie zuzubereiten oder sie bei ihm zu kaufen. Die Kräuter, die der Apotheker noch vorrätig hat oder besorgen kann, unterliegen auch heute strengen Qualitätsanforderungen.
Große Namen werden hier berufen: Hippokrates, der Vater der Medizin; Dioskurides, der berühmte Pharmakologe des Altertums, der mit den römischen Invasionstruppen nach England kam und Anweisungen hinterließ, wie man beispielsweise mit Kräutern Blut stillen kann; Pier Andrea Mattioli, der italienische Arzt und Botaniker im 16. Jahrhundert, der sich für die kosmetische Anwendung einer Hautlotion aus der Wurzel des Salomonsiegels für eine adelige Dame interessierte und für Gegenmittel gegen die Pest. Die magischen Kräfte einiger Kräuter werden beschworen: Angelika, das Kraut des Heiligen Geistes, dessen Kraft

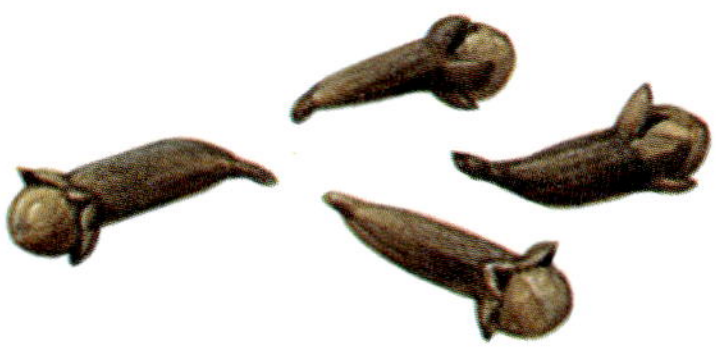

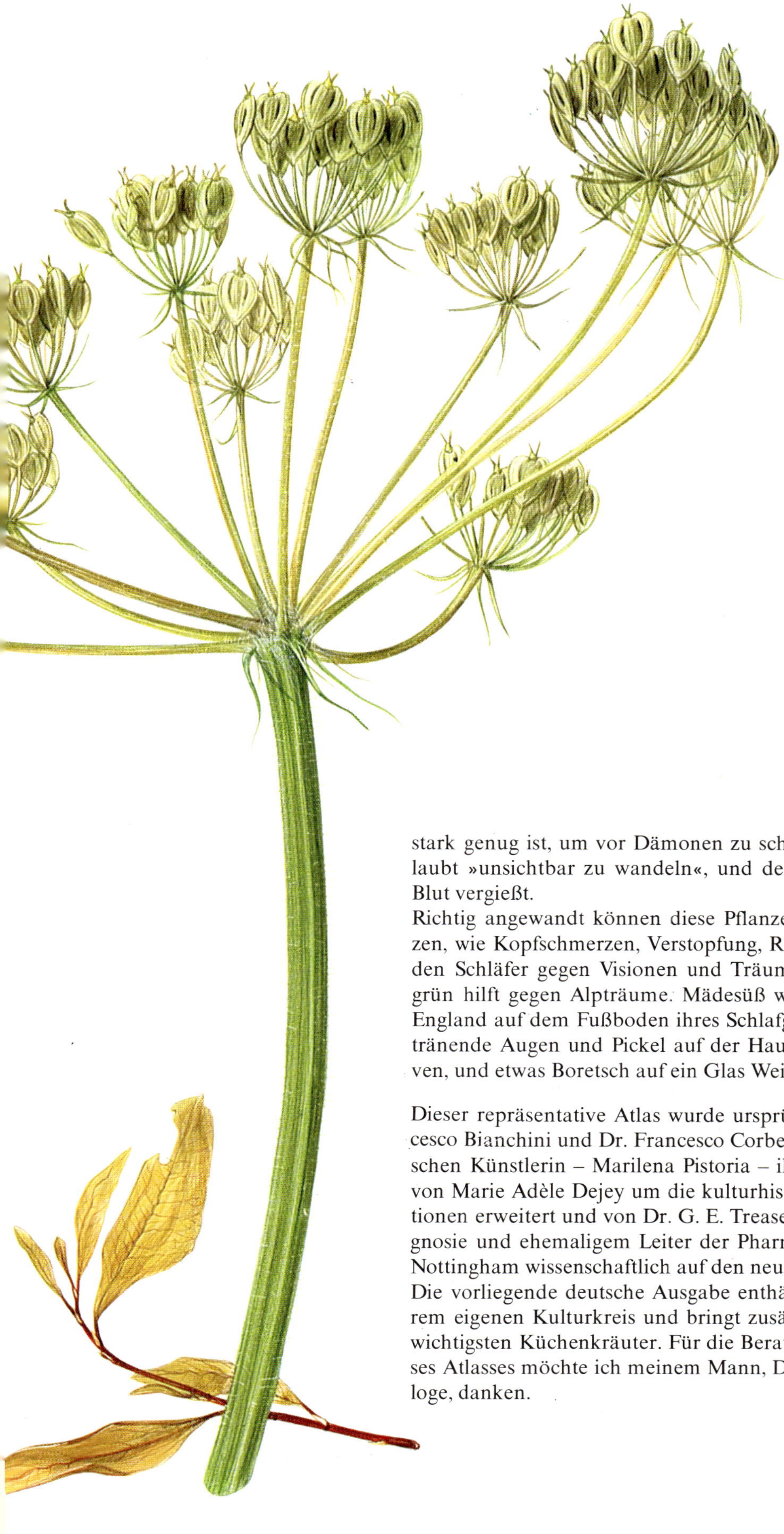

stark genug ist, um vor Dämonen zu schützen; der Farn, der den Menschen erlaubt »unsichtbar zu wandeln«, und der Holunder, der beim Abschlagen sein Blut vergießt.
Richtig angewandt können diese Pflanzen uns vor so alltäglichen Übeln schützen, wie Kopfschmerzen, Verstopfung, Rheumatismus. Die Betonie z. B. schirmt den Schläfer gegen Visionen und Träume ab, und das leuchtendblaue Immergrün hilft gegen Alpträume. Mädesüß wurde von der Königin Elisabeth I. von England auf dem Fußboden ihres Schlafgemaches verstreut; heute hilft es gegen tränende Augen und Pickel auf der Haut. Kamillenauszüge beruhigen die Nerven, und etwas Boretsch auf ein Glas Wein gestreut erfrischt und ermuntert.

Dieser repräsentative Atlas wurde ursprünglich von zwei Italienern – Dr. Francesco Bianchini und Dr. Francesco Corbetta – geschrieben und von einer italienischen Künstlerin – Marilena Pistoria – illustriert. Die englische Ausgabe wurde von Marie Adèle Dejey um die kulturhistorischen und mythologischen Informationen erweitert und von Dr. G. E. Trease, emeritiertem Professor der Pharmakognosie und ehemaligem Leiter der Pharmazeutischen Abteilung der Universität Nottingham wissenschaftlich auf den neuesten Stand gebracht.
Die vorliegende deutsche Ausgabe enthält ergänzende Informationen aus unserem eigenen Kulturkreis und bringt zusätzliche Angaben für den Gebrauch der wichtigsten Küchenkräuter. Für die Beratung im wissenschaftlichen Anhang dieses Atlasses möchte ich meinem Mann, Dr. Walther Thiede, Apotheker und Zoologe, danken.

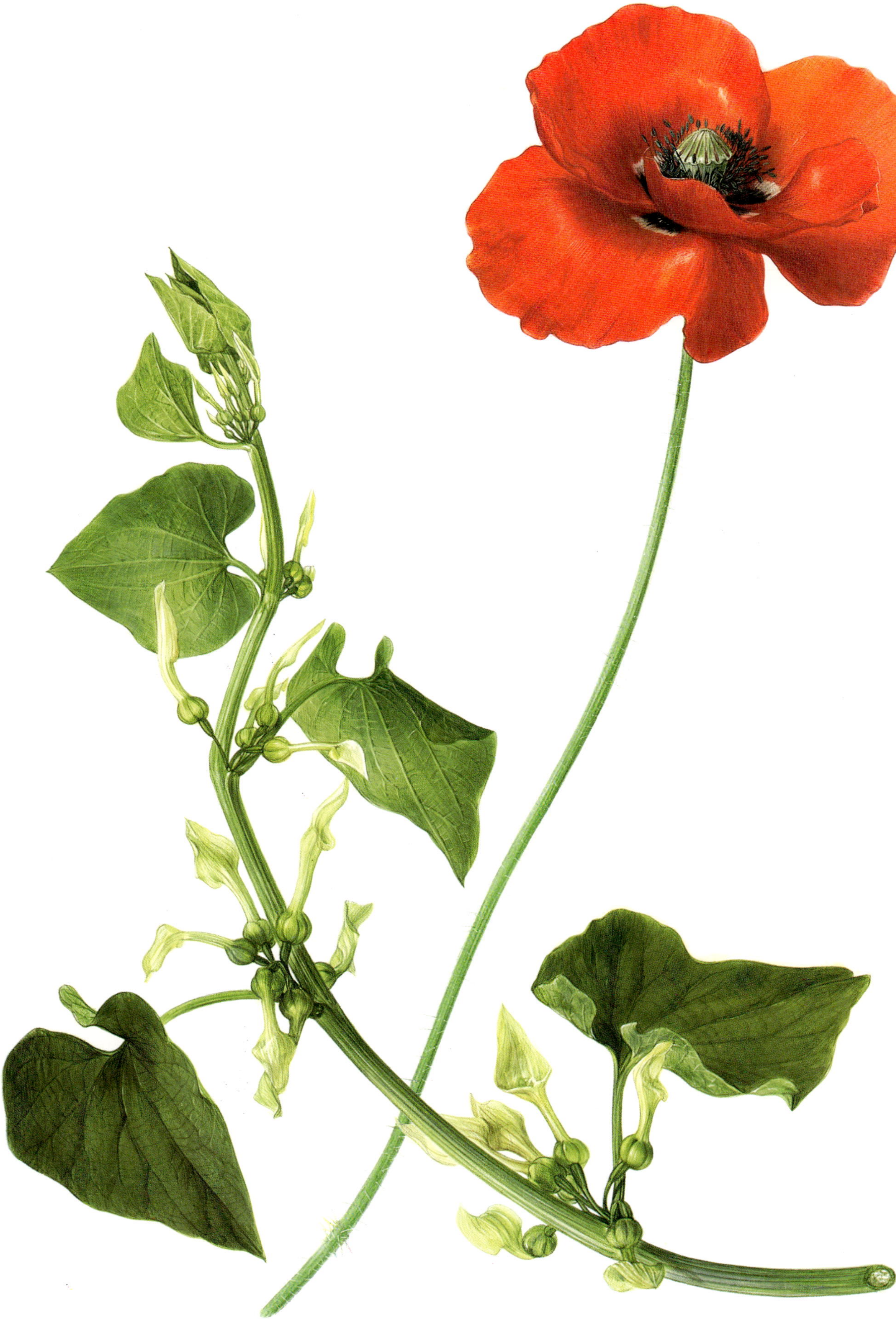

# Heilpflanzen und ihre Anwendung

# Benediktendistel
# Distelartige Flockenblume
# Stechpalme

---

Die **Benediktendistel** *(Cnicus benedictus)* gehört zur Familie der Compositae (Korbblütler). Ursprünglich war sie nur im Mittelmeerraum zu finden, wurde dann aber auch in Nordamerika und Südafrika eingebürgert. Die Wirkstoffe erhält man aus der blühenden Pflanze und den Blütenspitzen und Blättern, die vom Stiel entfernt wurden. Sie liefern einen bitteren Saft, der den Appetit anregt und in ähnlicher Weise wirkt wie Quassia (siehe Seite 178).
Die harntreibenden, schweißtreibenden, fiebersenkenden und galletreibenden Eigenschaften sind auch pharmazeutisch wichtig. Heutzutage wird sie hauptsächlich als Mittel gegen Verdauungsstörungen angewandt.
Die Benediktendistel wird in den Schriften des Hochwürden Bede erwähnt (ca. 672–735), aber ihre Verbindung mit Heiligkeit stammt von dem alten Glauben, daß sie aufgrund übernatürlicher Kräfte gegen alles helfe. Der große griechische Arzt Dioskurides, von dem man annimmt, daß er Truppenarzt bei der römischen Besatzungsarmee im 1. Jahrhundert v. Chr. in England war, glaubte, daß die Benediktendistel »ein Mittel sei für die, deren Körper rückwärts gezogen würde«.

Viele Arten der Gattung *Centaurea* sind in der Volksmedizin wegen ihrer therapeutischen Wirkungen bekannt. Von besonderer Bedeutung ist die **Distelartige Flockenblume** *(Centaurea calcitrapa)* aus der Familie der Compositae. Diese Pflanze kann anstatt der Benediktendistel gebraucht werden. Sie wächst auf Sand und Ödland und blüht zwischen Juli und September. Die Blütenköpfe enthalten einen Bitterstoff, der die Pflanze als Bitter-Tonikum charakterisiert. Die Blätter und Blüten enthalten fiebersenkende Wirkstoffe, die Wurzeln und Früchte haben entwässernde Eigenschaften. Im Mittelalter wurde die pulverisierte Wurzel gegen die Pest eingenommen.

»Die Stechpalme hat Beeren, so rot wie Rosen...«, so heißt es in einem Kirchenlied des 15. Jahrhunderts. Das führt einem die bezaubernden, leuchtenden Früchte der Stechpalme vor Augen, wie sie besonders in England von der christlichen Kirche in die Weihnachtszeremonien aufgenommen wurde. Äußerlich ähneln die Blätter der **Stechpalme** *(Ilex aquifolium)* jenen bestimmter Steineichen-Formen *(Quercus ilex)*, worauf auch der Gattungsname hinweist. Die Stechpalme ist als Busch oder Baum weitverbreitet in Europa, Westasien und Nordafrika. Die pharmakologische Wirkung kommt aus den Blättern, die als Bitter-Tonikum fiebersenkend und beruhigend wirken. Einige Kräuterkundler meinen, daß man sie das ganze Jahr hindurch sammeln könne, andere bestehen darauf, daß die beste Sammelzeit direkt vor dem Blühen sei.
Vor der Einführung von Fertigarzneien wurden aus der Droge Infusionen und Dekokte hergestellt und bei Koliken, Verdauungsstörungen und Malaria eingesetzt. Lange Zeit hindurch war sie ein Hauptmittel gegen Pocken. Extrakte aus den Beeren zeigen abführende und Brechreiz verursachende Wirkungen und manchmal Fälle von ernsthafter Vergiftung bei Kindern, gekennzeichnet durch Übergeben, Durchfall und schließlich Kollaps.
Auf Korsika wird aus gerösteten und pulverisierten Stechpalmenbeeren ein kaffeeähnliches Getränk bereitet. Die südamerikanische Art *Ilex paraguariensis* enthält Koffein. Die getrockneten Blätter sind der bekannte Maté-Tee, der seit vielen Jahren auch bei uns ein beliebtes Erfrischungsgetränk ist.
Culpeper, der bekannte englische Kräuterkundler des 17. Jahrhunderts, empfahl die Rinde oder Blätter »in Umschlägen zu gebrauchen bei Knochenbrüchen und ausgerenkten Gliedern«. Plinius schreibt in seiner Naturgeschichte (77 v. Chr.), daß die Blüte der Stechpalme Gift abweise und die Kraft habe, Wasser in Eis zu verwandeln. Nach altem Volksaberglauben schlägt in ein Haus nie der Blitz ein, wenn daneben ein Stechpalmenbusch wächst.

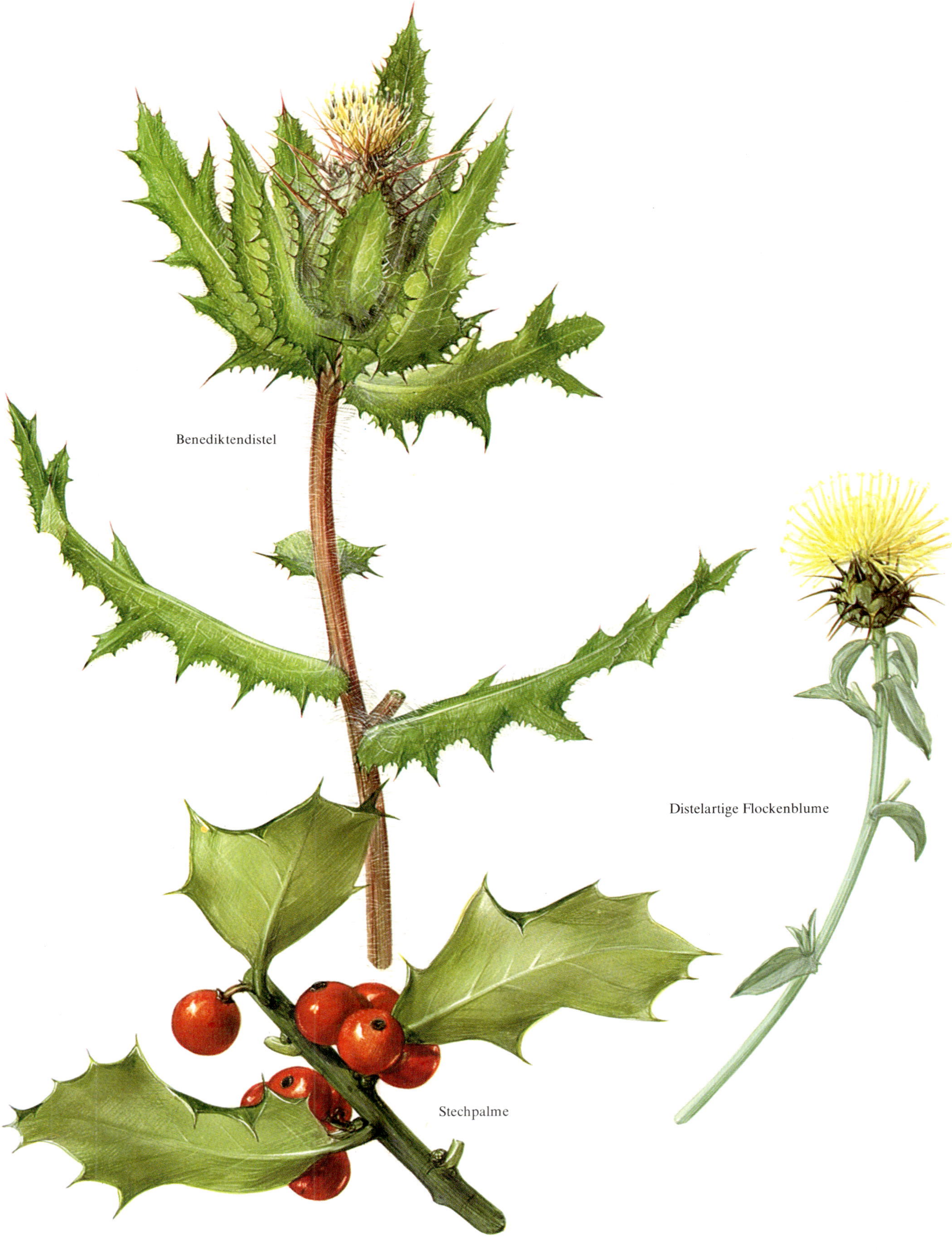
Benediktendistel
Distelartige Flockenblume
Stechpalme

# Echter Gamander
# Echtes Tausendgüldenkraut
# Melisse

Der **Echte Gamander** *(Teucrium chamaedrys)* aus der Familie der Labiatae oder Lippenblütler bekam seinen Artnamen nach dem alten griechischen Wort für Eiche wegen der Ähnlichkeit seiner Blätter mit denen der Eiche. Er wächst an Wällen und Ruinen in Südeuropa, Westasien und Nordafrika. In alten Zeiten war er hauptsächlich für seine wundheilenden Wirkungen bekannt, und auch jetzt wird er noch zum Abheilen von Schrammen und Wunden verwendet. Im Mittelalter verordnete man ihn ferner als Mittel gegen Wassersucht, Gelbsucht und Gicht. Wegen seiner zusammenziehenden, anregenden, entwässernden und antiseptischen Wirkungen wird er jetzt allgemein bei Verdauungs- und Leberstörungen, Anaemie und Bronchitis gebraucht. Als Heiltrank genommen, hilft er im ganzen Körper gegen Entzündungen.

Das **Echte Tausendgüldenkraut** *(Centaurium umbellatum)* aus der Familie der Gentianaceae wächst überall in Europa, in Westasien und Nordafrika. Zur Zeit von Dioskurides war es bekannt wegen seiner Fähigkeit, die weibliche Regel anzuregen, gegen Gallenleiden zu wirken und besonders Wunden zu heilen.
Sein Gattungsname rührt von einer Legende her, nach der der Zentaur Cheiron eine Fußwunde durch Auflegen von frischen Blättern und Blüten dieser Pflanze heilte. Die Damen des Mittelalters benutzten einen Infus des Tausendgüldenkrautes, um sich damit die Haare zu bleichen – wenn auch mit wenig Erfolg. Etwa zu jener Zeit wurden auch die wirklich therapeutischen Eigenschaften dieser Pflanze erkannt, die jetzt noch geschätzt werden. Die ganze Pflanze, einschließlich der Blüten, wird als Tonikum wegen ihrer verdauungsfördernden, galletreibenden, fiebersenkenden und zusammenziehenden Eigenschaften genutzt. Äußerlich wird es bei Schürfungen, Wunden und Ekzemen angewandt und zeigt erhebliche heilende Wirkung. Ein Extrakt aus der Droge stellt die Grundlage für Tinkturen, Arzneigetränke, Sirupe und Aperitifs dar. Es ist ein beliebter Zusatz bei vielen alkoholischen Getränken wegen seines interessanten bitteren Geschmacks. Tausendgüldenkraut wird auch in der Tiermedizin und Homöopathie verwendet. Es bekämpft Fieber und wird als bester Ersatz für Chinin angesehen.

Die **Melisse** oder **Zitronenmelisse** *(Melissa officinalis)* aus der Familie der Labiatae ist seit undenklichen Zeiten bei allen Heilkundigen beliebt. Im alten Griechenland stand der Name Melissa (griechisch = Biene) nicht nur für die Pflanze, sondern auch für die Bienen, die nach Plinius dieses Kraut mehr als alles andere lieben und der Melisse auch den weniger bekannten Namen Apiastrum gaben. (Apias = lateinisch: Biene) Im alten Griechenland wurden Melissenzweige in die Bienenkörbe gelegt um Bienenschwärme anzulocken. In der frühen Medizin wurde die Zitronenmelisse hoch geschätzt und z. B. von den Arabern in Spanien viel genutzt. Avicenna, der große arabische Arzt und Philosoph des 11. Jahrhunderts, glaubte, daß sie »Geist und Herz fröhlich mache«. Schon seit altersher wird die Zitronenmelisse in den Küchen verwendet, besonders als Bestandteil aromatischer Liköre, die in italienischen Klöstern destilliert wurden. Heutzutage dient sie zum Würzen bestimmter Käsesorten in der Schweiz und wird in der ländlichen Küche zum Würzen von Salaten, Omeletts und Sommergetränken gebraucht.
Die aktiven Bestandteile – einschließlich des ätherischen Öls (Melissenöl) – geben der Melisse ihre verdauungsfördernde, schweißtreibende und – noch wichtiger – entkrampfende und beruhigende Wirkung. Es wird verordnet in Form eines Infus als Schmerz- und Linderungsmittel gegen nervöse Magenkrämpfe, Erbrechen und Schlaflosigkeit. Culpeper empfiehlt in seiner Pflanzenkunde des 17. Jahrhunderts einen Sirup aus Zitronenmelisse und Zucker, den jede kluge Frau im Hause haben müsse, um den »schwachen Magen zu beruhigen und kranken Leibern der armen Nachbarn Erleichterung zu verschaffen«.

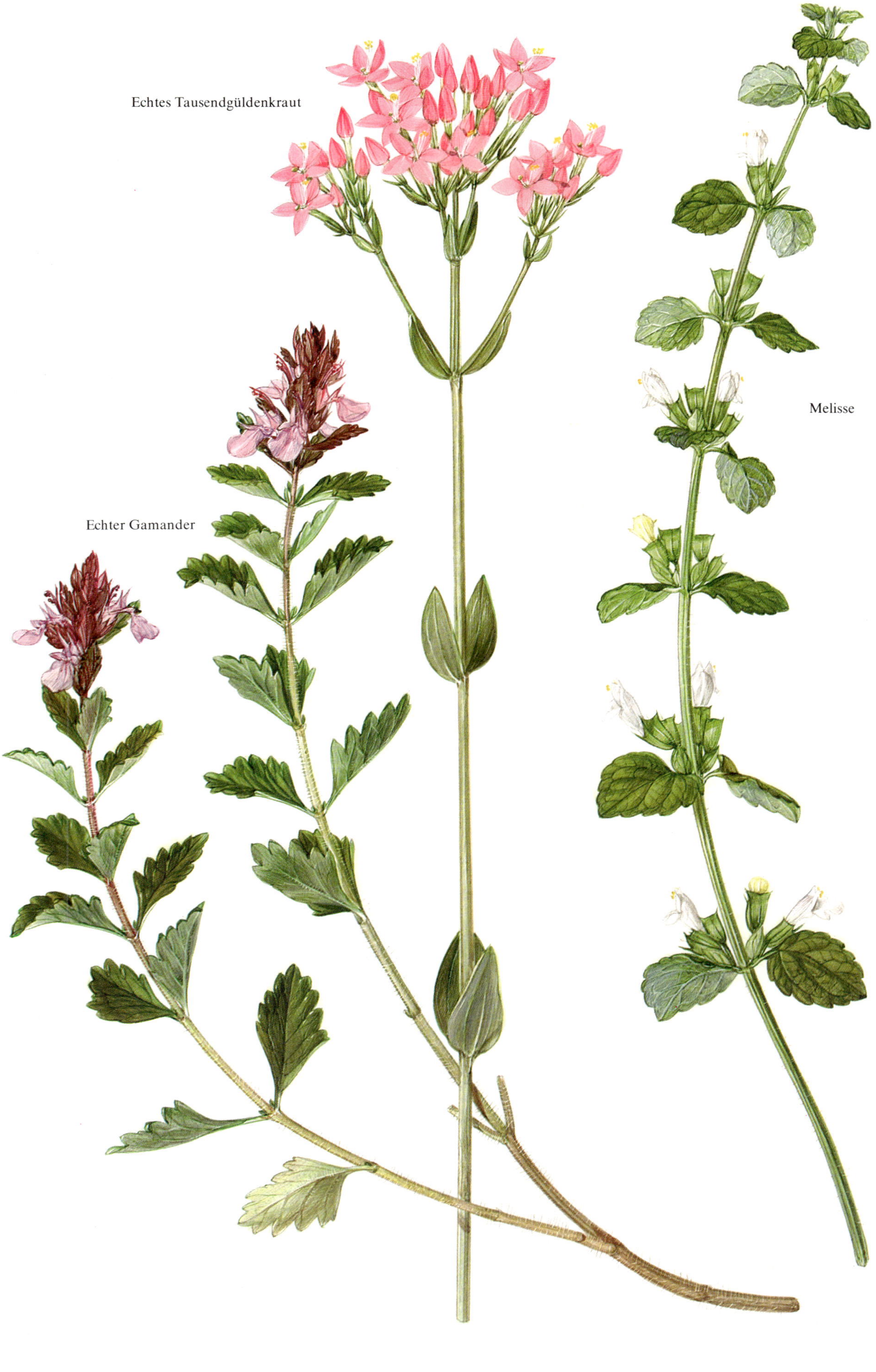
Echtes Tausendgüldenkraut
Echter Gamander
Melisse

# Pfeffer Safran Ingwer Zimt

Der **Pfeffer** *(Piper nigrum)* gehört zu den Piperaceae, stammt aus Indien und wird auch in anderen tropischen Ländern angebaut. Der Wirkstoff kommt von den kleinen Steinfrüchten. Drei Sorten von Pfeffer kommen auf den Markt: der schwarze, der weiße und der grüne. Der schwarze stammt von noch unreifen Früchten, die getrocknet wurden. Der weiße Pfeffer kommt von den reifen, roten Früchten. Diese werden einer Eigenfermentierung unterzogen. Dann werden die Früchte gerieben, um die Haut und das Fruchtfleisch zu entfernen, und die Samen, der weiße Pfeffer, bleiben übrig. Dieser ist weniger scharf als der schwarze. Der grüne Pfeffer wird ebenfalls unreif geerntet, aber ungetrocknet in geschlossenen Gefäßen aufbewahrt. Pfeffer hat, in kleinen Mengen gebraucht, tonische und appetitanregende Wirkung, aber sein Hauptanwendungsgebiet ist in der Küche. Er ist eines der ältesten Gewürze Europas und kam aus Arabien durch das Rote Meer auf der alten Gewürzstraße. Hippokrates machte in seinen Verordnungen starken Gebrauch vom Pfeffer.

**Safran** *(Crocus sativus)* stammt aus Kleinasien und wurde durch die Araber in Spanien eingeführt, bevor er sich nach Frankreich und den westlichen Mittelmeerländern als Folge der Kreuzzüge ausbreitete. Er wurde schon in vorgeschichtlicher Zeit kultiviert. Die Droge wird von den Blütennarben gewonnen. Wenn sie gemischt wird mit den Griffeln, wird das Gewürz »weiblicher Safran« genannt und ist von geringerem Handelswert. Safran war im alten Ägypten als Medizinpflanze bekannt. Er wird im Altertum von Hippokrates und Theophrast in ihren wissenschaftlichen Abhandlungen erwähnt und später von Galen (130–200 n. Chr.), der ihm die verschiedensten medizinischen und kulinarischen Eigenschaften zuschrieb. Außer seinem Gebrauch in der Küche und in der Lebensmittel-Industrie als Geschmackskorrigens und als Färbemittel, z. B. in Bouillabaisse, Risotto, Curry und früher in Kuchen, unterstützt Safran die Verdauung und wird als Beruhigungsmittel genommen. Man glaubte, daß es auch gegen schwaches Sehvermögen wirke. In der Volksmedizin wurde es früher als Abortivum benutzt und als Magenmittel (starke Reizung der Schleimhäute). Es ist nicht ungefährlich und führt bei hoher Dosierung zu Krämpfen, Koliken und Blutungen. Die Römer benutzten es auch als Färbemittel.

**Ingwer** *(Zingiber officinale)* ist eine mehrjährige krautige Pflanze, die wild in freier Natur nicht zu finden ist. Sie gehört zu den Zingiberaceae und stammt aus Malabar und Bengalen. Die Droge gewinnt man aus dem Rhizom, und sie wird in zwei Formen verkauft: als grauer Ingwer von nicht entrindeten Knollen oder als weißer Ingwer, bei dem die korkige Außenhaut abgekratzt wurde und der – weiß gekalkt – in kleineren Stücken in den Handel kommt. Mattioli (1500–1577) schrieb, daß »er die Fähigkeit hat zu wärmen und bei der Verdauung zu helfen... er ist nützlich für den Magen, wertvoll bei allen organischen Störungen und sollte in allen Gegenmitteln verwendet werden...«. Er erwähnt auch die Beliebtheit von kandiertem Ingwer in Indien und China. Ingwer kann als Verdauungsmittel und gegen Blähungen eingenommen werden und wird beim Kochen, Backen und der Likörherstellung gebraucht. Frischer Ingwer wird in der chinesischen Küche viel verwendet und gibt den Gerichten einen charakteristischen, feinscharfen Geschmack. Frischer Ingwersaft aus dem geriebenen und dann ausgedrückten Rhizom schmeckt ausgezeichnet in Hackfleisch- und Hühnergerichten. Äußerlich angewandt zeigt Ingwer eine schmerzableitende Wirkung und wird zu den lindernden Mitteln gezählt. Eingenommen wirkt er gegen Krämpfe in Händen und Füßen und hilft ausgezeichnet, Erkältungen zu verhindern.

**Zimt** *(Cinnamomum ceylanicum)* ist ein Baum von mittlerer Größe und gehört zu den Lauraceae. Er stammt aus Ceylon (Sri Lanka) und wird heute u. a. auf Java, in Brasilien, auf Jamaika und Martinique angebaut. Zimt wird hauptsächlich bei Durchfall angewandt wegen der adstringierenden Wirkung seiner Gerbsäure. In großen Mengen genommen, verursacht Zimt eine Zunahme der Herzrate und eine Beschleunigung der Atmung, eine Anregung der Speichelbildung und der Tränendrüsen und Erhöhung der Temperatur – in korrekten Mengen eingenommen, regt er jedoch den Kreislauf an. Zimt hat auch desinfizierende Wirkung. Pharmazeutisch werden verschiedene Präparate, die auf Zimt basieren, als Verdauungs- und allgemeine Anregungsmittel gebraucht.
Eines der frühesten Zitate des Zimtes in Europa steht in einer Enzyklopädie des 13. Jahrhunderts, von dem englischen Mönch Bartholomaeus Anglicus zusammengestellt. Selbst noch zu seiner Zeit nahm man an, daß alle Gewürze, die selten und extrem teuer waren, vom Garten Eden durch den Euphrat kämen.

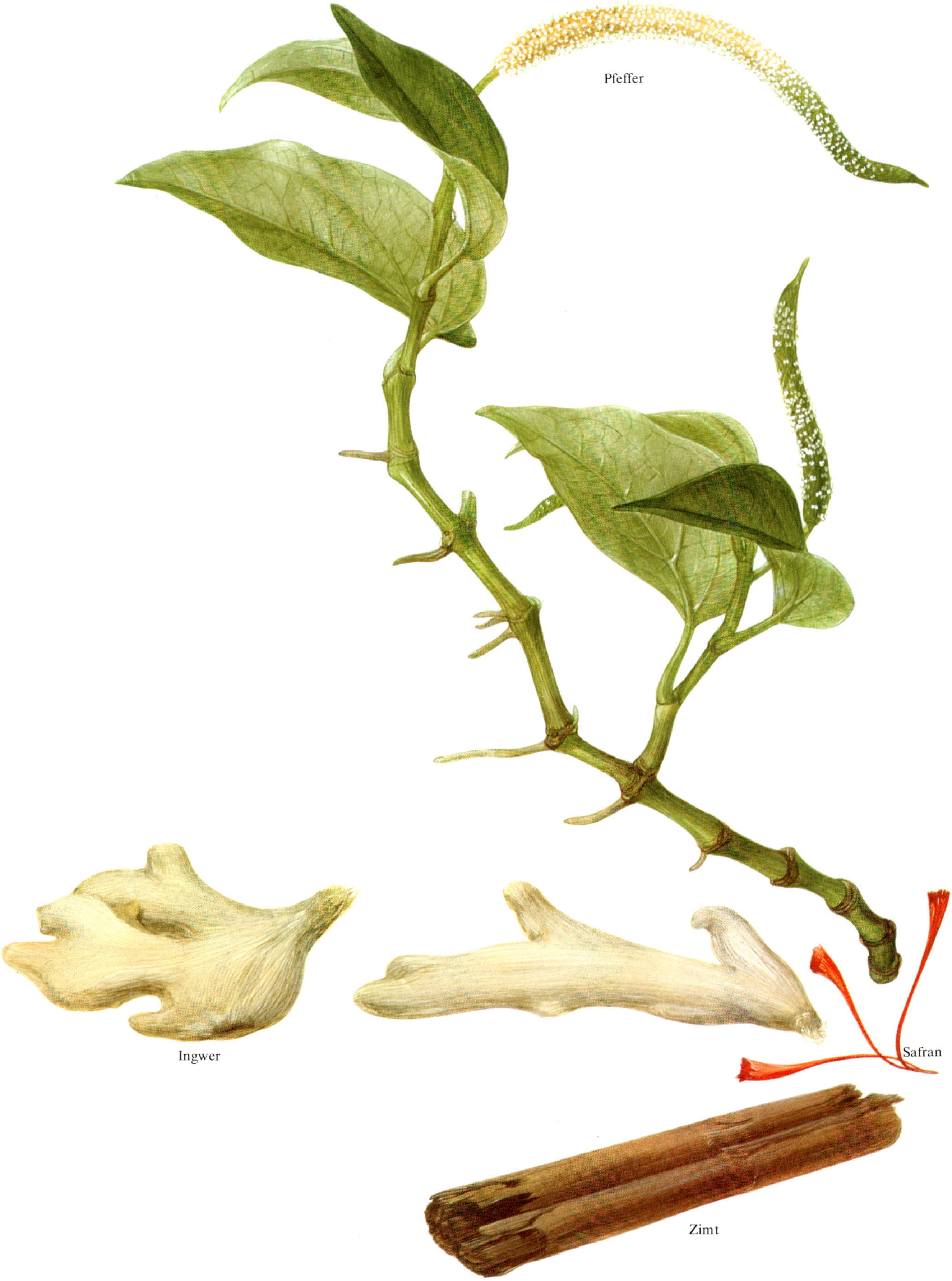
Pfeffer
Ingwer
Safran
Zimt

# Garten-Thymian
# Meerrettich
# Weißer Senf

Man sagt, daß der Name des **Garten-Thymian** *(Thymus vulgaris)* sich ableite von dem griechischen Verb thyo = ich opfere, was auf die Ähnlichkeit des Thymianduftes mit dem des Weihrauches hinweist. Die Pflanze, ein kleiner Halbstrauch mit grau-grünen Blättern, dessen Heimat das Mittelmeergebiet ist, hat einen starken aromatischen Geruch und intensiven Geschmack. Seit uralten Zeiten wurde sie als Heilpflanze gebraucht und wurde u. a. erwähnt von Plinius, Dioskurides und Theophrast. Im Mittelmeer geriet er etwas in Vergessenheit und erschien erst im 16. Jahrhundert wieder als wichtige Pflanze in den Kräutergärten. John Gerard, der berühmte englische Kräuterkundler (geb. 1545), schrieb vom Thymian: »Er hilft gegen den Biß jedes giftigen Tieres, entweder als Getränk oder auch äußerlich angewandt.«
Die ganze Pflanze, besonders aber die Seitenzweige, die während der Blüte gesammelt werden, ist eine vielseitige Droge mit tonischer Wirkung. Sie wird gebraucht bei Blutarmut, Bronchien- und Eingeweidestörungen und als Antiseptikum bei Zahnverfall. Sie gibt Erleichterung bei Katarrh und Husten und liefert eine Essenz, die bei der Likör- und Parfümherstellung Verwendung findet. Der Thymian ist eines der beliebtesten Kräuter in der Küche – besonders der italienischen.
Der »die Bienen anlockende Thymian« von Spenser ist der Feld-Thymian *(T. serpyllum,* siehe Seite 104), eine bei uns heimische Art mit weniger ausgeprägten Eigenschaften. Er ist berühmt als Bienenpflanze und wird oft zusammen mit Lavendel gepflanzt, da man sagt, daß diese beiden Pflanzen sich gut vertragen. Plinius schrieb: »Um des Honigs willen haben wir den Thymian aus Attika mitgebracht. Es ist aber sehr schwer, ihn aus Samen zu ziehen...« Thymian wächst in ganz Westeuropa und gedeiht genauso gut in einem kleinen Kräutertopf auf dem Küchenfenster wie im Kräutergarten.

**Der Meerrettich** *(Armoracia lapathifolia)* gehört zur Familie der Cruciferae. Die Ableitung seines alten Namens *Nasturtium armoracia* kommt aus der Zusammensetzung der zwei lateinischen Wörter nasus und tortus, was auf den scharfen Geruch hinweist, der die Nase »mißhandelt«. Armoracia ist auch ein lateinisches Wort und bezieht sich auf die Bretagne, das alte Armorica, wo die Pflanze einst kultiviert wurde. Die medizinischen Wirkstoffe finden sich in der Wurzel, die angeschnitten einen schwachen Geruch hat, der sehr scharf wird, wenn die Wurzel zerdrückt oder kleingeschnitten wird. Die Droge wird genommen bei Bronchien- oder Lungeninfektionen und gegen Infektionen des Harntraktes, als Mittel gegen Skorbut und besonders zur Verdauungsanregung. Meerrettich wird in kleinen Mengen gebraucht, und man nimmt ihn mit Zusatz von Essig in der Küche zur Bereitung scharfer Saucen. Gemischt mit der doppelten Menge Schlagsahne wird er – zuweilen geeist – zu gekochtem Karpfen oder kaltem Lachs serviert und ist außerdem ein herzhafter Zusatz zu kaltem Fleisch.

Der Samen des **Weißen Senfs** *(Sinapis alba)* und das Pulver, das man daraus gewinnt, gehören zu den Drogen, die die Magensäuren aktivieren. Die Samen werden im Hochsommer gesammelt, wenn die Pflanze gelb wird. Englische, französische und deutsche Tafelsenfe unterscheiden sich hauptsächlich hinsichtlich der verschiedenen Zutaten und Herstellungsmethoden. In England wird Senf als Pulver verkauft und vor dem Servieren mit etwas Wasser verrührt. Frankreich stellt verfeinertere Senfsorten her: den hellen Dijonsenf, der mit Sauermost zusammen naß vermahlen wird nach Entfernen der Samenhülle und daher hell ist und der scharf schmeckt, und den Bordeauxsenf, bei dem die Samenhülle mit verarbeitet wird und der daher dunkel ist und süßsauer und aromatisch schmeckt. In Italien gibt es eine sirupartige Varietät (Cremona-Senf), der verschiedene Früchte enthält und zu kaltem Fleisch serviert wird.
Senf war ein beliebtes Würzmittel des alten Roms, von wo er nach Gallien eingeführt wurde und sich weit verbreitete. Er wirkt direkt auf die Magenschleimhaut und regt die Sekretion an. Manchmal wird Senfsamen als Abführmittel empfohlen, was aber nicht ungefährlich ist. Seine Stärke wird gut illustriert durch ein Zitat von Matthäus 17, Vers 20: »Jesus aber antwortete und sprach zu ihnen: ... So Ihr Glauben habt wie ein Senfkorn, so möget Ihr sagen zu diesem Berge: Hebe dich von hinnen dorthin! So wird er sich heben, und Euch wird nichts unmöglich sein!«
Die Samen des **Acker-Senfs** *(S. arvensis)* sind ölhaltig, die grünen Triebe werden manchmal als Gemüse gegessen. Die Pflanze kann für das Vieh giftig sein.

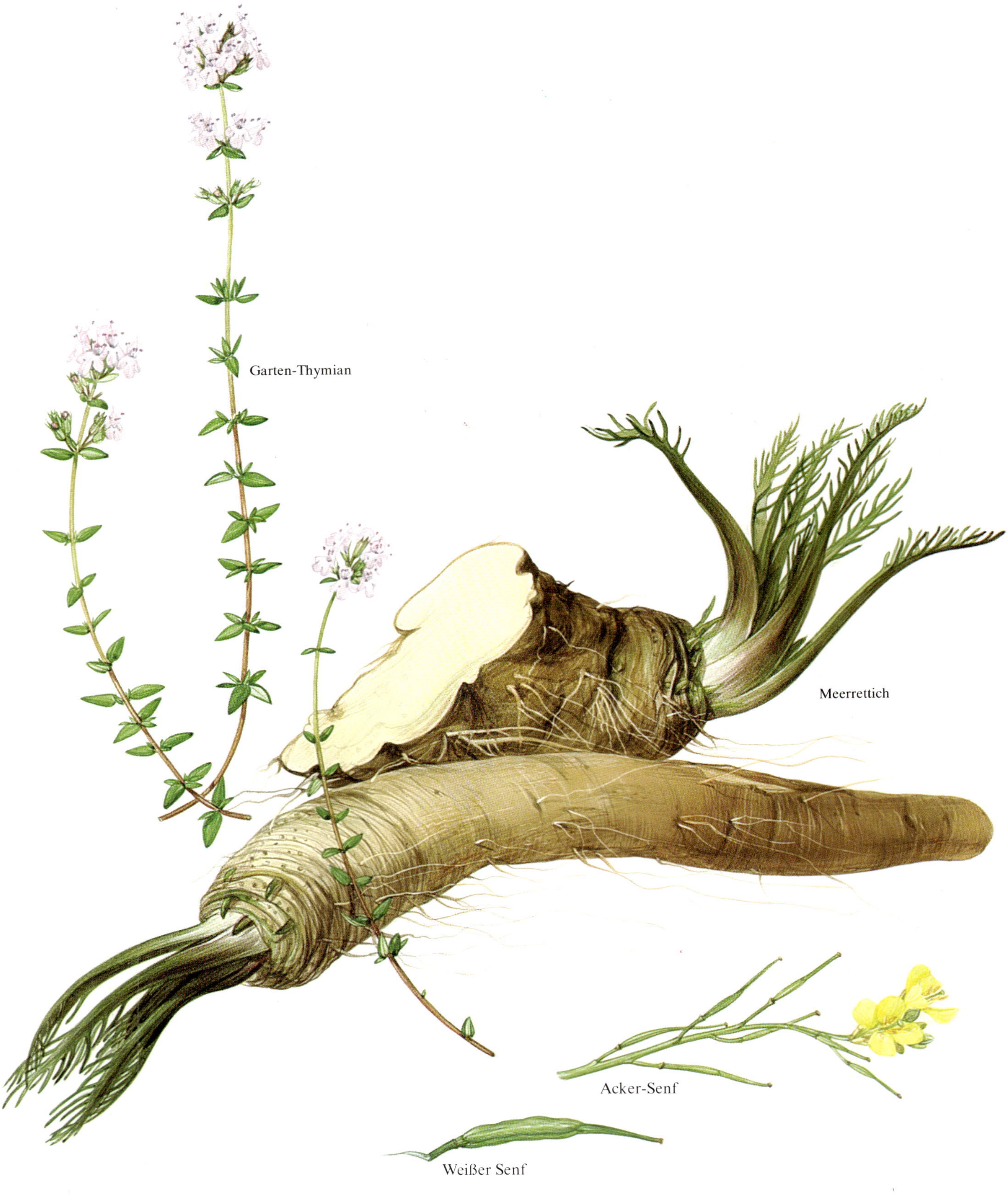
Garten-Thymian
Meerrettich
Acker-Senf
Weißer Senf

# Enziane

Die etymologische Ableitung des Gattungsnamens des **Enzian** führt zu dem illyrischen König Genthius, der den Gelben Enzian *(Gentiana lutea)* entdeckte. Von den zahlreichen Enzianarten gehören diejenigen von besonderem pharmakologischen und botanischen Interesse zu den großen Enzianen, so *G. lutea, G. purpurea* und *G. pannonica.* Die kleinen Enziane umfassen Arten wie *G. asclepiadea, G. cruciata* und den wohlbekannten Stengellosen Enzian *(G. clusii)* mit seinen leuchtend blauen Blüten. Der schöne Gelbe Enzian blüht auf alpinen Wiesen auf Kalkboden in Zentral- und Südeuropa. Er wächst auch in den Alpentälern, in den Apenninen, dem Schwarzwald und dem sardinischen Gennargentu. Die Droge *(Radix Gentianae)* stammt aus den fermentierten Rhizomen und Wurzeln von *Gentiana lutea,* die im Herbst und Frühling gesammelt werden müssen.
Die Enziane haben eine typische bitter-tonische und verdauungsfördernde Wirkung und wurden schon über Jahrhunderte als Verdauungshilfe gebraucht. Ihre große Bedeutung als Tonika verdanken sie dem Umstand, daß sie keine Verstopfung bewirken, sondern sogar beschleunigend wirken. Sie werden auch gebraucht bei der Herstellung verschiedener Aperitifs und bei Medikamenten, die gegen Appetitlosigkeit und Verdauungsstörungen helfen. Zusammen mit Eisenkomplexen und anderen Aufbaustoffen werden sie zur Behandlung von Blutarmut verschrieben sowie bei Rekonvaleszens und körperlicher Erschöpfung. Sie werden viel verwendet bei der Herstellung von Konfekt und Likören, insbesonders von Enzianschnäpsen, die in der Schweiz, Österreich und Deutschland fabriziert werden.
Eine weitere, weniger bekannte, aber uralte Anwendung des Enzians in der Volksmedizin ist gegen die Malaria. Aufgrund seines Gehaltes an Gentiopicrin, eines Bitter-Glykosids, besitzt der Enzian wirksame fiebersenkende und gegen Malaria wirkende Eigenschaften. In niedrigen Dosen entwickelt der Enzian eine anregende Wirkung auf das Zentralnervensystem, starke Dosen hingegen wirken depressiv und schließlich paralysierend.
Einer der am einfachsten zu kultivierenden Enziane ist der Schwalbenwurz-Enzian *(G. asclepiadea),* der im Juli und August blüht. In Nordamerika sind im Hochsommer die Prärien teilweise bedeckt mit einem rosa blühenden Enzian *(Sabbiata campestris).* Der Enzian wurde schon in der Antike verwendet, Dioskurides und Plinius erwähnen den Gelben Enzian in ihren Lehrbüchern.

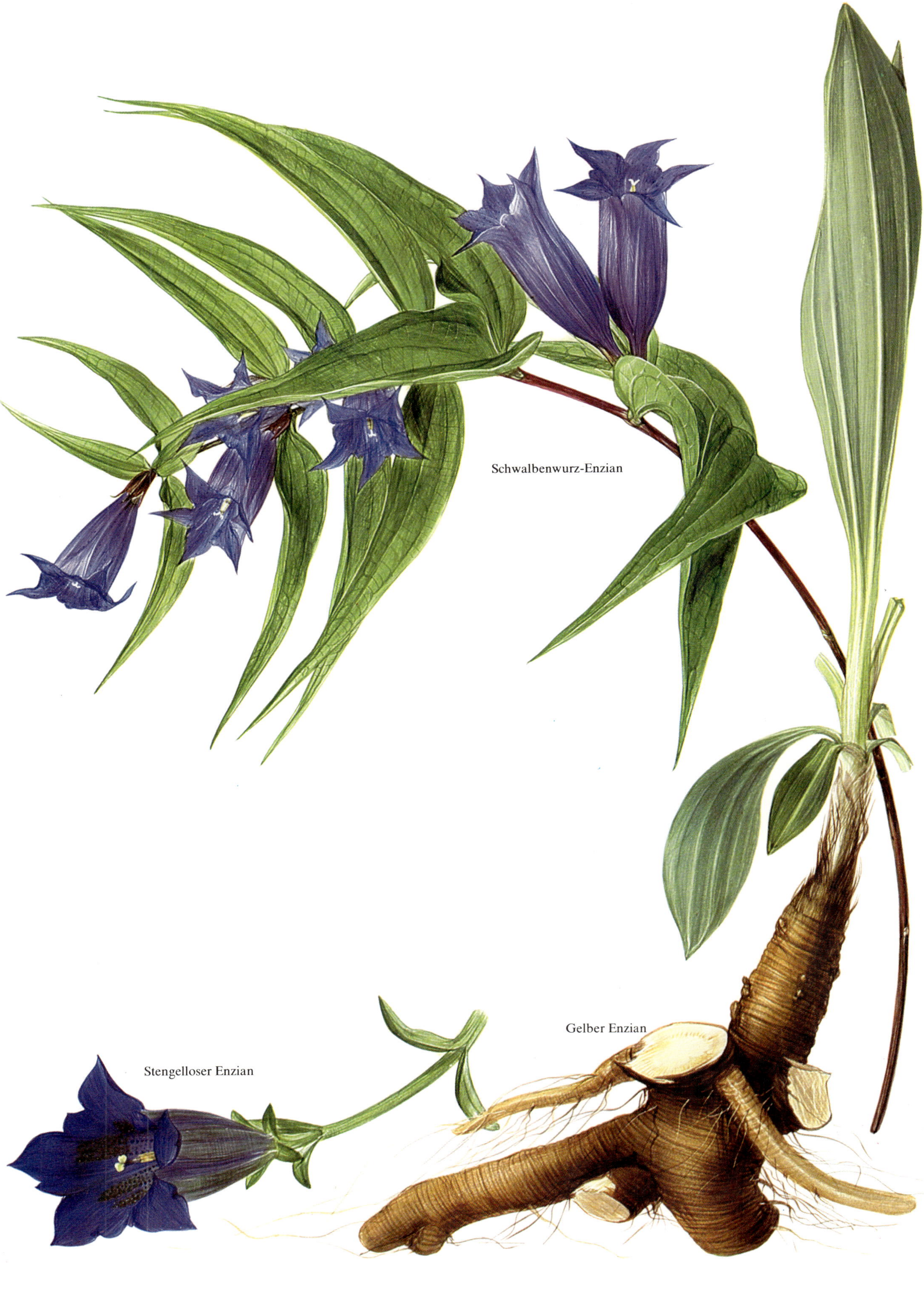
Schwalbenwurz-Enzian
Gelber Enzian
Stengelloser Enzian

# Rhabarber
# Lorbeer

Der **Rhabarber** ist eine große, krautige, mehrjährige Pflanze, die ursprünglich aus Tibet und Nordwest-China kommt und zu den Polygonaceae gehört. Er wird jetzt in Europa sowohl für den Handel als im häuslichen Küchengarten angepflanzt. Es gibt einige terminologische Verwirrungen um die verschiedenen Rhabarber-Sorten: die alten Namen wie Chinesischer, Persischer, Russischer und Türkischer Rhabarber weisen im Grunde nur auf die verschiedenen Herkunftsländer hin. Rhabarber ist schon seit Jahrtausenden bekannt und wurde bereits in dem chinesischen Pflanzenbuch Pen-king erwähnt, das aus der Zeit 2700 v.Chr. stammen soll. Im europäischen Altertum wird Rhabarber erstmals bei Dioskurides erwähnt. Droge und Name sind sehr wahrscheinlich iranischen Ursprungs und beziehen sich auf die persische Art *Rheum ribes.* Rha'barbarum sagt, daß der Rha aus (östlichen) Barbarenländern stammt. Erst durch das Werk des persischen Arztes Abu Mansur Muvaffaq bin'Ali alharavi (ca. 970 n.Chr.) wissen wir, daß der chinesische Rhabarber nach Westasien exportiert wurde. Mindestens seit dem 13. Jahrhundert importierten die Araber chinesischen Rhabarber nach Europa. Im 16. Jahrhundert gab es bereits drei Handelswege nach Europa: über Mittelasien – Rußland, über Persien und die Türkei und über Arabien – Alexandrien. Die europäischen Mönchsklöster begannen im Mittelalter den Rhabarber wegen seiner milden adstringierenden und verdauungsfördernden Wirkung anzupflanzen. Die jetzt bekannte typische Form wurde aus Wurzeln kultiviert, die von zwei Forschungsreisenden mitgebracht worden waren: Nikolaus v. Przewalsky, der 1872 eine Art mit weniger tief eingeschnittenen Blättern, und Julius Tafel, der 1906 die Art mit tiefer eingeschnittenen Blättern, *Rheum tanguticum,* mit heimbrachte. Der in Europa inklusive England weit verbreitet angebaute Rhabarber ist *R. rhabarbarum.*
Seine Stiele werden für Kuchen, Kompott oder Marmelade verwendet. In Nordamerika wird er auch als Nebengericht gereicht. Er muß sehr stark gesüßt werden, um gut zu schmecken und wird nie roh gegessen. Die Blätter sind hochgiftig und können schwere Unterleibsschmerzen, Erbrechen, Krämpfe und schließlich Koma und Tod verursachen.
*R. palmatum,* der »Türkische« oder Chinesische Rhabarber wird pharmazeutisch genutzt. Die Droge stammt aus dem Rhizom, das – nach Entfernen der Rinde – entweder in der Sonne oder im Ofen getrocknet wird. In kleinen Mengen unterstützt die Droge die Verdauung, reinigt das Blut und regt den Appetit an. In mittleren Dosierungen wirkt sie stuhlgangfördernd und in stärkeren ist sie ein sehr starkes Abführmittel. Rhabarber ist ein sehr gutes Mittel gegen die Ruhr und greift einen schwachen Magen und Därme nicht an. Kommerziell ist der Gebrauch von Rhabarber zur Herstellung von Aperitifs und Likören weitverbreitet. Es gibt das Vorurteil gegen Rhabarber, daß er Rheumatismus verursache. Das kommt daher, weil der Rhabarber die im Blut befindlichen Schadstoffe in Bewegung bringt, bevor er sie ausschaltet. Wenn der Rhabarber regelmäßig gegessen wird, verschwinden allmählich die rheumatischen Symptome mit der Ausscheidung der Gifte.

Der **Lorbeer** *(Laurus nobilis)* aus der Familie der Lauraceae ist ein immergrüner Busch oder seltener ein Baum, der bis zu einer Höhe von 15–20 m wachsen kann. Er wächst wild im Buschland und in Wäldchen Europas, der Mittelmeerländer und Kaliforniens. Einige der größten Lorbeerbäume befinden sich in den Wäldern von Policoro in Lucanien. Er ist beliebt auch als Schmuckbaum in Gärten.
*L. nobilis,* mit Recht so benannt wegen seiner Schönheit, wird schon seit dem Altertum benutzt, um Gerichte zu würzen. Seine Blätter gehören auch jetzt noch in jede gute europäische Küche zum »Bouquet garni«, in Suppen, Marinaden, zu gekochtem Fleisch oder sauer eingelegtem Gemüse. Die Droge erhält man aus den Blättern und den Früchten, die ein ätherisches Öl enthalten, das man gegen rheumatische Beschwerden anwendet. Sie enthält auch Bitterstoffe und Gerbsäure. So wie in der Küche, wird der Lorbeer auch medizinisch genutzt als Infus und Dekokt als allgemein anregendes Mittel, zur Förderung der Magensekretion und als schweißtreibendes und blähungstreibendes Mittel. Die Früchte sind Steinfrüchte, reich an ätherischem Öl, Fetten und Gerbstoff. Sie werden hauptsächlich gebraucht bei der Herstellung von Lorbeeröl (Lorbeerbutter), das der wesentliche Bestandteil der Lorbeersalbe ist. Das ist ein beliebtes Mittel gegen Rheumatismus, Gicht und bei der Behandlung von Milzkrankheiten. Sie wird auch in der Tiermedizin gebraucht.

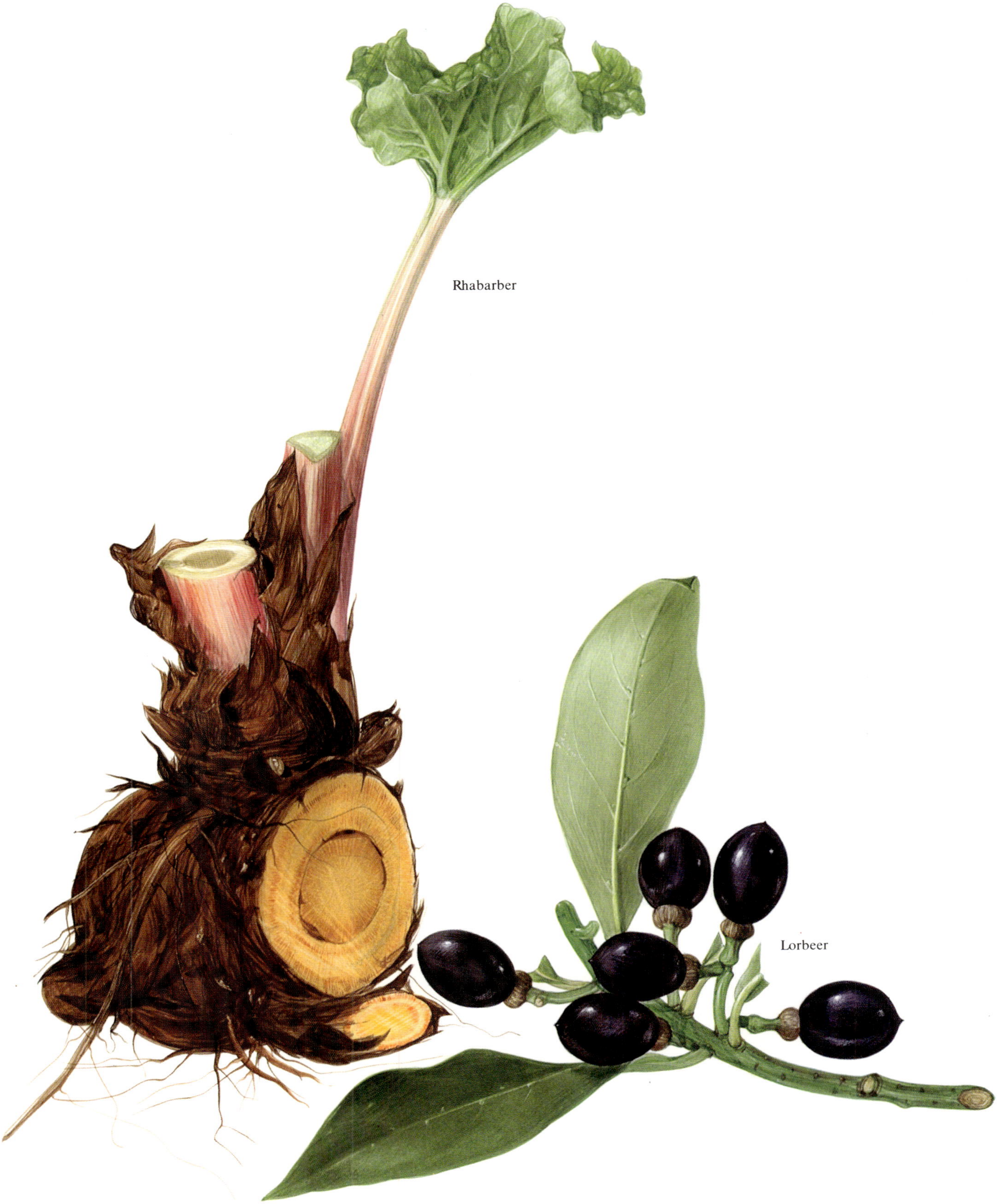
Rhabarber
Lorbeer

# Aloe
# Zitrone
# Spanischer Pfeffer

Pharmakologisch umfaßt der Begriff **Aloe** eine Vielzahl von Produkten, die aus den fleischigen Blättern der Pflanze gewonnen werden, einer Trockenheit liebenden Gattung der Liliaceae. Die kommerziell wichtigste Art ist *Aloe barbadensis*, aus der, zusammen mit der *A. chinensis*, einer westindischen Art, die Barbados-Aloe hergestellt wird. *A. ferox* aus Südafrika bringt die Kap-Aloe hervor, während *A. perryi*, eine Art der Insel Sokotra, der Ursprung einer der ältesten Medizinen überhaupt, der Sokotra-Aloe ist. *A. barbadensis* und *A. vulgaris* sind heimisch in Afrika, werden aber in Westindien und an der Nordküste des Mittelmeeres weitverbreitet angebaut. Ein gummiartiges Harz wird aus den Blättern extrahiert und zu einer spröden, amorphen Masse eingekocht. Deren leicht abführende Wirkung beruht auf den Anthrachinonen, vor allem dem Aloin, die selektiv die Peristaltik des Dickdarmes anregen und daher mit einer Verzögerung von 8–24 Stunden wirken. In Annam wird aus einigen Arten eßbare Stärke hergestellt. In kleinen Dosen zeigt die Aloe eine bitter-tonische, verdauungsfördernde und galletreibende Wirkung. In stärkeren Dosen ist sie ein Abführmittel, aber in besonderen Fällen erwies sich, daß es zur Gewöhnung kommen kann. Es sollte nicht während der Schwangerschaft oder der Menstruation genommen werden. Äußerlich wird es auch gebraucht zur Behandlung von Wunden und Hautkrankheiten wegen seiner antibakteriellen Eigenschaften. Manche Völker glauben, daß das Holz dieses Baumes die Macht hat, böse Geister abzuwehren, und es wird deshalb auch heute noch in den Tempeln von Indien und China als Weihrauch verbrannt.

Die **Zitrone** *(Citrus limon)* aus der Familie der Rutaceae ist ein kleiner immergrüner Baum, der weitverbreitet an der Mittelmeerküste, in Kalifornien und in Argentinien angebaut wird. Die Zitronenfrucht nannte man früher wie auch die Apfelsine »Hesperidium«, denn nach der griechischen Mythologie waren diese Früchte die »Äpfel der Hesperiden«, das Geschenk der Mutter Erde zur Hochzeit der Hera; die Hesperiden hüteten fortan den Baum in Heras Garten auf dem Berge Atlas. Über das Ursprungsland der Zitrone ist man sich nicht ganz einig, es wird wahrscheinlich Indien sein.
Die Zitrone hat allgemein anti-skorbutische und anti-infektiöse Eigenschaften, die auf der hohen Konzentration von Vitamin C im Saft beruhen. Sie dient aber auch als Beruhigungsmittel des Zentralnervensystems, als antibakterielles und Desinfektionsmittel sowohl bei Operationen als auch in der Dermatologie; als Hautreizmittel und zur Verdauungserleichterung. Die Frucht wird auch bei der Alkoholika-Herstellung verwendet.

Der **Spanische Pfeffer** oder **Paprika** *(Capsicum minimum)* ist ein kleiner Busch, der wie die Kartoffel zur Familie der Solanaceae gehört. Er ist in geeignetem Klima ausdauernd, wird aber meistens als Einjährige Pflanze angebaut. Der Spanische Pfeffer stammt aus tropischen Gegenden, wahrscheinlich ursprünglich aus Südamerika. Kommerziell gibt es drei Varietäten des *C. minimum*, bekannt als Afrikanischer Roter Pfeffer. Die Droge wird aus der Frucht gewonnen und als blähungstreibendes Mittel gegen Verdauungsstörungen eingenommen. Äußerlich wird sie angewandt in Form einer Salbe oder medizinischer Watte als ein Hautreizmittel bei Frostbeulen, Nervenentzündungen, bestimmten Arten von Rheumatismus und schlechter Blutzirkulation.
Eine andere Art, *C. annuum*, trägt größere und weniger scharfe Früchte als der Gewürzpaprika. Da sie milder als die Früchte des *C. minimum* sind, werden sie gern roh als Salat gegessen oder in verschiedener Weise gekocht – häufig als gefüllte Paprika mit Hackfleisch und Reis oder im Ratatouille. Das *Capsicum* hat seinen Namen von dem griechischen Wort für »beißen«. Unter diesem Namen wurde der Spanische Pfeffer zuerst im 11. Jahrhundert von dem griechischen Schriftsteller Actuarius erwähnt. Heute produziert allein Indien jährlich eine Viertelmillion Tonnen Roten Pfeffer. Er wird zwar vorwiegend in den heißen armen Ländern in großen Mengen gebraucht, erfreut sich aber jetzt auch in Europa in Form grüner oder roter Pfefferschoten steigender Beliebtheit.

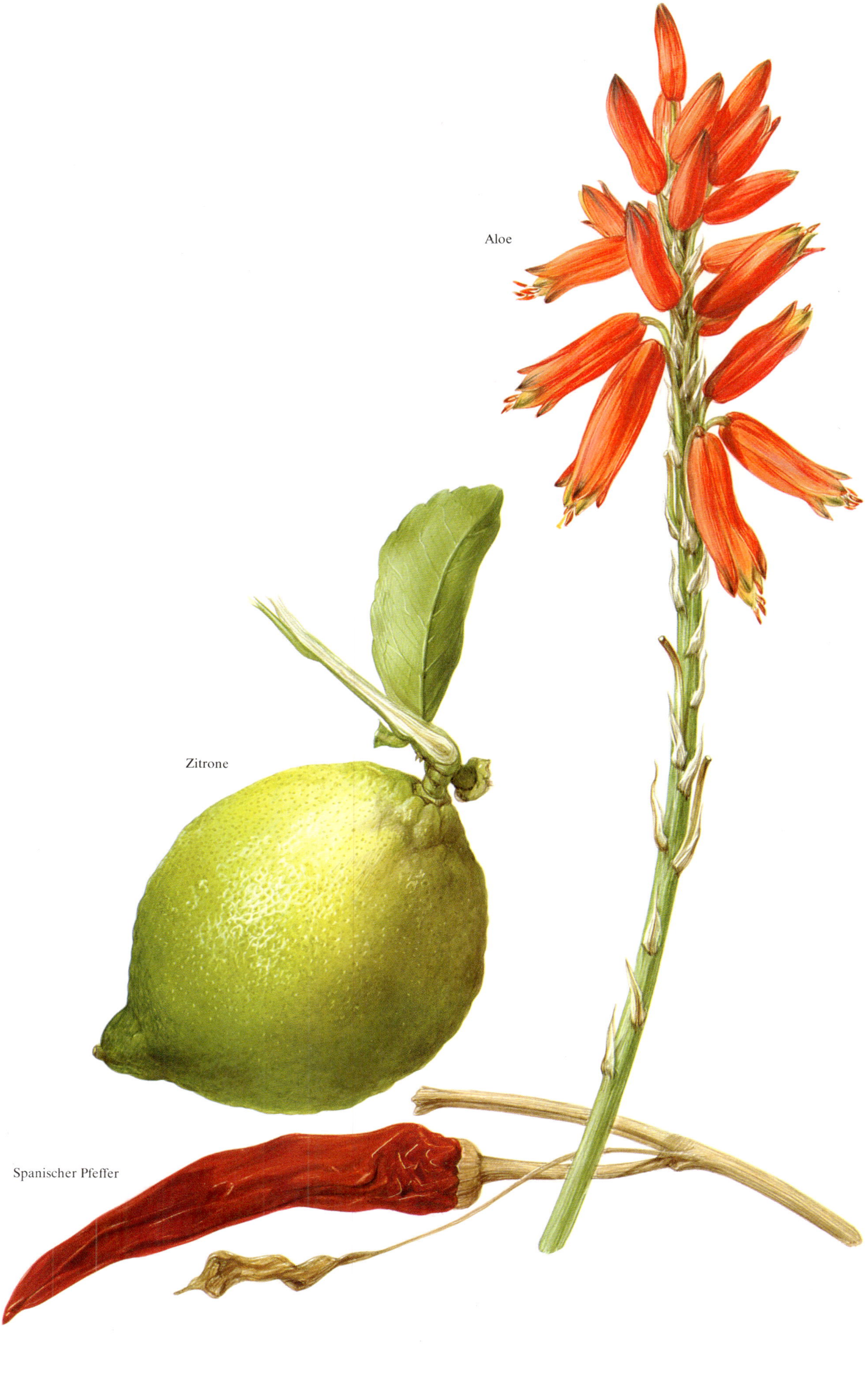
Aloe
Zitrone
Spanischer Pfeffer

# Rosmarin
# Boldo
# Artischocke

Die Ableitung des Wortes **Rosmarin** kommt von »ros maris«, Tau des Meeres, eine poetische Beschreibung der Feuchtigkeit, die sich an den Küsten während der Nacht niederschlägt oder als leichtes Sprühwasser vom Meer herüberweht. Küstenregionen eignen sich besonders gut für den Rosmarin *(Rosmarinus officinalis)*, einem Lippenblütler *(Labiatae)* mit typischer mittelmeerischer Verbreitung, die aber jetzt auch weit entfernt von ihrem natürlichen Lebensraum angebaut wird. Die Pflanze war schon in alten Zeiten bekannt und wurde sowohl in die Siegeskränze zusammen mit Myrthe und Lorbeer gewunden als medizinisch gebraucht. Man verwendete sie auch bei Festgelagen wegen ihres aromatischen Duftes.
Die verschiedensten medizinischen Eigenschaften wurden dem Rosmarin zugeschrieben, und er wurde von arabischen Ärzten in den frühen nachchristlichen Jahrhunderten vielfältig genutzt. Er ist erwähnt in den Kapitularien Karls des Großen und bei vielen frühen Kräuterkundigen wie Gerard, der darüber schreibt, daß »es soviel davon im südfranzösischen Languedoc gibt, daß die Einwohner kaum einen anderen Brennstoff brauchten.« Er fügte hinzu: »das destillierte Wasser der Rosmarinblüten am Morgen und am Abend als erstes und letztes getrunken, nimmt den Gestank von Mund und Atem und macht sie sehr süß....«
Heute ist dieses Kraut bekannt für seine tonischen, verdauungsfördernden, blähungstreibenden, galletreibenden und regelfördernden Eigenschaften. Es soll außerdem die Bronchialsekretion positiv beeinflussen. Die Blätter bilden die Droge. Sie werden während des Blühens gesammelt, mit oder ohne Zweiglein.
Rosmarin hat viele kulinarische Verwendungsweisen: die Blätter und jungen Triebe sind voller Aroma. In Italien ist es eines der verbreitetsten Küchenkräuter und wird besonders zu Lammbraten gebraucht, es paßt aber auch zu Fisch, Muscheln, Kalbfleisch, Geflügel- und Kaninchengerichten. Das ätherische Öl wird in der Kosmetikindustrie verwendet, besonders zur Parfümherstellung und in der Tierheilkunde als Antiseptikum.

Die pharmakologischen Untersuchungen des **Boldo** *(Pneumus boldus)*, Familie der Monimiaceae, haben erst im 19. Jahrhundert begonnen. Die getrockneten Blätter der Pflanze werden gebraucht als harntreibendes Mittel, zur Anregung von Leber, Blase und Harnröhre und gegen Krankheiten der Leber sowie gegen Nierensteine. Er wird auch pharmazeutisch verarbeitet als ein Verdauungstonikum. In den Drüsen an der Blattoberfläche findet sich ein Öl wie bei *Chenopodium*. Die Frucht ist eßbar. Die Pflanze ist heimisch in Südamerika, besonders in Chile und Peru. Aus diesen Ländern wurde sie nach Europa gebracht, und sie hat sich inzwischen in den Trokkenzonen des Mittelmeerraumes akklimatisiert. Seine medizinische Bedeutung ist so groß, daß fast jedes Land der Welt Boldo einführt.

Die **Artischocke** war schon zur Zeit des alten Rom sowohl für therapeutische Zwecke als auch als Speise beliebt. Der botanische Name *(Cynara scolymus)* leitet sich teilweise von dem griechischen Wort für Distel »skolymos« her, nach den Stacheln (es sind keine Blätter), die sich an den Außenseiten der Deckblätter befinden, den Blütenkopf umschließen und den eßbaren Teil der Artischocke darstellen.
Artischocken werden heiß oder kalt gegessen, sie müssen aber vor dem Verzehr 30–35 Minuten gekocht werden. Während der Kochzeit darf man keinen Deckel auf den Topf legen, weil sonst das Gemüse sehr bitter schmeckt. Die heißen »Schuppenblätter« der Artischocke schmecken besonders köstlich, wenn man sie in Holländische Sauce »stippt« und dann auslutscht.
Die bitter schmeckenden Stengelblätter enthalten die pharmakologisch genutzten aktiven Bestandteile. Die Artischocke besitzt galletreibende, roborierende, tonische, magenstärkende, adstringierende, harntreibende und blutzuckersenkende Eigenschaften. Präparate dieser Droge, in Form von Fluidextrakten und Tinkturen werden zur Verbesserung des Galleflusses und zur Entgiftung der Leber, als harntreibendes Mittel bei Unterfunktion des Harnsystems sowie bei Arteriosklerose genutzt. Die Artischocke wird auch in der Dermatologie verwendet, um Formen von infantilen, juckenden Entzündungen, Nesselsucht (Quaddeln) und Ekzemen zu verbessern.

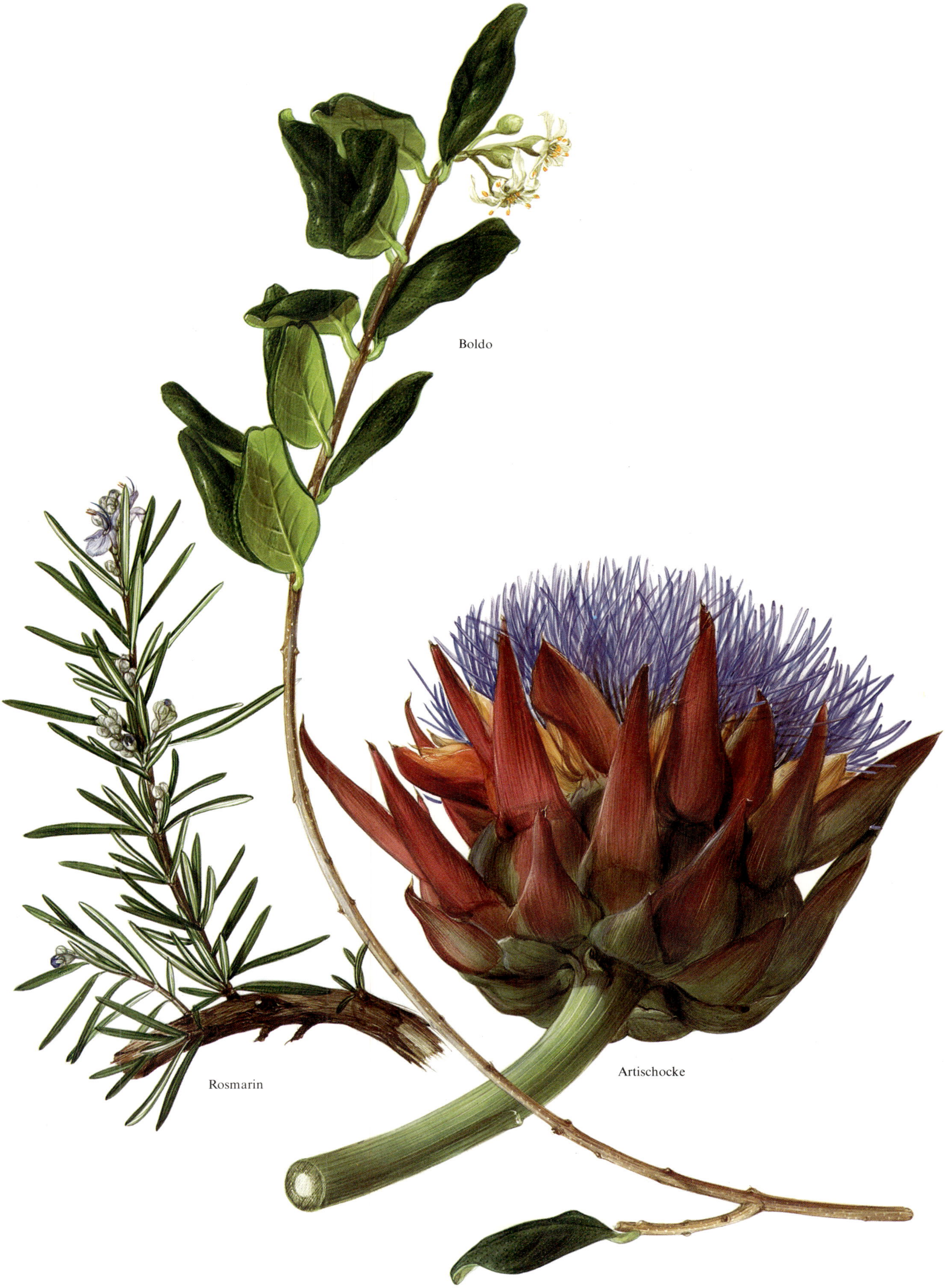
Boldo
Rosmarin
Artischocke

# Knoblauch
# Echter Salbei
# Muskateller-Salbei

*Allium sativum,* der wissenschaftliche Name vom **Knoblauch**, soll von dem keltischen Wort »all« kommen, was »brennen« oder »schmerzen« heißt und sich auf seinen Geschmack bezieht. Sein Ursprungsland ist umstritten: Linné nimmt Sizilien an, Kunth Ägypten, de Candolle bemerkt, daß er nur in der Kirgisischen Steppe wild vorkäme, und Wallich berichtet, daß er ihn in Indien gefunden habe. Jedenfalls ist es sicher, daß Knoblauch schon in der Antike gebraucht wurde, sowohl zu kulinarischen als zu medizinischen Zwecken. Die alten Ägypter, Chinesen, Griechen und Römer kultivierten ihn wegen seiner therapeutischen Vorzüge. Dioskurides brauchte ihn bei der Wurmkur, und er wie Plinius priesen ihn wegen seiner tonischen, harntreibenden und antiasthmatischen Eigenschaften. Im Mittelalter wurde er sehr gewürdigt als Mittel gegen Taubheit und Lepra und wurde stets in der Tasche als Talisman gegen Verzauberungen und Vampire getragen. Der Knoblauch hilft auch kranken Tieren. Der Hufschmied Gervase Markham fertigte im 17. Jahrhundert Bälle aus Knoblauch, Anissamen und Süßholz (Lakritz) an, um sie Pferden gegen Albträume zu geben. Der altüberlieferte gute Ruf des Knoblauch wurde durch die moderne Pharmakologie und klinische Experimente voll bestätigt.
Die medizinisch wirksamen Bestandteile sind in der Zwiebel bzw. in den Knoblauch-»Zehen«, in die die Zwiebel sich teilen läßt. Außer seiner anregenden, fiebersenkenden, verdauungsfördernden, wurmvertreibenden Wirkungen erleichtert Knoblauch die Bronchialsekretion und wirkt durchblutungsfördernd, er wird gebraucht in Präparaten zur Behandlung von Bronchialasthma und Arteriosklerose. Äußerlich angewandt als Einreibmittel oder Breiumschlag ist er ein sehr wirksames Hautreizmittel. In Teilen des Fernen Ostens wird er als Gegenmittel gegen Schlangenbisse verwendet.
In Europa wurde der Knoblauch kulinarisch zweifellos früher mehr verwendet als heute. Besonders in Deutschland gibt es viele Leute, die es kategorisch ablehnen, Knoblauch zu essen, weil sie befürchten, danach für ihre Umwelt unangenehm zu riechen. Sie wissen gar nicht, was sie damit versäumen, denn viele der köstlichsten Gerichte enthalten Knoblauch, und der Geruch, der den Esser angeblich später umgibt, ist bei nur gelegentlichem Genuß weniger auffällig, als man allgemein in Deutschland befürchtet. Es ist bezeichnend, daß gerade in den Ländern mit den besten Küchen der Knoblauch eine große Rolle spielt – von Frankreich bis China!

Der **Echte Salbei** *(Salvia officinalis)* verdankt seinen Artnamen dem lateinischen Wort für heilen »salvere«, ein Beweis für das hohe Ansehen, in dem der Salbei in alten Zeiten stand. Seine Beliebtheit hielt durch das Mittelalter an. Karl der Große ordnete in seinen Kapitularien »de Villis«, die aber wahrscheinlich von seinem Sohn, Ludwig dem Frommen 795 erlassen wurden, seine Anzucht an und trug dadurch zu seiner Verbreitung in Nord- und Zentraleuropa bei. Die medizinischen Kräfte des Salbei sind in den Blättern enthalten, die im späten Frühling gesammelt werden, gerade bevor sich die Blüten vollständig geöffnet haben. Es gibt über 500 verschiedene Arten und Varietäten, alle mit angenehmen Geruch und leicht bitterem, aromatischen Geschmack. Die besten Varietäten des Handels kommen alle aus Frankreich, der Große Salbei mit etwas dickeren und behaarten Blättern, der sehr kleine Catalonische Salbei und der Kleine Salbei aus der Provence, der nicht ganz so klein ist wie der Catalonische, aber einen stärkeren Duft ausströmt.
Alle werden zum Aromatisieren von Essig benutzt. Der Salbei hat kulinarische Bedeutung und regt die Verdauung an und wirkt auch bei Verdauungsbeschwerden und gastro-intestinaler Atonie. Er besitzt blutzuckersenkende, entwässernde, galletreibende und wundenheilende Eigenschaften und wirkt sowohl adstringierend als auch antiseptisch. Die letzte Eigenschaft läßt es ein nützliches Mittel gegen Mundinfektionen und Zahnfleischbluten sein. Er wird in der Kosmetikindustrie anstatt bestimmter tierischer Produkte gebraucht. Ein englisches Sprichwort sagt: »Eat sage in May and you'll live for aye!« (Iß Salbei im Mai und Du wirst leben für immer und ewig.) Man behauptete, daß der Salbei im Garten nur dann gut gedeihe, wenn die Frau dominiert. In Italien gebraucht man Salbei, um kräftige Fleischgerichte damit zu würzen und für Würste – in Deutschland benutzt man ihn seit altersher für Aalgerichte.

**Muskateller-Salbei** *(Salvia sclarea)* ist eine Art aus Südeuropa und Südwestasien. Sie ähnelt der zuvor beschriebenen sehr. Die Droge bildet das blühende Kraut. Es liefert eine Essenz, die in der Parfüm- und Likörherstellung gebraucht wird. *S. sclarea,* das sowohl in der Küche als auch zu medizinischen Zwecken gebraucht wird, ist hoch geschätzt wegen seiner verdauungsfördernden, schweißhemmenden und blutungsfördernden Eigenschaften.

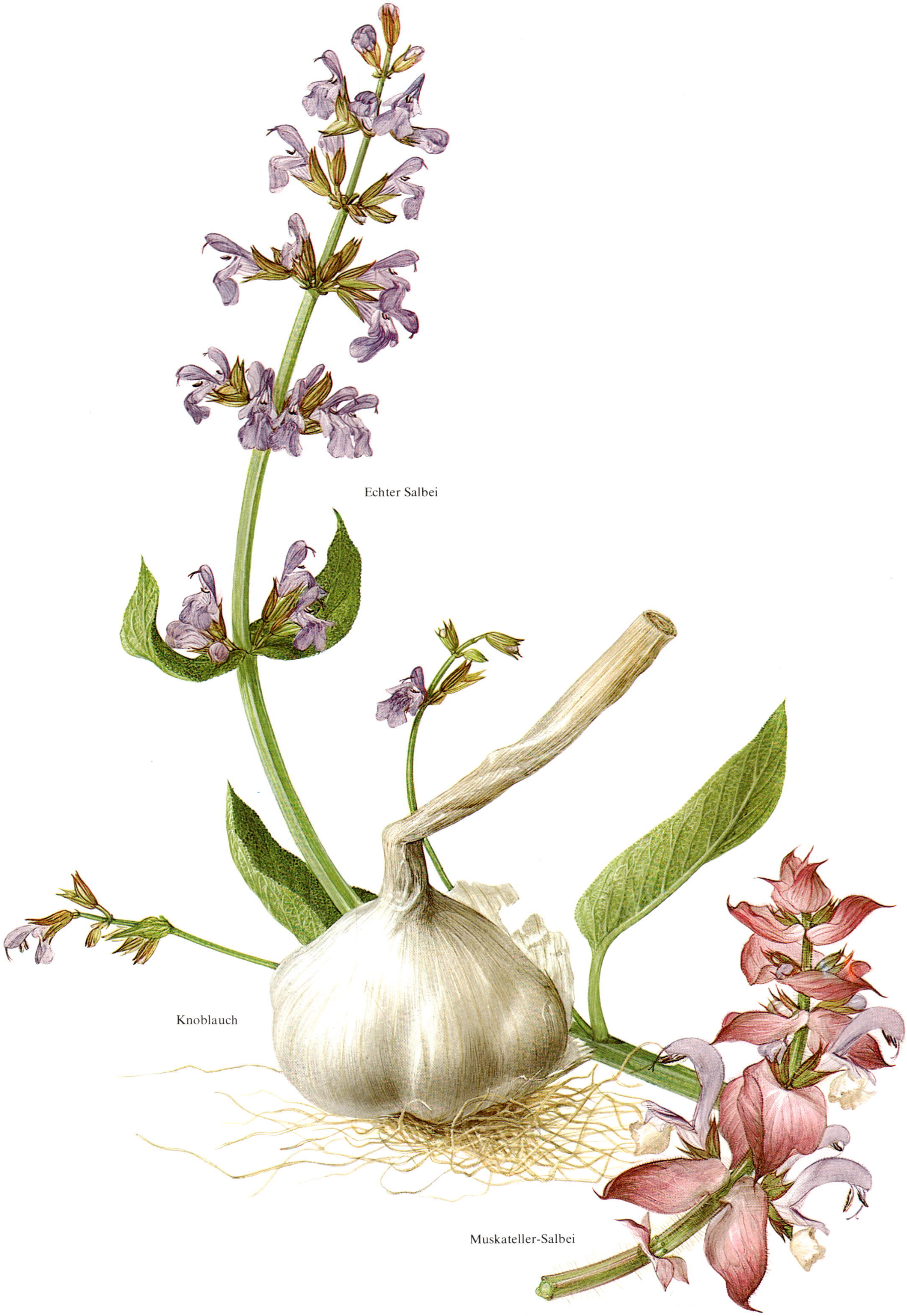
Echter Salbei
Knoblauch
Muskateller-Salbei

# Wiesen-Salbei
# Wasserdost
# Tüpfelfarn

Der **Wiesen-Salbei** *(Salvia pratensis)* besitzt ähnliche Eigenschaften wie *Salvia officinalis*. Die aktiven Bestandteile wurden gegen übermäßiges Schwitzen, besonders während der Pubertät und der Menopause verwandt. Die bitter-tonischen Qualitäten dieser Pflanze sind gut bekannt und besonders wertvoll bei nervöser Erschlaffung und periodischen Depressionen. Im Mittelalter glaubte man, daß dieses Kraut blühte und gedieh, wenn es dem Herrn des Hauses gutging; wenn sich aber das Glück von ihm wendete, würde auch der Wiesen-Salbei vertrocknen und absterben.

An den König Mithridates Eupator haben wohl die Botaniker des 18. Jahrhunderts gedacht, die dem **Wasserdost** seinen lateinischen Namen *Eupatorium cannabinum* gaben. Der arabische Arzt Avicenna kannte ihn im 11. Jahrhundert als Eupatoria. Er ist weit verbreitet in der Alten Welt und Australien. Medizinisch ist er nicht besonders begehrt. Er wurde jedoch in der Vergangenheit von den Griechen und Römern gebraucht und wurde noch im Mittelalter angewandt, um bei der Verdauung und gegen Verstopfung zu helfen wie auch um Ohrwürmer aus den Ohren zu entfernen.
Man gewinnt die Droge aus der ganzen Pflanze. Sie muß direkt im Augenblick der vollen Blüte gesammelt werden und nach Entfernen der Hauptblütenkörbe entweder ganz frisch oder innerhalb einer kurzen Zeitspanne verwertet werden, weil sie sonst ihre Wirkung schnell verliert. Die Wurzeln des Wasserdost wirken am stärksten und besitzen galletreibende und abführende Eigenschaften. Die Blätter haben bitter-tonische, harn- und schweißtreibende Wirkungen. Die Droge wirkt besonders auf die Galle, läßt ihre Sekretion zunehmen und ist dadurch in Fällen von Gallestau aufgrund ungenügender Drüsentätigkeit und bei Blutandrang oder Krankheiten der Leber und Milz wirksam.

Der **Tüpfelfarn** *(Polypodium vulgare)* ist ein hübscher Farn, den man allgemein in gemäßigten Zonen Eurasiens und Afrikas findet. Polypodium stammt aus dem Griechischen und bedeutet »viele Füße«, was sich auf die zahlreichen Stiele dieser Pflanze bezieht. Diese stellen die Überreste der alten Blätter dar, die am Stamm verbleiben. Die Bezeichnung »süß« im englischen Namen »sweet fern« spielt auf den süßen Geschmack des Rhizoms an, der an Likör erinnert und den pharmakologisch aktiven Bestandteil des Tüpfelfarns darstellt. Er muß während des Herbstes gesammelt werden; die untersten blaßbraunen Schuppen, die die Stiele oder Stümpfe umhüllen, werden entfernt. Bis er dann gut gereinigt ist und vorbereitet für den Gebrauch, ist der Geschmack schon wesentlich weniger süß, und wenn man die Pflanze kaut, überwiegt dann eine bis zum Erbrechen führende Bitterkeit.
Die aktiven Bestandteile zeigen abführende und galletreibende Wirkung und werden daher als Heiltrank, Fluid-Extrakt oder in anderen Präparaten Patienten eingegeben, die an Gelbsucht oder an chronischer Verstopfung, erschwert durch Gallenschwäche, leiden. Der Meinung, daß der Tüpfelfarn stark abführende Wirkung oder andere direkte Wirkungen auf die Eingeweide hat, wurde inzwischen widersprochen.
Da der Farn keine Blütenpflanze ist, sondern Sporen bildet, die auf der Rückseite der Wedel »versteckt« sind, überdauerte der alte Glaube, daß der Farn unsichtbar machen kann, viele Jahrhunderte. Er wurde in die Schuhe gelegt und in den Taschen getragen. Ben Jonson bezieht sich darauf: »Ich hatte keine Medizin, um unsichtbar zu wandeln, keine Farnsamen in meiner Tasche.«

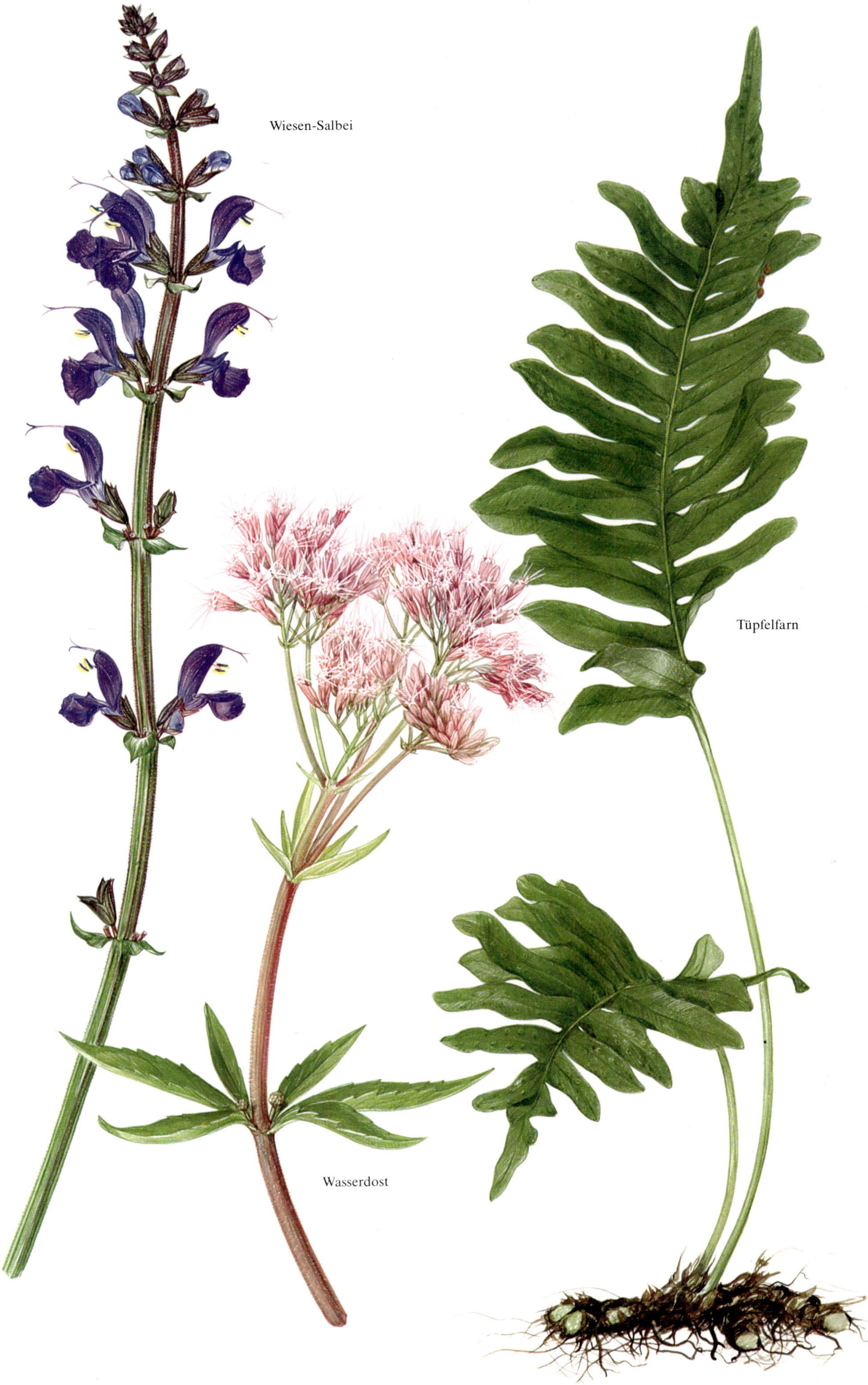
Wiesen-Salbei
Tüpfelfarn
Wasserdost

# Löwenzahn Wegwarte

Obwohl der **Löwenzahn** *(Taraxacum officinale)* allgemein nur als eßbare Pflanze angesehen wird, hat er doch viele lang erprobte therapeutische Fähigkeiten und wurde von Kräuterkundigen seit vielen Jahrhunderten gebraucht. Seine Bekanntheit hat zu vielen volkstümlichen Namen geführt: Pusteblume, Kuhblume, Kettenblume, Ringelblume, Hundeblume, Eierpusch, Bettpisser, Bettschisser, Milchbusch, Dotterbusch, Saublume, Lichterblume. Seine Verbreitung war ursprünglich beschränkt auf Europa, Nord- und Zentralasien, Nordafrika und Nordamerika; jetzt ist er aber eingebürgert in allen kühlen und gemäßigten Zonen der Erde.
Des Löwenzahns Nährwert ist beschränkt, denn er ist arm an Eiweißen und Zuckern und enthält keine Fette. Auf dem europäischen Kontinent – weniger in England – werden die Zentralblätter im Frühling als Salat gegessen oder gekocht wie Spinat. In Frankreich gibt man die Wurzeln in die Suppe und in Deutschland in Salate. Als medizinische Pflanze hat der Löwenzahn gewisse Bedeutung wegen seiner Wirkung bei Gallebeschwerden, außerdem aufgrund seiner harntreibenden und bitter-tonischen Eigenschaften; er ist auch allgemein für die Leber gut und wegen seiner mild-abführenden Wirkung. Schon im 11. Jahrhundert wandte Avicenna den Löwenzahn an als ein die Gesundung förderndes und die Regel anregendes Mittel.
Die Droge, die Radix Taraxaci genannt wird, bilden die getrockneten Wurzeln. Sie werden im Herbst gesammelt, gewaschen, bei einer Temperatur von etwa 30° C getrocknet und konserviert. Für den kommerziellen Gebrauch werden sie entweder ganz oder in feine Scheiben geschnitten abgegeben.
Als Heilpflanze wird der Löwenzahn oft verschrieben bei Gastritis, Nierenkrankheiten, Entzündungen der Gallenblase und Verdauungsstörungen. Er kann auch als Adstringens gebraucht werden. Äußerlich wird er auch angewandt, um Ekzeme und Geschwüre der Haut (Ulkus) zu behandeln. Hersteller von Gesundheitskost stellen eine Art Kaffee aus den Wurzeln her, der auch von Menschen mit schwacher Konstitution getrunken werden kann.

Die **Wegwarte** oder **Zichorie** *(Cichorium intybus)* eine in Eurasien und Nordafrika heimische Art der Compositae, war schon zu Zeiten des Plinius bekannt, der ihren Wert als Speisepflanze erkannte und auch auf ihre bemerkenswerten Fähigkeiten, das Blut zu reinigen, hinwies.
Heute sind durch die gemeinsamen Untersuchungen von Ärzten, Kräuterkundigen und moderner pharmazeutischer Forschungen noch weitere Qualitäten des Chikoree erkannt worden: adstringierende, magenstärkende, leicht abführende und gegen Galleerkrankungen wirkende und blutzuckersenkende Eigenschaften. Die medizinisch wirksamen Komponenten kommen aus den Blättern, die bei Beginn der Blüte gepflückt werden müssen und aus den Wurzeln, die im späten Herbst gesammelt werden. Die Droge wird verwendet bei tonischer Magenschwäche, ungenügender Gallensekretion und chronischen Hautbeschwerden. Die Blätter sollen, äußerlich angewandt, gut sein gegen Beulen und Abszesse. Im 17. Jahrhundert empfahl Culpeper »eklige Wunden« mit dem Saft der Zichorienblätter, vermischt mit Essig, zu waschen. Kommerziell wird die Wurzel, geröstet und vermahlen, zur Herstellung eines Kaffee-Ersatzes gebraucht, der aber einen bitteren Geschmack hat. In beiden Weltkriegen wurde dieser Kaffee-Ersatz in ganz Europa viel getrunken.

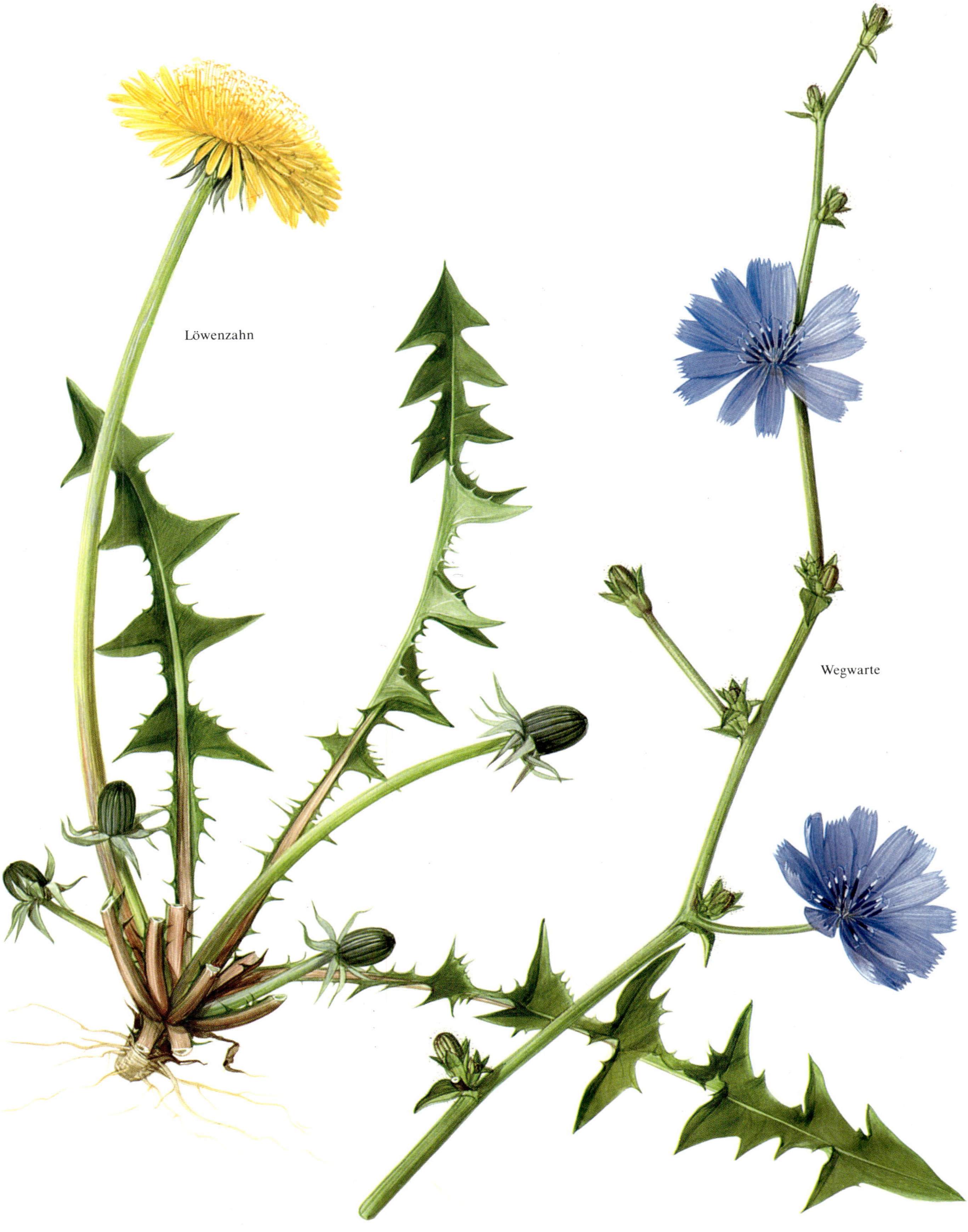
Löwenzahn
Wegwarte

# Aubergine
# Fieberklee
# Vanille

Die **Aubergine** *(Solanum melongena)* gehört wie die Kartoffel zu den Solanaceae und ist in Amerika als Eierfrucht bekannt. Sie stammt aus Indien und wurde dort seit altersher wegen ihrer kulinarischen und pharmakologischen Eigenschaften gewürdigt. Nach Europa kam sie wahrscheinlich über Afrika, aber nicht vor Beginn des 14. Jahrhunderts. Sie wurde in arabischen Verschreibungen aus dem 13. Jahrhundert erwähnt. Heute ist sie weit verbreitet in allen genügend warmen Gegenden. Sie hat eine besonders enge Verbindung mit der Küche der Provence und bildet dort eine der Hauptzutaten vieler langüberlieferter Gerichte.
Pharmazeutisch wird die Droge aus den Früchten gewonnen, die als große Beerenfrüchte in den Farben von Purpur bis Weiß eine Form von länglich bis rund aufweisen. Manche Wissenschaftler nehmen an, daß die unreife Frucht haemolytisch toxisch wirke wegen ihres hohen Solaningehaltes, aber andererseits wird behauptet, daß das Solanin durch den Kochvorgang entfernt wird. Auf jeden Fall sind die jungen, unreifen Früchte zarter und wohlschmeckender als die ausgereiften.
Die Aubergine regt aktiv die Produktion des Galleflusses durch die Leber an, was zu einer starken Galle-Exkretion führt. Sie fördert auch den Abfluß der Gallenflüssigkeit von der Gallenblase in das Duodenum, sie reduziert deutlich den Cholesterolgehalt und wirkt harntreibend. In China verwendet man die Wurzel gegen Frostbeulen.

Der **Fieberklee** *(Menyanthes trifoliata)* aus der Familie der Gentianaceae, auch Bitterklee oder Sumpfklee genannt, ist mit seinen schaumartig rosa-weißen Blüten eine der schönsten Sumpfpflanzen Europas. Trotz seiner weiten Verbreitung ist er wegen der Unzugänglichkeit seines Standortes in Mooren und Sümpfen schwer zu finden. Seit alten Zeiten sind seine heilenden Eigenschaften bekannt, und er wird auch jetzt noch auf dem Lande als Infus gegen fiebrige Erkältungen viel gebraucht. In alten Zeiten war er ein beliebtes Mittel gegen Wassersucht, Katarrhe, Krätze und »heißes Fieber«. Seine tonischen Eigenschaften führten dazu, ihn gegen Skorbut zu gebrauchen. Die Droge, die magenheilende und tonische Wirkungen zeigt, bilden die dreiteiligen Blätter, die während der Blütezeit gesammelt werden. Moderne Kräuterkundler verschreiben den Fieberklee bei rheumatischen Beschwerden, Hautkrankheiten und um Fieber zu senken. Er wird auch als Verdauungshilfe und Appetitanreger geschätzt. In großen Dosen wirkt er sehr stark abführend und verursacht Erbrechen.

Die **Vanille** *(Vanilla planifolia)* ist ein krautiger Epiphyt und eine Orchidee. Sie stammt aus Mexiko und wird jetzt in vielen tropischen Regionen kultiviert. Die Droge ist die vollausgewachsene, aber noch unreife Frucht. Es sind lange, dünne Kapseln von schwarzer Farbe, die man Stangen nennt. Um das besondere Vanille-Aroma zu intensivieren, werden diese Kapseln in heißes Wasser geworfen und dann – bevor sie ganz getrocknet sind – in luftdichten Gefäßen versiegelt. Der aromatische Bestandteil der Vanille wird Vanillin genannt.
Vanille wurde nach der Entdeckung Amerikas nach Spanien eingeführt und breitete sich von da nach Frankreich, England und anderen europäischen Ländern aus. Sie wird gebraucht in der Süßwarenherstellung, Likörbereitung und der kosmetischen Industrie. Die Bourbon-Vanille aus Réunion soll die beste sein: sie entwickelt in Eis, Schokolade, Kakao und Cremes einen appetitanregenden Duft und delikaten Geschmack. Pharmazeutisch wird sie wegen ihrer appetitanregenden Wirkung bei Eßunlust und bei mangelndem Tonus im Magen-Darmsystem angewandt.

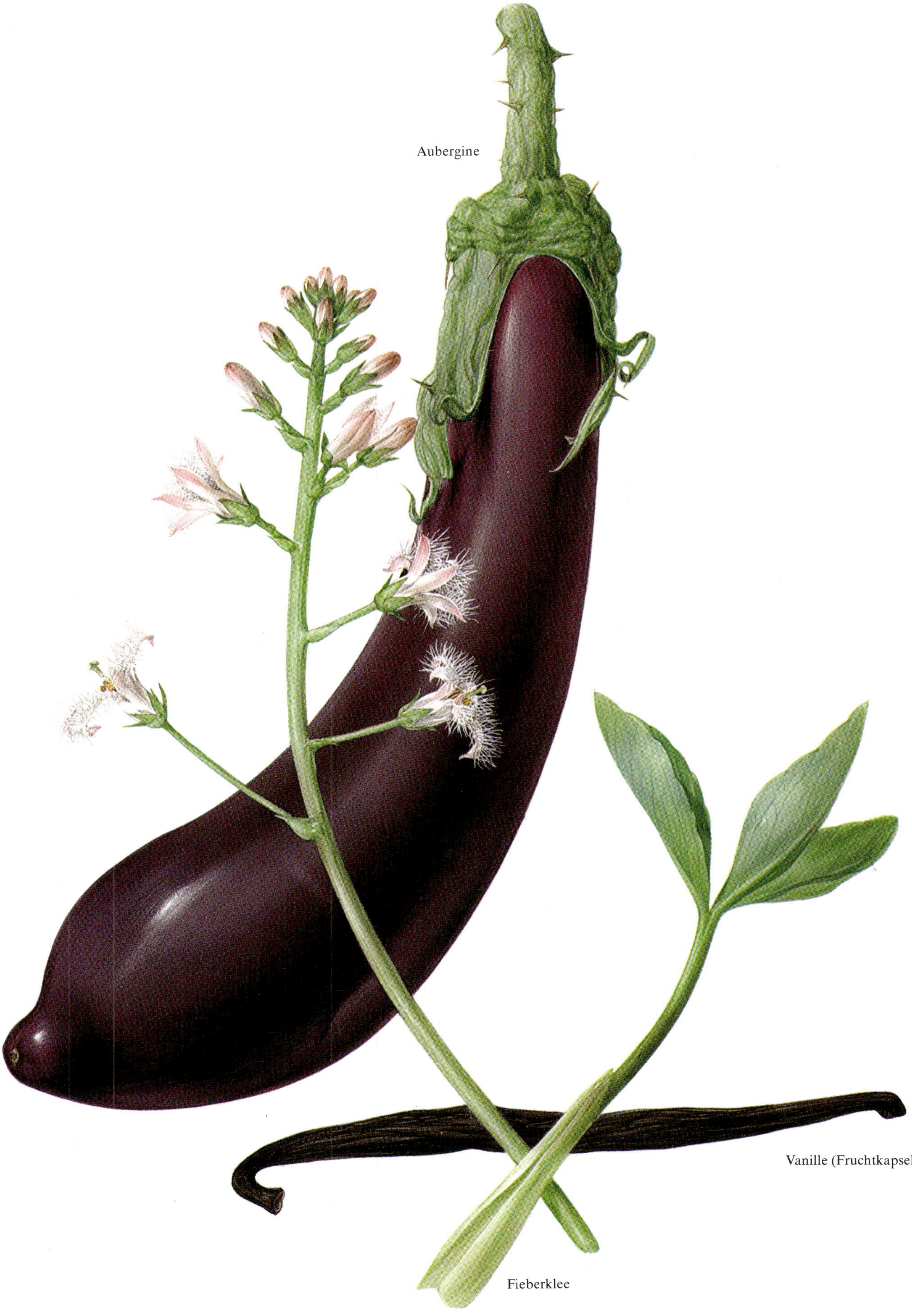
Aubergine
Vanille (Fruchtkapsel)
Fieberklee

# Pomeranze<br>Engelwurz<br>Sauerkirsche<br>Himbeere

Die **Pomeranze** oder **Bitterorange** *(Citrus aurantium* ssp. *aurantium)* aus der Familie der Rutaceae stammt aus Indien und ist seit altersher für ihre medizinische Wirksamkeit bekannt. Die Kreuzfahrer brachten sie mit nach Italien, und die Araber führten sie in Spanien, Südfrankreich und Ostafrika ein. Ihr Sanskritname war Nagrunga.

Der als langlebigster bekannte Pomeranzenbaum wurde 1422 von Eleanora von Kastilien, der Frau Karls des III. von Navarra, gepflanzt. Er kam schließlich in die Gärten von Fontainebleau und dann nach Versailles, wo er 1858 einging.

Zum Verzehr wird die Pomeranze nur zur Herstellung der typischen englischen Bitterorangenmarmelade gebraucht. Die Schale wird als Geschmacksstoff für Medizin verwendet, und die stark duftenden Blüten liefern das »Neroli-Öl«, das man als Aromastoff für Parfüms nimmt. Auch Orangenblütenwasser wird aus den Blüten gemacht und sowohl für die Parfümherstellung als auch der von Konfekt gebraucht. Pharmazeutisch wird die Schale der Pomeranze geschätzt wegen ihrer bitter-tonischen, magenstärkenden, verdauungsanregenden und blähungstreibenden Eigenschaften. Sie hat sich auch bei Appetitlosigkeit bewährt.

Die **Engelwurz** *(Angelica archangelica)* ist ein großes, ausdauerndes Kraut aus der Familie der Umbelliferae. Es ist heimisch in Nord-Rußland, Lettland, Böhmen und Deutschland, gedeiht aber überall in jedem Garten. Culpeper greift »die Heiden und Papisten« an wegen ihrer Blasphemie, die Angelika »ein Kraut des Heiligen Geistes« zu nennen. Aber ihre lateinische Bezeichnung kommt wohl von dem alten Volksglauben, daß sie am Festtag des Erzengels Michael blühe. Im Mittelalter war der Glaube weitverbreitet, daß sie engelhafte Kräfte gegen Zauberei und böse Verwünschungen besitze. In hohen, schon toxischen Dosen war sie jedenfalls früher ein Abortivum.

Medizinisch war die Engelwurz schon immer bekannt wegen ihrer blähungstreibenden, magenstärkenden, schweißtreibenden, anregenden und krampflösenden Eigenschaften. Sie wird hauptsächlich wegen ihrer Wurzel und Stengel angepflanzt und wird vor allem verwandt bei Bronchialkrankheiten, Husten, Erkältung und Verdauungsstörungen. In der Küche werden die jungen grünen Stengel in kandierter Form zur Verzierung von Kuchen gebraucht. Aber auch die ganze Pflanze wird in manchen Ländern als Gemüse gegessen, vor allem in Grönland, Schweden und Finnland. Sehr gut paßt ihr Aroma auch zu Rhabarber und Orangenmarmelade.

Die **Sauerkirsche** oder **Weichsel** *(Prunus cerasus)* stammt aus Persien und Nordanatolien. Sie wurde schon von den alten Ägyptern, Griechen und Römern wegen ihrer medizinischen Eigenschaften gepriesen. Der römische General Lukullus brachte den Baum vom Schwarzen Meer nach Italien. Auch später schätzten die Kräuterkundler ihre guten Eigenschaften. Culpeper lobte die Sauerkirsche aus vielen Gründen: der Harz der Weichsel in Wein aufgelöst sei gut gegen Erkältungen, Husten und Heiserkeit der Kehle, bringe die gesunde Farbe zurück ins Gesicht, schärfe die Augen und wecke Appetit und, aufgelöst in Wasser, sei er nützlich, um Nierensteine zu brechen und Nierensand und Blähungen herauszutreiben. Die wilde amerikanische Schwarze Kirsche *(P. serotina)* hat mild abführende Eigenschaften und wird in Mitteln gegen Bronchialkrankheiten und Husten gebraucht. Der Sauerkirschenbaum ist sehr schön und hat viele Dichter zu poetischen Darstellungen veranlaßt.

Die **Himbeere** *(Rubus idaeus)* aus der Familie der Rosaceae ist den Menschen schon seit Jahrhunderten vor Christi bekannt, wie fossile Reste von prähistorischen Siedlungen in der Schweiz beweisen. Sie wächst wild und kultiviert. Die alten Kräuterkundler schätzten sie aus vielen Gründen. Gerard nannte sie »Raspis« und gab an, daß sie »heraushängende Augen heile« und daß man aus den Blättern eine ausgezeichnete Lotion machen könne, die »die Zähne festige«. Man glaubte auch, daß die gekochten Blätter Frauen bei den Wehen helfe. Tatsächlich hat sich jetzt erwiesen, daß sie den wasserlöslichen Bestandteil Fragarin enthält, der auf die Beckenmuskulatur der Frau wirkt und Gebärmutter-Schmerzen lindert. Die Himbeere wird pharmazeutisch gebraucht, um den Geschmack von Arzneien zu verbessern. Sie hat mild-abführende und harntreibende Wirkung. Aus der Himbeere werden ausgezeichnete Liköre, Marmeladen und Gelees hergestellt.

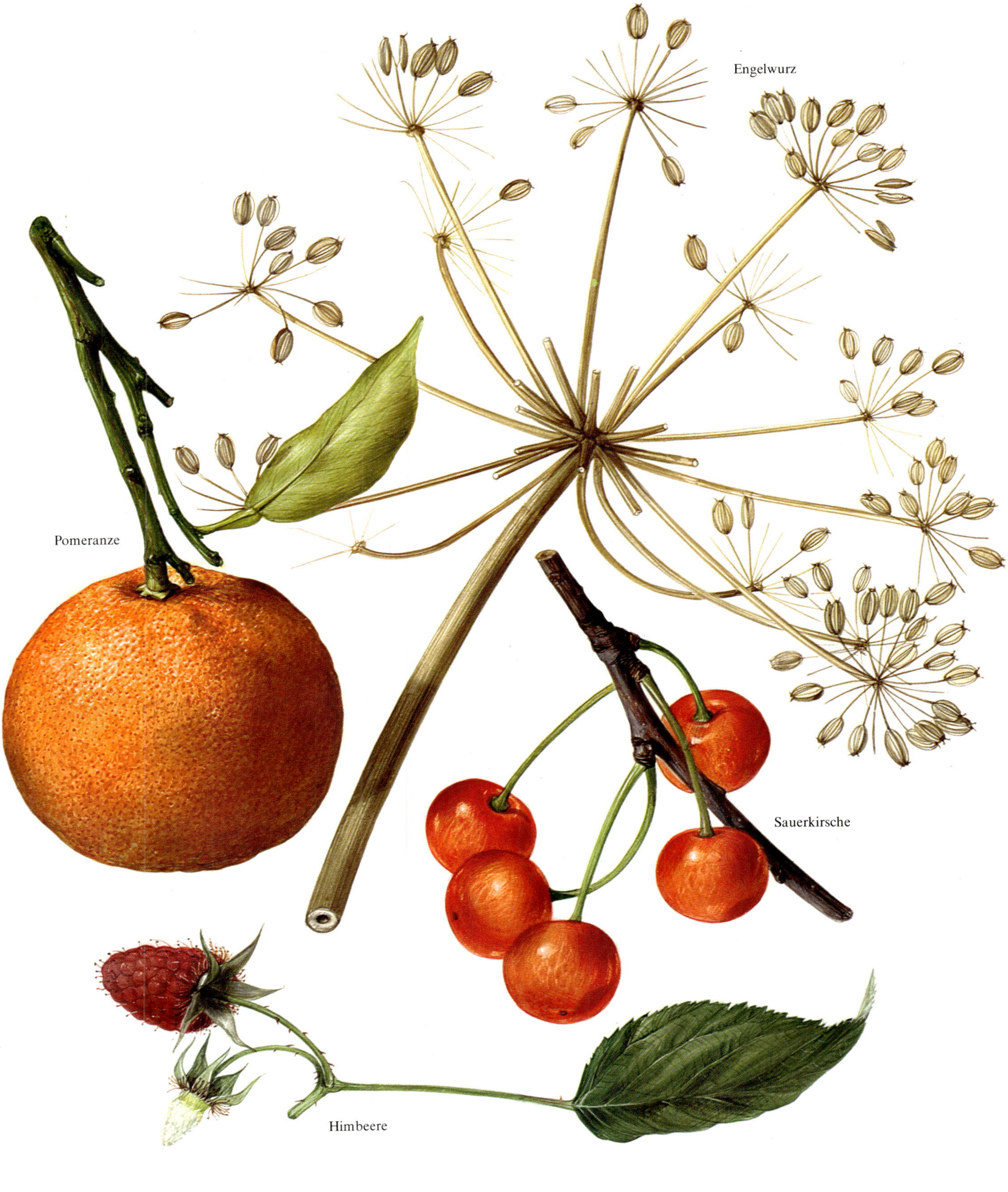
Engelwurz
Pomeranze
Sauerkirsche
Himbeere

# Pfefferminze
# Ysop
# Anis
# Kardamom

---

Die **Pfefferminze** *(Mentha×piperita)* aus der Familie der Labiatae wurde schon seit uralter Zeit wegen ihrer medizinischen Eigenschaften angebaut. Sie wurde in ägyptischen Gräbern von vor 3000 Jahren gefunden, und die Japaner pflanzen sie schon mindestens seit 2000 Jahren an, um Menthol zu gewinnen. Es ist eines der therapeutischen Kräuter, deren Anpflanzung in den königlichen Besitzungen in den Kapitularien durch Karl den Großen (bzw. seinen Sohn, Ludwig den Frommen) im Jahre 795 angeordnet wurde. Im frühen 17. Jahrhundert verschrieb Culpeper sie als einen »großen Stärker des Magens«.
Die heute bekannte Pfefferminze ist ein Bastard zwischen *M. aquatica* und *M. spicata*. Sie braucht feuchten, kräftigen Boden, sollte aber nicht an zu schattigen Plätzen angepflanzt werden, damit die Blätter, aus denen die Droge stammt, richtig wachsen können.
Die Droge wird gebraucht, um unangenehm schmeckende Medizin schmackhaft zu machen, in Verordnungen gegen Verdauungsschwierigkeiten, in Zahnpasta und als Pfefferminztee, der schon seit vielen Jahrhunderten als magenberuhigender Tee beliebt ist. Die Japanische Minze, *M. arvensis* var. *piperascens*, liefert ein Öl, das sogar 90% Menthol enthält, aber ihr Geschmack ist schlechter als der der *M. piperita*.
Plinius bemerkt, daß die Pfefferminze »das Gemüt erregt und einen gierigen Appetit auf Fleisch« erwecke. Diese Gedankenverbindung kommt vielleicht aus der alten Sitte, Minzsoße zu geröstetem Lamm zu reichen.

**Ysop** oder **Essigkraut** *(Hyssopus officinalis)* aus der Familie der Labiatae wurde durch die Jahrhunderte so eifrig verschrieben und gebraucht von den Kräuterkundlern und Ärzten, daß Gerard darüber schrieb: »Dioskurides gab so viele Gebrauchsanweisungen zur Kenntnis der Kräuter, aber er hat dabei den Ysop völlig ohne Beschreibung gelassen, denn sie ist eine so wohlbekannte Pflanze, daß sie keine braucht.« Und er empfahl: »Ein Dekokt vom Essigkraut vermischt mit Feigen, Wasser, Honig und Gartenraute hilft gegen verschleppten Husten.« Culpeper verschreibt es gegen so verschiedenartige Beschwerden wie Ödeme und Ohrensausen. Die Perser benutzten Ysopwasser als Körperlotion, um der Haut eine zarte Färbung zu geben.
Das Essigkraut wächst überreich am Mittelmeer und in verschiedenen anderen Gegenden Europas einschließlich der Britischen Inseln, wo es wahrscheinlich durch die Römer eingeführt wurde. Es wird sogar in Sibirien und im Himalaya gefunden. Heute braucht man das kleine Kraut mit seinem aromatischen Geruch als blähungstreibendes Mittel und gegen Husten. Es wird auch zur Aromatisierung vieler Liköre verwendet. Der Ysop wurde in alten Zeiten als heiliges Kraut angesehen und wird auch in den Psalmen erwähnt (51, Vers 7): »Reinige mich mit Ysop und ich werde frei von Schuld sein.«

Der **Anis** *(Pimpinella anisum)* ist eine der hochgeschätzten ölreichen Samenpflanzen der Familie der Umbelliferae. Er wird wegen seines Gehaltes an ätherischem Öl, das vor allem aus Anethol besteht, angebaut. Das Anisöl wird aus den Samen durch Wasserdampf-Destillation gewonnen. In der Heilkunst wird es als Infus wegen seiner blähungstreibenden, stark verdauungsfördernden Eigenschaften und als auswurfförderndes Hustenmittel gebraucht, außerdem bei der Likörherstellung und beim Kuchenbacken als Gewürz. Besonders in Frankreich sind Anisgetränke sehr populär (z. B. Ricard, Pernod, Berger), und in Griechenland gibt es den Ouzu. Besonders in den Küchen der Mittelmeerländer findet Anis eine vielfältige Verwendung, vor allem zu Fischgerichten, Schnecken und Krebsen. In Indien kaut man nach dem Essen den Anissamen, um den Atem rein zu halten und die Verdauung zu fördern.

Der **Kardamom** *(Elettaria cardamomum)* aus der Familie der Zingiberaceae besitzt ähnliche Eigenschaften wie Anis und Ysop. Er wächst auf Ceylon und an der Malabarküste Südindiens in Höhen von 800–1700 m. Nur die Samen werden gebraucht, sie enthalten ein ätherisches Öl mit blähungstreibender Wirkung. Das Öl wird als Geschmackskorrigens sowohl für Medikamente als auch für Liköre gebraucht und als Gewürz in Nordeuropa für Kuchen, z. B. in Deutschland für Lebkuchen und Weihnachtsgebäck, im tropischen Asien für Curry-Gerichte. Auch zu Punschgetränken und Glühwein schmeckt Kardamom sehr gut. In Teilen von Südamerika werden dem Kaffee während des Aufgießens oft zwei oder drei Kardamomsamen zugesetzt. Der Beduinenkaffee erhält seinen Kardamom-Geschmack ebenfalls durch die Samen, die hier in die Kannentülle gehängt werden.

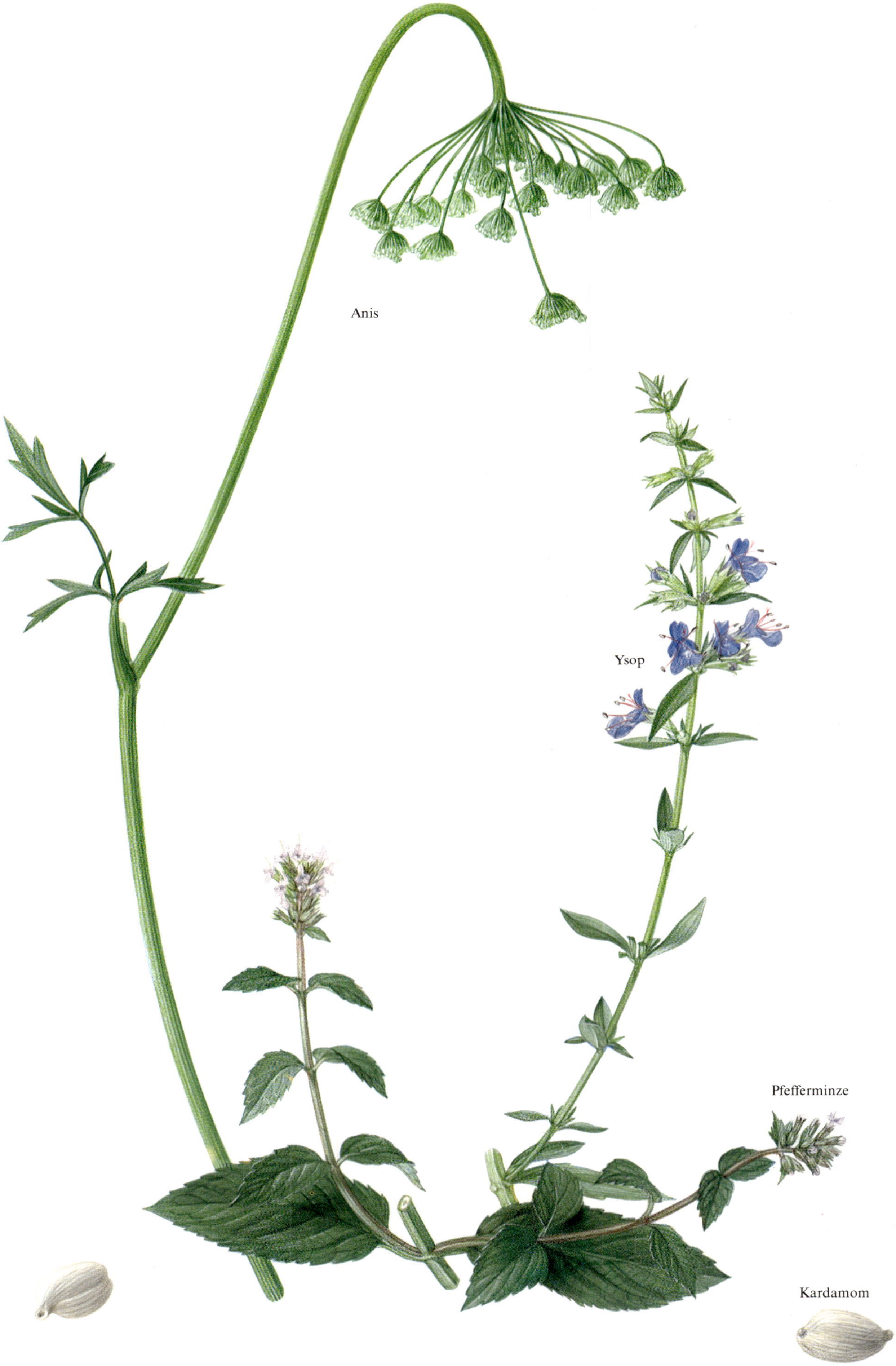
Anis
Ysop
Pfefferminze
Kardamom

# Schwertlilie
# Kalmus

Die hier vorgestellte **Schwertlilien**-Art *(Iris florentina)* gehört zur Familie der Iridaceae, ist mehrjährig und wird zu kommerziellen und dekorativen Zwecken kultiviert. Sie läßt sich gut in Gärten ziehen und gedeiht im wilden Zustand an luftigen, steinigen Plätzen im Mittelmeergebiet und in Mexiko, von wo die Wurzel ursprünglich eingeführt wurde. Sie wird im großen Maße in Frankreich für die Parfümindustrie angebaut. Die getrocknete Wurzel liefert das Veilchenwurzel-Puder, das in der Kosmetik gebraucht wird. Es duftet ähnlich wie Veilchen.
Eine andere Art, *Iris germanica*, hat dunkler gefärbte Blüten und wird in der Medizin verwendet. Die Droge wird aus dem entrindeten Rhizom gewonnen und als Dekokt als harntreibendes und Auswurf förderndes Mittel gebraucht – jedoch noch mehr in der Likörindustrie. Nach Gerard nimmt die Iris »in höchstens zwei Tagen die Schwärze oder Bläue jeder Prellung«.

Der **Kalmus** *(Acorus calamus)* aus der Familie der Araceae wird im Englischen »sweet flag« und im Französischen »roseau aromatique« genannt, da die ganze Pflanze einen angenehmen Duft verströmt. Er stammt ursprünglich aus Ostasien und kommt jetzt, u.a. in den Mittelmeerländern, an Flußufern, am Rande von Gewässern und in Mooren vor. Er besitzt einen Kolben, an dem viele winzige braun-gelbe Blüten sitzen.
Die Droge gewinnt man aus den Rhizomen, die im späten Herbst oder Anfang des Frühlings gesammelt werden. Nach der Reinigung werden sie in 10 cm lange Stücke geschnitten und getrocknet, bis sie brüchig und mürbe sind. Das Rhizom wurde lange als Diuretikum und Digestivum verwendet; es hat krampflösende, sedative und schmerzlindernde Eigenschaften. Es war schon im Altertum als Heilmittel und Gewürz bekannt und wird heute als Bittertonikum, als Geschmackskorrigens und bei der Likörherstellung verwendet. Neueste Forschungen deuten auf eine insektizide Wirkung hin. Vielleicht hängt damit die Gewohnheit der alten Mongolen zusammen, die glaubten, Kalmus reinige das Wasser. Sie pflanzten daher den Kalmus an jeder Wasserstelle an, zu der sie auf ihren riesigen Eroberungszügen kamen. Die Tartaren brachten im 13. Jahrhundert den Kalmus nach Osteuropa, von wo er sich später über unseren ganzen Kontinent verbreitete. In Arabien und im Iran wird er auch als Aphrodisiakum verwendet. Der Calamus, der so oft in der Bibel erwähnt wird, könnte der Kalmus gewesen sein.

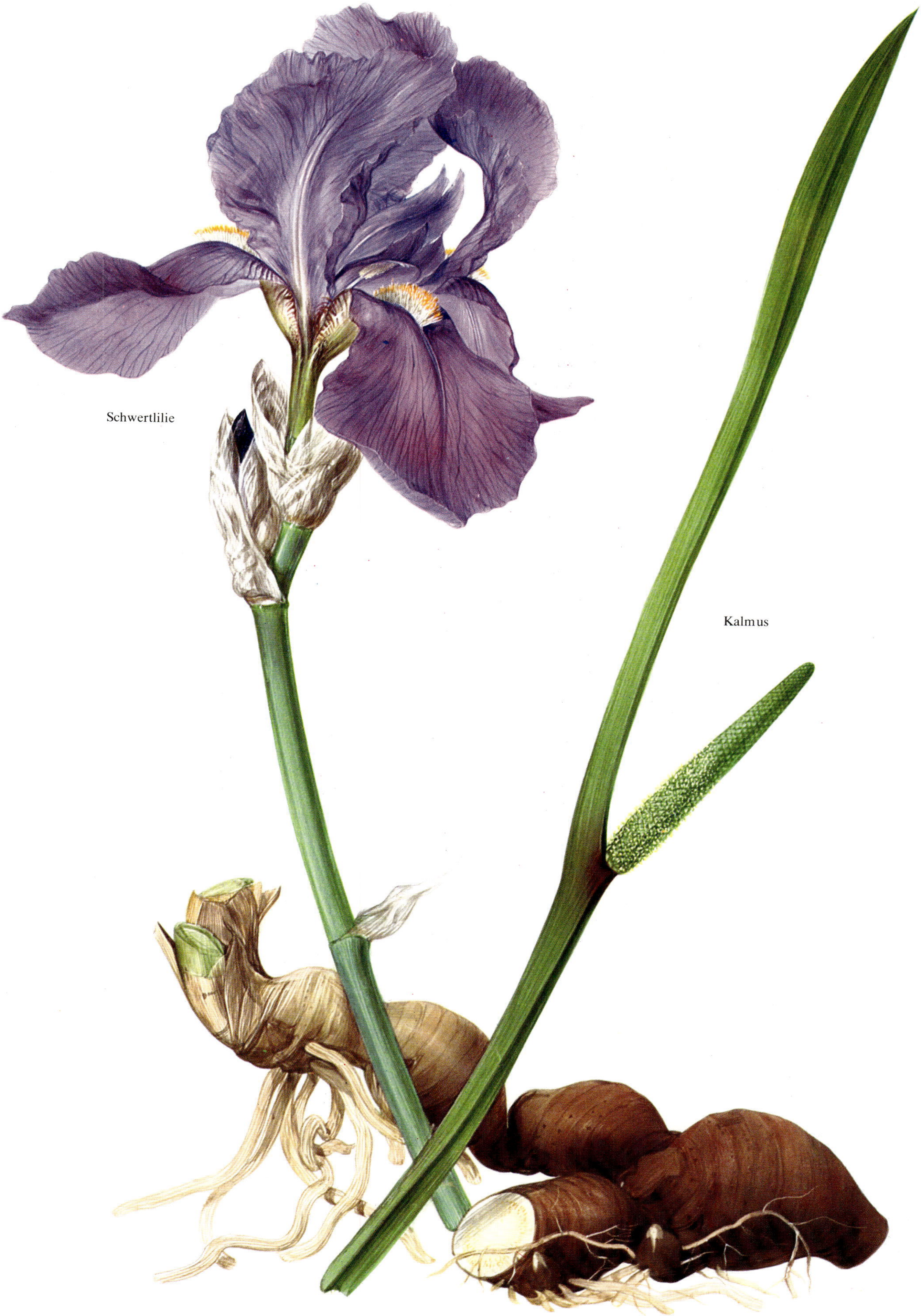
Schwertlilie
Kalmus

# Orchideen

Wahrscheinlich haben nur diejenigen, die den Nahen Osten, Griechenland oder Rußland besucht haben, jemals von Salep gehört oder es sogar schon einmal gegessen,,entweder als erfrischendes Gelee oder als würzige Suppe. Die Substanz, aus der diese Speise hauptsächlich besteht, besitzt auch effektive medizinische Wirkungsweisen. Salep ist ein Nahrungsmittel und eine Droge, die aus den getrockneten Knollen verschiedener wildwachsender Orchideen-Arten gemacht wird: **Kleines Knabenkraut** *(Orchis morio)*, **Stattliches Knabenkraut** *(O. mascula)* und **Helm-Knabenkraut** *(O. militaris)*. Sie werden gesammelt, wenn die Orchideen blühen und die Knollen prall von Nährsubstanz sind. Dann werden sie in kochendem Wasser gewaschen um das Auskeimen zu verhindern, getrocknet und in kleinen Bündeln bis zum Gebrauch zusammengebunden, wenn sie zu einer puderigen Konsistenz zerstoßen werden. Etwa die Hälfte hiervon ist eine mehlige Substanz und Gelatine, ein Drittel ist Stärke, und der Rest besteht aus Protein, Zucker und Spuren von Cumarin, wovon das delikate Aroma stammt.
Der Gebrauch von Salep als Nahrungsmittel kann bis vor die Zeit von Theophrast und Dioskurides zurückverfolgt werden. Er war populär bei Persern und Türken und ist es auch heute noch in diesen Ländern. In Europa war Salep bis zum 15. Jahrhundert unbekannt, und auch dann war seine Verbreitung als Genußmittel beschränkt wegen seines für Europäer seltsamen Geschmackes, obwohl es etwas dem Sago ähnelt. Jedoch wurden seine medizinischen Qualitäten sofort erkannt und geschätzt. Sein hoher Schleimgehalt ließ ihn sehr brauchbar sein als ein Linderungsmittel (entweder oral oder rektal genommen) bei Entzündungen und zum Schutz der Schleimhäute. Außerdem ist er eine leicht verdauliche Nahrung für Menschen, die an Magenstörungen leiden. Zeitweise wurde Salep wegen seiner beruhigenden und nährstoffreichen Eigenschaften gegen schwere Diarrhoen von Kindern verordnet. Es wurde hierin aber von anderen, moderneren Mitteln abgelöst.
Die kommerzielle Nutzung von Salep ist fast immer auf den Nahen Osten und die angrenzenden Länder beschränkt geblieben, und es wird auch jetzt nicht im großen Umfang nach Europa exportiert.
Auch in Europa gibt es noch wilde Orchideenarten, und deren Knollen könnten getrocknet und zu einer Art Salep verarbeitet werden. Da die europäischen Orchideen aber alle unter Naturschutz stehen und einige sogar schon auf der Liste der vom Aussterben bedrohten Arten, dürfen sie weder gepflückt, geschweige denn ausgegraben werden. Interessant ist, daß der Salep von den Orientalen durch lange Zeit hindurch als Aphrodisiakum betrachtet wurde, ein Glaube, der ohne Zweifel erweckt wurde durch die Form der Knollen der Orchidee, die den Hoden des Mannes ähneln. Dieser Glaube hat sich aber durch nichts beweisen lassen.
Der englische Botaniker Culpeper, der die wilden Orchideen gut kannte, nannte sie »eine der wertvollsten Pflanzen... der Salep enthält die größte Nahrungsmenge in der kleinstmöglichen Knolle und könnte die Gesellschaft erhalten in Entbehrungszeiten und bei Hungersnöten.« Aber ein halbes Jahrhundert früher schrieb Gerard, ebenfalls ein Engländer: »Er wird nicht in der Medizin verwandt, und ich kann ihn weder in alten noch neueren Beschreibungen finden....«

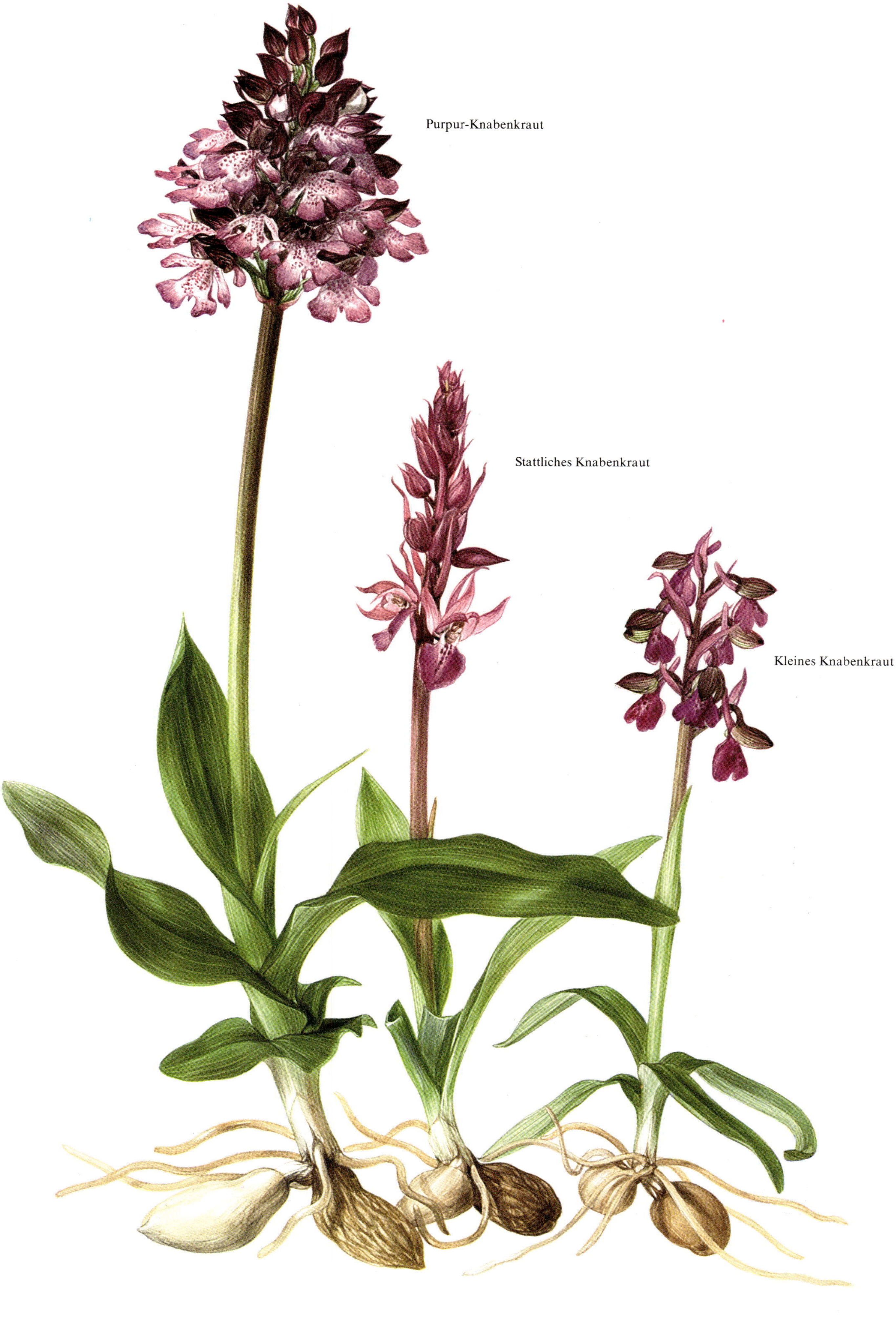
Purpur-Knabenkraut
Stattliches Knabenkraut
Kleines Knabenkraut

# Heckenrose
# Sanddorn
# Schwarze Johannisbeere

Obwohl sie sich in ihren sonstigen medizinischen Eigenschaften weitgehend unterscheiden, enthalten sowohl die Früchte der **Heckenrose** (die Hagebutte) als auch die des **Sanddorns** einen hohen Prozentsatz an Ascorbinsäure, allgemeiner bekannt als Vitamin C. Die Geschichte der Vitamine ist verhältnismäßig jung und geht nur bis in die Anfangsjahre des 20. Jahrhunderts zurück, obwohl man schon einige Jahrhunderte vorher die Gegenwart derartiger Stoffe in Nahrungsmitteln vermutete. Es war der Chemiker Kasimir Funk, der 1911 bestimmten komplexen Substanzen den Namen Vitamine gab. Diese Substanzen existieren in nur winzigen Mengen sowohl im tierischen als im pflanzlichen Organismus und sind dennoch unersetzbar in der Regulation lebenswichtiger Funktionen. Tierische Organismen können jedoch ihre jeweiligen Vitamine nicht selbst synthetisieren, sondern müssen sie mit der pflanzlichen Nahrung aufnehmen, entweder direkt oder in der Form von Provitaminen, die dann in Vitamine umgewandelt werden. Die Vitamine, die bis jetzt untersucht worden sind, können grob in zwei Gruppen aufgeteilt werden: in die Gruppe der wasserlöslichen Vitamine und die der fettlöslichen. Ihre Bedeutung für den menschlichen und tierischen Körper zeigt sich durch das Auftreten von zahlreichen Mangelkrankheiten (Avitaminosen), sobald nicht genügend Vitamine mit der Nahrung aufgenommen werden. Deshalb werden die einzelnen Vitamine meistens durch die Funktion, die sie beeinflussen, beschrieben: Vitamin A z. B. ist bekannt als das anti-xerophthalmische und Anti-Infektions-Vitamin; $B_1$ wirkt anti-neuritisch, anti-dermatisch; $B_2$ gegen die Pellagrakrankheit; D anti-rachitisch; K anti-haemorrhagisch; C anti-skorbutisch und E wirkt gegen Sterilität. Früchte, besonders Citrusfrüchte, ferner Salate und grüne Gemüse sind die Hauptquellen von Vitamin C. Leider geht ein großer Teil der Vitamine während des Kochprozesses verloren, so daß zur ausreichenden Versorgung des Körpers mit Vitamin C möglichst frische Früchte und ungekochtes Gemüse gegessen werden sollten.

Zwei Fruchtarten, die sehr reich an Vitamin C sind, stellen die Scheinfrüchte der Hunds- oder Heckenrose *(Rosa canina)* aus der Familie der Rosaceae und die Beeren des Sanddorns *(Hippophae rhamnoides)* aus der Familie der Elaeagnaceae. Die zartrosa Blüten der Hundsrose blühen in Nordeuropa zwischen Mai und Juli in den meisten Feldhecken auf dem Lande. Ihr bekannter Name Hundsrose (auf Englisch dog-rose) kommt von dem angelsächsischen Wort »dagge«, was Dolch bedeutet und nichts mit dem Hund zu tun hat. Es könnte sich auf die scharfen Dornen beziehen oder auf das harte Holz der Hundsrose, aus dem man Griffe für Dolche machte. Die Hundsrose ist bereits in einem angelsächsischen Kräuterbuch des 11. Jahrhunderts erwähnt, aber Hippokrates hat sie schon viel früher in seine Verschreibungen aufgenommen. Die alten Römer brauchten Rosenblüten im Überfluß, streuten sie auf die Tische bei Festgelagen und füllten damit ihre Bäder, um das Wasser damit zu parfümieren.

Die Hagebutten werden hauptsächlich zu Sirup für Kinder und Kranke verarbeitet. Hagebuttensirup hilft allgemein beim Aufbau von gesunden Knochen, Zähnen und anderem Gewebe, bekämpft aber auch Blutarmut, da die Droge bei der Bildung roter Blutkörperchen mitwirkt. Leute, die an Rheumatismus leiden, glauben, daß dieser Sirup ihnen guttut. In Zentral- und Nordeuropa wird die Hagebutte auch sonst kommerziell genutzt und im Hause zur Herstellung von Marmelade, Gelee, Konfitüren und vor allem dem wohlschmeckenden Hagebuttentee gebraucht.

Der Sanddorn ist seltener zu finden als die Heckenrose. Er wächst an Meeresküsten und Flußufern Europas und Westasiens. Er ist zwar nicht ganz so dekorativ, ist aber in der Pharmazie genauso wertvoll und wird auch ähnlich verwendet.

Auch die sehr schmackhaften Früchte der **Schwarzen Johannisbeere** *(Ribes nigrum)* aus der Familie der Saxifragaceae enthalten viel Vitamin C und P. Man hat bis 218 mg Vitamin C pro 100 g Früchte und verschiedene Mineralsalze gefunden. Man ißt die Beeren frisch oder gekocht, bereitet Konfitüre und Saft daraus. Die Schwarze Johannisbeere wird zur Herstellung von ausgezeichneten Likören verwendet. Ihr Heilwert liegt bei allen Vitamin-C-Mangelerscheinungen und in ihrer Wirkung gegen Gefäßstörungen und zur Erhöhung der Sehfähigkeit. Die Blätter wirken harntreibend, schweißtreibend, gegen Durchfall und werden bei Rheumatismus und Harnbeschwerden als Infus gegeben. Die Schwarze Johannisbeere wird erst seit Anfang des 19. Jahrhunderts kultiviert.

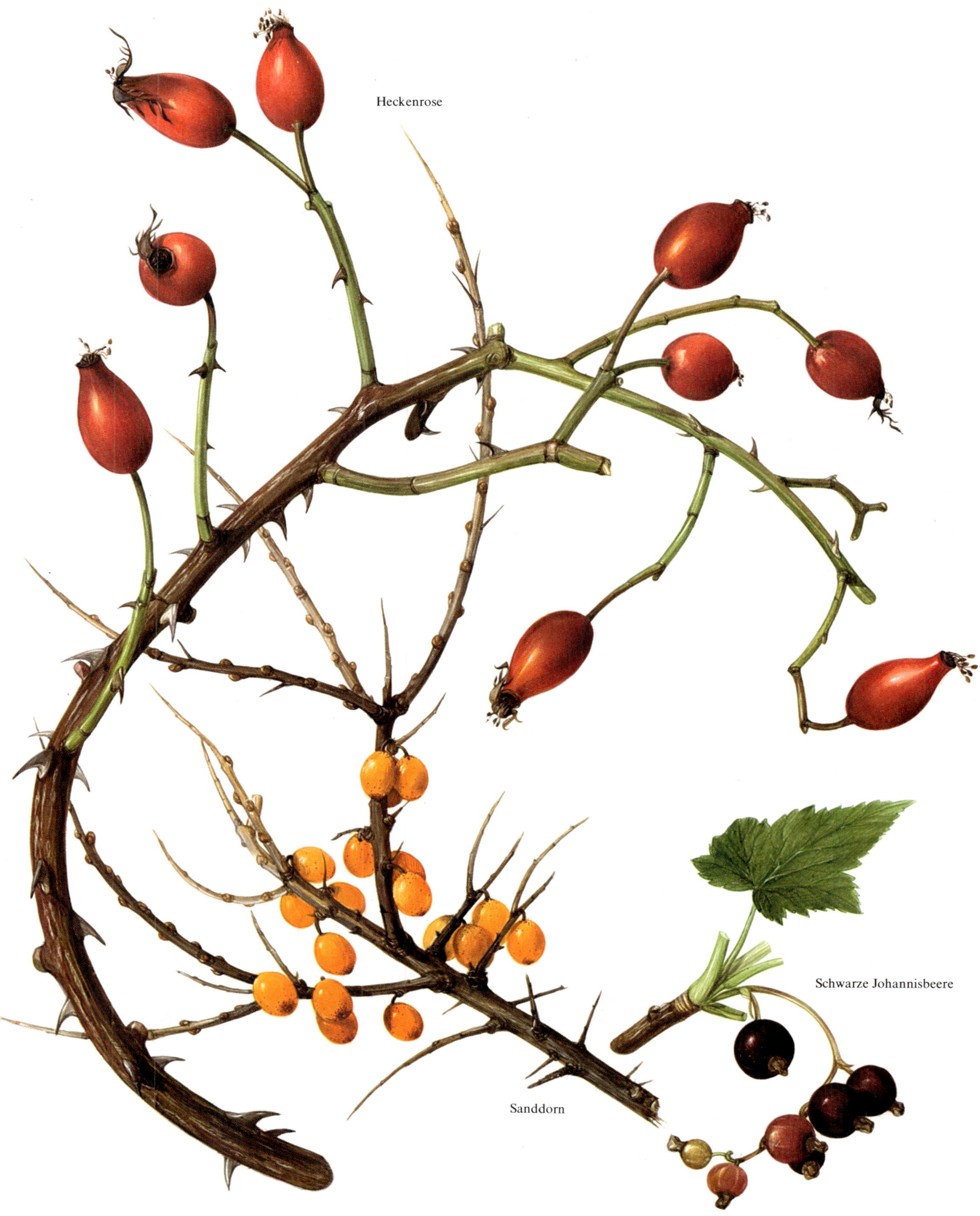
Heckenrose
Sanddorn
Schwarze Johannisbeere

# Schmerwurz
# Haselwurz

Die **Schmerwurz** *(Tamus communis)* aus der Familie der Dioscoreaceae hat über die Jahrhunderte viele Namen bekommen wie Wilder Wein, Madonnas Nadel und Jungfrauenwurzel. Die Pflanze ist ums Mittelmeer und allgemein in Südeuropa verbreitet. Die aktiven Bestandteile aus der fleischigen, knollentragenden Wurzel werden in der Medizin verwendet.
Die Schmerwurz hat ihre frühere Beliebtheit in der Kräutermedizin eingebüßt, obwohl sie immer noch in der Volksmedizin in entlegenen Landstrichen zum Heilen von Wunden gebraucht wird. Man sagt, daß sie Prellungen mit enormer Schnelligkeit heile, und deshalb wird sie in Frankreich das »Kraut für geschlagene Frauen« genannt. Die Verwendung dieser Pflanze ist nicht ungefährlich. Kinder müssen vor den giftigen Beeren unbedingt gewarnt werden.

Die **Haselwurz** *(Asarum europaeum)* aus der Familie der Aristolochiaceae findet man in Zentral- und Südeuropa und Westasien. Ihr botanischer Name ist abgeleitet von dem griechischen Wort »asarum«, was Haselwurz bedeutet. Plinius beschreibt sie als eine der Pflanzen, die auf keinen Fall in Girlanden und Siegeskronen verwendet werden darf: »Asaron invenio vocitari, quoniam in coronis non addatur«.
Die aktiven Bestandteile sind in dem getrockneten Rhizom und den Wurzeln enthalten, die entweder im Frühling, besser im Herbst gesammelt werden. Die Blätter, die ebenfalls medizinisch verwendet werden, sammelt man zwischen April und August. Obwohl die Haselwurz, wie erwähnt, schon in klassischen Schriften erwähnt wird und offizinell in einigen Pharmakopöen bis zum Ende des 19. Jahrhunderts erschien, hat die Haselwurz ihre frühere Popularität nicht wieder erlangt. Einer dieser Gründe ist, daß die Pflanze nach dem Sammeln sehr schnell ihre therapeutischen Fähigkeiten verliert. Das Asaron in den Wurzeln verschwindet, da es flüchtig ist, sehr schnell beim Trocknen. Außerdem hat man erkannt, daß die Droge als Brech- und Auswurfmittel häufig zu stark wirkt und übermäßiges Erbrechen sowie eine Schädigung von Nieren und Lungen verursacht. Das ätherische Öl in der Haselwurz ist giftig und kann in hohen Dosen Nierenentzündungen, Gebärmutterentzündung, Blutüberfülle der inneren Organe und in extremen Fällen den Tod verursachen. Jedoch weiß man, daß die Haselwurz in kleinen Dosen bei chronischer Bronchitis und Silikose durch ihre auswurffördernde Eigenschaft Erleichterung gibt.

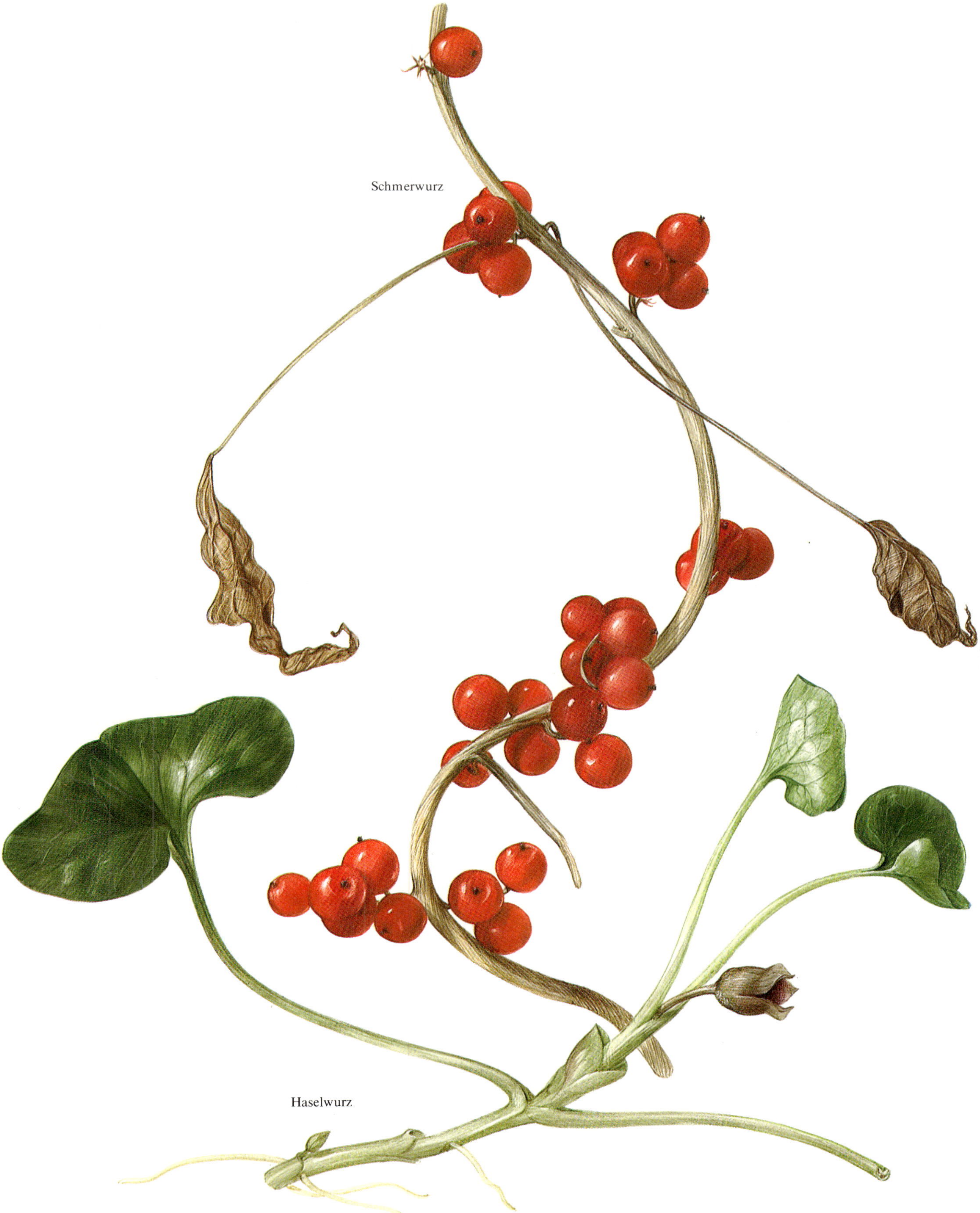
Schmerwurz
Haselwurz

# Schwarze Nieswurz
# Grüne Nieswurz
# Winterling

Die **Schwarze Nieswurz** oder **Christrose** *(Helleborus niger)* aus der Familie der Ranunculaceae ist eine ausdauernde, krautige Pflanze mit einem kriechenden Rhizom und wenigen glänzenden und lederartigen Blättern. Sie blüht zwischen Dezember und Februar mit den üppigsten Blüten zur Weihnachtszeit, wovon sie im Mittelalter ihren volkstümlichen Namen Christrose erhielt. Die Stiele tragen eine oder zwei große weiße Blüten, außen leichtrosa geadert. Sie haben keinen Duft. Die Schwarze Nieswurz wächst in Bergwäldern in Zentral- und Südeuropa und wird auch in den Alpen und Hügelketten des Apennin gefunden.
Sie besitzt verschiedene Eigenschaften: das pulverisierte Rhizom wirkt schleimhautreizend und löst Niesen aus aufgrund des Gehaltes an Helleborin; das Hellebrin hingegen ist ein Herztonikum mit digitalis-artiger Wirkung (siehe Seite 74). Im 16. Jahrhundert verschrieb Gerard die Schwarze Nieswurz zum »Erbrechen bei Verrückten und Wildgewordenen und für solche, die von Melancholie umfangen sind!« Die Schwarze Nieswurz ist giftig und sollte daher nur mit großer Vorsicht gebraucht werden.

Die **Grüne Nieswurz** *(Helleborus viridis)* ist eine weitere krautige, mehrjährige Pflanze, die in Wäldern und Dickichten West- und Zentraleuropas wächst. Viele Varietäten sind bekannt. Sie blühen überreich mit grünlichen Blüten auf einem viel längeren Stiel als dem der Schwarzen Nieswurz. Die Blütezeit dauert von Dezember bis Anfang April.
Die Grüne hat der Schwarzen Nieswurz ähnliche Eigenschaften und enthält zusätzlich zu Helleborin und Hellebrin bestimmte Alkaloide. Heute wird sie wegen ihrer Giftigkeit nicht mehr viel gebraucht, aber trotzdem wendet man sie noch manchmal an als Kardiotonikum, als Brechmittel und gegen Würmer. Sowohl die Schwarze als auch die Grüne Nieswurz werden in der tierärztlichen Heilkunde angewendet. Dieselben Brechmittel- und Anti-Wurm-Wirkungen findet man bei der **Stinkenden Nieswurz** *(H. foetidus)*, deren Verbreitung mit der der Grünen Nieswurz weitgehend übereinstimmt. Die Stinkende Nieswurz hat ihren Namen wegen ihres schrecklichen Geruches, der durch die grünen Gewebe abgegeben wird.

Der **Winterling** *(Eranthis hyemalis)* ist wegen der Tatsache bemerkenswert, daß er während der Hauptspanne seines Lebens in einem Ruhestadium verharrt. Innerhalb von nur mehr oder weniger zwei Monaten entwickelt sich die Pflanze, blüht und fruchtet. Mitten im Winter bringt sie kleine goldgelbe Blüten hervor. Der Winterling stammt aus Südeuropa und ist heute über ganz Europa verbreitet. Er wurde auch in Nordamerika eingebürgert. Sein Lebensraum sind Ränder von Gräben und kleinen Flüssen und Wiesen.
Die Droge ist das Rhizom und hat dieselbe Wirkung wie die der Nieswurz. Man sollte die Pflanze wegen ihrer Giftigkeit nicht selbst anwenden!

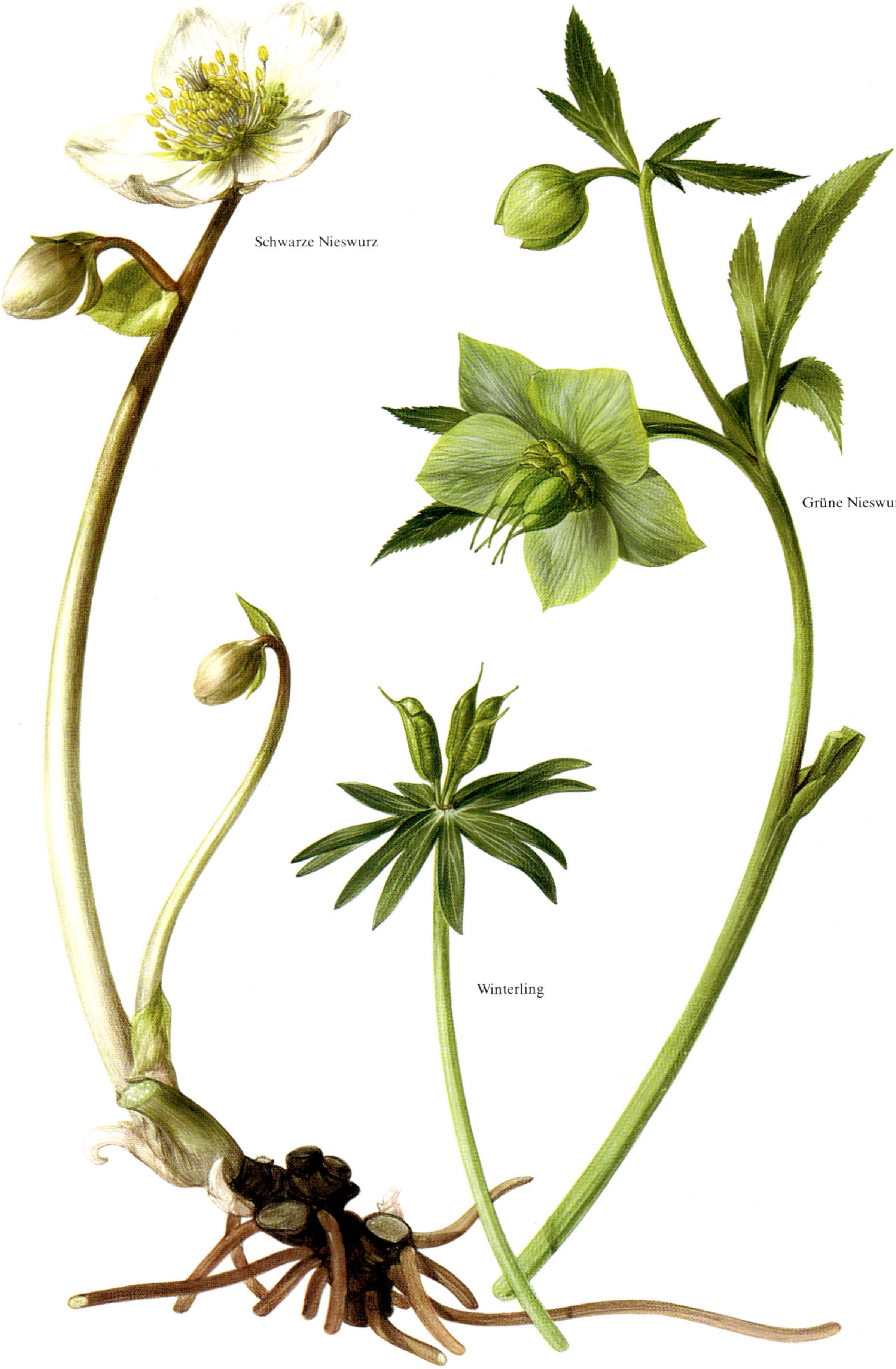
Schwarze Nieswurz
Grüne Nieswurz
Winterling

# Wermut
# Granatapfel
# Coralline
# Gänsefuß

Der **Wermut** *(Artemisia absinthium)* aus der Familie der Compositae, schon seit langem für seine medizinischen Wirkungen bekannt, ist in Europa, Teilen von Asien und Nordafrika verbreitet und in anderen Ländern eingebürgert worden. Wermut ist bekannt als Bittertonikum. Es wirkt verdauungsfördernd, fiebersenkend und als mildes Wurmmittel. Wermut stand im Mittelalter im hohen Ansehen zur Bekämpfung aller Arten von Infektionen. Es ist ferner ein zerebrales Anregungsmittel und ist gefährlich in hohen Dosen, weshalb sein Gebrauch in Getränken jetzt in einigen Ländern verboten wurde. Der weitverbreitete Genuß von Absinthschnaps im 19. Jahrhundert führte zum Wahnsinn und vorzeitigem Tod unzähliger Menschen. Aber auch jetzt noch werden – vor allem in Frankreich und Norditalien – viele verschiedene Getränke auf Wermutbasis hergestellt und getrunken, und man kann nicht selten die alarmierenden Folgen allzu intensiven und häufigen Absinthtrinkens beobachten. Guter Wermut-Wein jedoch, in Maßen getrunken, ist ein ausgezeichneter verdauungsfördernder Aperitif und wird auch in der Küche, vor allem zu feinen Fischgerichten, verwendet.

Der **Granatapfelbaum** *(Punica granatum)* aus der Familie der Punicaceae fällt wegen seiner herrlichen Blüten und Früchte auf, obwohl diese sehr wenig Bedeutung als Nahrung haben. Aber schon seit antiken Zeiten wurde sein Gebrauch als medizinisch wirksame Pflanze zelebriert. Ursprünglich aus Persien stammend, war dieser Busch oder kleine Baum bereits mit den religiösen Riten des alten Ägyptens, Griechenlands und Roms verbunden. Seine wurmabtötenden Eigenschaften wurden verzeichnet von Dioskurides, Plinius und Celsus und – viel später im 13. Jahrhundert – durch den englischen Mönch Bartholomaeus Anglikus. Danach nahm die Beliebtheit des Granatapfelbaumes ab, bis er im 18. Jahrhundert wieder »entdeckt« wurde, hauptsächlich zur Wurmbekämpfung. Einzelheiten seiner Wirksamkeit als adstringierendes Mittel gegen Ruhr und Durchfall kamen zu der Zeit sogar ganz von China her nach Europa.
Wegen der üppigen Anzahl von Samen, die der Granatapfel enthält, gilt er z. B. in China als Symbol der Fruchtbarkeit und wird als Hochzeitsgeschenk geschätzt. In Arabien erhält die Braut vor dem Betreten ihres künftigen Zeltes einen Granatapfel, den sie auf die Schwelle schmettert und den frei gewordenen Samen in das Zeltinnere schleudert. Die Araber wünschen sich den Mann wie einen Granatapfel: bittersüß, mild und liebevoll mit seinen Freunden in Sorglosigkeit, jedoch erfüllt von gerechtem Zorn in jenen Zeiten, in denen er seine Sippe oder seine Nachbarn verteidigt.
Kommerziell wird der Granatapfel zur Herstellung von Grenadinsirup und Marmeladen und Gelees gebraucht. Auch in der Literatur hat er seinen Platz: Shakespeare wählte ihn für seine Nachtigall, »die jede Nacht auf deinem Granatapfelbaum singt« (in »Romeo und Julia«).

Auch die **Coralline** *(Corallina officinalis)* aus der Familie der Corallinaceae, eine zartrosa oder purpurfarbene Meeresalge, die verbreitet sowohl im Atlantik als an der Mittelmeerküste vorkommt, hat wurmabtötende Eigenschaften. Sie soll besonders wirksam gegen Spulwürmer sein, die den Dünndarm bevölkern und gegen die im Enddarm lebenden Fadenwürmer (Oxyuren) des Menschen. Ihr Gebrauch nahm gegen Ende des 18. Jahrhunderts ab, als sie verdrängt wurde durch die Graue Coralline oder Korsisches Moos, das sich als genauso wirksam erwies, aber noch verbreiteter ist und daher einfacher zu sammeln. Die Medizin besteht aus dem ganzen Thallus der Seealge nach sorgfältiger Reinigung von Sand und kleinen Steinen. Der aktive Wirkstoff kommt aus der Gelatine, die bis zu 60% des Thallus darstellt.

Die Blütenköpfe des **Gänsefuß** oder **Wurmkrauts** *(Chenopodium ambrosioides)* aus der Familie der Compositae sind ebenfalls für ihre wurmabtötende Wirkung bekannt, besonders die Varietät *anthelminthicum*. Die Pflanze ist häufig in den Oststaaten von Nordamerika verbreitet. Die Droge wird hauptsächlich als Chenopodium-Öl verwendet. Man bekommt es aus der frische Blüten und Früchte tragenden Pflanze. Es besteht hauptsächlich aus Ascaridol, vertreibt Rund- und Hakenwürmer, und man nahm früher an, daß es auch gegen Skorbut wirksam sei.

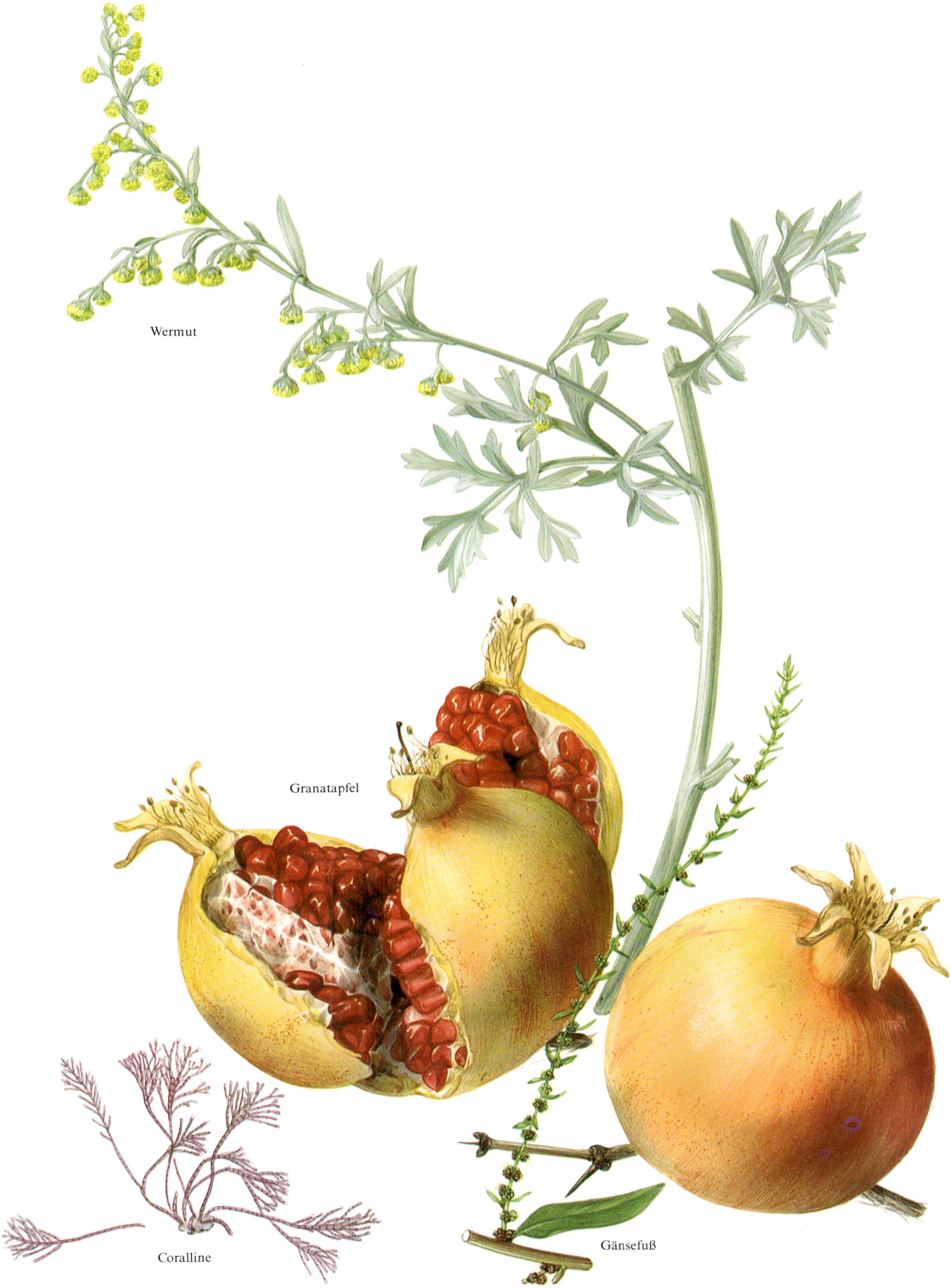
Wermut
Granatapfel
Coralline
Gänsefuß

# Wurmfarn
# Heiligengarbe
# Mutterkraut

Der **Wurmfarn** *(Dryopteris filix-mas)* aus der Familie der Polypodiaceae wird seit uralten Zeiten als sehr wirksames Bandwurmmittel geschätzt. Theophrast, Dioskurides und Plinius beschreiben seine wurm-abtötende Wirkung. Sie empfehlen, das getrocknete Rhizom mit Honig vermischt gegen Bandwürmer einzunehmen; um andere kleinere Wurmarten zu vertreiben, verschreiben sie den Gebrauch der Pflanze zusammen mit Wein und Gerstenmehl. Während des Mittelalters geriet auch der Wurmfarn in Vergessenheit und wurde erst im 18. Jahrhundert wieder in den Pharmakopöen verzeichnet. Es heißt, daß sowohl König Ludwig XV. von Frankreich als auch König Friedrich II. von Preußen für Medikamente, die diese Droge enthielten, riesige Summen bezahlt haben. Der Wurmfarn kam erst zu Beginn des 19. Jahrhunderts wirklich zu Bedeutung, als zwei Brüder in Genua, beide Apotheker, den Gebrauch eines Ätherextraktes des frischen Rhizoms empfahlen anstatt es wie bisher in getrockneter und pulverisierter Form zu verwenden. Die Effektivität der so angewendeten Droge wurde schnell erkannt, und sie wurde allenthalben gebraucht.

Das Rhizom muß im Sommer gesammelt werden, wenn die medizinisch wirksamen Bestandteile am höchsten konzentriert sind. Es wird als vorzügliches Wurmmittel betrachtet, besonders bei Bandwürmern, aber es sollte – vor allem als Ätherextrakt – mit Vorsicht gebraucht werden und niemals an Kinder gegeben werden. Es wird empfohlen, es nur nach ärztlicher Anweisung zu nehmen, da zu hohe Dosen zu Vergiftungen führen. Die Abgabe der Droge selbst ist bei uns nicht erlaubt, sondern nur die des gebrauchsfertigen Ätherextraktes.

Eine andere Pflanze mit wurm-abtötender Wirkung ist die **Heiligengarbe** *(Santolina chamaecyparissus)* aus der Familie der Compositae. Wegen ihrer medizinisch-aktiven Bestandteile wurde diese Pflanze als stimulierend, magenstärkend, regelfördernd, antiseptisch und wundheilend angewandt. Es wurden die Blütenköpfe und Samen gebraucht. Plinius empfiehlt, sie in Wein zu trinken, um Schlangenbisse zu heilen, und Gerard hält sie für gleichwertig mit den »Wurmsamen«. Das wurmabtötende Pulver, das früher aus den Samen gemacht und verschrieben wurde, hat jetzt Industrieprodukten Platz gemacht und wird nicht mehr verwendet.

Culpeper bestätigt die Bedeutung der Heiligengarbe als Wurmmittel »nicht nur für Kinder, sondern auch für Leute reiferen Alters« und fügt hinzu, daß das Baden des Körpers in der Abkochung dieser Pflanze gegen Krätze und Jucken helfe.

Ähnliche therapeutische Eigenschaften wie die der Heiligengarbe werden auch im **Mutterkraut** *(Chrysanthemum pathenium)* aus der Familie der Compositae gefunden. Die Blütenköpfe enthalten Wirkstoffe, die als Spasmolytikum regelfördernd und wundheilend wirken und auch statt Römischer Kamille genommen werden, um Menstruationsbeschwerden zu lindern. Ein Dekokt der Blütenköpfe kann als Breiumschlag gegen Prellungen und Hautulzerationen verwendet werden.

Auf dem europäischen Kontinent wurde es sogar manchmal betrügerisch als Römische Kamille verkauft. Im Mittelalter wurde es häufig mit Wein und Honig vermischt jenen gegeben, »denen schwindelig im Kopf ist« oder die »melancholisch« sind. Ohne Zweifel kann mit Wein und Honig viel gegen Depressionen getan werden – wenn auch nur vorübergehend –, aber als ein Mittel gegen Schwindel ist die Effektivität von beiden, als auch vom Mutterkraut, noch nicht erwiesen.

Immerhin ist beachtenswert, daß das Chinesische Mutterkraut *(Chrysanthenum indicum)*, das erstmals in der ältesten chinesischen Pharmakopöe, der »Shen-nung Pen-ts'ao-ching« (25–220 n. Chr.) erwähnt wird, in China neben den bekannten Anwendungen bei Drehschwindel benutzt wird. Das ätherische Öl von Blüten und Blättern enthält Chrysantheon, und dieses wirkt, wie man heute weiß, gegen Parkinsonismus. Da auch das Indische Mutterkraut *(Chrysanthemum morifolium)* gegen Parkinsonismus verwendet wird und Chrysanthenon enthält, ist es denkbar, daß indische Ware im Mittelalter nach Europa gelangte und wegen der äußeren Ähnlichkeit dem normalerweise genutzten europäischen Mutterkraut diese Wirkung zugeschrieben wurde.

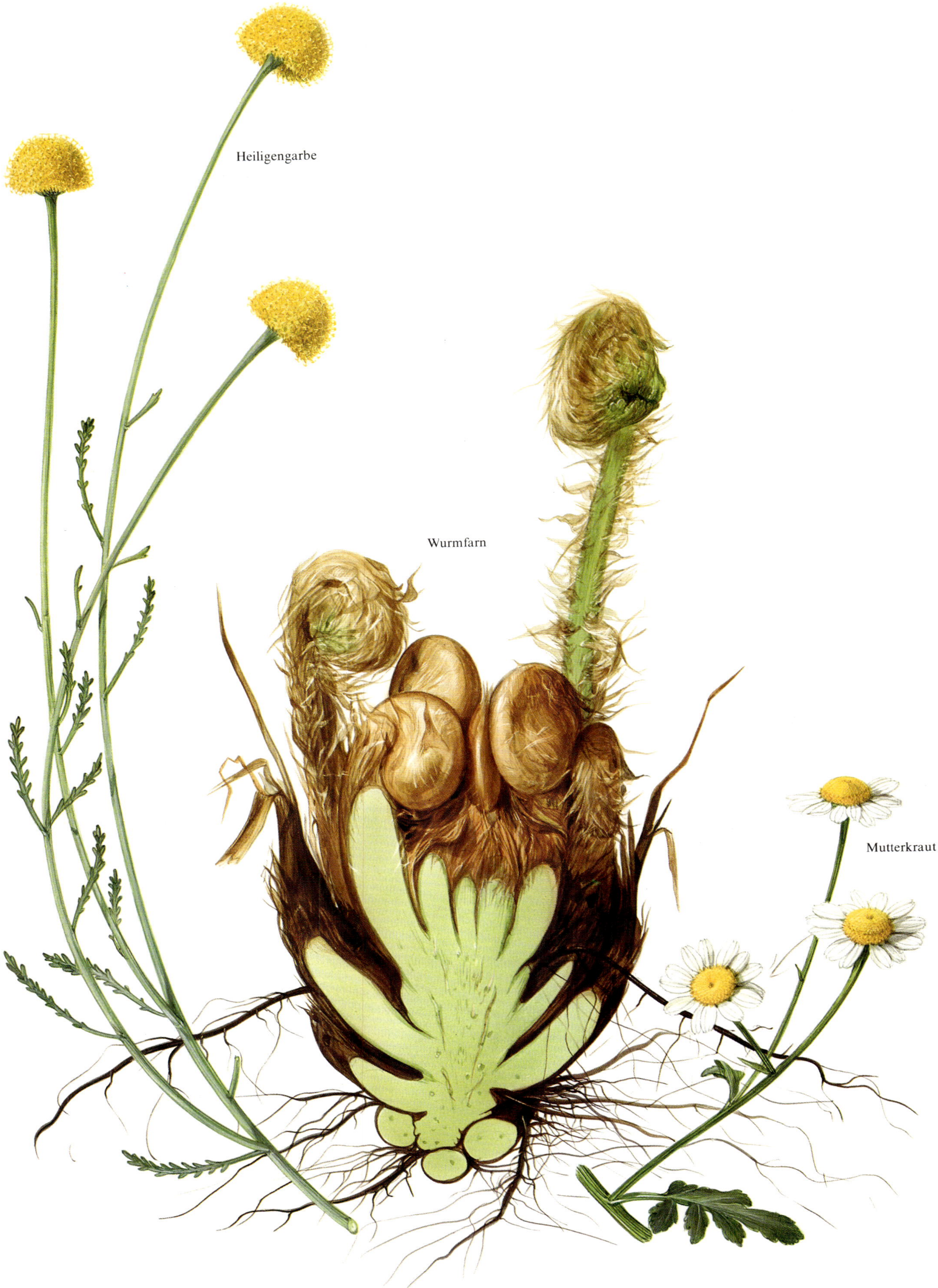
Heiligengarbe
Wurmfarn
Mutterkraut

# Johannisbrotbaum
# Schwarze Maulbeere
# Manna-Esche

Der **Johannisbrotbaum** *(Ceratonia siliqua)* aus der Familie der Caesalpiniaceae ist ein Baum von mittlerer Größe mit lederigen, überdauernden Blättern. Heimisch in Südosteuropa und in Kleinasien, wird er in weiten Teilen Westeuropas angebaut, wo er auch manchmal verwildert vorkommt. Die Bäume Siziliens sind besonders bekannt für ihre fleischigen Früchte mit hohem Zuckergehalt. Der Gattungsname *Ceratonia* kommt von den hornförmigen Früchten und der Name Johannisbrotbaum von dem wahrscheinlich falschen Glauben, daß Johannes der Täufer in der Wüste von diesen Früchten gelebt habe.
Die Früchte bilden die Droge. Sie produzieren, wenn man sie in Wasser kocht, einen Schleim, der Saccharose in hoher Konzentration enthält. Industriell extrahiert, wird die Saccharose als menschliche und tierische Nahrung gewonnen.
Die verschiedenen Wirkungen des Johannisbrotbaumes sind widersprüchlich: eine Abkochung der Blüten kann als mildes Abführmittel genommen werden, während das Mehl, aus den Samen gemacht, ein gutes Stopfmittel ist und als Diätkost für nicht entwöhnte Säuglinge gebraucht wird, um anhaltendes Erbrechen und Würgen zu heilen. Das Mehl kann große Mengen von Flüssigkeit im Darm und von Darmgiften binden und legt sich als schützender Film über die irritierte Darmschleimhaut. Das Mehl wird zur Herstellung von Essenzen (Sherry), von Kaffee-Ersatz und als Viehfutter verwendet. Es wird ein Hustensaft aus der Droge des Johannisbrotbaums gemacht, und die getrockneten Früchte werden im Reformhaus als »Schokoladen-Ersatz« verkauft.

Die **Schwarze Maulbeere** *(Morus nigra)* aus der Familie der Moraceae ist ein Baum von mittlerer Größe, der aus Persien stammt. Heute wird sie viel in Turkestan und im Irak angebaut, wo die Zucht von Varietäten mit sehr großen, kernlosen Früchten gelungen ist. Wie die Weiße Maulbeere (Morus alba) wurde auch die Schwarze Maulbeere weitverbreitet als Nahrung von Seidenraupen angebaut, und sie war auch den alten Griechen und Römern bekannt, die sie der Früchte wegen schätzten. Die Beeren enthalten fast 9% Zucker mit Äpfel- und Zitronensäure. Sie werden im allgemeinen gekocht und wenig roh gegessen. Mit dem Saft verleiht man auch Weinen Farbe. Er hat leicht abführende und auswurffördernde Wirkungen und wird auch als Beruhigungstrank für fiebernde Patienten verwendet. Die Frucht wird auch zu Marmeladen, Gelees und einem etwas sauren Sirup verarbeitet. Die Blätter der Weißen Maulbeere besitzen hypoglykämische und adstringierende Wirkungen.

Die **Manna-Esche** *(Fraxinus ornus)* aus der Familie der Oleaceae wächst als mittelgroßer Baum oder noch häufiger als ein großer Busch. Man findet sie häufig in trockenen, sonnigen Wäldern auf Hügeln oder in den Bergen. Sie wird in Südeuropa, vornehmlich in Sizilien, angebaut wegen ihres süßlichen Saftes, der Manna genannt wird und etwa 70–90% D-Mannit enthält. Im Sommer wird die Rinde mit einem Spezialwerkzeug eingeschnitten, und das Manna fließt aus. Wenn es sich absetzt, nimmt es die Form amorpher Zucker an. Das milde, nebenwirkungsfreie Abführmittel, das daraus gemacht wird, kann man auch ohne Schaden Kindern geben. Zusammen mit anderen Drogen, wie Senna, werden auch stärkere Abführmittel daraus gemacht.

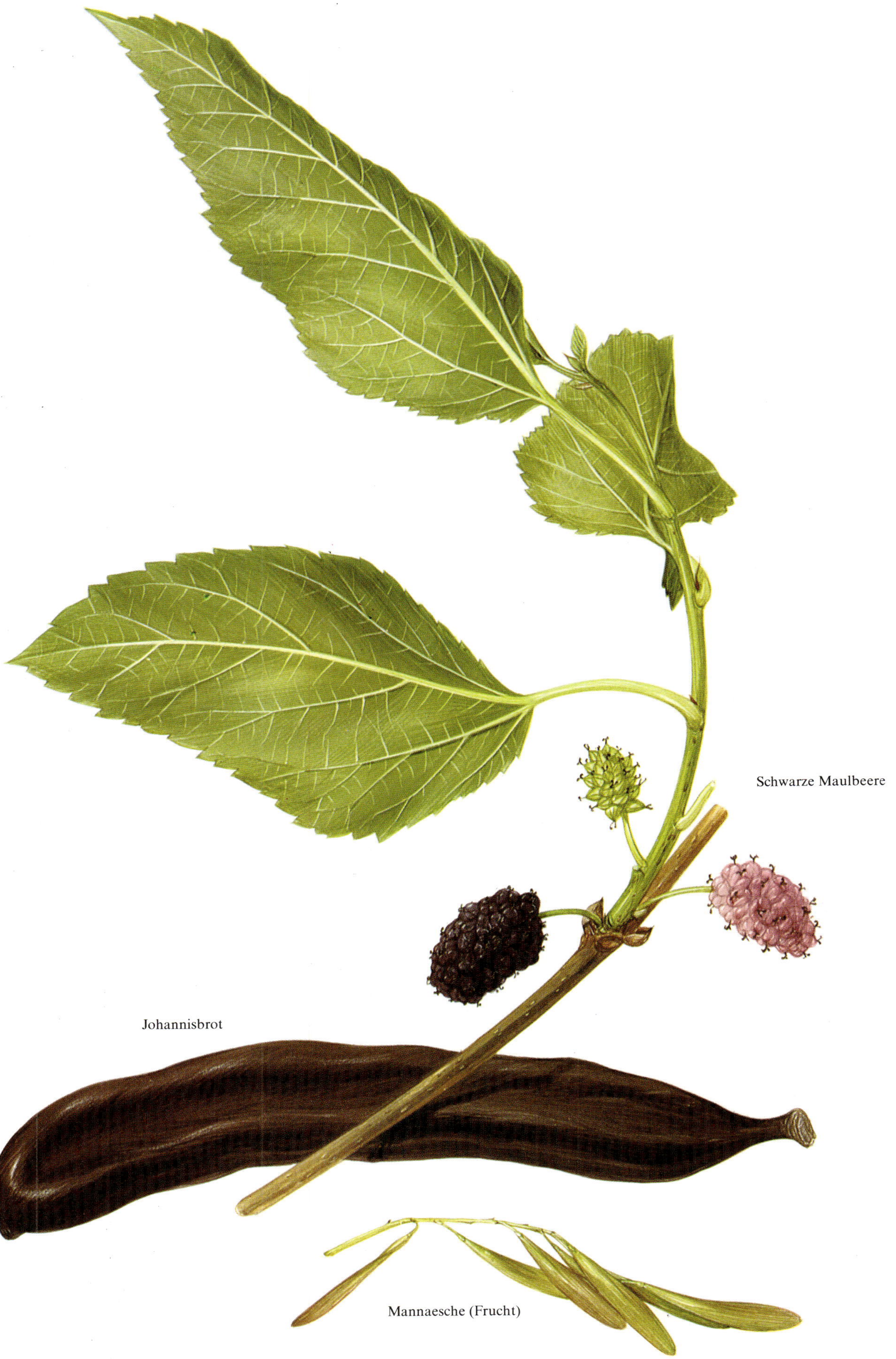
Schwarze Maulbeere
Johannisbrot
Mannaesche (Frucht)

# Königskerze
# Echter Lein
# Tamarinde

Die **Königskerze** *(Verbascum*-Arten aus der Familie der Scrophulariaceae) wurde pharmazeutisch schon seit dem Altertum vom Menschen verwandt. Plinius bemerkte, daß Feigen überhaupt nicht verfaulen, wenn sie in Blätter der Königskerze eingewickelt sind. Im Mittelalter glaubte man, daß die Pflanze gegen Dämonen schütze, wahrscheinlich wegen des geisterhaften Aussehens der weißlich-grünen Blätter, und Mönche pflanzten die Königskerze in großen Mengen zu medizinischen Zwecken an. Gerard schrieb, daß die Leute auf dem Lande »besonders die Bauern von Kent, ihrem Vieh die Blätter zu trinken gäben gegen Lungenhusten. Da sie eine vortreffliche Medizin dafür ist, nennt man sie auch das Bullen-Lungenkraut.«
Die Blätter und Blüten, die im Juli und August gesammelt werden, ergeben die Droge. Sie ist die Grundlage von beruhigenden, erweichenden Mitteln und wird in flüssiger Form bei Bronchialkrankheiten eingesetzt.

Der **Echte Lein** oder **Flachs** *(Linum usitatissimum)* aus der Familie der Linaceae ist eine einjährige Pflanze, die aus Südosteuropa und Westasien stammt. Ihr Anbau und ihre Nutzung als Textilpflanze und Öllieferant geht auf das alte Ägypten und alte vorderasiatische Kulturen zurück. Flachs als Kulturpflanze ist zwischen 4000 und 5000 Jahre alt. Flachs wird heute weltweit auf großen Flächen zur Gewinnung von Textilfasern und der Leinsamen angebaut. Er erfreut zur Blütezeit im Juli das Auge mit dem Meer seiner leuchtend blauen Blüten auf riesigen Feldern.
Die reifen, getrockneten Samen produzieren das Leinsamenöl. Die ovalen, charakteristisch glänzenden Samen werden auch in der Pharmazie verwandt. Sie enthalten fettes Öl, Schleim und das Blausäureglykosid Linamarin. Sie heilen Verstopfungen und beruhigen die Darmschleimhaut, werden auch zu Breiumschlägen für Brust und Unterleib genutzt, und das Öl wird zur Herstellung von Firnissen verwendet. Der fibröse Teil der Pflanze wird zu Leinen versponnen.
Im deutschen Kulturraum empfiehlt schon Hildegard von Bingen (1098–1173) ein Leinsamendekokt bei Brandwunden und Leinsamen-Salbe bei Seitenschmerzen. Im chinesischen Kulturraum, wo die Flachspflanze von Westasien her zur Ölgewinnung eingeführt wurde, wird sie ebenfalls erst in dieser Zeit (11. Jahrhundert) erwähnt. In China verwendet man sie bei hartnäckigem Stuhlgang und als Kräftigungsmittel bei Erschöpfung, früh ergrautem Haar und früh gealtertem Aussehen.

Die **Tamarinde** *(Tamarindus indica)* ist ein großer Baum, der bis zu 20 m hoch wird. Er stammt aus dem tropischen Afrika und gehört zu der Familie der Caesalpiniaceae. Es ist trotz seines wissenschaftlichen Namens zweifelhaft, ob er ursprünglich wirklich aus Indien stammt oder nicht wahrscheinlicher auch dort ein Kulturflüchter ist. Im Mittelalter brachten die Araber die Tamarinde von Indien nach Europa, wo sie jetzt angepflanzt wird. Arabische Ärzte erkannten als erste die bei Entzündungen erweichenden und die abführenden Eigenschaften der Tamarinde, und auch Pier Andrea Mattioli schätzte ihre medizinischen Wirkungen und schrieb, daß sie »den Leib bewege«, obwohl er – fehlgeleitet durch den arabischen Namen Tamr hindi, was »Indische Dattel« heißt – annahm, daß dieser Baum eine Art Dattelpalme sei.
Die Droge ist das saure Fleisch der Hülsenfrucht. In der Pharmazie wird sie als mildes Abführmittel gebraucht; man macht aber auch eine erfrischende Limonade und eine Essigsorte daraus. Der Baum wird auch zu Holz verarbeitet, und sogar die Blätter werden genutzt, indem man aus ihnen eine rote oder gelbe Farbe gewinnt.

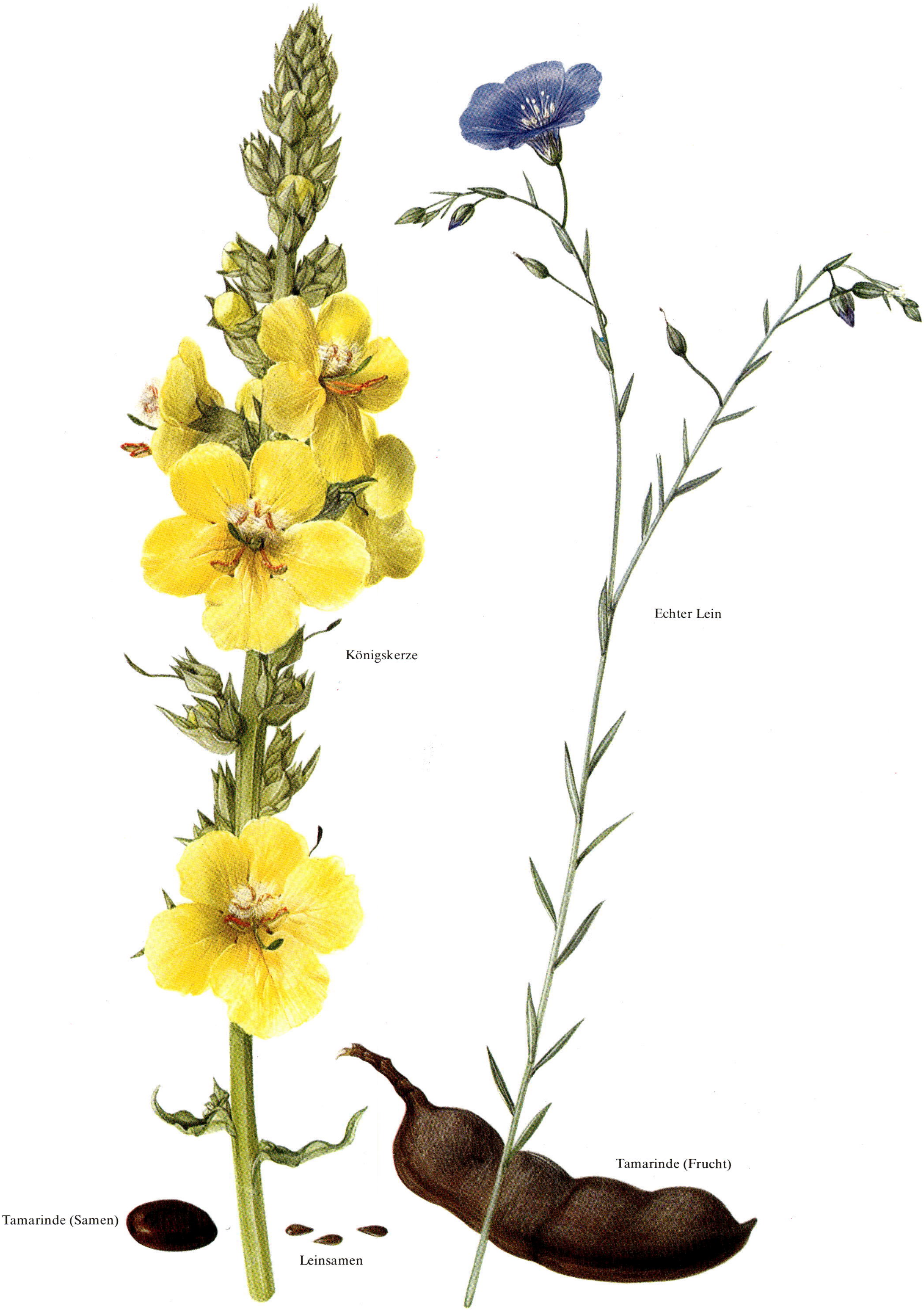

Echter Lein
Königskerze
Tamarinde (Frucht)
Tamarinde (Samen)
Leinsamen

# Blutwurz
# Kornelkirsche
# Sanikel

Während vieler Jahrhunderte glaubte man, daß die meisten Fingerkräuter *(Potentilla)* aus der Familie der Rosaceae besondere adstringierende Eigenschaften haben. Die **Blutwurz** *(Potentilla erecta)* wird schon seit der Antike verwendet. Culpeper beschrieb sowohl die Blutwurz als das Kriechende Fingerkraut *(P. reptans)* in seinem Kräuterbuch und benutzte sie, um damit derart verschiedene Beschwerden zu heilen wie Zahnschmerzen, Wunden, Gelbsucht, Durchfall und Nasenbluten, so daß es erstaunlich ist, daß er überhaupt noch andere Kräuter darüber hinaus nötig hatte. Gerard schrieb der Blutwurz ähnliche Eigenschaften zu wie der Gewürznelke: »Das Dekokt der Wurzeln – im Munde gehalten – hilft die Zahnschmerzen zu lindern.«
Die Blutwurz wächst in Mooren und Berggegenden. Sie blüht zwischen Juni und September. Man nimmt als Droge das Rhizom. Es muß im Frühling oder Herbst gesammelt werden und wird dann in der Sonne getrocknet. Die Blutwurz wird verwendet als Adstringens und Tonikum gegen Durchfall. Andere aktive Bestandteile, obwohl nur in geringeren Mengen vorhanden, haben wertvolle magenstärkende und fiebersenkende Eigenschaften.

Die **Kornelkirsche** *(Cornus mas)* aus der Familie der Cornaceae bringt säuerliche Früchte hervor. Sie sind etwa kirschgroß und werden in Zucker oder Honig eingemacht. Man bereitet daraus auch Gelee oder legt sie süßsauer als Beilage ein. Die Früchte enthalten Äpfel- und Zitronensäure, Glukose, Gerb- und Gallussäure und zeigen eine mild adstringierende Wirkung. Wenn die Früchte frisch gegessen werden, sind sie von guter adstringierender Wirkung im Magen-Darm-Bereich. Auch die Rinde des Baumes enthält verschiedene aktiv wirkende Bestandteile; sie kann bei Durchfall, Ruhr und Fieber gebraucht werden.
Die Kornelkirsche wächst in Westasien und Süd- und Zentraleuropa, obwohl sie jetzt nur noch im beschränkten Maße angebaut wird.

Die **Sanikel** *(Sanicula europaea)* aus der Familie der Umbelliferae, auch Heildolde genannt, findet man in feuchten, schattigen Wäldern Europas. Sie ist recht häufig und wird trotzdem leicht übersehen, denn sie ist nur höchstens 40 cm hoch und besitzt keine besonders hervorstechenden morphologischen Kennzeichen. Es ist aber ein hübsches Kraut mit kleinen leuchtend rosa Blüten und dunklen, glänzenden Blättern. Man glaubt an einen Zusammenhang der Sanikel mit St. Nikolaus, vielleicht wegen ihres im Englischen ähnlich klingenden Namens oder weil St. Nikolaus einer der ältesten Heiligen war, der eine Beziehung zur Medizin hatte. Hildegard von Bingen (im 11. Jahrhundert) nennt sie schon unter diesem Namen.
Die Droge bildet entweder die grundständige Blattrosette oder das Rhizom. Diese enthalten Substanzen mit direkter adstringierender Wirkung. Die Sanikel wurde von mittelalterlichen Kräuterkundlern verwendet als Wundheilmittel, das sehr schnell wirkt, sowohl beim Menschen als auch beim Tier. Heute werden Medikamente auf Sanikel-Basis innerlich angewendet bei Darmstörungen und zur Blutreinigung, äußerlich zum Wundheilen und als Adstringens zur Festigung des Gewebes, insbesondere bei Vereiterungen und Entzündungen.

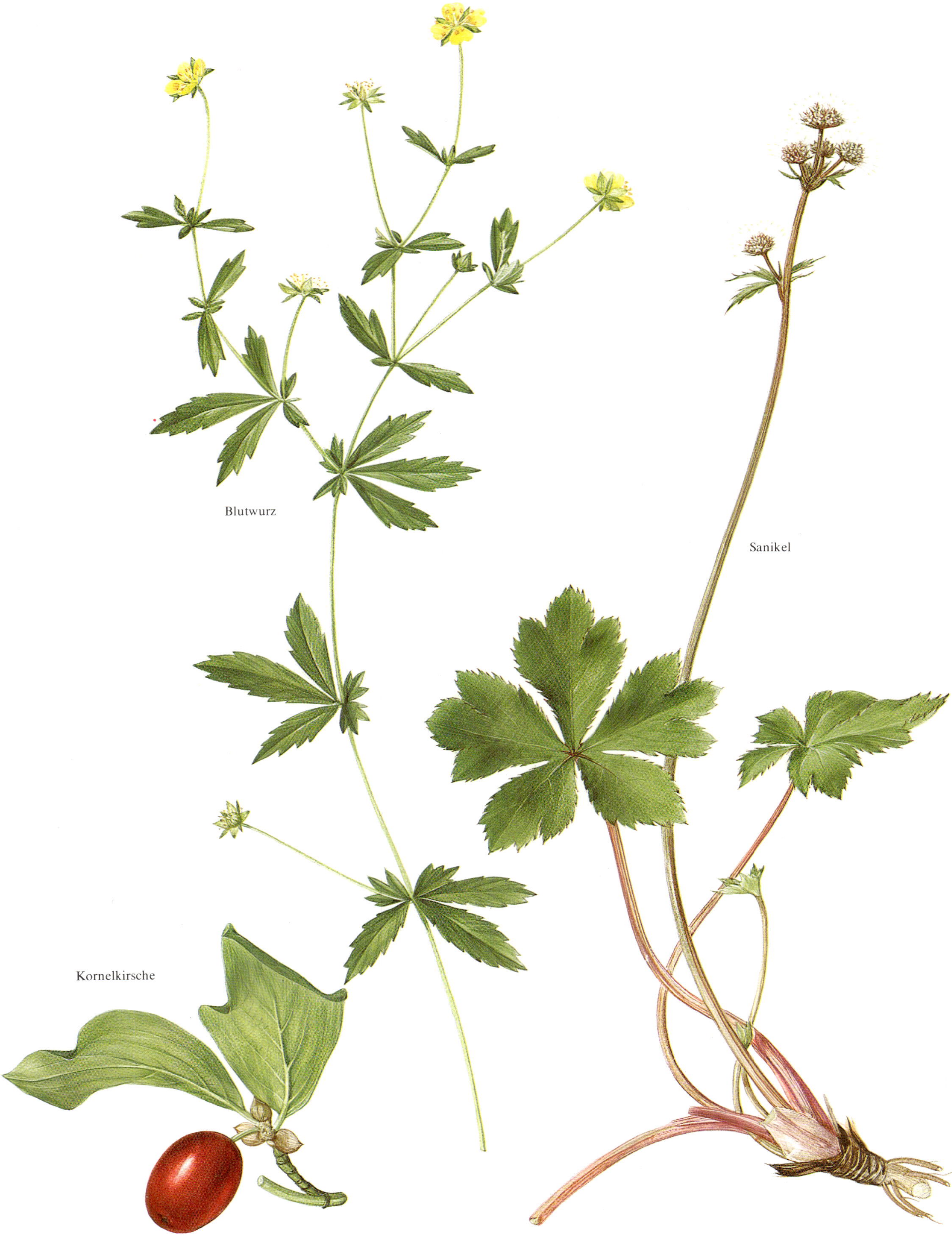
Blutwurz
Sanikel
Kornelkirsche

# Erdbeerbaum
# Eichengallen
# Kleiner Wiesenknopf

Der **Erdbeerbaum** *(Arbutus unedo)* aus der Familie der Ericaceae ist ein sehr großer Strauch typisch für die mittelmeerische Hügel-Macchie, wächst aber auch reichlich im übrigen Mittelmeerraum, auf den Kanarischen Inseln, in Mexiko, Südwest-Irland und im südlichen Nordamerika. Wegen der Schönheit seiner Blätter und Früchte wird er oft als Zierstrauch angepflanzt, und selbst in Gegenden mit recht kalten Wintern kann er in ungeschützter Lage gepflanzt werden. Der Erdbeerbaum ist schon seit dem Altertum bekannt: der gefallene Held Pallas, Sohn des Eunander, wurde auf ein Lager von blühenden Erdbeerbaumzweigen gelegt. Die tiefgrünen, lederigen Blätter enthalten Bestandteile, die als Harnantiseptikum und anti-rheumatisch wirken. Die süßsäuerliche Frucht erinnert an warzige Beeren, woher der Name Erdbeerbaum kommt. In Frankreich wird ein berühmter Likör aus diesen Beeren gebraut: »creme d'arbouse«, der als gutes Verdauungsmittel bekannt ist. Auch in Spanien, Italien und Algerien werden alkoholische Getränke aus den Früchten gemacht, die im reifen Zustand süß und fleischig sind und einen leicht säuerlichen Nachgeschmack haben. In Frankreich wird eine Marmelade daraus hergestellt.

Die offizinellen **Eichengallen** *(Aleppogallen)* sind die eigenartigen Auswüchse, die man an den Blättern der kleinasiatischen Eiche *(Quercus infectoria)* findet. Sie werden durch bestimmte Insekten der Gattung *Cynips* hervorgerufen, die die Blattknospen anbohren und ihre Eier hineinlegen. Bei uns rufen andere Insekten spezifische Gallen z. B. an Rosen, Buchen und ebenfalls Eichen hervor.
Gallen sind kommerziell und pharmazeutisch hoch geschätzt. Der hohe Gerbsäuregehalt der Gallen – bis zu 60% – gibt ihnen adstringierende Eigenschaften, die für die Pharmazie wertvoll sind. In Teilen der USA werden die Schwarzen Eichengallen (Dryoscosmus deciduus) als Tiernahrung für Geflügel, Rinder und Schafe verwandt. Im 17. Jahrhundert benutzten Frauen die Gallen, um sich damit die Haare schwarz zu färben. Sie wurden in den alten Kräuterverzeichnissen als »gut um Blutungen aller Art zu stillen« erwähnt. Dazu wurden sie zuerst geröstet und dann in einer Mischung von Wein und Essig ausgedrückt. Es gibt allein in Nordamerika mehr als 700 verschiedene Cynipidgallen innerhalb der Gattung der Eichen, entsprechend der verschiedenen Gallwespenarten.

Der **Kleine Wiesenknopf** *(Sanguisorba minor)* aus der Familie der Rosaceae ist eines der hübschesten wilden Kräuter. Sein Synonymname *Poterium sanguisorba* kommt von dem griechischen »poterion«, was Trinkbecher bedeutet, und weist auf eine der ältesten Verwendungsweisen dieses Krautes hin als Zusatz zu Wein und anderen Getränken. Es hat einen delikaten Gurkengeschmack. Die Ärzte des Mittelalters sagten, daß es »das Herz kläre und Melancholie vertreibe«. Zur Tudorzeit wurde es entlang der Gartenwege angepflanzt, so daß sein zarter Duft beim Gang durch den Garten aufstieg. Die Pilgerväter – die 1620 nach Amerika ausgewanderten britischen Puritaner – nahmen den Kleinen Wiesenknopf in die Neue Welt mit. In Deutschland wird der Kleine Wiesenknopf auch Pimpinelle oder Steinpetersilie genannt. Er ist eine mittelgroße Pflanze, die bis etwa 30 cm hoch wird und die weitverbreitet in Europa, Asien und Nordafrika wächst. Sie bevorzugt trockene, kalkige Böden und wächst auf Weiden, Feldern und unbebautem Land wie Bahndämmen.
Die ganze Pflanze bildet die Droge. Sie zeigt adstringierende Eigenschaften und wird als Tonikum gebraucht. Die jungen Blätter werden wie Wasserkresse als eine delikate Zugabe zu Sommersalaten gegessen. Pimpinelle gehört zu den klassischen Bestandteilen von Kräuterbutter und Soßen und kann auch mit Weinessig aufgegossen werden für den aromatischen Pimpinelle-Essig.
Der Große Wiesenknopf *(Sanguisorba officinalis)*, der auf Wiesen der gemäßigten Zonen der Nordhalbkugel wächst, kann genauso arzneilich und als Salat genutzt werden.

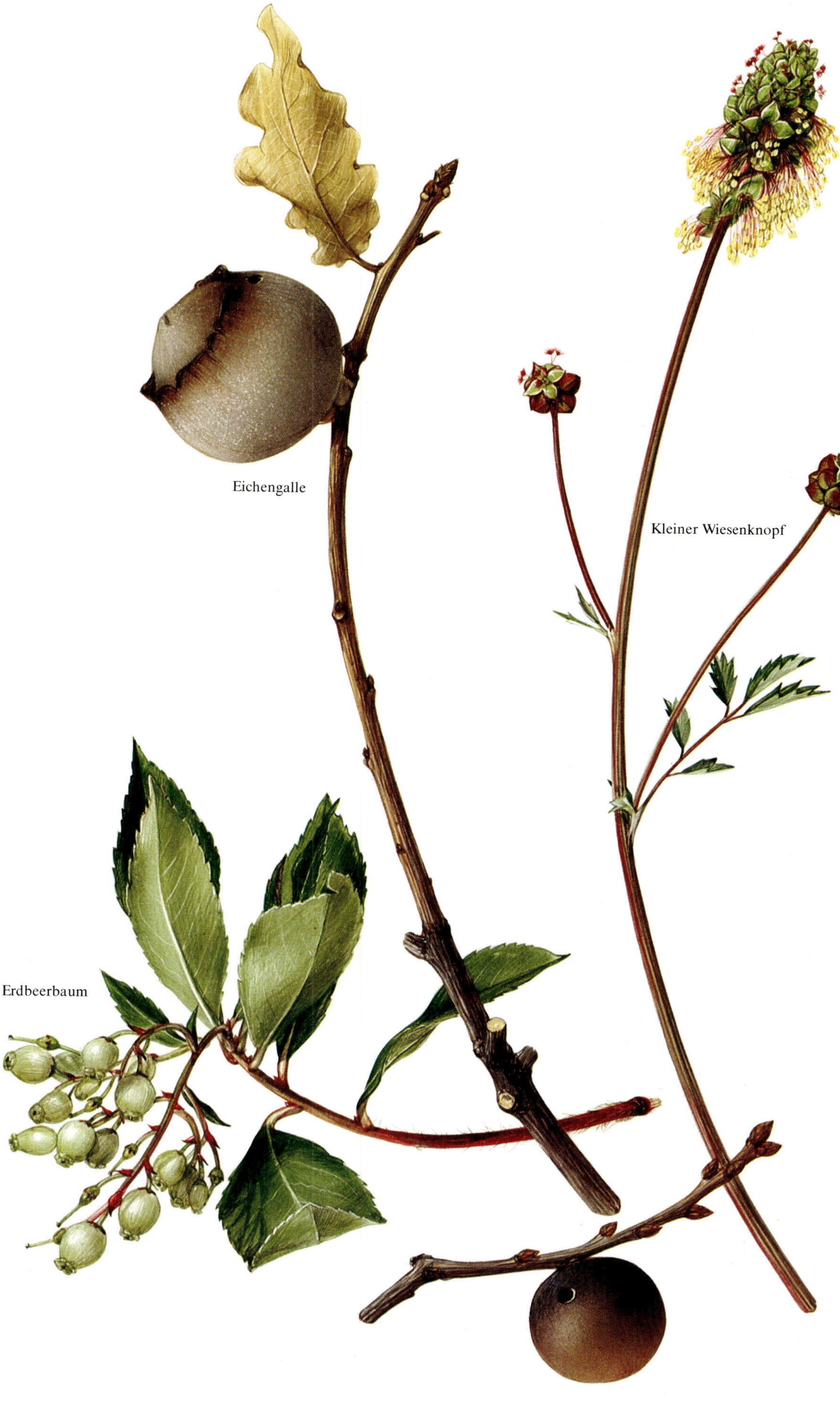
Eichengalle
Kleiner Wiesenknopf
Erdbeerbaum

# Weiße Taubnessel
# Blut-Weiderich

Die Blüten der **Weißen Taubnessel** *(Lamium album)* aus der Familie der Labiatae wurden im Mittelalter mit Zucker gekocht und für Pudding verwendet. Der englische Kräuterkundler Gerard pries im 16. Jahrhundert das wäßrige Destillat als Mittel »das Herz fröhlich zu machen, dem Gesicht frische Farben zu geben und den Lebensgeist zu erfrischen.«

Die ganze blühende Pflanze bildet die Droge, obwohl manche Fachleute meinen, die Blütenblätter genügten. Die frische Pflanze hat einen unangenehmen Geruch, der beim Trocknen verschwindet. Nach Plinius werden durch diesen Geruch die Schlangen vom Garten ferngehalten. Die Weiße Taubnessel ist ein ausdauerndes Kraut, das von Mai bis August an Straßenrändern und auf Ödland blüht und derart weit verbreitet ist, daß Culpeper ironisch bemerkte, daß »es praktisch überall wächst außer in der Mitte der Straße«.

Die medizinisch wirksamen Eigenschaften der Weißen Taubnessel machen sie zu einem wertvollen Adstringens, das bei Durchfall und Verdauungsbeschwerden hilft. Es ist auch besonders nützlich zum Stillen von Durchtrittsblutungen (Hämorrhagie) und zur Behandlung von verschiedenen Beschwerden wie Weißfluß und Ausfall der Periode. Es hilft auch älteren Personen mit schlechter Durchblutung, die eine Entzündung der Prostata oder des Harnleiters verursachte. Man wendet es außerdem bei Katarrhen der Luftwege an, und äußerlich gebraucht man die Weiße Taubnessel bei schlecht heilenden Wunden und offenen Beinen und Geschwüren. Man bereitet ein Infus; ein kräftigeres Infus für den äußerlichen Gebrauch (Kompressen, Breiumschläge, Vaginalspülungen).

In der Tiermedizin wird es von Taubenzüchtern verwendet, um Verdauungsstörungen der Tauben zu heilen. Zwei andere Arten, die Rote Taubnessel *(L. purpureum)* und die Gelbe Taubnessel *(L. galeobdolon)* besitzen ähnliche Eigenschaften wie *Lamium album*, wenn auch in geringerem Maße.

Der **Blut-Weiderich** *(Lythrum salicaria)* aus der Familie der Lythraceae, so genannt wegen seiner – wenn auch geringen – Ähnlichkeit mit einer Weide, ist eine große krautige Pflanze, die bis zu 2 m hoch wird und fast in der ganzen gemäßigten Zone, einschließlich Englands und Australiens, verbreitet ist. Er liebt Flußufer, Wassergräben und sumpfigen Grund und blüht während des Hochsommers von Juni bis August.

Die blühenden Zweigspitzen bilden die Droge. Ihre adstringierenden Eigenschaften sind schon seit der Antike bekannt und geschätzt. Der Blut-Weiderich wurde auch verbrannt, um Mücken und andere Insekten zu vertreiben. Sowohl Plinius als auch Dioskurides glaubten, daß eine Girlande von Blut-Weiderich um den Hals des pflügenden Ochsen gehängt, alle etwaigen Unbotmäßigkeiten des Ochsen besänftigten. Die Pflanze war so vielseitig, daß man sie sogar für viele hundert Jahre als Haarfärbemittel gebrauchte für alle, die blond werden wollten.

Während des 17. Jahrhunderts geriet die Pflanze in Vergessenheit, und erst zweihundert Jahre später wurde sie als Mittel gegen Durchfall und Ruhr offiziell anerkannt. Heute wird ihre antibakterielle Wirkung besonders bei der Behandlung der Amoeben-Ruhr geschätzt. Man benutzt sie auch als Spülung gegen Vaginalreizungen und als ein Haemostatikum. Die Industrie stellt einen Extrakt von Blut-Weiderich als Mittel gegen Durchfall her.

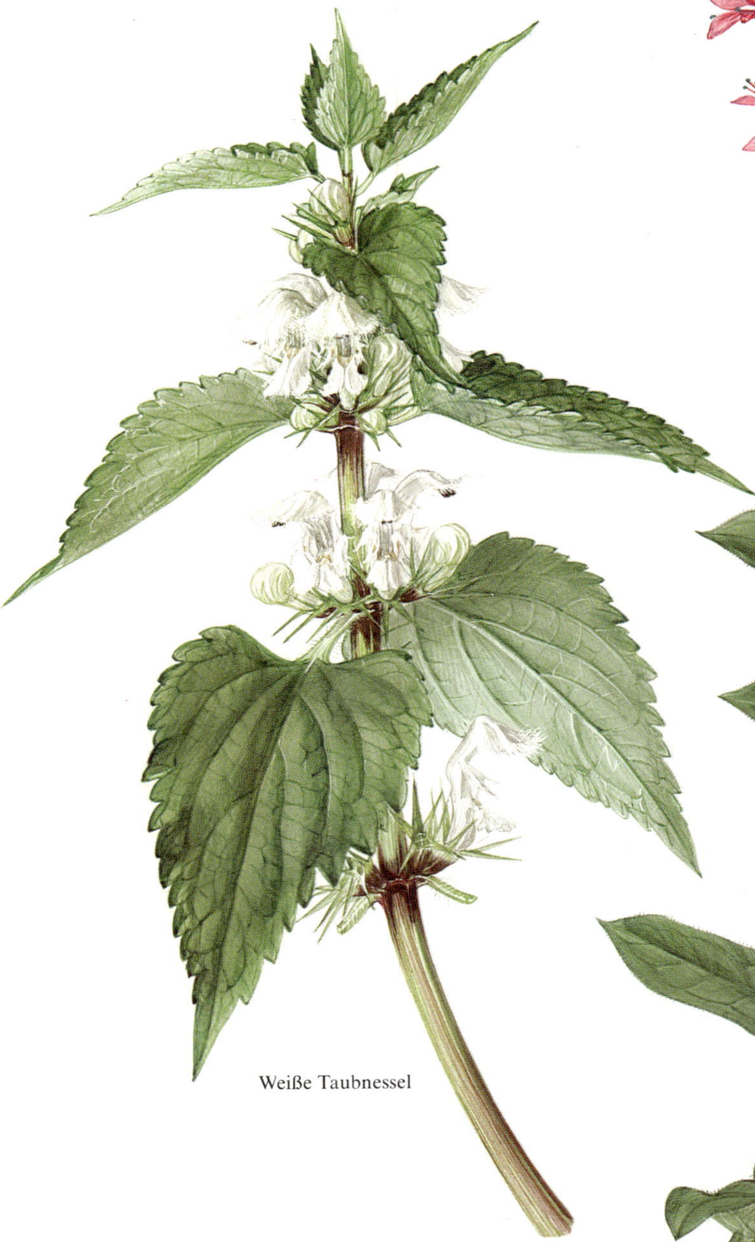

Weiße Taubnessel

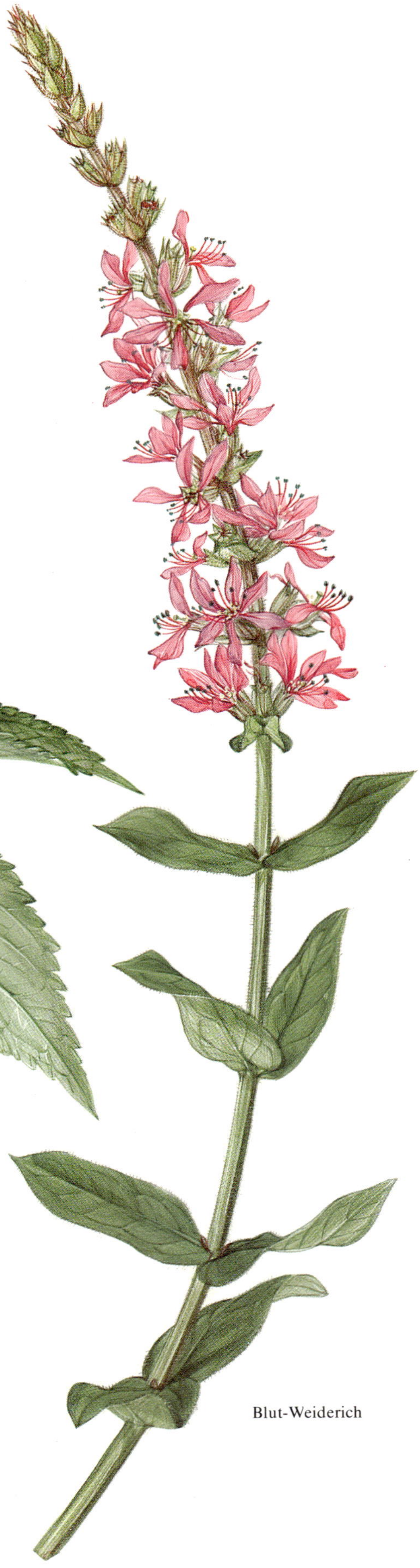

Blut-Weiderich

# Spritzgurke
# Färberröte
# Kreuzdorn
# Faulbaum

Abführmittel, die man aus der **Spritzgurke** *(Ecballium elaterium)* aus der Familie der Cucurbitaceae gewann, wurden seit dem Altertum gepriesen: Theophrast, Dioskurides und Hippokrates, sie alle schrieben über die Fähigkeiten ihrer Blätter und Wurzeln als Abführmittel und zur Förderung der Regel. Wenn die Frucht reif ist, werden bei der leichtesten Berührung der Spritzgurke die Samen mit großer Wucht aus dem Loch herausgeschleudert, das durch das Abbrechen vom Stiel entstand. Daher kommt der Artname, von dem griechischen Wort »ekballein«. Die Bezeichnung »elaterium«, die auch »herauswerfen« bedeutet, bezieht sich auf die vornehmliche Anwendung der Pflanze als Abführmittel. Die Spritzgurke ist weit verbreitet im Mittelmeerraum, stammt aber ursprünglich wahrscheinlich aus Indien.
Pharmazeutisch wird der Bodensatz des Saftes unreifer Früchte gebraucht; diese Droge ist in England als »white elaterium« oder »English elaterium« bekannt und wird als gelbliches Pulver verkauft. Der aktive Bestandteil ist β-Elaterin, das die Droge zu einem drastischen, wasserentziehenden Abführmittel macht. Sie muß daher mit äußerster Vorsicht angewandt werden, denn auch nur die kleinste Überdosierung verursacht Übelkeit, Erbrechen und schwere Diarrhoe.

Es gibt zwei Arten der Rubiaceae, die man **Färberröte** nennt, die in Indien heimische *Rubia cordifolia* und die europäische Art *R. tinctorum.* Letztere nennt man auch Krapprot, denn sie lieferte früher das Glykosid Alizarin, den altberühmten Farbstoff des Ostens. Seitdem man begann, das Alizarin künstlich industriell herzustellen, ist die Färberröte fast vollkommen in Vergessenheit geraten. Im beschränkten Maße werden die Wurzeln und Rhizome noch pharmazeutisch genutzt wegen ihrer tonischen und adstringierenden Eigenschaften, um die Gallesekretion und die Darmperistaltik anzuregen. Gerard schrieb 1597 in seiner Pflanzenkunde, daß Dekokte aus der Färberröte Leuten gegeben wurde, die von »hoch oben herabgefallen« seien und innere Verletzungen erlitten haben. Im Mittelalter nannten Ärzte diese Medizin »Wundgetränk«. Culpeper empfahl die Auflage von zerdrückten Wurzeln als Schönheitsmittel, um Sommersprossen zu entfernen.

Der **Kreuzdorn** *(Rhamnus cathartica)* aus der Familie der Rhamnaceae ist ein Strauch, den man in Europa, Westasien und Algerien findet. Die Schößlinge entwickeln im Alter stachelige Spitzen, und in einigen Ländern wird er »Spina-Christi« genannt, von dem Glauben her, daß die Dornenkrone Christi aus seinen Zweigen geflochten wurde.
Die reife Beere, die im späten Herbst gepflückt werden muß, bildet die Droge. Sie wirkt als heftiges Abführmittel. In der Viktorianischen Zeit wurden in England unglückliche Kinder mit Kreuzdorn-Sirup behandelt, dessen scheußlicher Geschmack nur notdürftig durch Ingwer und Zucker verdeckt worden war. Die Beeren haben einen äußerst unangenehmen Geschmack, und wenn man sie zu Hause aufbewahrt, sollte man sie kenntlich machen. Sie vergiften den Menschen zwar nicht direkt, aber bewirken doch – versehentlich gegessen – Übelkeit, starke Schmerzen im Unterleib und schwere Durchfälle. Die unreifen Beeren liefern einen gelben Farbstoff. Die reifen Beeren werden auch in der Tiermedizin als Abführmittel verwendet. Im 16. und 17. Jahrhundert empfahlen Kräuterkundler den Kreuzdorn gegen Warzen.

Auch der **Faulbaum** *(Rhamnus frangula)* gehört zu den Rhamnaceae. Es ist ein blattabwerfender Baum oder Busch, der bis zu 5 m hoch wird und den man in Europa, Nordafrika, Kleinasien, dem Kaukasus und in Sibirien findet.
Die Rinde stellt die Droge dar. Man sammelt sie im Frühling. Obwohl Faulbaumrinde milder als die Aloe und der Rhabarber wirkt, wird sie als ausgezeichnetes Abführmittel mit verlängerter Wirkung angesehen, was sie besonders nützlich bei der Behandlung chronischer Verstopfungen sein läßt. In diesen Fällen wird die Droge oft anstatt der nordamerikanischen Faulbaumrinde von *R. purshiana*, der Cortex Cascarae sagradae, gebraucht, deren Anwendung über längere Zeit zu Darmreizungen und -entzündungen führen kann. Man nimmt im allgemeinen einen Fluid-Extrakt der Rinde. Die Holzkohle des Faulbaumes war einmal sehr begehrt zur Schießpulverherstellung.

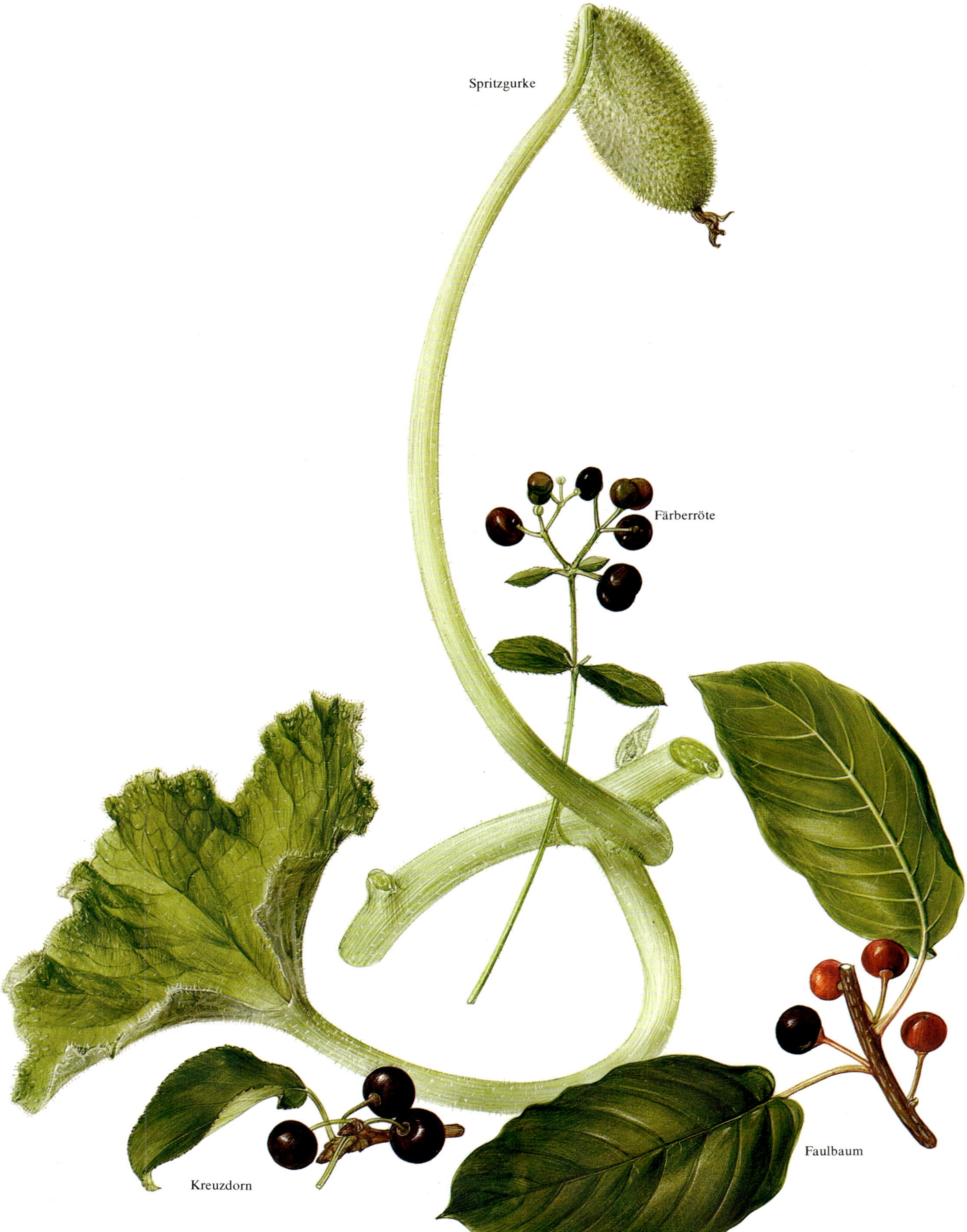
Spritzgurke
Färberröte
Kreuzdorn
Faulbaum

# Zaunwinde Kermesbeere Rizinus

Die Wurzel und die grünen Teile der **Zaunwinde** *(Calystegia sepium)* haben eine abführende und galletreibende Wirkung. Sie gehört zu den Convolvulaceae, die mindestens 200 Arten umfassen. Die Zaunwinde ist in Europa und den USA heimisch und eine der häufigsten natürlich verbreiteten Unkräuter überhaupt in beiden Kontinenten, obwohl sie auch als dekorative Pflanze im Garten gezogen wird. Plinius verglich die Zaunwinde in seiner «Historia Naturalis« mit der Lilie: »Wegen ihrer Weiße ähneln sie sich sehr, als ob die Natur an dieser Pflanze gelernt habe und ihre Geschicklichkeit probiert habe, wie eine richtige Lilie zu machen sei.« (Buch XXI, Kap. 10)

Die **Kermesbeere** *(Phytolacca americana)* aus der Familie der Phytolaccaceae verdankt ihren Gattungsnamen den beiden Wörtern »phyton« (griechisch = Pflanze) und dem arabischen Wort für »gefärbt«, was sich auf die kräftige Purpurfarbe der Früchte bezieht. Die Kermesbeere ist heimisch in den wärmeren Gegenden Nordamerikas, besonders Florida, in Afrika und in Asien.
Die wirksamen Bestandteile befinden sich in den Wurzeln. Sie wirken als Brechmittel, starkes Abführmittel und indirekte Schlankheitsmittel. Man kann das Wurzel-Pulver in Wasser einnehmen. Die Kermesbeerwurzel wird auch zur Behandlung von chronischem Rheumatismus und Arthritis angewandt. Die Beeren schmecken angenehm und wurden früher zum Färben von Wein verwendet. Sie haben aber ähnliche Eigenschaften wie die Wurzel-Droge und können in überhöhten Dosen zu Vergiftungserscheinungen führen.

Einige Samen des **Rizinusbaumes** *(Ricinus communis)* aus der Familie der Euphorbiaceae, die auf 4000 Jahre vor Christi datiert werden, sind in alten ägyptischen Gräbern gefunden worden; man nimmt jedoch an, daß ihr Gebrauch sogar noch weiter zurückreicht. Es ist nicht ganz klar, wozu man sie gebraucht hat, aber es ist denkbar, daß sie Öl für Lampen geliefert haben, eine Gewohnheit, die von Herodot einige Jahrhunderte später bestätigt wurde. Heute ist Rizinusöl als Abführmittel bekannt, aber diese medizinische Anwendung ist für Europa ziemlich neu und begann erst mit dem 18. Jahrhundert. Der wissenschaftliche Name kommt von dem lateinischen Wort für Zecke »ricinus«, denn der Same des Rizinusbaums ähnelt sehr einer vollgesogenen Zecke. Der Rizinusbaum stammt aus dem tropischen Afrika, wird aber jetzt auf der ganzen Welt angepflanzt und wächst auch zum Teil schon wieder verwildert.
Die Samen bilden die Droge. Rizinusöl wirkt sanft; das ist besonders gut bei Verstopfungen aufgrund von Entzündungen der Unterleibsorgane. Der Samen ist äußerst giftig. Wenn versehentlich Samen gegessen werden, verursachen sie ein Brennen im Mund, und der Verzehr von zwei oder mehr führt zu Rizinismus, das heißt zu akutem Brechdurchfall mit Blutandrang in der Leber, Gelbsucht und schnellem Tod.

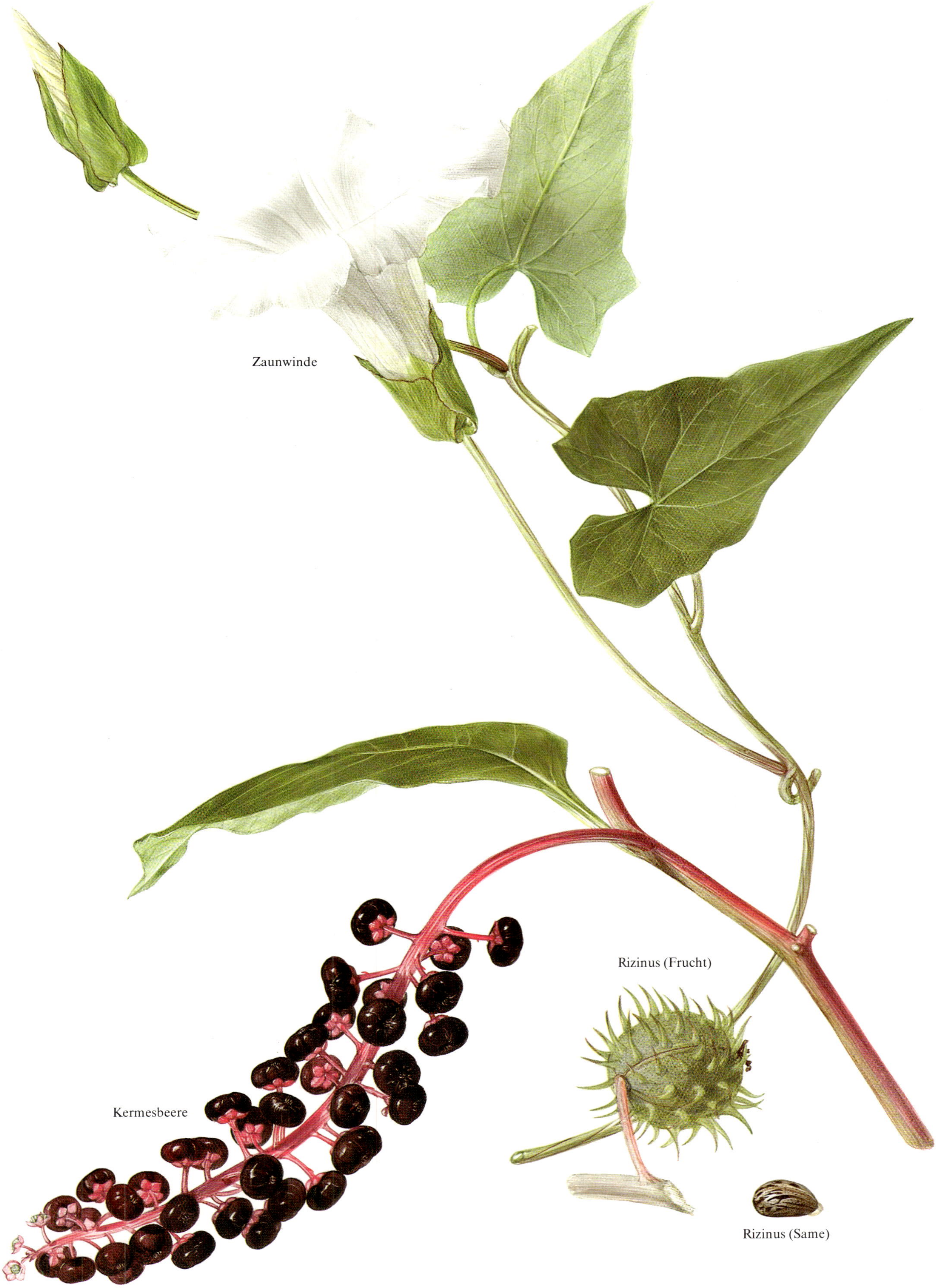
Zaunwinde
Rizinus (Frucht)
Kermesbeere
Rizinus (Same)

# Osterluzei
# Rote Zaunrübe
# Pfaffenhütchen

Die **Osterluzei** *(Aristolochia clematitis)* aus der Familie der Aristolochiaceae ist weitverbreitet in den warmen und temperierten Gebieten der Welt. In der Antike stand die Osterluzei medizinisch in hohem Ansehen. Ihr Name »aristos« bedeutet »bestens« und »lokheia« bedeutet »Geburt«, was Beweis für die Annahme ihrer Nützlichkeit in der Geburtshilfe ist. Plinius empfahl die *A. clematitis,* um die Zähne rein und schön zu erhalten, und Dioskurides vermischte sie mit Wein als Gegenmittel gegen Schlangenbisse.
In der Pharmazie werden die Rhizome verwendet. Das Dekokt wird bei Eiterungen, Ekzemen und Geschwüren, insbesondere bei Nagelbettentzündungen gern eingesetzt. Es ist ein Wundheilmittel für Pferde. Bei der Anwendung der Osterluzei ist wegen ihrer drastisch abführenden Wirkung Vorsicht geboten.

Die **Rote Zaunrübe** *(Bryonia dioica)* ist eine Kletterpflanze der Gurkenfamilie (Cucurbitaceae). Auch sie ist seit der Antike für ihre medizinische Wirksamkeit bekannt. Dioskurides nannte sie »weißen Wein« wegen ihrer blassen Farbe im Gegensatz zur dunklen, glänzend schwarzen Schmerwurz *(Tamus communis,* siehe Seite 50), die als »schwarzer Wein« bekannt war. Auch Hippokrates erwähnte sie. Im 14. Jahrhundert wurde ihr Saft mit dem des Schwarzen Nachtschatten *(Solanum nigrum)* gemischt und als Anaesthetikum benutzt. Vor zwei Jahrhunderten wurde die Rote Zaunrübe von Culpeper als »tödlich-kriegerische Pflanze« charakterisiert, von der man, da sie unter dem Einfluß des Kriegsgottes Mars stände, unbedingt die Hände lassen sollte. Nur sehr erfahrene Ärzte dürften sie gebrauchen, denn sie verlange eine »geschicktere Hand als sie die meisten Landleute besäßen!« Der in England auch gebräuchliche Name »mandrake« (Alraune) weist auf die Gefahr bei leichtsinnigem Umgang mit dieser Pflanze hin.
Die stark wirkenden Inhaltsstoffe befinden sich im harzigen Saft der großen, fleischigen Wurzeln. Die Wurzeln müssen gesammelt werden, bevor die Pflanze im Mai blüht. Das Harz reizt die Haut bis hin zum Gewebszerfall. In der Homöopathie verwendet man daher die Tinktur zum Heilen von Frostbeulen. Innerlich eingenommen, verursacht das Harz drastischen, dünnflüssigen Durchfall; Übelkeit und Erbrechen sind die Begleiter, ebenso eine Nierenreizung, weswegen man die Droge in der allgemeinen Medizin praktisch nicht verwendet. In der Homöopathie – mit den dort verwandten Minidosen – ist *Bryonia*-Saft hingegen Standardmittel bei allen akuten fieberhaften Krankheiten der Schleimhäute, der Atmungsorgane sowie der Gelenke und Muskeln (Rheuma). Die Tinktur stillt den Husten bei Brustfellentzündung. Die Pflanze wächst sehr schnell und wird auch angepflanzt, um häßliche Zäune zu verdecken. Fachleute aber sind dagegen, sie überhaupt zu kultivieren in Anbetracht ihrer Gefährlichkeit.

Das **Pfaffenhütchen** *(Euonymus europaeus)* aus der Familie der Celastraceae ist leicht zu erkennen an seinen sonderbar geformten roten Früchten, die halbrund und vierteilig sind und der Pflanze ihren Namen geben, da sie wie ein Priesterhut aussehen. Gefährlicherweise üben diese Früchte, die sehr giftig sind, eine große Anziehungskraft auf Kinder aus. Schon drei oder vier davon wirken als überaus starkes Abführmittel beim Erwachsenen, und für ein Kind können sie tödlich sein.
Die wirksamsten Bestandteile sind in der Rinde enthalten, aber auch in den Wurzeln und Früchten vorhanden. Die drastische Abführwirkung beruht auf dem Euonymin, das die Darmperistaltik erhöht und die Gallensekretion anregt. Wegen der hohen Giftigkeit wird die Droge heute nicht mehr verwendet. Das in den Früchten enthaltene Evonin ist ein Insektizid; auch mehrere Herzglykoside wurden darin gefunden, was die frühere Anwendung als harntreibendes Mittel erklärt.

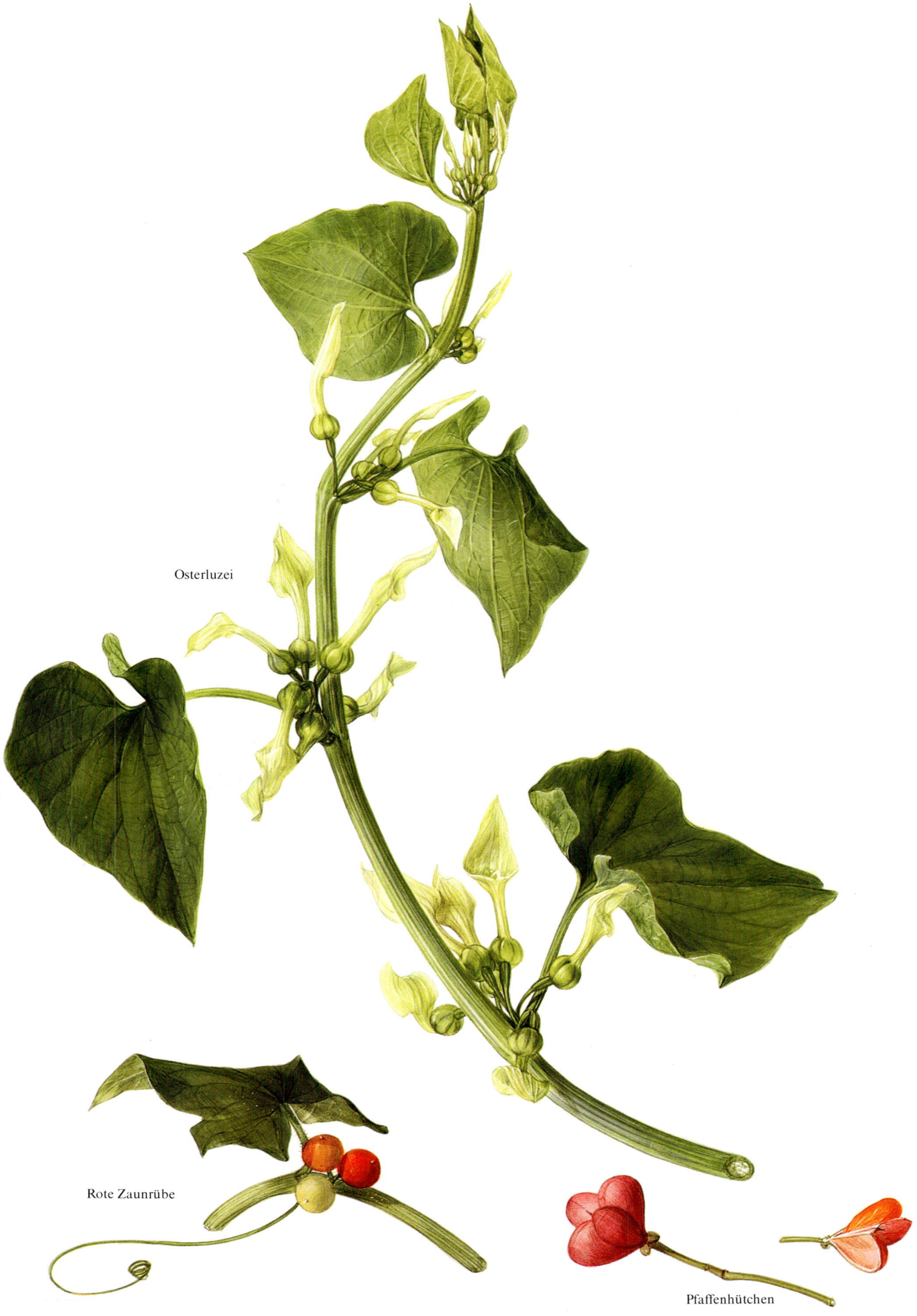
Osterluzei
Rote Zaunrübe
Pfaffenhütchen

# Roter Fingerhut
# Großblütiger Fingerhut
# Gelber Fingerhut

Der **Rote Fingerhut** *(Digitalis purpurea)* aus der Familie der Scrophulariaceae ist eine schöne Pflanze, die häufig auf Heiden, in Hecken und lichten Wäldern Zentraleuropas wächst, insbesondere im Harz und in Ungarn. Heute ist sie so allgemein bekannt als Lieferant des Herzglykosids Digitoxin, daß es kaum zu glauben ist, daß die Heilkundigen des Altertums diese ihre Wirkung nicht kannten und daß erst im 17. Jahrhundert ihre heilsame Wirkung auf das Herz erkannt wurde. Sowohl der Rote als auch der **Großblütige** *(D. grandiflora)* und der **Gelbe Fingerhut** *(D. lutea)* wurden jedoch während vieler Jahrhunderte wegen ihrer blutreinigenden Wirkung gebraucht. Der Rote Fingerhut wurde besonders von Culpeper gepriesen, der eine Mischung des aus den zerdrückten Blättern gewonnenen Saftes mit Honig oder Zucker verschrieb: »um den Körper zu reinigen, sowohl aufwärts als abwärts.« Er behauptete, daß der Fingerhut Verstopfungen der Leber und Milz beseitigen könne, die Fallkrankheit heile und die »Krankheit der Könige« (Hauttuberkulose) und einen »grindigen Kopf« reinige. Nur ein halbes Jahrhundert später gab Gerard zwar seine reinigenden Eigenschaften zu, bemerkte aber, daß er sonst von keinem medizinischen Wert sei und offensichtlich auch nach der Meinung der Ärzte der Antike keinen Platz unter den wirksamen Heilmitteln habe. Auch in der altchinesischen Medizin ist Digitalis nicht bekannt gewesen.

1775 entdeckte William Withering die herzstärkenden Eigenschaften des Fingerhuts. Er hatte ihn zuerst als harntreibendes Mittel bei Wassersucht angewendet. In Italien werden die zerdrückten Blätter manchmal gebraucht, um frische Wunden zu heilen und als Packungen, um Schwellungen abklingen zu lassen.

Einige Pharmakopöen geben an, daß die Wirksubstanz nur aus den Blättern komme, aber man erhält sie auch aus den Samen. Die Pflanze ist zweijährig, blüht im zweiten Jahr und stirbt nach dem Samenabwurf ab. Die Blätter werden zu Beginn des zweiten Wachstumjahres im Augenblick der Blüte gepflückt, sie haben einen angenehmen Duft, der richtig aromatisch nach dem Trocknen wird. Die positive Wirkung der Herzglykoside als der wichtigsten Wirkstoffe des Fingerhuts besteht in einer Stärkung des Herzmuskels und einer Verlangsamung des Pulses; sie regulieren die Arbeit des Herzmuskels und erleichtern das Herz von den Unregelmäßigkeiten, die durch die verminderte Zirkulation verursacht waren, wie Blutandrang und Ödeme. Man benötigt dazu jedoch Dosen, die fast an der toxischen Grenze liegen, und da sie zuweilen solche Nebenwirkungen verursachen wie Magen- und Darmstörungen, darf man sie nur unter ärztlicher Aufsicht nehmen.

Der Gattungsname *Digitalis* kommt vom lateinischen »digitus«, d.h. »Finger«. Im Englischen nennt man ihn auch »dead men's bell« in Anspielung auf seine hohe Giftigkeit.

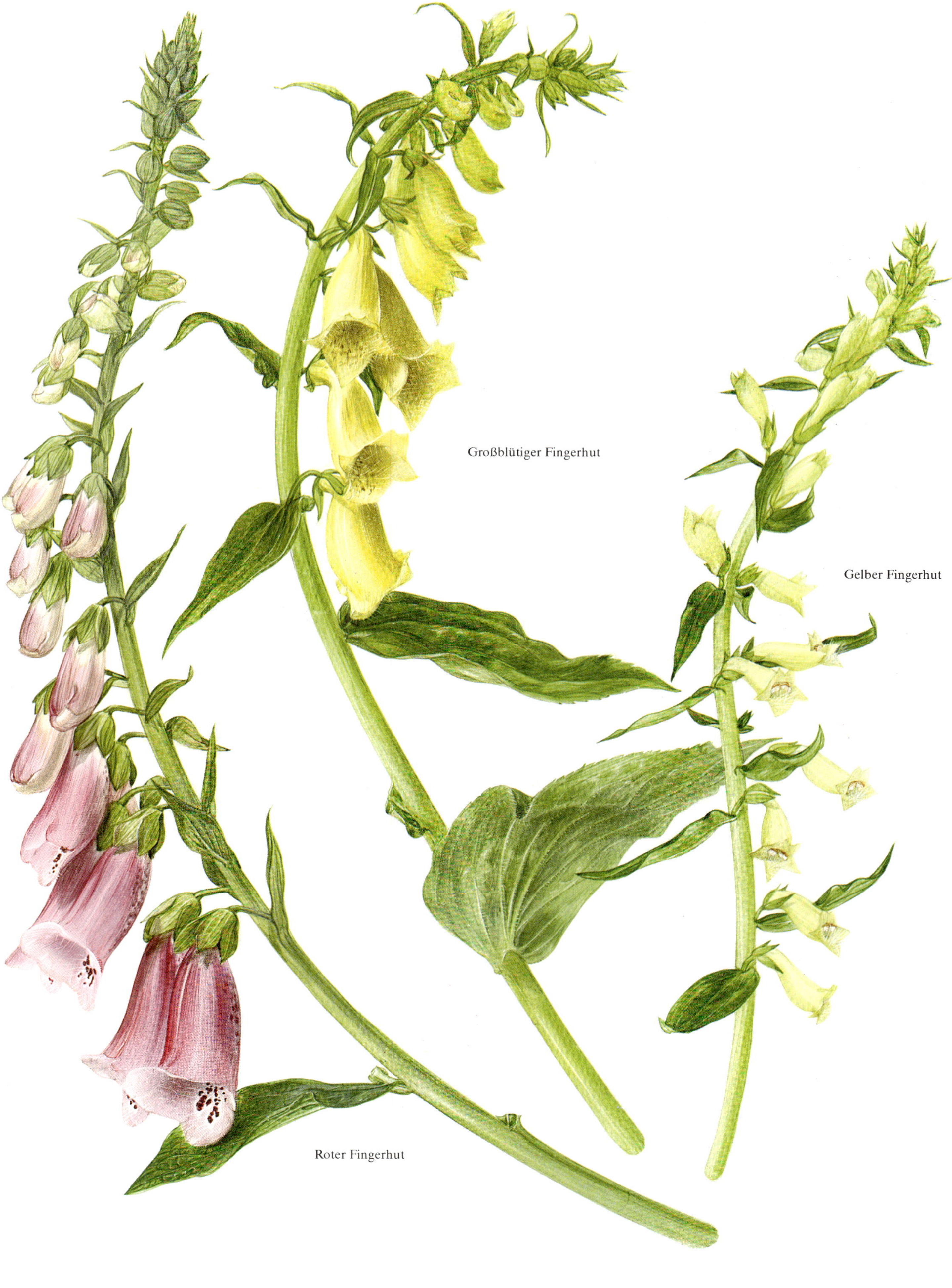
Großblütiger Fingerhut
Gelber Fingerhut
Roter Fingerhut

# Maiglöckchen
# Oleander
# Weißdorn

---

Das **Maiglöckchen** *(Convallaria majalis)* aus der Familie der Liliaceae zeigt wertvolle therapeutische Eigenschaften ähnlich wie die des Fingerhutes, es ist aber weniger toxisch und daher ohne gefährliche kumulative Wirkungen.
Die ganze Pflanze ist die Droge, die Blüten werden zur Hauptblütezeit gepflückt, die Blätter im Juni und Juli, und die Rhizome werden im Herbst ausgegraben, wenn alle Blätter vertrocknet und abgestorben sind. Die Droge wird heutzutage zur Herzstärkung und zum Ausschwemmen genommen, aber die alten Heilkundigen wußten noch manche andere Anwendung. Der Engländer Gerard verwendete sie für eine originelle Medizin gegen Gicht: »Man tue die Maiglöckchen in ein Glas und setze dies in einen Ameisenhügel, lasse es dort einen Monat lang, und wenn man es dann herausnimmt, wird man darin eine Flüssigkeit finden, die Schmerzen und Kummer der Gicht beseitigt, wenn man sie äußerlich anwendet.«
Das Maiglöckchen wächst in lichten Wäldern Europas, des gemäßigten Asiens bis nach Japan und in den Alleghenybergen Nordamerikas. Die Anwendung des Maiglöckchens muß – wie bei allen Herzglykosiden – nach ärztlicher Anweisung erfolgen.

Die toxischen Eigenschaften des **Oleander** *(Nerium oleander)* aus der Familie der Apocynaceae waren den alten Griechen lange vor seiner medizinischen Wirksamkeit bekannt. Plinius beschreibt seine hübschen, rosenartigen Blüten und seine giftige Natur. Er wächst vorzugsweise in recht feuchtem Klima.
Alle Teile der Pflanze enthalten giftige Wirkstoffe. In der Pharmazie werden die Blätter gebraucht, die im Juni/Juli geerntet werden und eine giftige, milchige Flüssigkeit abgeben. Seltener werden die Rinde und die unreifen Früchte verwendet. Die Droge wirkt herzstärkend und entwässernd. Ihre Wirkung ist ähnlich wie die des Maiglöckchens ohne kumulative Effekte. Nicht jeder Patient verträgt Präparate, die auf Oleander basieren, es sollte daher nur unter ärztlicher Aufsicht genommen werden. Äußerlich angewendet, ist die Droge jedoch ungefährlich und ist nützlich in der Anwendung gegen Krätze, Läuse und andere Hautparasiten.
Die Symptome von Oleander-Vergiftung sind Depression und Übelkeit, blutiger Durchfall, schwacher Puls und schließlich Paralyse.

Bei den meisten Menschen erweckt der **Weißdorn** *(Crataegus oxyacantha)* aus der Familie der Rosaceae mehr poetische als pharmazeutische Gedankenverbindungen. Proust erwähnt immer wieder die Schönheit des Weißdornweges bei Illiers und Shakespeare zog seinen »süßen Schatten« dem reichen Lager eines Königs vor. Der Weißdorn ist heimisch in Europa, Westasien, Sibirien und Nordafrika. Er war in alten Zeiten bekannt und wurde von Theophrast, Dioskurides und Mattioli beschrieben, obwohl seine therapeutische Wirkung erst Ende des vergangenen Jahrhunderts von amerikanischen Ärzten entdeckt wurde. Als die Römer England besetzten, benutzten sie Weißdorn wegen seines dichten Wuchses für die Hecken um die Felder, und noch heute ist er ein wesentlicher Bestandteil in den Knicks Norddeutschlands.
Die herzwirksame Droge bilden hauptsächlich die Blüten und blühenden Spitzen, die gesammelt werden, wenn sie sich zu öffnen beginnen. Die Früchte (Mehlbeeren) werden in flüssiger Form als Herztonikum gebraucht. Im frühen 16. Jahrhundert glaubte man, daß der Weißdorn gut sei gegen Wassersucht und innere Schmerzen und – äußerlich angewandt – um Dornen und Splitter zu ziehen.
In der alt-chinesischen Medizin hingegen wurden Weißdorn-Früchte der verwandten Arten *Crataegus cuneata* und *Crataegus pinnatifida* schon vor 1000 Jahren genutzt. Die Droge ist erstmalig 973 beschrieben worden. Doch auch hier wurden die Früchte nicht als Herzmittel, sondern als Verdauungshilfe und gegen innere Schmerzen eingesetzt.

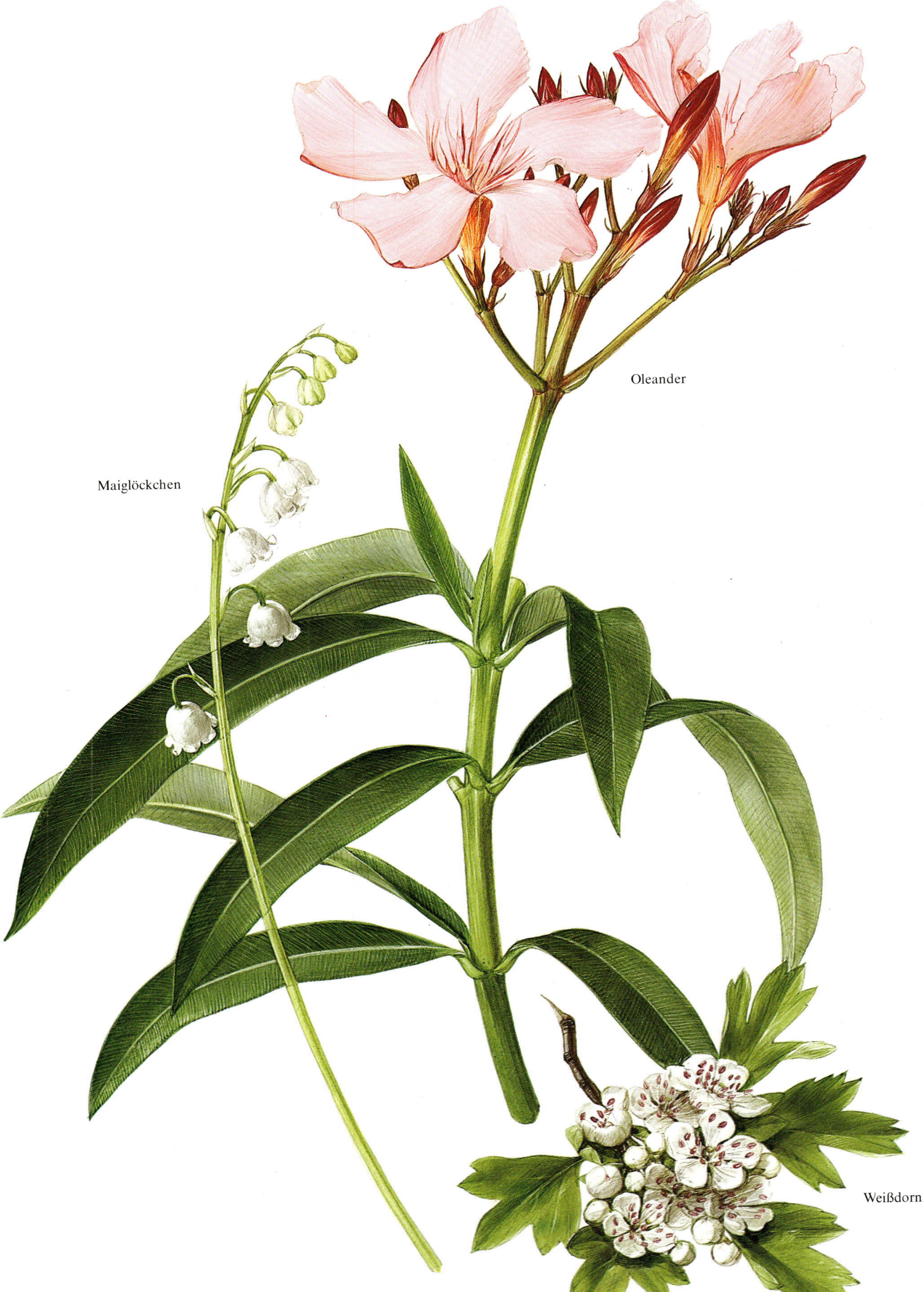
Oleander
Maiglöckchen
Weißdorn

# Meerzwiebel
# Herbstfeuerröschen

Die **Meerzwiebel** *(Scilla maritima)* aus der Familie der Liliaceae wächst wild an den Mittelmeerküsten, kann aber auch in einer Höhe von 1000 m gefunden werden. Die beiden medizinisch wichtigsten Varietäten sind die Weiße Meerzwiebel und die Rote Meerzwiebel. Sie unterscheiden sich durch die Größe der Zwiebel: die der Roten Meerzwiebel erreicht die Größe einer Melone, die der Weißen Meerzwiebel ist nur so groß wie eine mittelgroße Zwiebel. Die Roten können bis zu drei bis vier Pfund wiegen. Die Droge erhält man aus der Zwiebel, die im August gesammelt wird, eben vor dem Blühen. Nach dem Entfernen der äußeren trockenen Schale schneidet man den fleischigen Teil in Scheiben und trocknet ihn. Man bereitet daraus Sirup, Essig oder andere flüssige Extrakte als Herzstärkung mit einer ähnlichen Wirkung wie die des Maiglöckchens oder des Adonisröschen, aber man verwendet die Meerzwiebel selbst nicht mehr so häufig, da sich ihre kumulative Wirkungsweise durch die aus ihr industriell gewonnenen Wirkstoffe besser steuern läßt. In Indien wird *S. medica* in der gleichen Weise angewendet wie bei uns die europäischen Arten.
Die Meerzwiebel ist eine der medizinischen Pflanzen, deren Gebrauch über viele Jahrhunderte zurückverfolgt werden kann. Theophrast und Plinius empfahlen sie als harntreibendes Mittel, und Dioskurides verordnete sie bei Wassersucht und Asthma. Albert Magnus (1193–1280) wendete sie als regelfördernd an. Ihre direkte Wirkung aufs Herz wurde erst im 18. Jahrhundert entdeckt. Die Rote Meerzwiebel wird jetzt hauptsächlich als Rattengift gebraucht. Einige Arten wie z. B. das Hasenglöckchen *(Scilla non-scripta)* werden als Gartenpflanzen angebaut.

Das Adonisröschen *(Adonis vernalis)* aus der Familie der Ranunculaceae ist ein weiteres Kraut mit digitalisähnlicher Wirkung. Es ist eine krautige, ausdauernde Pflanze – heimisch in den Bergen von Frankreich, Spanien und Mitteleuropa – hier heute aber schon sehr selten. Über zwanzig *Adonis*-Arten sind in Eurasien bekannt, einige davon sind einjährig wie das **Herbstfeuerröschen** *(A. annua)* und das Sommerblutauge *(A. aestivalis)*, auch Sommer-Adonisröschen genannt.
Die ganze Pflanze bildet die Droge, sie wird vor dem Blühen gesammelt und enthält verschiedene Herzglykoside wie Adonitoxin und Cymarin. Die Herzglykoside des Adonisröschens wirken strophantin-ähnlich, d. h. mild und schnell und ohne Kumulationsgefahr. Adonis scheint dazu beruhigend zu wirken.

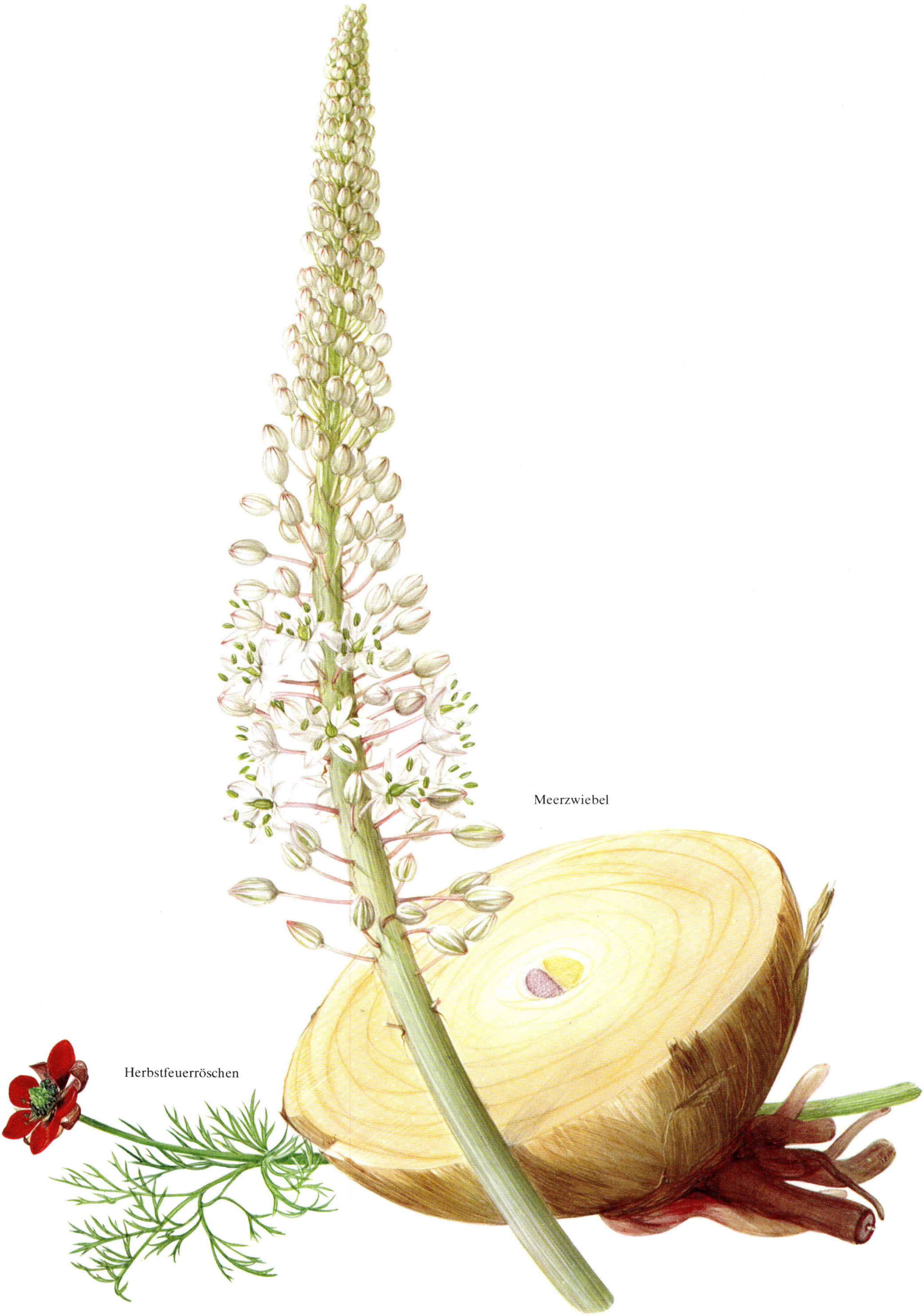
Meerzwiebel
Herbstfeuerröschen

# Besenginster Zaubernuß

Der **Besenginster** *(Cytisus scoparius)* wächst in den meisten gemäßigten Zonen von Europa und Asien. Er wurde auch in Nordamerika eingebürgert. Die Blüten sind von einem herrlichen, lebhaften Gelb, was manchmal zu Verwechslungen mit dem nahe verwandten Stechginster *(Ulex europaeus)* führt. Beide gehören zu den Papilionaceae, die auch solch nützliche Arten wie Erbse und Bohne umfassen.
Die Droge bilden die jungen Triebe, die einen übelkeitserregenden Geschmack haben. Sie werden geschnitten, bevor die Blüten erscheinen und in Bündeln zum Trocknen aufgehängt. Die Samen haben ähnliche Eigenschaften. In der Vergangenheit wurde der Hauptbestandteil, das Sparteïn, als Herz und Kreislauf stärkendes Regulans eingesetzt, aber heute braucht man den Besenginster wegen seines Scoparingehalts hauptsächlich als harntreibendes Mittel und um Nieren- und Leberbeschwerden zu lindern.
Culpeper kochte junge Zweige für ein Dekokt, das nicht nur Kopfläuse tötete, sondern auch Seitenstiche heilte. König Heinrich VIII. von England soll ungeheure Mengen des wäßrigen Destillats getrunken haben gegen Magenbeschwerden, wahrscheinlich bedingt durch ständiges Überessen. Da er ein wirksamer Schutz gegen Hexerei sein sollte, wurde im Mittelalter mit dem Besenginster das Haus gefegt, daher der Name. In Frankreich werden die Knospen auch eingelegt und wie Kapern gegessen.
Der große Gelehrte Alkuin (735–804), der Karl den Großen unterrichtete, pflanzte Besenginster vor seinem Haus, um eine Nachtigall dort heimisch zu machen. Unglücklicherweise gab der Besenginster der Nachtigall nicht genügend Schutz, wie er in seinem Gedicht berichtet: »Wer stahl dich aus dem Besenginsterstrauch? Ich glaube, er neidete mir mein Glück, oh, kleine Nachtigall....«

Die **Zaubernuß** *(Hamamelis virginiana)* aus der Familie der Hamamelidaceae bekam ihren Namen durch die Sitte, ihre Zweige als Wünschelrute einzusetzen. Wie der botanische Artname besagt, stammt sie aus Nordamerika. Blätter und Rinde werden als Droge genutzt. Sie enthalten Gerbstoffe, ätherisches Öl und Cholin. Die Inhaltstoffe wirken tonisierend auf die Gefäße, gefäßabdichtend, blutstillend, entzündungshemmend und adstringierend. Am beliebtesten sind Zäpfchen und Extrakte, und man verwendet auch Salben und Hautwässer. Hamamelis verwendet man äußerlich bei Haemorrhoiden, Hautgeschwüren, Venenentzündungen; innerlich bei Blutungen, zur Behandlung der Dysmenorrhöe und von Beschwerden in der Menopause.

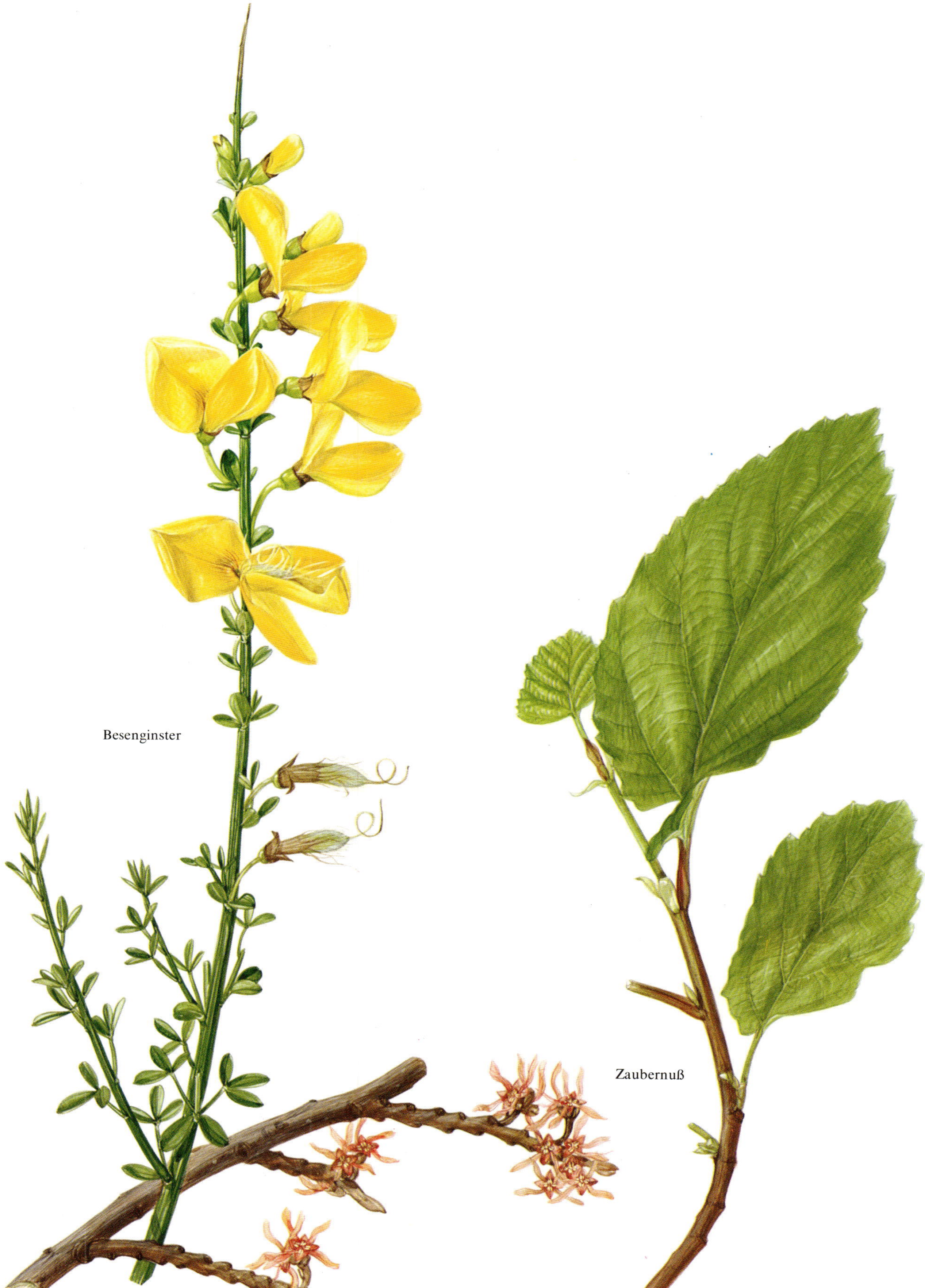
Besenginster
Zaubernuß

# Herzgespann
# Blauer Eisenhut
# Bunter Sturmhut

»Es gibt kein besseres Kraut um die melancholischen Gedanken des Herzens zu zerstreuen und das Herz zu stärken. Es macht Mütter fröhlich, es beruhigt den Leib, deshalb wird es Mutterkraut genannt.« So schrieb Culpeper in seinem »English Physitian and Complete Herball« im Jahre 1633 über das **Herzgespann** *(Leonurus cardiaca)* aus der Familie der Labiatae. Es kommt im gemäßigten Europa und Asien an Hängen, Wegrändern, alten Mauern und Aufschüttungen vor. Es enthält einen Bitterstoff Leonurin, Gerbstoffe, ätherisches Öl, ein Alkaloid (Leonuririn) und Glykoside, die den Blutdruck senken. Vor und im 17. Jahrhundert wurde es Epileptikern gegeben in der Hoffnung, sie damit zu beruhigen. Heute benutzt man es in Fertig-Arzneien als Nerventonikum und zur Linderung pektanginöser Schmerzen. Außerdem bei schmerzhafter Amenorrhöe, Dysmenorrhöe und Anämie.

Der **Blaue Eisenhut** *(Aconitum napellus)* und der **Bunte Sturmhut** *(Aconitum variegatum)* waren schon im klassischen Altertum als die stärksten existierenden Gifte bekannt. Der Blaue Eisenhut ist ein ausdauerndes Kraut, heimisch in ganz Europa und im gemäßigten Asien. Es wächst an schattigen, feuchten Orten, in der Nähe von Bächen und auf gedüngten Weiden der Gebirge bis zu einer Höhe von 3000 m. Die giftigste Eisenhutart ist aber der Bikh *(Aconitum ferox)*, der im Himalaya und in Nepal wächst. Manchmal wird die Knolle versehentlich als Rettich angesehen und gegessen. Bei einer derartigen Vergiftung muß sofort eine Magenspülung vorgenommen werden, und der Patient sollte so warm wie möglich gehalten werden. Schon eine Dosis von 2–4 g der frischen Knolle bzw. 3–6 mg Aconitin stellen die tödliche Dosis für den Menschen dar.
Schon in der Antike wurden Speerspitzen mit Eisenhutdroge präpariert und Verbrecher durch Verabreichung des Eisenhutes hingerichtet. Plinius nannte diese Pflanze »pflanzliches Arsen«. Man sagt, daß Avicenna den zum Tode verurteilten Menschen eine Maus essen ließ, die mit dem Blauen Eisenhut gefüttert worden war. Antonio Guanerius, ein berühmter Arzt in Pavia, bezweifelte das aber, da keine Maus diese Pflanze fressen würde und sicher nur ein Übersetzungsfehler aus dem Arabischen vorläge. In Wirklichkeit habe Avicenna Fliegen verordnet, die über die Blätter der Pflanze gelaufen seien. Die tödliche Dosis soll 20 Fliegen gewesen sein. Die Droge fand im 18. Jahrhundert Eingang in die Arzneibücher.
Die Chinesen erkannten die stillende Wirkung der Chinesischen Eisenhutwurzel *(Aconitum chinense)* gegen Nervenschmerzen und steife, schmerzende Gelenke (Rheumatismus) schon vor 2000 Jahren. Sie setzen die Droge aber auch Arzneien gegen kalte Schweißausbrüche, schweres Erbrechen und Diarrhöen zu.

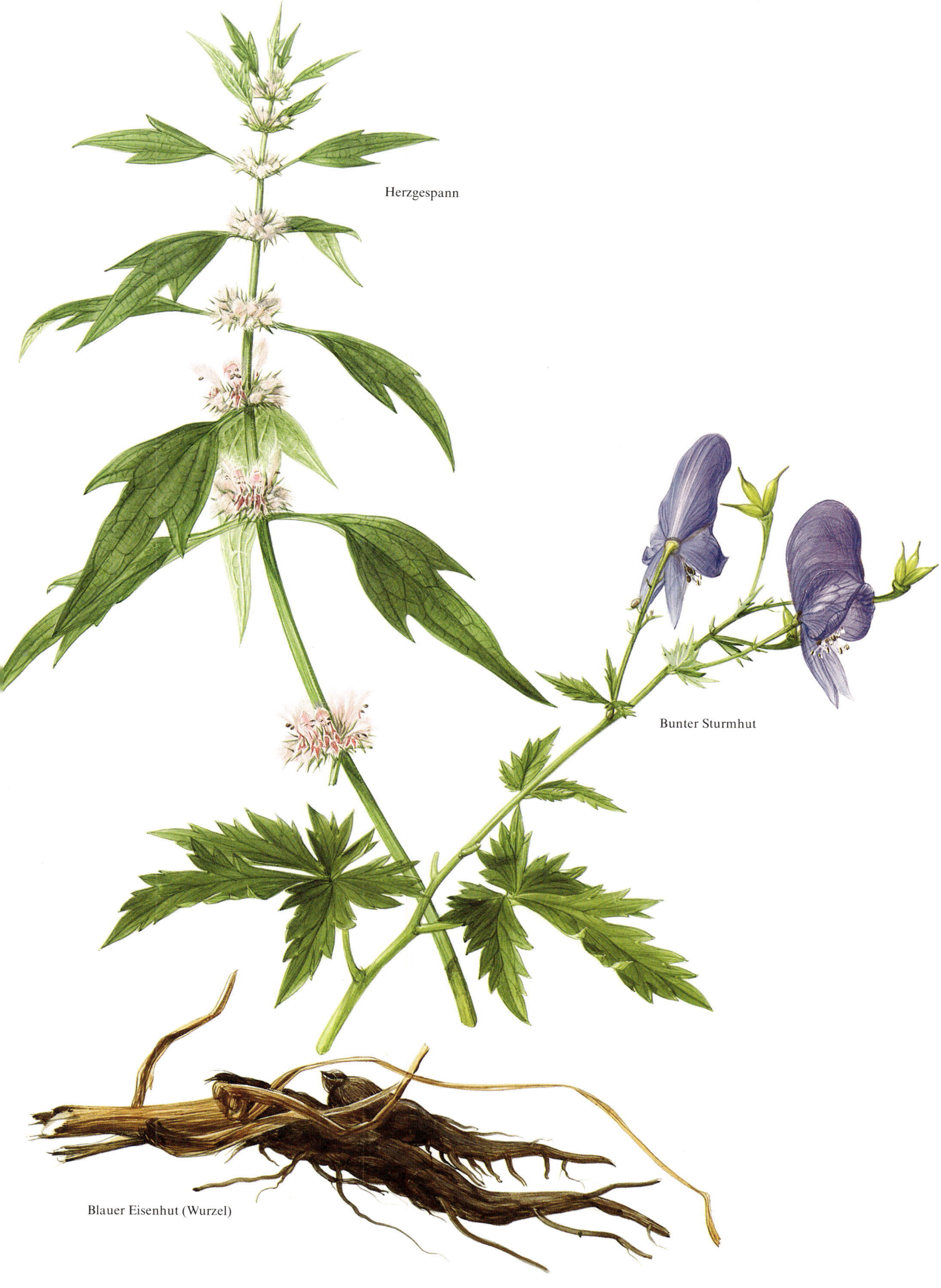
Herzgespann
Bunter Sturmhut
Blauer Eisenhut (Wurzel)

# Mistel
# Ölbaum

Die **Mistel** *(Viscum album)* kennt man im allgemeinen mehr durch den englischen Brauch, sich zur Weihnachtszeit unter aufgehängten Mistelzweigen küssen zu lassen, als durch ihre medizinischen Wirkungen. Man sagt, daß die Sitte des Küssens unter dem Mistelzweig von der alten norwegischen Legende herrührt, wonach Baldur, der Gott des Friedens, von dem blinden Gott Hödur durch einen Pfeil aus Mistelholz getötet worden war. Die anderen Götter riefen Baldur wieder ins Leben zurück, gaben aber die Mistel zur Verhütung erneuten Unheils in die Obhut Freyas, der Göttin der Liebe.

Der magische Gebrauch der Mistel geht bis auf die Druiden zurück und sogar noch weiter. Man hat herausgefunden, daß der »Goldene Zweig« mit dem Aeneas und die Sibyllen die Tür zur Unterwelt öffneten, ein Mistelzweig gewesen sein muß. Die Druiden benutzten sie für ihre religiösen Riten. Besonders, wenn sie die Mistel auf einer Eiche wachsend fanden, verdoppelten sich für sie ihre magischen Kräfte. Sie schnitten die Mistel mit einer goldenen Sichel, die die Sonne versinnbildlichte und fingen sie in einem Tuch auf, bevor sie den Erdboden berühren konnte. Man nimmt jetzt an, daß die Druiden die Mistel therapeutisch anwandten als ein Mittel gegen Sterilität, gegen Epilepsie und als Mittel gegen Vergiftungen.

Erst im 19. Jahrhundert begann man, ihre Wirkstoffe zu erkennen. Die Blätter und jungen Zweige enthalten Wirkstoffe, die ausgeprägte blutdrucksenkende und entwässernde Eigenschaften besitzen. Die Droge wirkt als peripher-gefäßerweiterndes und krampflösendes Mittel (Spasmolytikum) und wird empfohlen gegen Bluthochdruck, Arteriosklerose, chronische Nierenentzündung und bei inneren Blutungen. Sie soll auch in einigen Fällen von Herzasthma und Keuchhusten wirksam sein. Kürzlich wurde auch entdeckt, daß sie tumorhemmende Wirkungen besitzt. Sie wird seither auch als Krebsmittel verarbeitet. Die Widersprüche über die Wirkungen und die Wirkungsstärke der Mistel rühren daher, daß die Giftigkeit der Mistel von der Wirtspflanze abhängt, auf der sie schmarotzt. Diese engen Stoffwechselbeziehungen wurden erst vor 22 Jahren durch Pora aufgeklärt. Am giftigsten sind Misteln von Ahorn, Linde, Walnuß, Pappel und Robinie, am wenigsten giftig die vom Apfelbaum. In höheren Dosen ist die Mistel ein Herzgift, doch ist die Mistel von Apfelbäumen frei davon. Ihre Wirkstoffpräparate wirken nur als Injektionen, nicht oral. Sie gehören in die Hand des Arztes.

Der **Ölbaum** *(Olea europea)* liefert nicht nur das beste Speiseöl der Welt, sondern sein Öl kann auch als ein linderndes und sanftes Abführmittel angewandt werden, dank eines Bitterglykosids und des fetten Öles, das hauptsächlich aus Olein besteht. Es hat einen hohen Vitamingehalt. Magengeschwüre und Geschwüre des Zwölffingerdarms können mit Präparaten behandelt werden, die aus den Blättern des Ölbaumes gemacht werden.

Der Ursprungsort des Ölbaumes ist unbekannt, er ist aber bis weit zurück in die Antike zu verfolgen. Es ist bekannt, daß er von den Ägyptern im 17. Jahrhundert vor Christi kultiviert wurde, und er war sicher schon den Semitischen Völkern 3000 v. Chr. bekannt. Auf Kreta wurde er um 3500 v. Chr. gezogen und erreichte schließlich Europa von Ägypten über Griechenland. Die alten Griechen priesen das Öl als Luxus und ölten den Körper damit ein. Auch die Römer schätzten den Ölbaum sehr. In Süd-Zentralasien und der Ostküste des Mittelmeeres wuchs er wild. Die Jesuiten, ebenso große Gastronomen wie Gelehrte, nahmen die Olive mit nach Kalifornien und Mexiko. Auch Südaustralien erzeugt heute eine erhebliche Erntemenge.

Es gibt zwei Formen des Ölbaumes in Europa: die ssp. *sylvestris*, die für gemäßigte Zonen in der Nähe des Meeres typisch ist und möglicherweise die Wildform darstellt, und die kultivierte Form *O. europaea* ssp. *europaea*.

Der Ölbaum kann sehr alt werden, manche Bäume werden auf mehr als 1000 Jahre geschätzt.

Die Droge erhält man aus den Blättern. Man stellt aus ihnen Tinkturen, Getränke und Sirupe her. Diese sind besonders wirksam bei Bluthochdruck und zeigen etwas blutzuckersenkende Eigenschaften. Das Öl wird auch verwendet in Seifen, Salben und Einreibemitteln wegen seiner hautfreundlichen Wirkung. Der Ölbaum symbolisiert den Frieden; es war ein Ölbaumzweig, den Noahs Taube zurück in die Arche brachte.

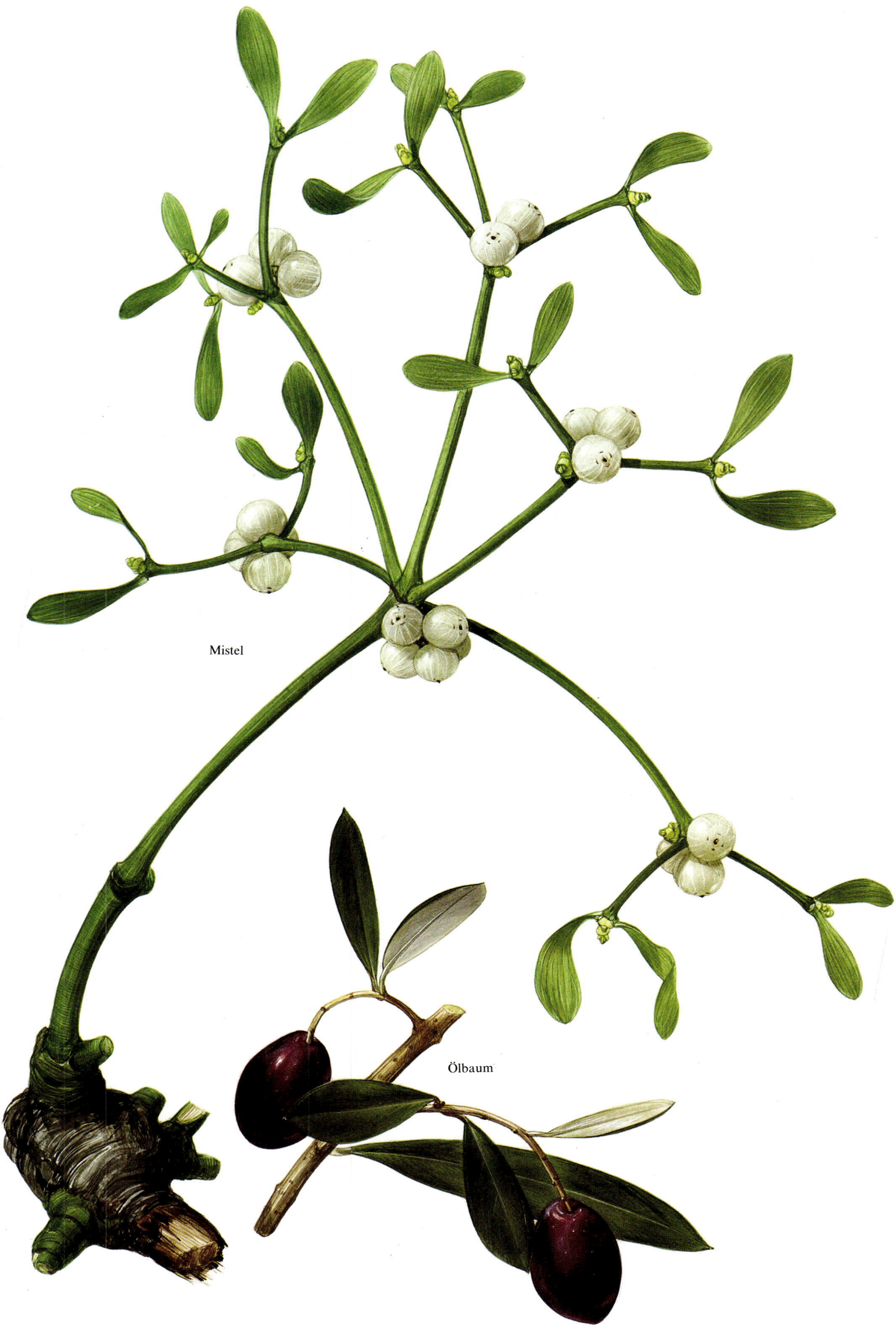
Mistel
Ölbaum

# Wilde Malve
# Eibisch
# Stockrose

Die **Wilde Malve** *(Malva sylvestris)* gehört zur Familie der Malvaceae, deren Mitglieder überhaupt keine gesundheitsschädlichen Eigenschaften besitzen. Sie ist verbreitet über ganz Europa und Westasien, Sibirien und Nordafrika. Viele Malvenarten sind tropisch oder subtropisch.
In der Medizin ist das Interesse an der Malve bedauerlicherweise mehr von historischem als medizinischem Interesse, und ihre pharmakologische Bedeutung nimmt trotz ihrer guten Eigenschaften ab. Die entzündungserweichende Wirkweise der Blätter und Blüten ist nützlich bei der Linderung von Entzündungen des Verdauungstraktes und der Harnwege. Äußerlich als Packung angewandt, verringert sie Entzündungen und Schwellungen. Die nordische Kleinblütige Malve *(M. pusilla)* besitzt ähnliche Wirkungsweisen, und die Blätter werden auch roh als Salat oder wie Spinat gekocht gegessen.

Nach Culpeper hatten sowohl die Malve als der **Eibisch** *(Althaea officinalis)* soviele heilende Eigenschaften, daß man sie fast bei allen Krankheiten anwenden konnte. Dieser Glaube in ihre Heilkraft existiert schon seit dem Altertum. Der Name der Althaea officinalis kommt vom griechischen »althaino«, d. h. »ich heile«, und mag das »althea« gewesen sein, das Hippokrates so wärmstens zur Heilung von Wunden empfahl. Dioskurides, Theophrast und Plinius beschreiben alle den Gebrauch des Eibisch, sowohl intern als extern, und Karl der Große ordnete in seinen Kapitularien seine Kultivierung an. Kräuterkundige der Renaissancezeit benutzten Eibisch um Husten, rauhe Kehle, Magenbeschwerden, Geschlechtskrankheiten und Zahnschmerzen zu heilen. Man hatte kaum noch eine andere Pflanze nötig. Heute ist sie zwar in allen Arzneibüchern verzeichnet, wird aber relativ wenig in der Pharmazie verwendet. In ländlichen Gegenden, wo sich noch die Kenntnis dieser Pflanze erhalten hat, werden die Wurzeln noch mit Honig gekocht, um ein schmerzmilderndes und beruhigendes Dekokt zu bekommen für rauhe Kehlen und Bronchialbeschwerden. Manchmal wird die Pflanze für eine Salbe genommen, die gegen Frostblasen und aufgerissene Hände helfen soll, oder man gibt zahnenden Kindern die Wurzel zum Kauen.
Die Blüten und Blätter enthalten ebenfalls viel Pflanzenschleim. Sie werden im Sommer gesammelt und im Schatten getrocknet. Die Wurzeln sollten bei Beginn des Herbstes ausgegraben werden; die korkartige Bedekkung wird abgekratzt und die Wurzel getrocknet.

In Norddeutschland ist es der Inbegriff des Hochsommers, wenn um die Bauernhäuser die großen, leuchtenden Blüten der mannshohen, schlanken **Stockrosen** *(Alcea rosea)*, ebenfalls aus der Familie der Malvaceae, voll erblüht sind, umschwirrt von Bienenschwärmen und Hummeln. Man glaubt, daß sie ursprünglich von China stammen. Sie wachsen bei uns nicht wild; Gerard schrieb im 17. Jahrhundert: »Diese Stockrosen werden in den Garten gesät, fast überall, und man sucht sie vergeblich woanders.«
Die Pflanze hat ähnliche Eigenschaften wie der Eibisch. Die aktiven Bestandteile haben beruhigende und heilende Kräfte und sind hilfreich bei der Linderung von Husten, Gastritis und Darmentzündung. Die Wurzeln ergeben ein Stärkemehl mit hohem Nährstoffgehalt. Einen Purpurfärbstoff erhält man aus der Blüte. Culpeper empfiehlt die Stockrose, um Fehlgeburten zu verhüten, Muskelrisse zu bessern und Würmer bei Kindern abzutöten. Trotz ihrer Vielseitigkeit hat auch diese Pflanze ihre medizinische Popularität verloren, denn Ende des 19. Jahrhunderts starb die Stockrose in Europa fast ganz aus durch den Pilz *Puccinia malvacearum*. Sie überlebte jedoch, verschönt weiterhin die Gärten auf dem Lande und dient dem Hobby-Herbalisten.

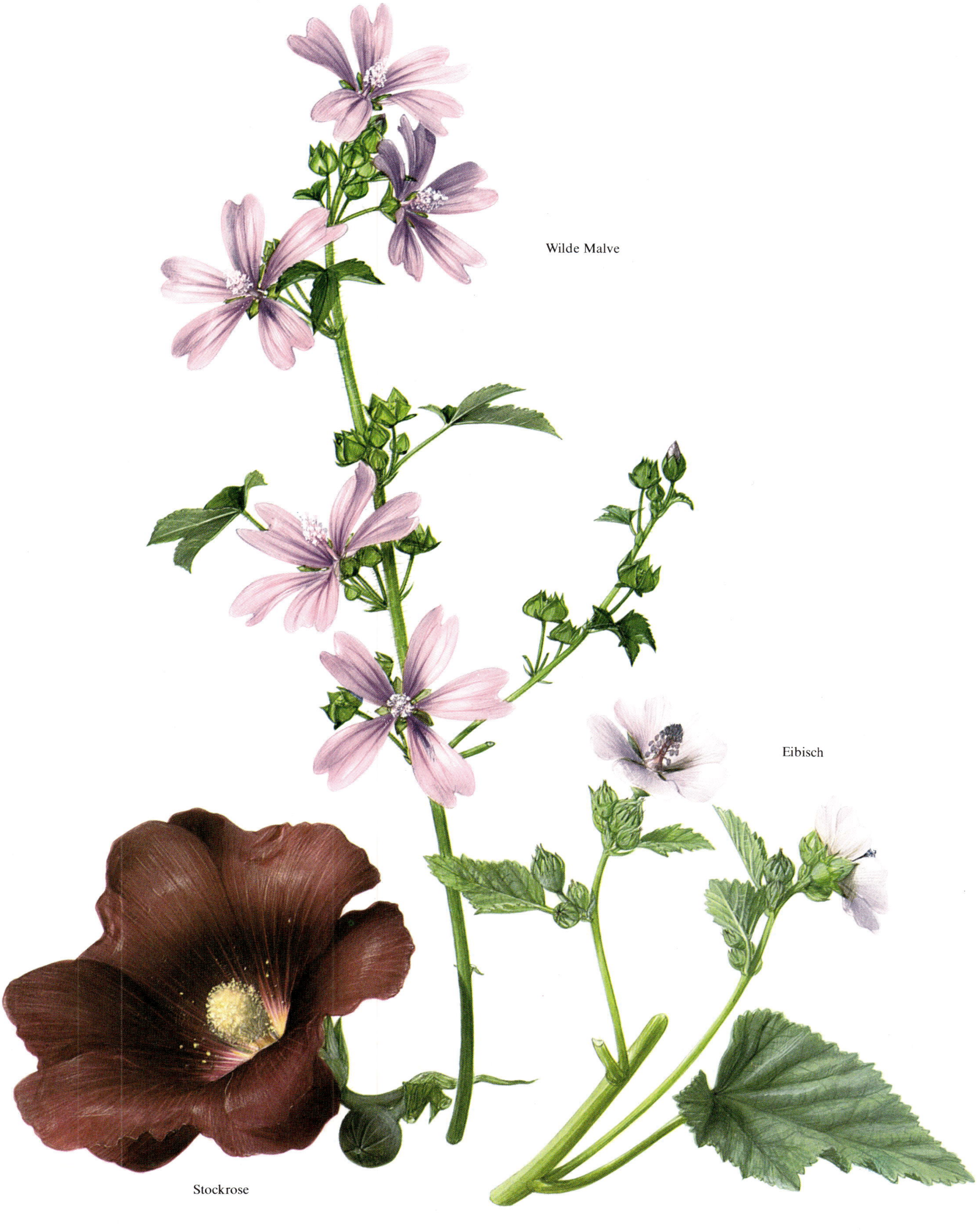
Wilde Malve
Eibisch
Stockrose

# Schlüsselblume
# Märzveilchen
# Isländisches Moos
# Lungenflechte

---

Nach Gerard wird die **Wiesen-Schlüsselblume** botanisch deshalb *Primula veris* genannt, »weil sie zu den Pflanzen gehört, die im Frühling blühen oder weil sie mit den allerersten blühen«. Daneben gibt es zudem noch die **Wald-Schlüsselblume** *(Primula elatior)*. Schlüsselblumen heißen sie, da die schmalen, langen Blüten nebeneinander stehen wie ein Schlüsselbund, der den Schlüsselbund des Petrus symbolisiert. Man nennt diese Blumen im Deutschen ja auch St.-Peter-Schlüssel oder Himmelsschlüssel.
Früher behauptete die Kräuterkundigen, daß man durch den Gebrauch der Wiesen-Schlüsselblume schön würde. Man glaubte, sie entferne Falten und Sommersprossen und – zusammen mit Leinsamenöl – heile sie Verbrennungen. Von uralten Zeiten an wurde sie wegen ihrer lindernden Wirkung bei Anfällen und Zuckungen gebraucht und wird auch jetzt noch in der Pharmazie als ein Antikrampf- und Beruhigungsmittel angewandt.
Die aktiven Bestandteile sind in den Blüten enthalten, die im April oder Mai während der vollen Blüte gesammelt werden. Aber auch das Rhizom besitzt expektorierende (hustenlösende) und reizlindernde Eigenschaften. Blätter und Blüten, als Dekokt zubereitet, wirken sedierend und krampflösend. Das Blätterdekokt kann auch äußerlich zur Blutstillung und zur Reduzierung von Schwellungen verwendet werden.
In bestimmten Gegenden auf dem Lande ist der Himmelsschlüssel-Wein noch eine hausgemachte Spezialität, obwohl er ursprünglich für die Behandlung von Schlaflosigkeit hergestellt wurde. Es ist oft nicht ganz leicht, jetzt noch das Himmelsschlüsselchen wildwachsend zu finden, es ist eines der vielen Opfer der Verstädterung.

Eine der beliebtesten Blumen ist das **Märzveilchen** oder Wohlriechende Veilchen *(Viola odorata)*. Es weckt vielleicht außer der Rose die meisten romantischen und poetischen Gedankenverbindungen aller Blumen. Selbst alte Pharmakopöen nehmen einige Arten davon auf wegen ihres Duftes und ihrer Schönheit und erwähnen kaum ihre therapeutische Bedeutung. Galen (ca. 130–200 n. Chr.), der große griechische Arzt, kannte die entzündungshemmenden und auswurffördernden Eigenschaften der Veilchenwurzel, die der brasilianischen Brechwurzel *(Cephaelis ipecacuanha)* ähneln, aber weniger stark sind.
Die Blüten bilden die Droge. Sie enthalten Schleim, ein spezifisches Alkaloid und einen blauen Farbstoff. In der Homöopathie wird ein Extrakt der ganzen frischen Pflanze zur Linderung von Ohrenschmerzen, gewissen Augenerkrankungen und Keuchhusten verschrieben. Kommerziell werden die Veilchenblütenblätter kandiert als Süßigkeit oder zum Verzieren von Torten verwendet.
Der griechische Dichter und Arzt Nikandros, der im 2. Jahrhundert v. Chr. lebte, bemerkte, daß die Leute auf dem Lande die Veilchen »Ion« nennen, weil diese Blume dem Jupiter von den Nymphen von Ionien gegeben worden war. Eine andere Theorie besagt, daß sie nach Io, der Geliebten Jupiters, die er in eine Kuh verwandelte, genannt wurde. Danach schossen Veilchen aus der Erde, um sie zu ernähren.

Durch viele Jahrhunderte wurden Flechten von so berühmten Männern wie Dioskurides, Plinius und Mattioli empfohlen, aber dies betraf wohl die einschläfernd wirkenden Moose, die man an Bäumen wie der Zeder, der Pappel und Pinie findet und nicht das **Isländische Moos** *(Cetraria islandica)* aus der Familie der Parmeliaceae, eine laubartige Flechte, die zwischen Gras und Moos in Nord- und Zentraleuropa zu Hause ist. Das Isländische Moos ist ebenfalls schon seit langer Zeit als Heilmittel für alle Arten von Brustbeschwerden bekannt und wurde sogar zu einer Zeit für fähig gehalten, Tuberkulose zu heilen. Sowohl Linné als auch Scopoli verschrieben noch im 18. Jahrhundert das Isländische Moos gegen Brustbeschwerden.
Die ganze Flechte bildet die Droge. Sie ist ein gutes Mittel gegen Husten und Entzündungen der oberen Luftwege. Die Glucane Lichenin und Isolichenin hüllen die Schleimhäute ein und schützen sie vor weiteren Reizungen. Daneben wirkt Isländisches Moos auch als Bittermittel und bei Magen-Darmkatarrhen durch den Bitterbestandteil Cetrarin. Außerdem wird es als Bittertonikum und Geschmacksstoff für Arzneien verwendet.

Eine andere Flechte, die wohl auch Plinius und Dioskurides bekannt gewesen sein muß, ist die **Lungenflechte** *(Lobaria pulmonaria)*, die an Baumstämmen fast überall auf der Welt wächst. Es ist heute wenig Nachfrage danach, obwohl sie sehr wohl auch als Ersatz für das Isländische Moos gebraucht werden kann. Es kann aus ihr ein Extrakt gemacht werden, der wohltuend Bronchialbeschwerden und Husten lindert.

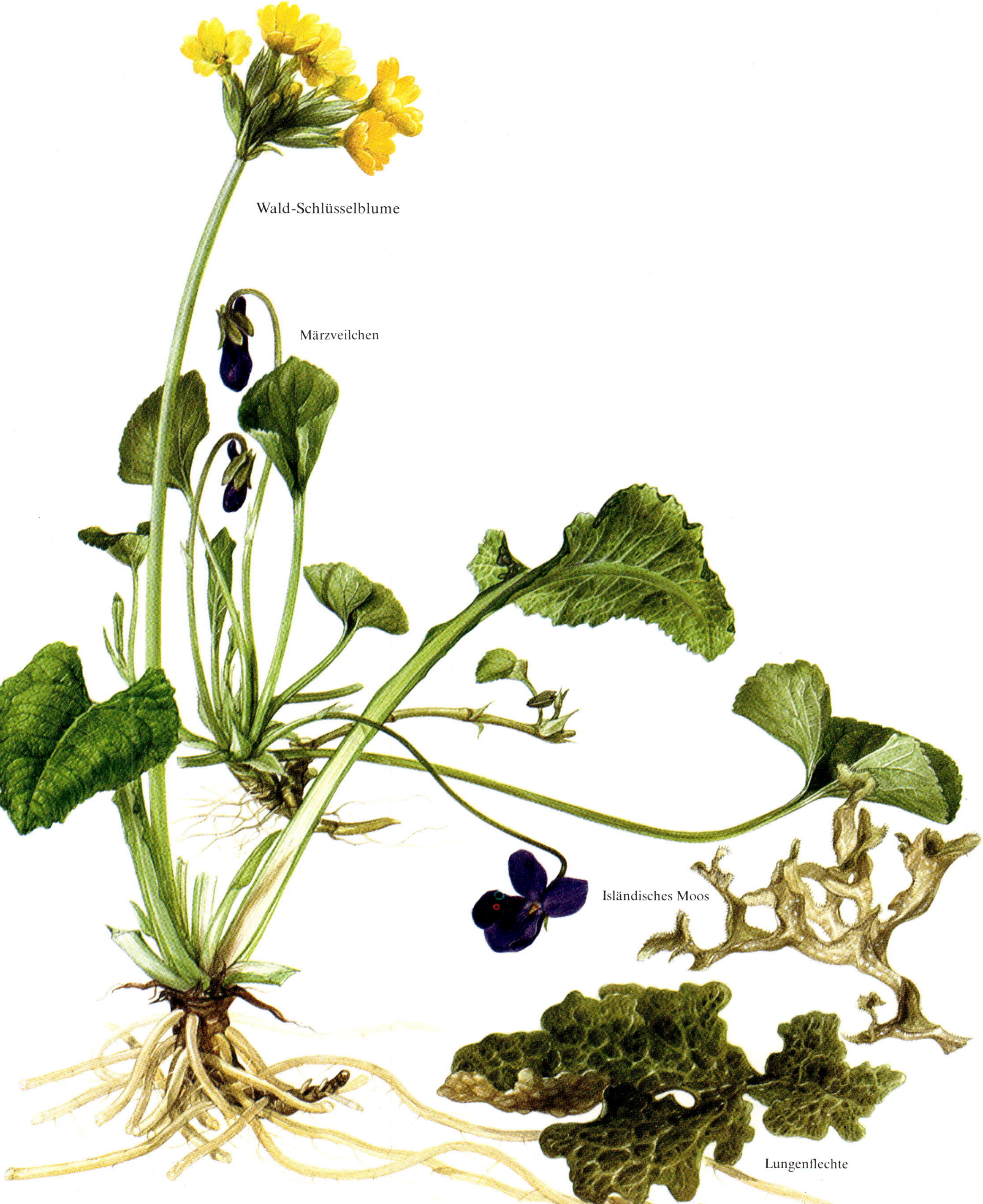
Wald-Schlüsselblume
Märzveilchen
Isländisches Moos
Lungenflechte

# Echtes Lungenkraut
# Seifenkraut
# Linde

Die Etymologie sowohl des botanischen als des Umgangsnamens des **Echten Lungenkrauts** *(Pulmonaria officinalis)* aus der Familie der Boraginaceae weist auf ihre medizinische Verwendung hin. Der Deutsche Paracelsus (1493–1541), der als Begründer der Signaturenlehre behauptete, daß alle Pflanzen nach ihrem Aussehen, ihrem Geruch oder Habitat eine Beziehung aufzeigten mit den Krankheiten, die durch sie geheilt werden könnten, sah daher das Lungenkraut, dessen weißgefleckte Blätter Lungen ähneln, als die richtige und entsprechende Droge für Lungenkrankheiten an. Dieser Ruf haftete dem Lungenkraut durch die Jahrhunderte hindurch an. Nicholas Culpeper empfahl, es in »Hustengetränken zu kochen« und gab es auch Gelbsuchtkranken.
In der heutigen Volksmedizin werden Infus und Dekokte der Blätter gebraucht, um Entzündungen der Bronchien zu behandeln; die Pflanze hat einhüllende Eigenschaften und ist auch als schweißtreibendes Mittel anerkannt. Die getrocknete Pflanze wirkt bei Durchfall und Dysenterie adstringierend.

Eine weitere seit dem Altertum bekannte Heilpflanze ist das **Seifenkraut** *(Saponaria officinalis)* aus der Familie der Caryophyllaceae. Die arabischen Ärzte des Mittelalters verschrieben es gegen Lepra und diverse Hautkrankheiten. Man machte damals auch einen seifigen Schaum aus dem Seifenkraut und entfernte damit Schmutzstellen aus der Kleidung und heilte Hautjucken.
Die getrockneten Blätter und die Wurzeln sind reich an Saponinen, und eine kleine Menge von ihnen macht Wasser schaumig. Die im kalten Wasser mazerierten Blätter besitzen schweißtreibende Eigenschaften und werden speziell dafür bei Rheuma und Gicht verwendet. Die mit kaltem Wasser mazerierte Wurzel ergibt ein Getränk, das nur mit größter Vorsicht eingenommen werden darf; es wird behauptet, daß dieses Getränk die Sekretion entzündeter Schleimhäute der Atmungswege, des Magen-Darm-Traktes, des Leber-Galle-Systems und des Harn-Geschlechts-Traktes lindert.

Die **Linde** hat wegen ihrer wohltuenden Eigenschaften Jahrhunderte lang Bewunderung erweckt, wie Zeugnisse von Theophrast, Plinius und Galen zeigen. Sie erfreut sich auch heute noch gleicherweise dieses guten Rufes. Die Rinde, der Saft und die Blätter wurden früher für die Behandlung von Lepra, Abszessen und Haarausfall genommen, aber heute werden die aktiven Bestandteile nur aus den Blüten genommen.
Die Gattung *Tilia* umfaßt mehrere Arten, die zwei Gruppen bilden: solche mit Einzelblüten sind z. B. die Sommerlinde *(T. platyphyllos)*, die Winterlinde *(T. cordata)* und die Holländische Linde *(T. × vulgaris*, eine natürliche Hybride von Sommer- und Winterlinde). Diese Blüten liefern die Droge Flores Tiliae. Doppelblütige Arten sind hingegen die Schwarzlinde *(T. americana)* und die südosteuropäisch-kleinasiatische Silberlinde *(T. tomentosa)*.
Jeder kennt den unbeschreiblich süßen und heimatlich vertrauten Duft der Lindenblüten, der einen an warmen Sommerabenden und -nächten förmlich einhüllt. Bekannt ist auch der Lindenblütentee, der hustenstillende, beruhigende und schweißtreibende Wirkungen hat. Marcel Proust wurde durch den Geschmack dieses Tees so an seine Kindheit erinnert, daß er ihn zu seinem Buch »Auf der Suche nach der verlorenen Zeit« inspirierte.

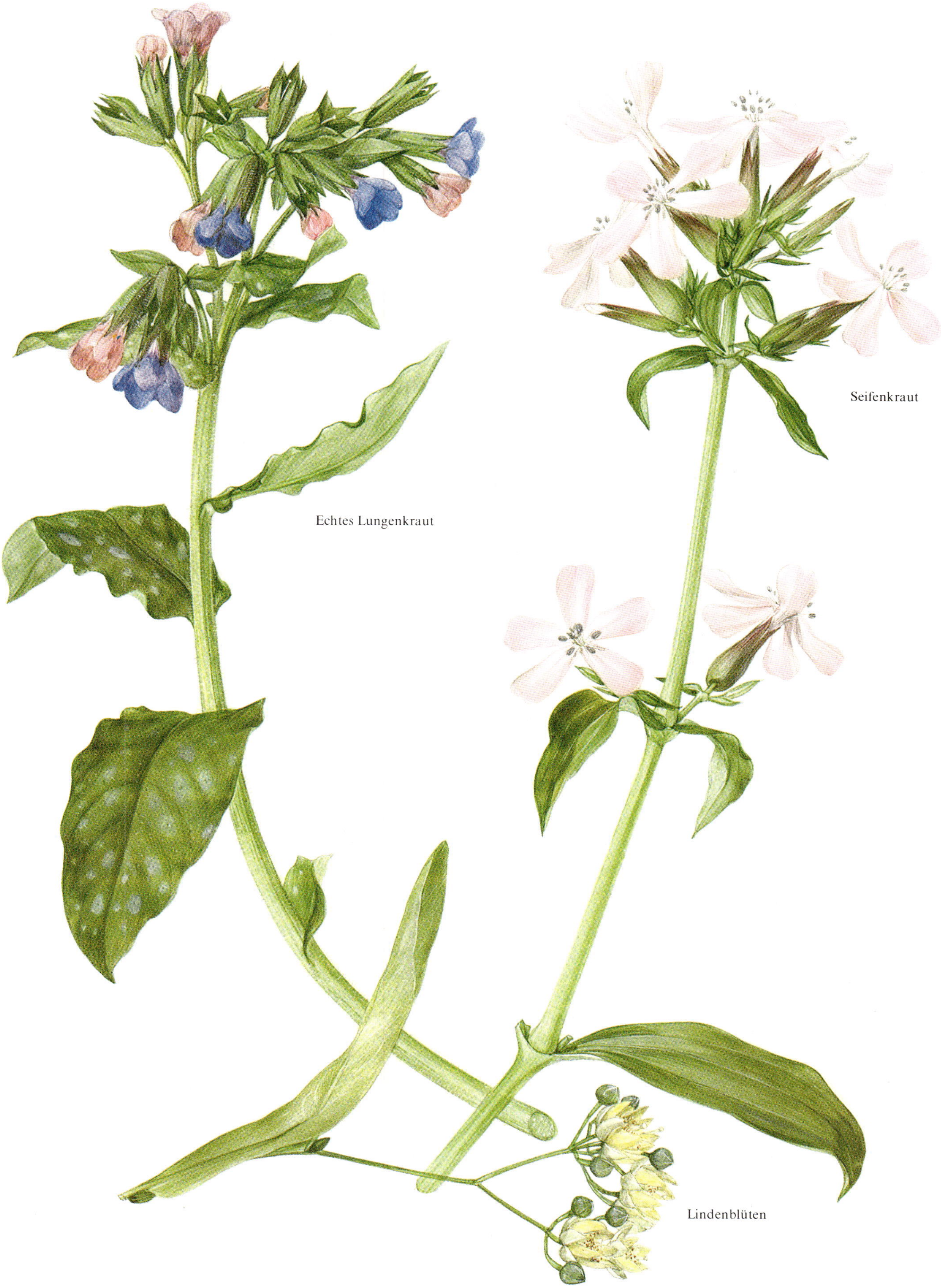
Echtes Lungenkraut
Seifenkraut
Lindenblüten

# Echter Alant
# Klatschmohn
# Stiefmütterchen

Nach einer Legende entsproß der **Echte Alant** *(Inula helenium)* aus der Familie der Compositae an der Stelle dem Erdboden, auf die die Tränen der Helena von Troja getropft waren. Man glaubt, daß der Name eine Verzerrung von Helena oder Elena sei. Er wurde seit altersher in europäischen Arzneigärten gezogen. Kräuterkundler des Mittelalters schätzten ihn nicht nur wegen der Süßigkeiten, die man aus den kandierten Wurzeln machte, sondern auch wegen seiner therapeutischen Eigenschaften. Die Wurzeln gräbt man im Herbst aus, wenn sie am reichlichsten sind.

Heute wird – wie in früheren Zeiten – der Echte Alant bei Krankheiten der Luftwege angewandt: Bronchitis, Bronchialasthma und Keuchhusten. Die Droge wirkt hustenlösend, harntreibend, schweißtreibend und gegen Menstruations-Unregelmäßigkeiten. Ihre Anwendung als Wurmmittel ist vergleichsweise neu und wird dem Inhaltsstoff Helenin zugeschrieben.

Nicholas Culpeper schätzte die Pflanze sehr und schrieb in sein Herbal: »Sie widersteht Gift, verhindert Ausbreitung des Schlangengiftes im Körper, so wie bei Faulfieber, ansteckenden Krankheiten und auch der Pest.«

Ein Kornfeld mit eingestreuten leuchtend roten Klatschmohnflecken weckt alle Empfindungen der Hitze und Stille eines Hochsommertages. Der **Klatschmohn** *(Papaver rhoeas)* aus der Familie der Papaveraceae ist weitverbreitet in den gemäßigten Zonen Europas, Asiens und Nordafrikas. Obwohl er nicht wie *P. somniferum* (siehe Seite 124) Morphium enthält, wurde er doch über viele Jahrhunderte als mildes Beruhigungsmittel gebraucht. Etymologisch kommt der Name *Papaver* von dem keltischen Wort »papa«, was »pap« oder Brei bedeutet und sich auf die keltische Sitte bezieht, Klatschmohnsaft in den Brei zu mischen, um schreiende Babys zum Einschlafen zu bringen. Die alten Ägypter haben schon 1500 v. Chr. Klatschmohnsamen wegen ihres aromatischen Geschmacks zum Backen verwendet, und diese Sitte hat sich bis jetzt erhalten. Virgil erwähnt den Klatschmohn in einem seiner Hirtengedichte (»Eclogia«), und die Römer brauchten ihn zum Würzen von Speisen. Die bei uns beim Backen verwendeten Mohnsamen stammen vom Schlafmohn *(P. somniferum)*, der aus dem Mittleren Osten kommt. In Frankreich preßt man aus diesen Samen ein eßbares Öl, das »Olivette«, das wie Olivenöl verwendet wird.

Die Droge sind die Blütenblätter, die sofort nach dem Sammeln zum Trocknen ausgelegt werden müssen, da sie sonst ihre Farbe verlieren. Ihre mild sedative Wirkung macht sie zum geeigneten Mittel für Kinder; man verwendet sie auch gegen Husten und Heiserkeit. Ein beruhigender Klatschmohntee ist einfach herzustellen.

Das kleine **Gewöhnliche Stiefmütterchen** *(Viola tricolor)* aus der Familie der Violaceae, das seinen botanischen Namen wegen der verschiedenfarbigen Blütenblätter erhalten hat, wurde trotz seiner bescheidenen Erscheinung von verschiedenen Dichtern besungen oder in romantische Novellen verflochten, wovon die bekannteste von Theodor Storm stammt (»Viola tricolor«).

Das Gewöhnliche Stiefmütterchen wächst in ganz Europa, im gemäßigten Asien und in Nordafrika und bevorzugt hügelige Weiden, Brachflächen und relativ hohe Standorte. Auch in anderen Gegenden als den ursprünglichen wird es jetzt angebaut. Es wurde zudem für die Gärten als dekorative Pflanze in vielen Sorten gezüchtet. Seine medizinischen Eigenschaften waren schon seit der Antike bekannt, wie die Schriften von Hippokrates, Dioskurides, den arabischen Ärzten und des europäischen Mittelalters zeigen.

Die Blüten bilden im allgemeinen die Droge, obwohl die ganze Pflanze aktive Bestandteile enthält. Sie besitzen hustenlösende und auswurffördernde Wirkung; die ganze Pflanze wirkt harntreibend, blutreinigend und abführend. Man verwendet sie auch zur Behandlung von Akne und anderen Hautunreinheiten wie Milchschorf bei Babys. Kräuterkundler alter Zeit gebrauchten diese Pflanze auch als Sirup und als Dekokte gegen Geschlechtskrankheiten.

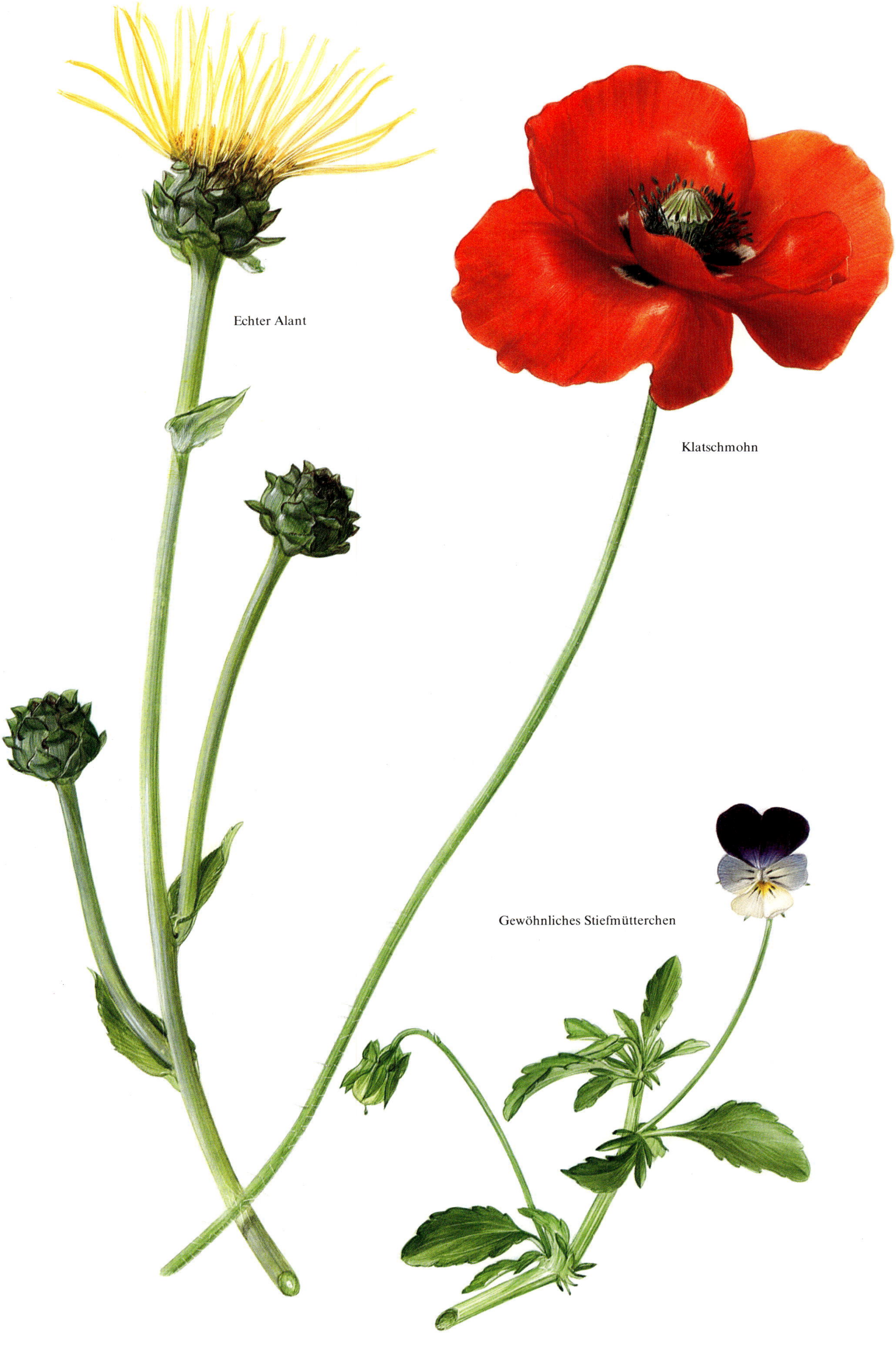
Echter Alant
Klatschmohn
Gewöhnliches Stiefmütterchen

# Kiefern

Die phrygische Naturgöttin Kybele, die große Mutter alles irdischen Lebens, verzauberte ihren ungetreuen Geliebten, den jungen Schäfer und Vegetationsgott Attis, in eine Kiefer, und Zeus versprach ihr zum Trost, daß dieser Baum immer grün sein werde. Als der Kult der Kybele im 5. Jahrhundert v. Chr. Griechenland erreichte, wurde sie gleichgesetzt mit der griechischen Erd- und Muttergötin Rheae, der Mutter des Zeus, und die Griechen weihten die Kiefer vielen ihrer einheimischen Götter wie Pan, Neptun und Bacchus. Sie würzten sogar damit ihren Wein, indem sie Kiefernzapfen in die Weinfässer taten, und der griechische Wein »Retsina« hat auch heute noch diesen harzigen Geschmack. Die alten Römer priesen die italienische Pinie *(Pinus pinea)* wegen ihrer eßbaren Samen, die man auch jetzt noch in Desserts oder gekochten Speisen ißt. Die Harze sowohl der Pinie als auch der Tanne waren in der Antike schon bekannt, wie Niederschriften von Virgil, Ovid, Plinius, Horaz und Properz beweisen. Man sagt, daß ätherisches Terpentinöl gebraucht worden sei, um die »Griechischen Seefeuer« herzustellen, die in den frühen kriegerischen Auseinandersetzungen durch die Byzantiner und Kreuzritter eingesetzt worden sind.

Es gibt viele Arten in der Gattung *Pinus* (Familie der Pinaceae). Das Holz verschiedener Arten wird gebraucht beim Schiffsbau, Bergbau, in der Landwirtschaft und zum Hausbau. Letzteres besonders in Skandinavien, der Sowjetunion, in Kanada und in Japan. Aus dem Bast werden Seile hergestellt. Die sibirische Zirbelkiefer *(P. cembra)*, die auch in den Alpen wächst, hat eßbare Samen mit reichlichem Ölgehalt, das als eßbares Öl ausgepreßt wird und für Lampen. Die **Waldkiefer** *(P. sylvestris)* liefert große Mengen von Terpentinöl für den kommerziellen und pharmazeutischen Gebrauch. Aus der Rinde gewonnene Stoffe können mit Zucker fermentiert werden, um das sogenannte »Sprossenbier« zu erzeugen. Ihre Wurzeln enthalten eine Art Teer, der sehr gut bei bestimmten Hautkrankheiten, die auf andere Behandlung nicht reagieren, wirkt. In Nordamerika wird ein Sirup von diesem Teer bei der Behandlung skrofulöser Krankheiten sehr geschätzt. Nordamerika ist jetzt auch das wichtigste Produktionsland für Kiefernharze und Terpentinöle.

Von pharmakologischem Interesse sind die Knospen und Nadeln der Waldkiefer. Die Knospen werden im März oder im Herbst gesammelt, sie enthalten ein ätherisches Öl mit balsamischen, hustenstillenden, Heiserkeit lindernden und harntreibenden Eigenschaften. Ein mit kochendem Wasser von den Knospen bereitetes Infus, gesüßt, kann bei Infektionen des Bronchialtraktes und der Harnblase getrunken werden; gleiche Wirkung hat ein wäßriges Destillat der Knospen. Die im Sommer zu sammelnden Nadeln haben hustenlösende und Harnsäure ausscheidende Eigenschaften; ein Dekokt verwendet man daher bei Rheumatismus und Gicht. Aus dem aus der Rinde austretenden Harz gewinnt man das rohe Terpentin, das durch Destillation in reines Terpentinöl überführt wird. Es wird als Antiseptikum, zur Reizkörpertherapie und bei chronischen, hartnäckigen Bronchialerkrankungen eingesetzt. Die Nadeln von der Strandkiefer *(P. pinaster)*, der Pinie *(P. pinea)* und der **Aleppo-Kiefer** *(P. halepensis)* haben gleiche Eigenschaften wie die von *P. sylvestris* und werden in gleicher Weise zubereitet und verwendet.

Die **Latschenkiefer** *(P. mugo* ssp. *pumilio)* verdient unsere besondere Aufmerksamkeit: das aus den Knospen und jungen Zweigen destillierte ätherische Latschenkieferöl wird für die Fabrikation von Badesalzen und Badeölen verwendet. In der Pharmazie wird es wegen seiner antiseptischen und befreienden Wirkung auf die Atmungswege in Form von Inhalationen, gelegentlich auch oral, eingesetzt.

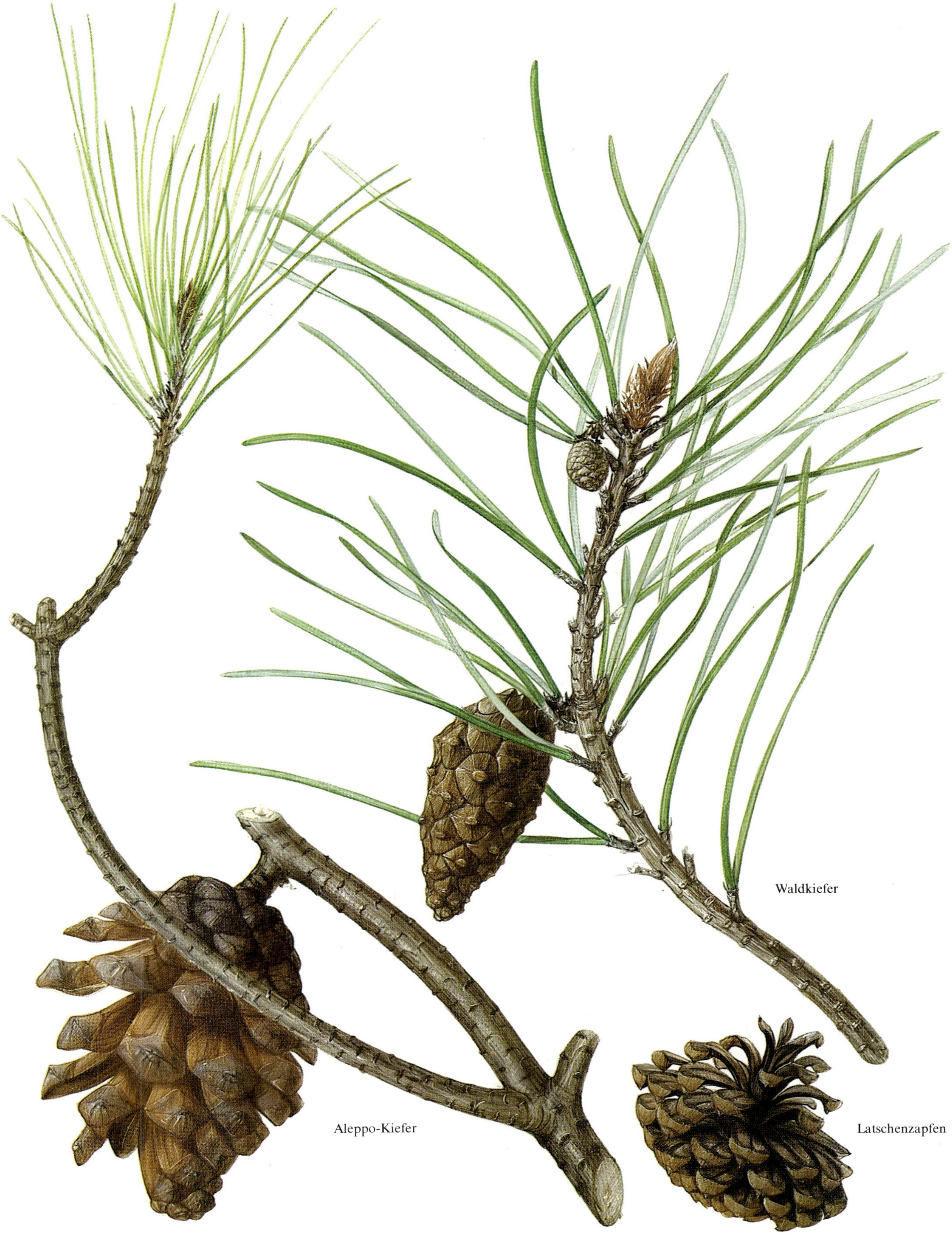
Waldkiefer
Aleppo-Kiefer
Latschenzapfen

# Grindelia
# Meerträubel
# Lobelie

Die **Grindelia** *(Grindelia robusta)* aus der Familie der Compositae ist im Südwesten von Nordamerika heimisch und liebt feuchte Sümpfe und Marschen. Sie kann auch in kleinen Gärten sehr einfach als Zierpflanze gezogen werden und wird für kommerzielle Zwecke im großen Ausmaß kultiviert. Die Droge bilden die Blätter und die klebrig harzigen Blütenköpfchen, die deshalb ihren englischen Namen »gum-plant« erhielten.
Die Grindelia wirkt husten- und auswurflösend, weshalb man sie bei Bronchitis, gegen Asthma, Heuschnupfen, Keuchhusten und andere Bronchialbeschwerden verwendet. Die Harze sollen gegen chronische Harnblasenentzündung mit Schleimabsonderung wirksam sein, sie werden durch die Nieren ausgeschieden. Die Grindelia ist auch als Gegenmittel gegen den Giftsumach *(Toxicodendron quercifolium)* nützlich und wird in Form einer Lotion für die Behandlung der durch ihn verursachten Dermatitis eingesetzt. Industriell wird Grindelia zu diversen Arzneien verarbeitet, man macht daraus u.a. Sirupe und vermischt Grindelia-Tinktur mit Stramonium- und Belladonna-Tinktur.

Rund 40 Arten der Gattung *Ephedra* aus der Familie der Ephedraceae sind in ganz Europa, Asien und Afrika verbreitet. Unter dem Namen »ma-huang« wurden *Ephedra sinica* und *E. equisetina* als fiebersenkendes Mittel, schweißtreibendes Mittel und Hustenmedizin in der chinesischen Medizin über mehr als 5000 Jahre gebraucht. Trotz dieser Kenntnis seit uralter Zeit ist der **Meerträubel** in Europa erst im 20. Jahrhundert in Gebrauch gekommen. Andere Arten sind die indischen und pakistanischen *E. gerardiana* und *E. major,* sowie die europäischen *E. distachya* und *E. fragilis.*
Die Droge sind die Zweige, die im Herbst gesammelt werden, wenn der Gehalt an Alkaloiden am höchsten ist. Ihr Gehalt an Ephedrin und Pseudoephedrin machen die Pflanzen zu einem wertvollen gefäßzusammenziehenden und herzanregenden Mittel. Die Wirkungsweise von Ephedrin ist länger, aber weniger stark als die von Adrenalin, und es kann oral eingenommen werden. Die Droge hat einen weiten Bereich klinischen Gebrauchs: sie wird z.B. gegeben bei Heuschnupfen, Asthma, nächtlichem Wasserlassen, Kehlkopfkrampf bei Kindern, Urticaria, Gelenkrheumatismus und wird in Salben gebraucht als Mittel bei schweren Erkältungen und als Augentropfen.

Die **Lobelie** *(Lobelia inflata)* aus der Familie der Lobeliaceae hat ihren Namen nach dem Botaniker Mathias de Lobel, der der Leibarzt des Königs James I. von England war. Die Lobelie ist heimisch in Nordamerika und Kanada und wird auf Wiesen und feuchtem Grund gefunden. Parkinson schreibt in seinem »Paradisus« (1629): »Es wächst in der Nähe des Flusses von Kanada, wo sich die französische Niederlassung in Amerika befindet.« Die Lobelie wird auch Indianer-Tabak genannt; wahrscheinlich wurde sie von den amerikanischen Indianern verwendet. Ende des 18. Jahrhunderts veröffentlichte Cutler einen Bericht über die Lobelie, in dem er Nervosität und Kopfschmerzen als Nebenwirkung beschrieb, die nach dem Kauen der Blätter auftraten. Zu Beginn des 19. Jahrhunderts wurde sie nach Europa eingeführt und 1829 durch Reece zum ersten Mal in der Pharmazie gebraucht.
Die ganze Pflanze wird verwendet und getrocknet. Sie besitzt verschiedene Eigenschaften, so etwa krampflösende und anti-asthmatische. Sie wird daher u.a. in der Behandlung von chronischer Bronchitis und Asthma verwendet und ist in Asthmapulvern und -sirupen sowie in Asthma-Zigaretten enthalten.
Die Lobelie ist giftig in hohen Dosierungen und verursacht Übelkeit, Erbrechen, Zittern und Schwitzen. Eine andere Art, *L. tupa,* enthält dasselbe Alkaloid Lobelin wie *L. inflata.* Die Blätter von L. tupa werden wegen ihres narkotischen Effekts von den Mapuche-Indianern in Chile geraucht und werden dort »Teufels-Tabak« genannt.

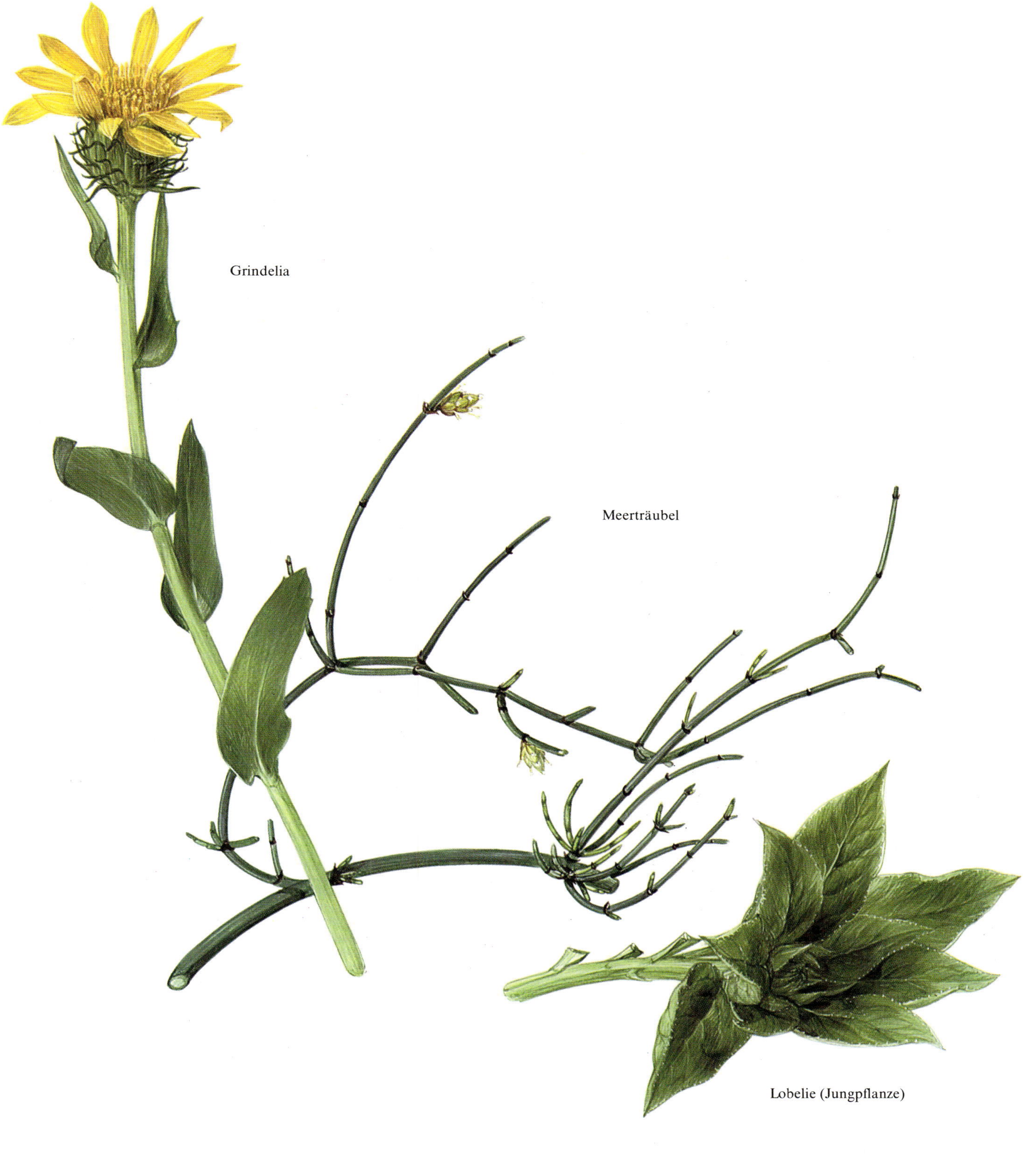
Grindelia
Meerträubel
Lobelie (Jungpflanze)

# Huflattich
# Schmalblättriger Doppelsame

Der **Huflattich** *(Tussilago farfara)* aus der Familie der Compositae wird im Englischen »Son before Father« genannt, wegen der Merkwürdigkeit, daß seine leuchtend gelbe Blüte schon so früh im Februar blüht, die Blätter aber erst im Mai erscheinen. Der deutsche Name bezieht sich auf die Form der Blätter. Der botanische Name kommt vom lateinischen »tussi« (Husten), denn über Jahrhunderte haben Kräuterkundige die Blätter dazu genutzt, um Husten zu erleichtern, und haben die Pflanze Hustenwurz genannt. Plinius und Dioskurides erwähnten schon die medizinischen Eigenschaften des Huflattichs.
Der Huflattich ist in ganz Europa, Asien und Nordafrika weit verbreitet auf Abfallhaufen, in Wassergräben und an Eisenbahndämmen, überall wo die Erde schwer und feucht ist. Die Blätter sind an der Unterseite mit einer dicken, sanft-weißen Flaumschicht überzogen. In England glaubt man auf dem Lande, daß die Goldammern und Stieglitze damit ihr Nest auspolstern.
Nachdem die Blätter im Juni oder Juli gesammelt wurden, streift man den Flaum ab und bindet sie zum Trocknen in kleinen Bündeln zusammen. Sie wirken tonisch und schleimhautschützend wegen ihres Schleimgehaltes und werden verarbeitet zu Zigaretten- und Kräutertabak für Asthmatiker. Man braucht sie auch für Hustensäfte, Pastillen, Brusttees, um chronischen Husten, Bronchitis und Katarrh zu lindern. Ein Huflattich-Präparat gegen Hautunreinheiten findet man in den Reformhäusern.
Der Huflattich erfreut sich besonders in Frankreich eines hohen Ansehens bei den Apothekern. Seine Abbildung wird seit altersher in den Geschäftsschildern der französischen Apotheken verwendet und ist auch jetzt noch an den Wänden und Fenstern der Apotheken in Frankreich zu finden.

Der **Schmalblättrige Doppelsame** *(Diplotaxis tenuifolia)* aus der Familie der Cruciferae hat ähnliche Eigenschaften wie der Huflattich. Ebenso wie der Huflattich wächst er üppig auf Buschland, Ruinen und Wällen. Er gibt Frühlingssalaten einen aromatischen Geschmack, oder man kocht die Blätter wie Spinat. Wie andere Angehörige der Cruciferen enthält die Pflanze sulfurierte Glykoside, und der Saft der frischen Pflanze wird als auswurffördernde Mittel bei Katarrh getrunken. Die Blätter haben stimulierende, harntreibende, antiskorbutische und schmerzableitende Eigenschaften.

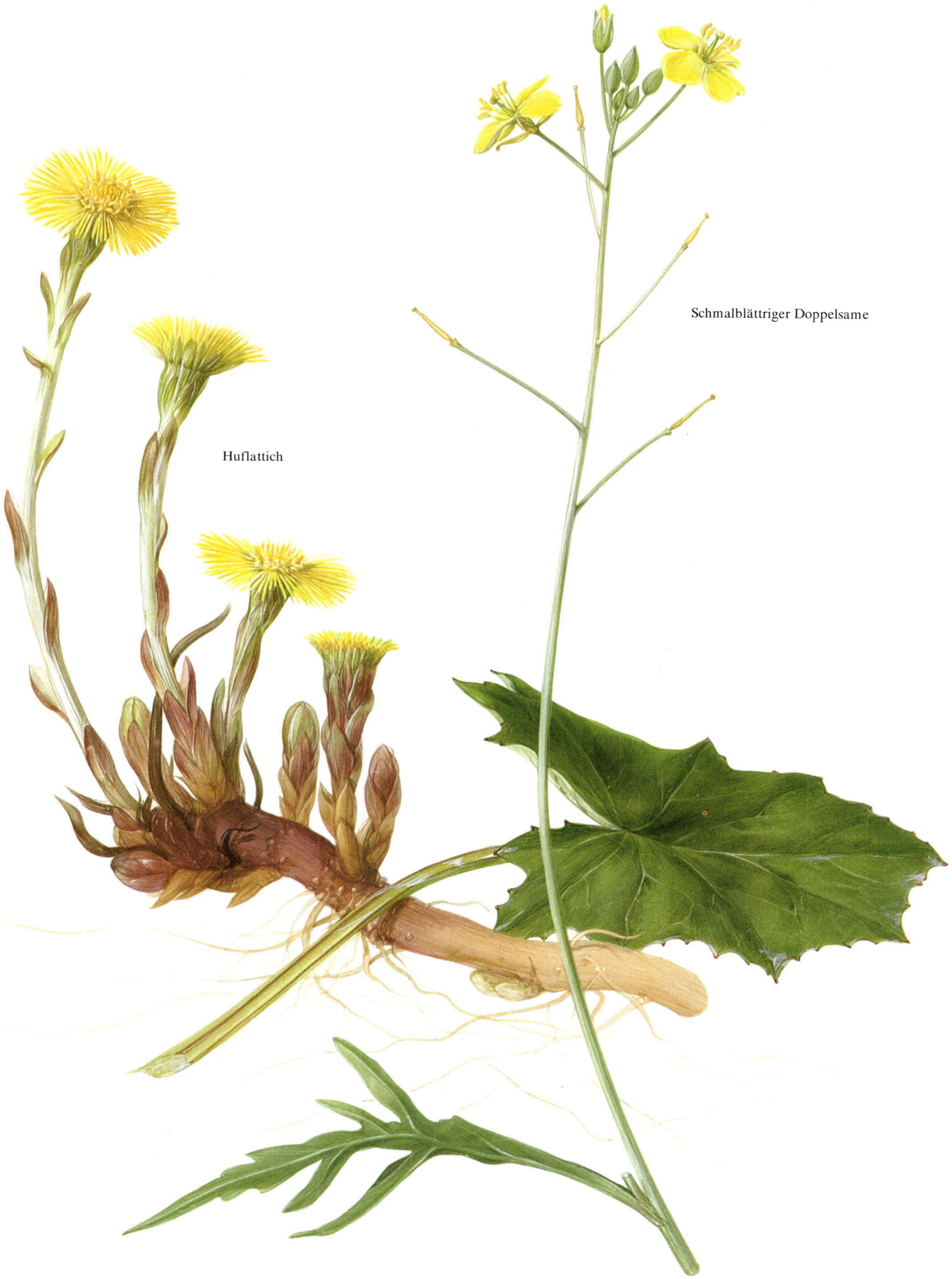
Schmalblättriger Doppelsame
Huflattich

# Gundermann
# Eukalyptus
# Trompetenbaum

Der **Gundermann** *(Glechoma hederacea)* aus der Familie der Labiatae ist eine hübsche Pflanze mit violettblauen Blüten. Früher wurde er zum Teil beim Brauen anstatt von Hopfen genommen, um das Bier zu klären. Für Hunderte von Jahren wurde der Gundermann geschätzt als Mittel gegen Katarrh und Erkältungen und als Kräutertee getrunken, der aber mit Honig oder Zucker verrührt werden mußte, um den fürchterlich bitteren Geschmack zu mildern. Im 16. und 17. Jahrhundert wurde er als »Gill-tea« in den Straßen Londons verkauft, den Ruf »Gill-tea, gill-tea!« hörte man damals überall von den Teeverkäufern. Gerard mischte ihn mit anderen Kräutern und verwendete ihn als Augenwasser, das wirksam sowohl beim Menschen als auch beim Vieh war. Er lobte diese Pflanze sehr und behauptete, daß sie »alle Beschwerden der Augen – welche auch immer – beseitige; auch wenn die Sehfähigkeit fast verschwunden ist, erweist sie sich als die beste Medizin der Welt!« Er empfahl den Gundermann auch gegen Klingeln, Sausen und Rauschen in den Ohren. Dabei bezog er sich wohl auf »Singen« in den Ohren als Folge von Katarrh. Es wurde allgemein geglaubt, daß der ständige Gebrauch von Gundermann schließlich Schwerhörigkeit heilen könne. Wenn der Saft oder das Pulver vom Gundermann geschnupft wird, kann er Erkältungskopfschmerzen lindern, und man glaubt, daß er auch gegen Verdauungsstörungen helfe. Interessanterweise ist der Gundermann für Pferde sehr giftig. Die Droge bilden die Blätter bzw. die Blüten und Blütenstengel, die während des Frühlings und Sommers gesammelt werden, da die Blüteperiode lange währt.
Im klassischen China wurde der Gundermann erstmals in der ältesten bekannten Pharmakopöe (25–220 n. Chr.) erwähnt; seitdem steht in China die diuretische Wirkung des Gundermann-Dekoktes und seine äußerliche Wirkung auf Schwellungen und infizierte Schlangenbiß-Wunden im Vordergrund.

Zu den riesigsten Bäumen der Welt zählen die **Eukalyptusbäume,** die in Australien und Tasmanien heimisch sind. Sie werden sehr groß und haben rötlich-weiße Blüten, die entweder einzeln oder in Büscheln wachsen. Die weit ausgreifenden Wurzeln wirken in feuchten Gegenden, die als Brutplatz für Malaria übertragende Moskitos dienen, wie ein aufsaugender Schwamm. Zu diesem Zweck wurden verschiedene Arten dieser Familie der Myrtaceae zu Beginn des 19. Jahrhunderts nach Westeuropa eingeführt und in Küstengebieten oder feuchten Landschaften angepflanzt, wo es viel Malaria gab und wo dann dadurch das Land langsam dräniert und bewohnbar wurde.
Die bekannteste Art ist der sogenannte Blaugummibaum *(Eucalyptus globulus),* der sehr schnell wächst und dessen Blätter das Öl liefern, das in der Pharmazie zur Behandlung von Malaria und Typhus hergestellt wird und gegen Krankheitserreger allgemein wirkt. Eukalyptusöl schmeckt nach Kampfer und besitzt einen hohen Prozentsatz an Cineol (Eucalyptol). Die frischen Blätter haben eine stärkere Wirkung als die getrockneten. Sie werden im Sommer gesammelt, und die getrockneten werden luftdicht abgeschlossen im Dunkeln aufbewahrt. Wegen seines Gehaltes an Gerbsäuren zeigt Eukalyptus auch tonische und adstringierende Eigenschaften. Eine Tinktur aus den Blättern gebraucht man gegen Asthma und chronische Bronchitis und als Antiseptikum bei Infektionen der Atemorgane, der Harnwege und des Darmes. Pastillen, Sprays und Asthmazigaretten werden aus den getrockneten Blättern hergestellt. *E. citriodora* liefert das nach Zitronen duftende Zitronellöl, das in der Parfümindustrie verwendet wird. Es enthält das Aldehyd Citronellal.

Es gibt etwa 650 Arten der Familie der Bignoniaceae, wovon die meisten Bäume, Büsche oder Kletterpflanzen sind. In der Medizin wird der **Trompetenbaum** *(Catalpa bignonioides)* hochgeschätzt wegen seiner auswurffördernden und anti-asthmatischen Eigenschaften, die er aufgrund seines Gehaltes an einem Bitterstoff besitzt, dem Catalpin, das in der ganzen Pflanze vorhanden ist, einschließlich der großen dekorativen Blüten. Aus den Früchten wird ein Getränk (Dekokt) gemacht, das sehr schnell Linderung bei Keuchhusten und Asthmaanfällen bringt. Der Trompetenbaum ist heimisch in den Vereinigten Staaten und gedeiht dort besonders in tropischen Gegenden. Er wurde im 18. Jahrhundert (1726) nach Südeuropa eingeführt. Man kann die Droge auch als fiebersenkendes, adstringierendes und antiseptisches Mittel anwenden. Der Trompetenbaum ist eine der dekorativsten der »wohltuend heilsamen Pflanzen«.

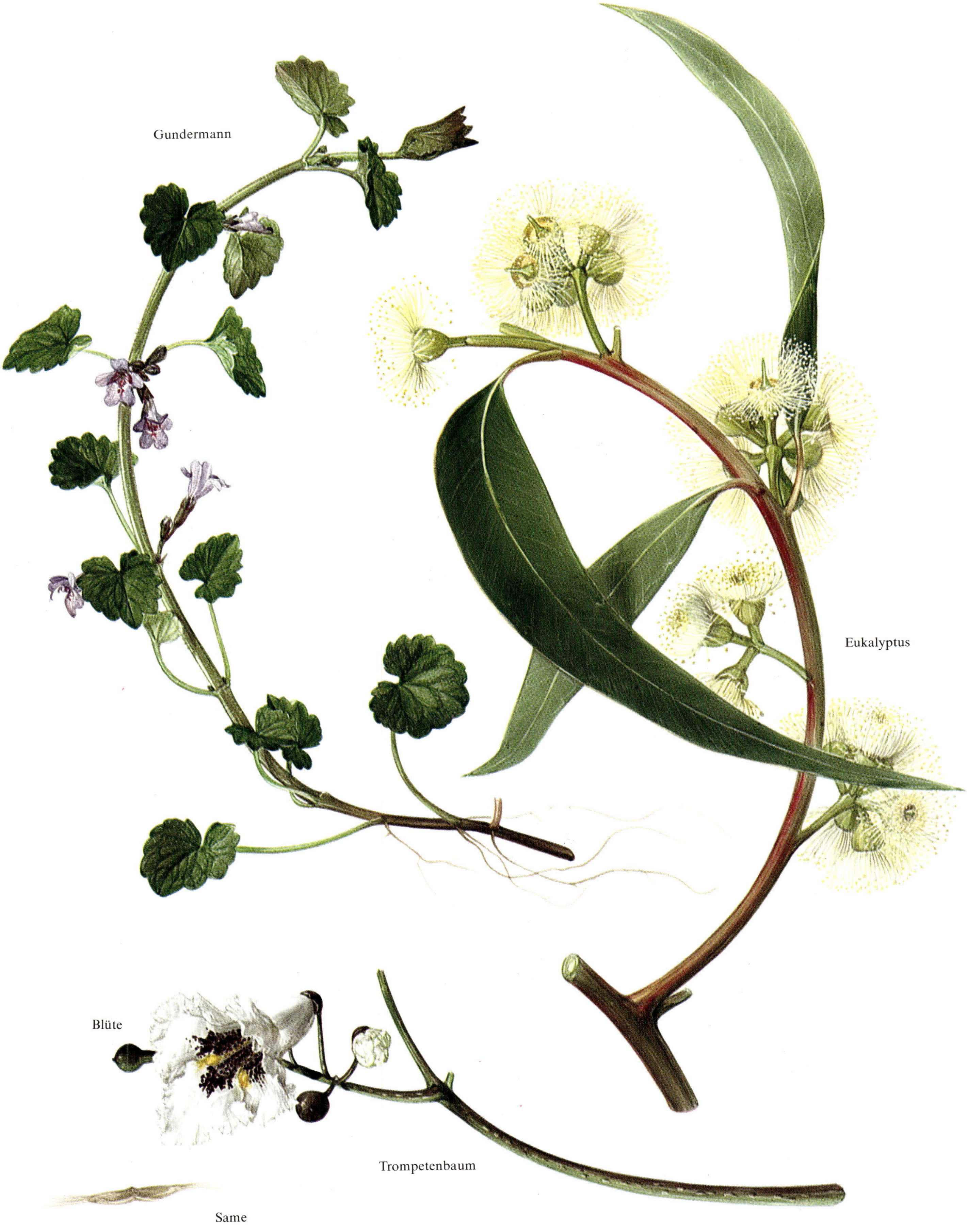
Gundermann
Eukalyptus
Blüte
Trompetenbaum
Same

# Gemeine Kreuzblume
# Hirschzunge

Durch viele Jahrhunderte hindurch wurden Arten der Gattung *Polygala* gebraucht, um nervöse Beschwerden der Augen zu lindern und Schlangenbisse zu heilen. Die bekanntesten Medizinalpflanzen der Gattung sind die **Gemeine Kreuzblume** *(Polygala vulgaris)*, die Senega-Wurzel *(P. senega)* und die Bittere Kreuzblume *(P. amara)*. Die Senega-Wurzel wurde nach einem indianischen Stamm genannt, der sie als Mittel gegen Stiche und Bisse von giftigen Insekten und Reptilien gebrauchte. Die damaligen Zeitgenossen schrieben ihr Kräfte zu wie die der Brechwurz, aber in einem stärkeren Maße. Man sollte sie nicht bei Entzündungen verwenden. Sie wird von den Homöopathen sehr geschätzt als ein Heilmittel bei Doppelsichtigkeit, Lidrandentzündung und übermäßigem Tränenfluß. Die Bittere Kreuzblume, die man in den europäischen Alpenregionen findet, enthält ferner Bitterstoffe, die sie auch zu einem nützlichen Tonikum machen.

Die Gemeine Kreuzblume regt die Milchsekretion an und wird daher sowohl stillenden Müttern als säugendem Vieh gegeben. Darauf weist sowohl der wissenschaftliche Name hin (»polygala« = viel Milch) als auch der englische (milkwort). Im 15. Jahrhundert war sie als Bittags-Blume bekannt, denn ihre Hauptblütezeit fällt in die Woche der kirchlichen Bittag-Prozessionen (5 Sonntage nach Ostern), und die jungen Mädchen in den Prozessionen wanden sich Girlanden aus den Kreuzblumen. Auch schon Galen, Dioskurides und Theophrast kannten die Vorzüge dieses Krautes.

Die Blüten enthalten Methylsalizylat und bilden die Droge, aber oft wird auch die Wurzel oder die ganze Pflanze verwendet. Die Gemeine Kreuzblume wird als auswurflösendes Mittel bei der Behandlung von Bronchitis und Asthma verwendet sowie als Brechmittel. Jedoch sind bei zu hoher Dosierung Übelkeit, ständiges Erbrechen und eine Magenschleimhautirritierung die Folgen.

Die langen Wedel der **Hirschzunge** *(Phyllitis scolopendrium)* enthalten Gerbstoffe und Schleim, die diesem Tüpfelfarn harntreibende, auswurflösende und adstringierende Eigenschaften geben. Ein Infus der Farnwedel wird gegen Bronchialkatarrh gegeben.

Schon seit Urzeiten glaubte man, daß der Farn den Menschen unsichtbar machen könnte. Dies kommt wohl daher, daß er keine Blütenpflanze ist, sondern sogenannte Sporen versteckt an der Unterseite der Wedel trägt. Paracelsus bestätigte diesen Glauben in seiner »Signaturenlehre« und selbst Virgil nannte den Farn »filicem invisam«. Es war eine sehr komplizierte und umständliche Prozedur, durch die man sich die Zauberkraft des Farns zu Diensten machen konnte. Die Samen durften nur am Vorabend des Johannistages (also am 23. Juni) gesammelt werden und zwar in nicht weniger als zwölf Zinntellern. Sie wurden dann in den Schuhen getragen, wenn man unsichtbar werden wollte. Wem es schon keine Abschreckung war, einen Stapel von schweren Zinntellern an den Platz zu tragen, an dem der Farn wächst, dem konnte es passieren, daß die Samen spurlos in der Dunkelheit verschwanden oder daß der Teufel kam und sie ihm stahl.

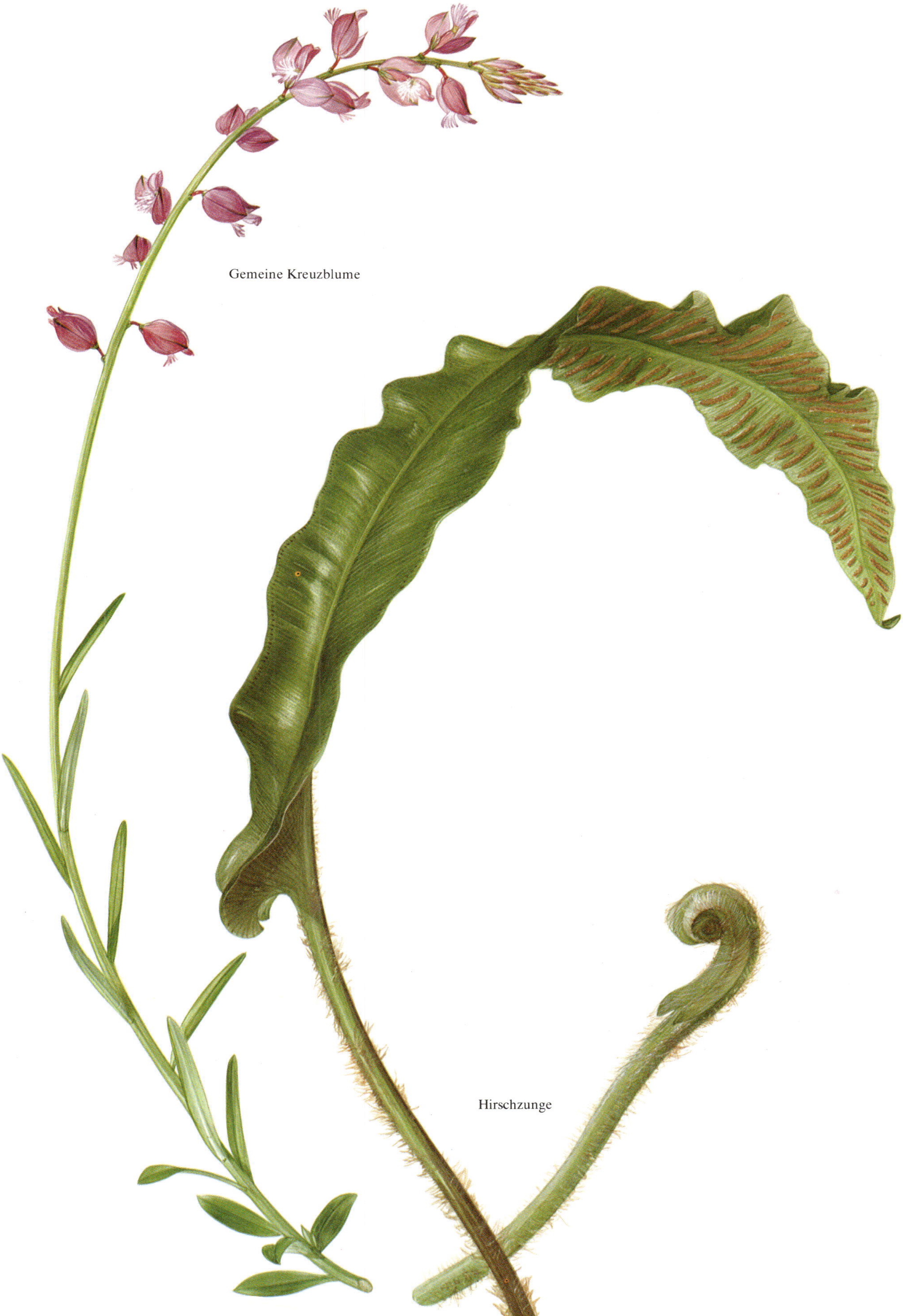
Gemeine Kreuzblume
Hirschzunge

# Efeu
# Süßholz
# Feld-Thymian

Im Mittelalter war der **Efeu** *(Hedera helix)* aus der Familie der Araliaceae ein Teil des »Schlafschwammes«, einer übelriechenden, aber damals unentbehrlichen Mischung von Schierling, Alraune, Mohn, Lattich und anderen Kräutern, die auf einen Schwamm gegossen wurde, den man dann in die Nase des Patienten als Betäubungsmittel steckte. Das bedauernswerte Opfer fiel unweigerlich in Ohnmacht, nachdem es auch nur eine »Nasevoll« von dieser gelungenen Mischung übelriechender Gerüche genommen hatte. Efeu besitzt starke antiseptische Eigenschaften. Er wurde auch zur Bekämpfung der Pest eingesetzt. Man schreibt ihm auch eine gewisse Wirkung auf das Gehirn zu, und er wird in der Homöopathie verwendet gegen Depressionen aufgrund von zu hohem Hirndruck. Im mittelalterlichen England wurde Wasser in Bechern aus Efeuholz stehen gelassen, um das Holz ganz zu durchtränken, und dann das Wasser getrunken, was gut für die Milz sein sollte.
Aus den Blättern wird eine Salbe gemacht, die geschwollenen Füßen Erleichterung bringen soll und gegen Hühneraugen hilft. Ein von frischen Blättern hergestellter Breiumschlag wird äußerlich verwendet, um offene Geschwüre zu reinigen und die Heilung schlecht heilender Wunden zu beschleunigen. Die Beeren sind ein willkommener Proviant für viele Vögel durch den ganzen Winter, sie sind aber giftig für Menschen. Man kann jedoch aus ihnen ein Infus bereiten, das gegen rheumatische Beschwerden hilft. Culpeper verschrieb die gelben Beeren von *Hedera chrysocarpa* gegen Gelbsucht und Folgen der Trunksucht. Der Efeu hat auch schweißtreibende Eigenschaften.
Im Altertum war der Efeu heilig und den Göttern Bacchus und Osiris geweiht. Die Bacchanten wurden mit Efeu geschmückt. Efeu gilt als Sinnbild der Freundschaft.

Der **Süßholzstrauch** *(Glycyrrhiza glabra)* aus der Familie der Papilionaceae war schon bei den alten Ägyptern, den Chinesen *(G. uralensis)* und den alten Griechen bekannt. Dioskurides empfahl den Saft bei Heiserkeit und Sodbrennen und in Form einer Salbe oder Pomade, um Wunden damit zu bestreichen. Culpeper wandte ihn gegen Wassersucht an und meinte, daß er besser sei als »der Spanische Saft«. Er mag sich dabei auf *Genista juncea* bezogen haben.
Die Wurzeln und unterirdischen Ausläufer bilden die Droge. Sie enthält den süß schmeckenden Bestandteil Glycyrrhizin, Vitamin B und viele andere Substanzen, die ihr hustenberuhigende, auswurffördernde und antiseptische Eigenschaften geben. Der eingedickte Saft ist als Lakritz im Handel.

Der **Feld-Thymian** *(Thymus serpyllum)* aus der Familie der Labiatae wurde besonders geschätzt von Sir Francis Bacon (1561–1626), Lordkanzler Englands und begeisterter Gartenfreund.
Der Feld-Thymian hat seit Jahrhunderten bei den Kräuterkundigen eine besondere Vorliebe gefunden. Nach der Signaturenlehre war er unter der Herrschaft der Venus und daher gut bei nervösen Zuständen. Einen Trank nahm man bei Schwindel und Kopfschmerzen, und Culpeper erwähnt ihn als Mittel gegen Alpträume. Noch früher wurde der Feld-Thymian als eine Art Weihrauch oder Insektizid zum Ausräuchern von Räumen und zum Fernhalten störender Insekten benutzt. Sein Name stammt von einem griechischen Wort »thyo« = opfern ab, was sich auf das Verbrennen von trockenen Kräutern im Opferfeuer bezieht.
Heute wird der Feld-Thymian wegen seines wertvollen Öls, des Thymols, medizinisch bei Bronchialleiden und Magen-Darm-Erkrankungen verwendet. Es ist ein Antiseptikum und auswurfförderndes Mittel. Zugleich ist er eines der beliebtesten Küchenkräuter. Man verwendet ihn in der Küche vor allem bei südeuropäischen Gerichten, zu Hammel, Wild, Pasteten und Pizza.

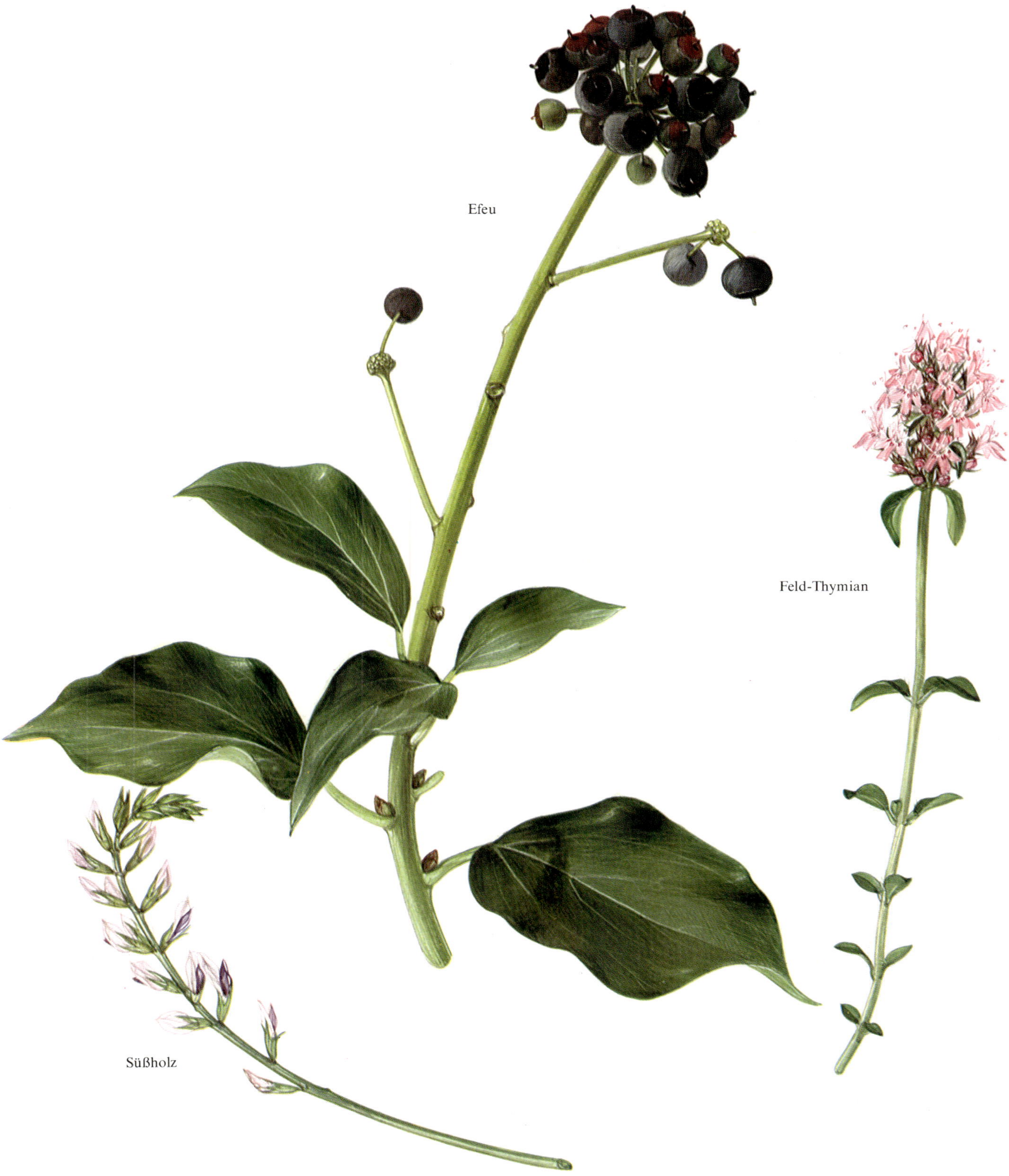
Efeu
Feld-Thymian
Süßholz

# Passionsblume
# Silberweide
# Hopfen

Die **Passionsblume** *(Passiflora incarnata)* erhielt ihren Namen von den Jesuiten, die meinten, in ihr alle Objekte der Passion Christi wiederzufinden. Dieser Glaube hat bis jetzt überlebt: man setzt die Krone über den Blüten mit der Dornenkrone gleich, die Staubgefäße mit den Wunden, die Ovarien sind der mit Essig gefüllte Schwamm, die drei Griffel sind die drei Nägel und die fünf Kelchblätter und die fünf Blütenblätter symbolisieren die 10 Apostel ohne Petrus, der Christus verleugnete, und Judas, der ihn verriet.
Die Droge bilden die Zweige, Blüten und Blätter, die vor dem Erscheinen der Frucht gesammelt werden. Ein Fluidextrakt aus den Blättern wird als Beruhigungs- und krampflösendes Mittel angewendet. Der Infus der Blätter wird auch bei Neurosen, Angstzuständen, nervlich bedingten Magenkrämpfen und als blutdrucksenkendes Mittel angewendet. Die Frucht ist eßbar. Die Passionsblume gehört zur Familie der Passifloraceae.

Die Rinde der **Silberweide** *(Salix alba)* aus der Familie der Salicaceae war bis zu Beginn des 20. Jahrhunderts die einzige Quelle für Salizylsäure und hat daher lange Zeit den an Schmerz und Fieber leidenden Patienten Linderung und Beruhigung verschafft. Salizylsäure hat große medizinische Bedeutung, besonders bei der Behandlung des Rheumatismus. Sie wurde in ihrer acetylierten Form 1899 als Aspirin in die Therapie eingeführt, nachdem deutsche Chemiker gelernt hatten, sie synthetisch herzustellen.
Man nimmt heute als Droge die Rinde der Zweige von 2- bis 3jährigen Bäumen mehrerer Weidenarten (z. B. *S. nigra, S. caprea, S. purpurea*). Sie enthalten 8–20% Gerbstoffe und mehrere Salicin-Glykoside. Der Glykosid-Gehalt der Rinde ist am höchsten abends im Februar und März; am stärksten (bis 11%) in der Purpurweide *(S. purpurea)*. Die Salicin-Glykoside werden dann im menschlichen Körper leicht resorbiert und zu Salizylsäure oxydiert. Die Rinde hat tonische und adstringierende Eigenschaften und wird außer bei Rheumatismus auch bei Störungen der Verdauungsorgane und bei Fieber verwendet. Bereits in der Medizin des antiken Griechenlandes wurde die Rinde der Silberweiden gegen Fieber verwendet.

Der **Hopfen** *(Humulus lupulus)* aus der Familie der Cannabinaceae wird seit dem Mittelalter zum Bierbrauen eingesetzt und löste hierin den Gundermann ab. Der erste Teil seines botanischen Namens bezieht sich auf den Erdboden, den er bevorzugt und zwar einen satten, gut gedüngten Humusboden. Der zweite Teil des botanischen Namens kommt von »lupus« = Wolf und weist auf die Eigenschaft des Hopfens hin, alles was in seiner Nähe wächst, zu umschlingen, zu umranken und dadurch »wie ein Wolf zu ermorden«. Der Engländer John Evelyn (1620–1706) war entschieden dagegen, daß der Hopfen beim Bierbrauen verwendet wurde. Er war der Meinung, daß das köstliche englische Ale durch die Verwendung von Hopfen verdorben würde und, so nützlich er auch sei für die Haltbarmachung des Bieres, »dieses Vergnügen heimzahlt durch die Erweckung quälender Begierden und ein kürzeres Leben.«
Zur Zeit der Antike wurde Hopfen medizinisch nicht angewandt, und Plinius kannte ihn nur als Nahrungsmittel. Die Hopfenspitzen werden auch jetzt noch gekocht und wie Spargel gegessen. Jedoch wußten Paracelsus, Mattioli und Avicenna von seinen tonischen, beruhigenden und mild hypnotischen Wirkungen. Die Droge erhält man aus den aus den weiblichen Blütenständen entstandenen Zapfenfrüchten. Sie enthalten eine antibakterielle Substanz und Lupulin, ferner Humulen und zwei starke Bitterstoffe: Humulon und Lupulon. Als König Georg III. von England so furchtbar an Porphyrie litt und von seinen Ärzten als geistesgestört angesehen wurde, hatte er zum Glück die Beruhigung durch ein mit Hopfen gefülltes Kopfkissen. Während des 19. Jahrhunderts wurde viel Hopfen gebraucht, um nervöse Störungen zu beruhigen.

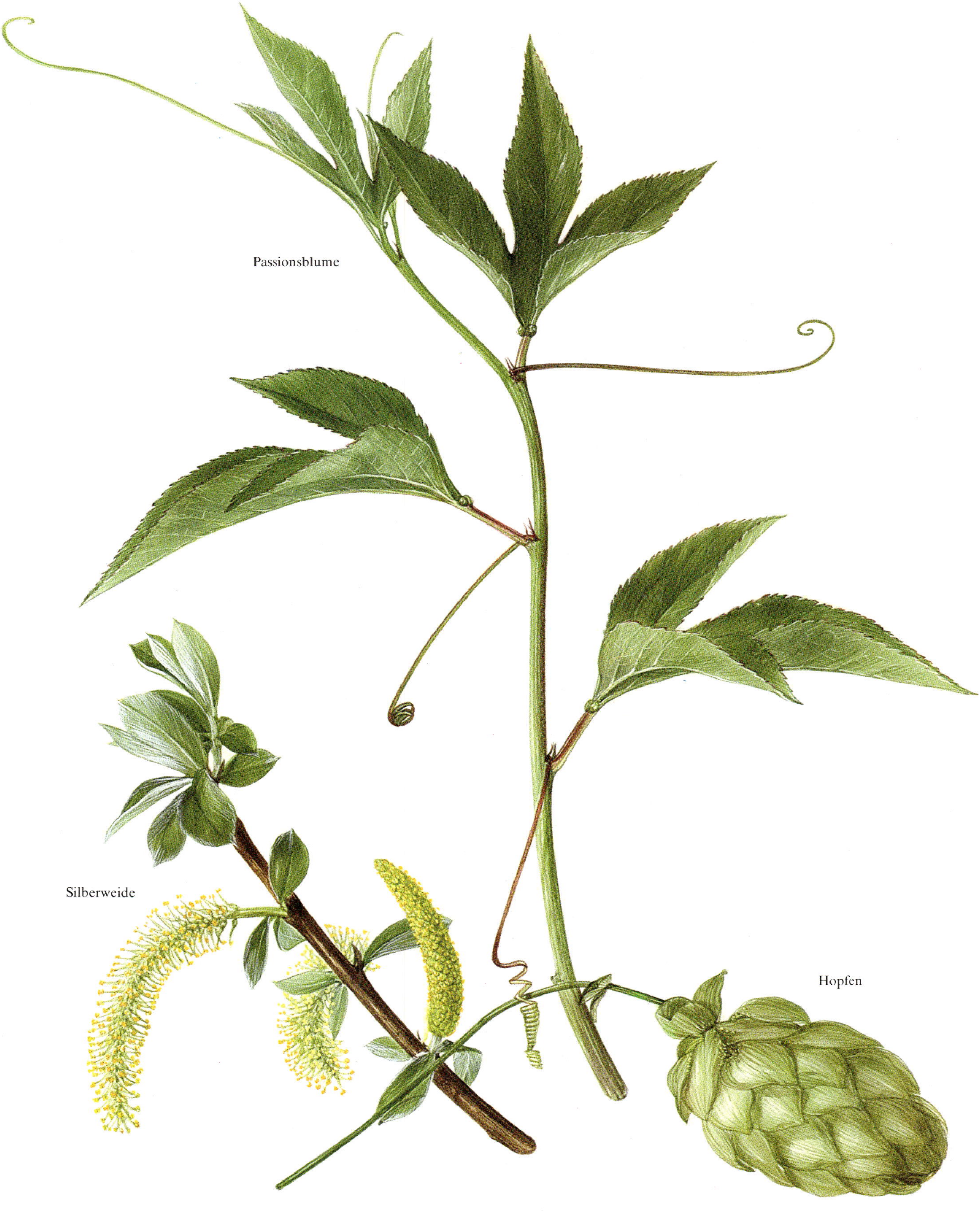
Passionsblume
Silberweide
Hopfen

# Gemeine Pestwurz
# Echter Lavendel
# Echter Baldrian

---

Die **Gemeine Pestwurz** *(Petasites hybridus)* aus der Familie der Compositae heißt im Englischen »butterbur«, weil man ihre großen Blätter zum Einwickeln von Butter gebrauchte. Kräuterkundige haben die Pestwurz schon immer wegen ihrer positiven Wirkung auf die Brust geschätzt, die sie in engen Zusammenhang zum Huflattich bringt. Aber auch wegen ihrer Eigenschaft als Herzstärker, denn nach Paracelsus' Signaturenlehre steht die Pestwurz unter dem Einfluß der Sonne. Culpeper nannte sie einen »Anreger der Lebensgeister« und brauchte ihre Wurzeln gegen Pest und Pocken wegen ihrer schweißtreibenden Wirkung. Er mischte die Droge mit Wein in einem Dekokt, um Keuchhusten und pfeifendes Atmen zu mildern. Die Pestwurz wurde auch für ein Schönheitswasser von adstringierender Qualität für hochstehende Damen verwendet. Dioskurides und Galen verschrieben die Blätter und Rhizome in einer Creme für Geschwüre und Hautrisse, aber erst in der Mitte des 20. Jahrhunderts wurden ihre blutdruckregulierenden Eigenschaften erkannt und gewürdigt.
Sie wurde in der Vergangenheit auch als harntreibendes, anti-arthritisches, adstringierendes und magenstärkendes Mittel genutzt. Aufgrund neuer Forschungsergebnisse an Patienten mit Nervosität, Angstzuständen und motorischer Übererregtheit bei Kleinkindern wendet man Arzneien, die aus Pestwurz entwickelt wurden, jetzt auch als Beruhigungsmittel und krampflösendes Mittel an.

Der **Echte Lavendel** *(Lavandula angustifolia)* aus der Familie der Labiatae erweckt mehr als jedes andere Kraut die Erinnerung an warme Sommertage und sonnenheiße, duftende Bauerngärten. Es erinnert an alte Zeiten, als kleine Lavendelkissen zwischen das frische Leinen in die Schränke gelegt wurden und zarten Duft verbreiteten.
Besonders die Provence ist berühmt für ihren Lavendel, der überall wild wächst. Die Römer parfümierten ihr Bad damit, und man nimmt an, daß ihr botanischer Name vom lateinischen »lavere« herkommt, was »waschen« bedeutet. Virgil erwähnt den Lavendel in seinen Hirtengedichten (Bucolica) und seiner «Georgica«. Seit alten Zeiten wurde er geschätzt als Nervenmedizin und Verdauungshilfe. Gerard verschrieb ihn als hilfreich bei »leichter Migräne« und um »dem Pumpen und Anstrengungen des Herzens zu helfen.« Jedoch warnte er vor zu häufigem Trinken des destillierten Lavendelwassers, da »durch den Gebrauch von solch heißen Getränken, die den Kopf füllen und stopfen, sowohl die Krankheit schwerer gemacht, als der Kranke in Gefahr gebracht wird.« Manchmal könne dies sogar zum Tode führen.
Die frischen blühenden Spitzen der Pflanzen ergeben ein ätherisches Öl, das in erheblichen Mengen in Medizin und der Parfümherstellung verwendet wird. Die Droge enthält Wirkstoffe, die u. a. nervenberuhigende und antiseptische Wirkungen zeigen, weshalb sie nützlich zum Heilen von Wunden und Lindern von Husten ist, ebenso magenstärkend, den Gallefluß anregend und schweißtreibend.

Wegen seiner ungewöhnlich ausgeprägten therapeutischen Kräfte wurde dem **Echten Baldrian** *(Valeriana officinalis)* aus der Familie der Valerianaceae im Englischen der Name »All-heal« (Allesheiler) gegeben. Er wurde auch »Drunken Sailor« (besoffener Seemann) in einigen Häfen genannt, weil man sagt, daß Hexen ihn als Aphrodisiakum anwenden. Bei Dioskurides und Plinius kann man Hinweise auf *V. phu* finden, der im Elsaß und der Dauphiné heimisch ist; aber das ist ein Gartenbaldrian und nicht die wildwachsende Art, die in der Pharmazie so hoch geschätzt wird. *Valeriana officinalis* ist heimisch in Europa und Sibirien. Er wurde in den Klöstern als Medizin angepflanzt. Der Name kommt vom lateinischen »valere« – sich wohl befinden.
Der Baldrian ist auch in die mythologischen Vorstellungen der nordischen Völker verwoben und besaß viele heidnische Namen, die später durch christliche abgelöst wurden. Es wurde auch als Abwehrkraut gegen Geister verwendet. Sein guter Ruf breitete sich besonders im Mittelalter aus, als man ihn gegen die unterschiedlichsten Krankheiten anwendete, wie Tuberkulose, Gicht und Bisse von Giftschlangen. Erst mit Beginn des 17. Jahrhunderts wurde seine Bedeutung als nervenberuhigendes Mittel bekannt, als der Italiener Fabio Colonna behauptete, durch Baldrian von Epilepsie geheilt geworden zu sein. Andere Epileptiker folgten seinem Beispiel mit gutem Erfolg.
Die Wurzeln sind reich an ätherischem Öl, das beruhigend auf das gesamte Nervensystem wirkt. Seine Wirkung ist weder besonders stark noch von allzu langer Dauer, da die Wirkstoffe schnell wieder durch die Nieren abgegeben werden. Arzneien aus der Baldrianwurzel zubereitet, wirken entkrampfend auf die glatte Muskulatur, beruhigend und mild dämpfend.

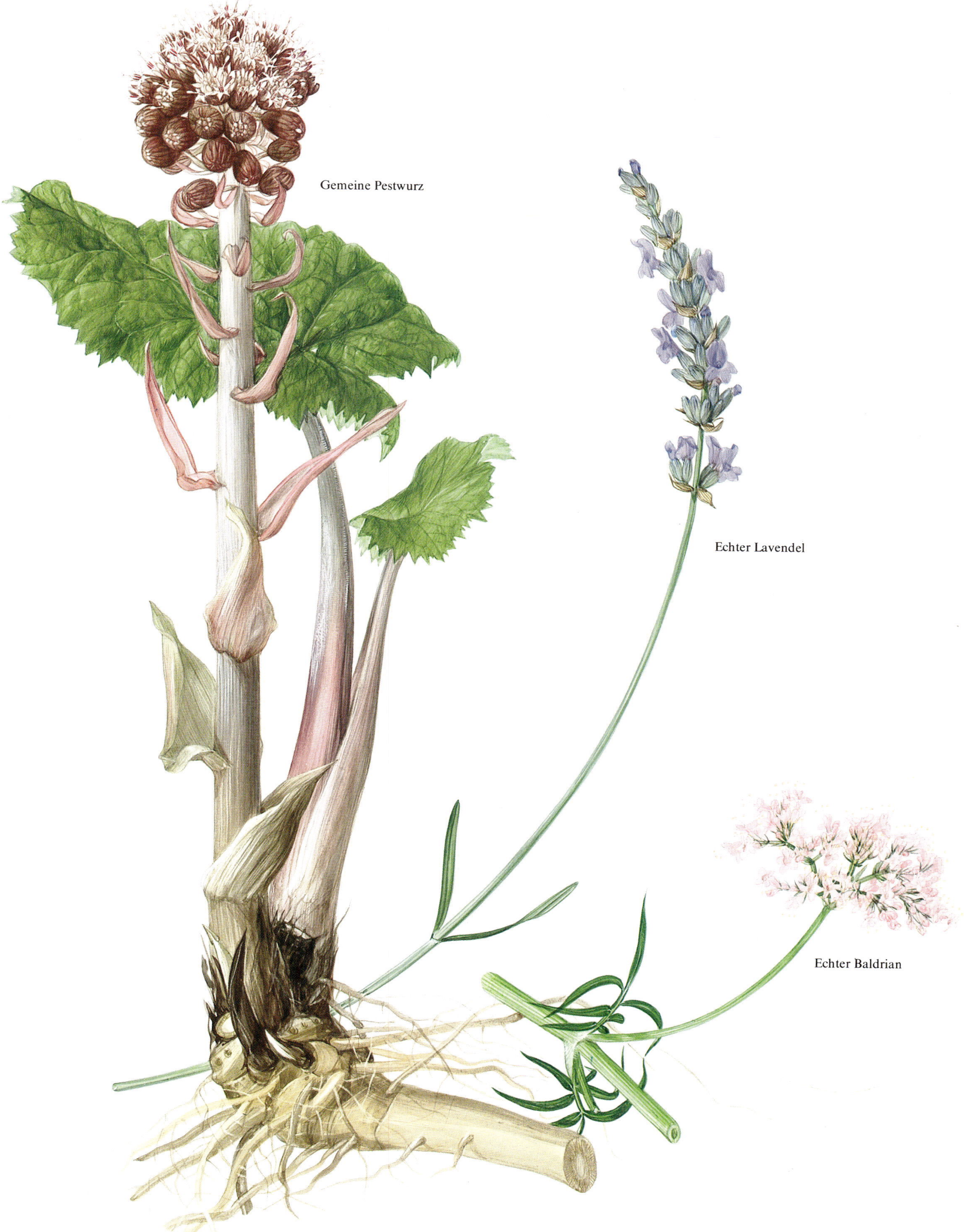
Gemeine Pestwurz
Echter Lavendel
Echter Baldrian

# Spornblume
# Immenblatt
# Zitronenstrauch

Der botanische Name der **Spornblume** *(Kentranthus ruber)* kommt vom griechischen »kentron« = Sporen und »anthos« = Blume und bezieht sich auf die gespornten Blüten. Die Spornblume ist eine Pflanze des Mittelmeerraumes, wächst aber in England und Irland als Kulturflüchter verwildert an Flußufern, alten zerfallenen Wällen und auf felsigem Boden. Das Rhizom ähnelt einem riesigen Rettich und hat einen charakteristischen Geruch. Die Droge hat die gleichen Eigenschaften wie die des Baldrians. Im Altertum benötigte man die Samen der Spornblume beim Einbalsamieren.

Das **Immenblatt** *(Melittis melissophyllum)* aus der Familie der Labiatae wächst nur wild und wurde bisher nicht kultiviert. Es hat wunderhübsche weiße Blüten mit rosa Flecken. Der lateinische Name kommt von »melissa«, der Honigbiene. Das Infus kann unbedenklich Babys, älteren und geschwächten Personen gegeben werden, die an nervösen Störungen leiden. Es zeigt spasmolytische, beruhigende und auch harntreibende Eigenschaften.

Der **Zitronenstrauch** *(Aloysia triphylla)* aus der Familie der Verbenaceae wird seit uralten Zeiten wegen seines zarten erfrischenden Duftes sehr geschätzt. Der frühere bekannte Name *Lippia* geht zurück auf den italienischen Botaniker Lippi (1687–1701), der eines gewaltsamen Todes in Abessinien starb. Die getrockneten Blätter des Zitronenstrauches werden wie die des Lavendels zwischen die Wäsche gelegt, um ihr den angenehm frischen Duft zu geben.
Die Blätter, die vor der Blütezeit gepflückt werden müssen, werden medizinisch genutzt. Die aus ihnen gewonnene Droge hilft bei nervösen Störungen aufgrund ihrer krampflösenden Wirkung. Sie ist auch ein starkes Antiseptikum. Der Aufguß dieser Pflanze ist in Frankreich so populär, daß er dort als »Verveine odorante« in Cafés und Bars serviert wird.

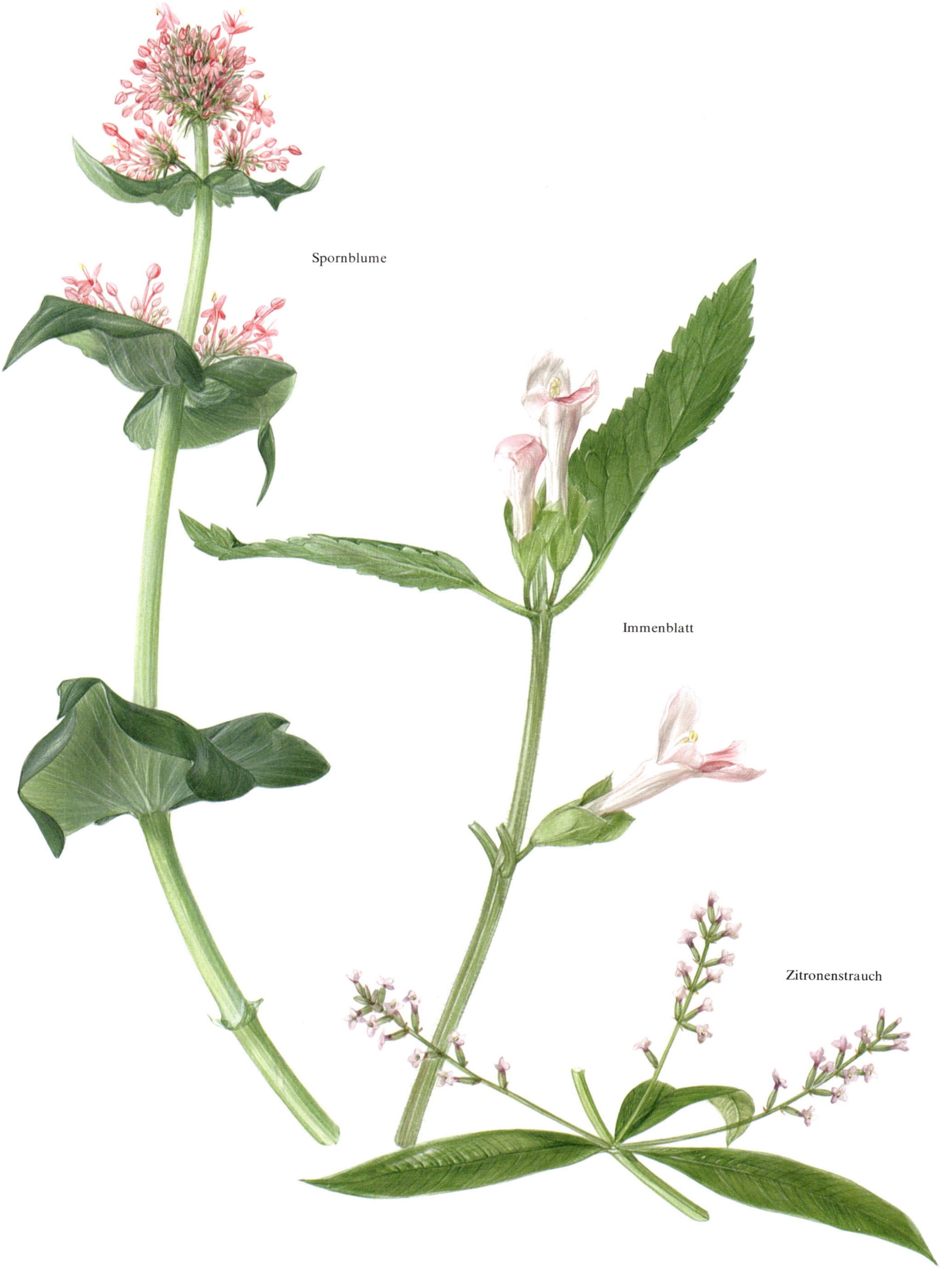
Spornblume
Immenblatt
Zitronenstrauch

# Kirschlorbeer
# Mandelbaum

Der **Kirschlorbeer** *(Prunus laurocerasus)* aus der Familie der Rosaceae ist ein kleiner Baum mit glänzenden, immergrünen Blättern. Ursprünglich aus Zentral- und Westasien stammend, wird dieser kleine Baum nun als Zierpflanze in Westeuropa und den Vereinigten Staaten angepflanzt. Leider wird er meistens zu sehr beschnitten und kommt daher nicht zur Blüte. Wenn er sich frei entfalten darf, blüht er überreich von April bis Juni und bringt große Mengen von schwarzen Steinfrüchten hervor, die Oliven etwas ähneln. Im Mittelalter wurde der Kirschlorbeer in den Arzneigärten der Kräuterkundler und Klöster gezogen.
Die Blätter müssen zwischen Juni und August gesammelt werden, wenn sie einen höheren Prozentsatz der Wirkstoffe enthalten. Wenn man die frischen Blätter reibt, geben sie einen charakteristischen Duft nach Bittermandeln ab, aber dieser Duft geht beim Trocknen verloren. Das wäßrige Destillat der Blätter wird in England »Cherry Laurel Water« genannt und als mild blähungstreibendes und beruhigendes Mittel gebraucht, besonders bei nervösem Husten und Verkrampfungen der Atmungsorgane, des Magens oder des Kreislaufsystems. Dieses Destillat – bei uns Kirschlorbeerwasser, Aqua Laurocerasi, genannt – wurde früher in Augenwässern verwendet. Da die Destillation der Kirschlorbeerblätter die tödliche Blausäure freigibt, sollte man das fertige Kirschlorbeerwasser von seinem Apotheker beziehen.
In der Küche werden in einigen Ländern Europas die Früchte gebraucht, um Eiscreme zu würzen. Da sie aber wegen ihres hohen Prozentsatzes an Blausäure gefährlich sind, sollte man damit sehr vorsichtig umgehen. In Italien wurden im 19. Jahrhundert einige Fälle von Vergiftungen nach dem Genuß allzu reichlich mit Kirschlorbeer gewürzter Süßspeisen bekannt. Die Pflanze wird jedoch auch kommerziell zur Herstellung eines köstlichen Likörs verwendet, der verdauungsfördernd und krampflösend wirkt.

Die **Mandel** *(Prunus dulcis)* wird immer wieder in der Bibel erwähnt und seit der Antike hochgeschätzt. Hippokrates und Theophrast kannten beide die »griechische Nuß«, wie sie von den Römern genannt wurde. Nach Athenaeus' Werk »Deipnosophistai« sollen die Mandeln von Naxos die besten gewesen sein. Die Griechen pflegten fünf oder sechs Bittermandeln *(Prunus dulcis* var. *amara)* zu essen, bevor sie sich zu Tisch setzten, da sie glaubten, daß Bittermandeln durch austrocknende Wirkung Durst erzeugten. Heutzutage werden die Mandelbäume hauptsächlich in Kalifornien, Nordafrika und um das Mittelmeer angebaut, insbesondere in Italien, der Provence und dem Languedoc. Sowohl die süße als auch die bittere Mandel erbringen ein delikates Öl zu mehr als der Hälfte ihres Gewichtes, das in Form lindernder Emulsionen als mildes Abführmittel und bei Verbrennungen der Haut eingesetzt als auch in der Parfüm- und Likörherstellung gebraucht wird. Die Bittermandel besitzt in der Medizin das höhere Ansehen. Mandelmilch senkt das Fieber, und das Mandelöl hat die geringste Säurereaktion aller pflanzlichen Öle.
Süßmandeln werden sehr viel in der Küche zum Würzen verwendet. Besonders häufig ist ihre Verwendung in arabischen Gerichten, aber auch in der spanischen, indischen, pakistanischen Küche ist sie häufig zu finden. Bittermandeln sind in Geschmack und Anwendungsweise völlig anders. Ihr hoher Blausäuregehalt verfliegt zwar beim Erhitzen, aber man sollte nie rohe Bittermandeln verzehren. In geringen Mengen geben sie Kuchen einen angenehm herzhaften Geschmack. Man verwendet sie auch zur Marzipan-Herstellung.

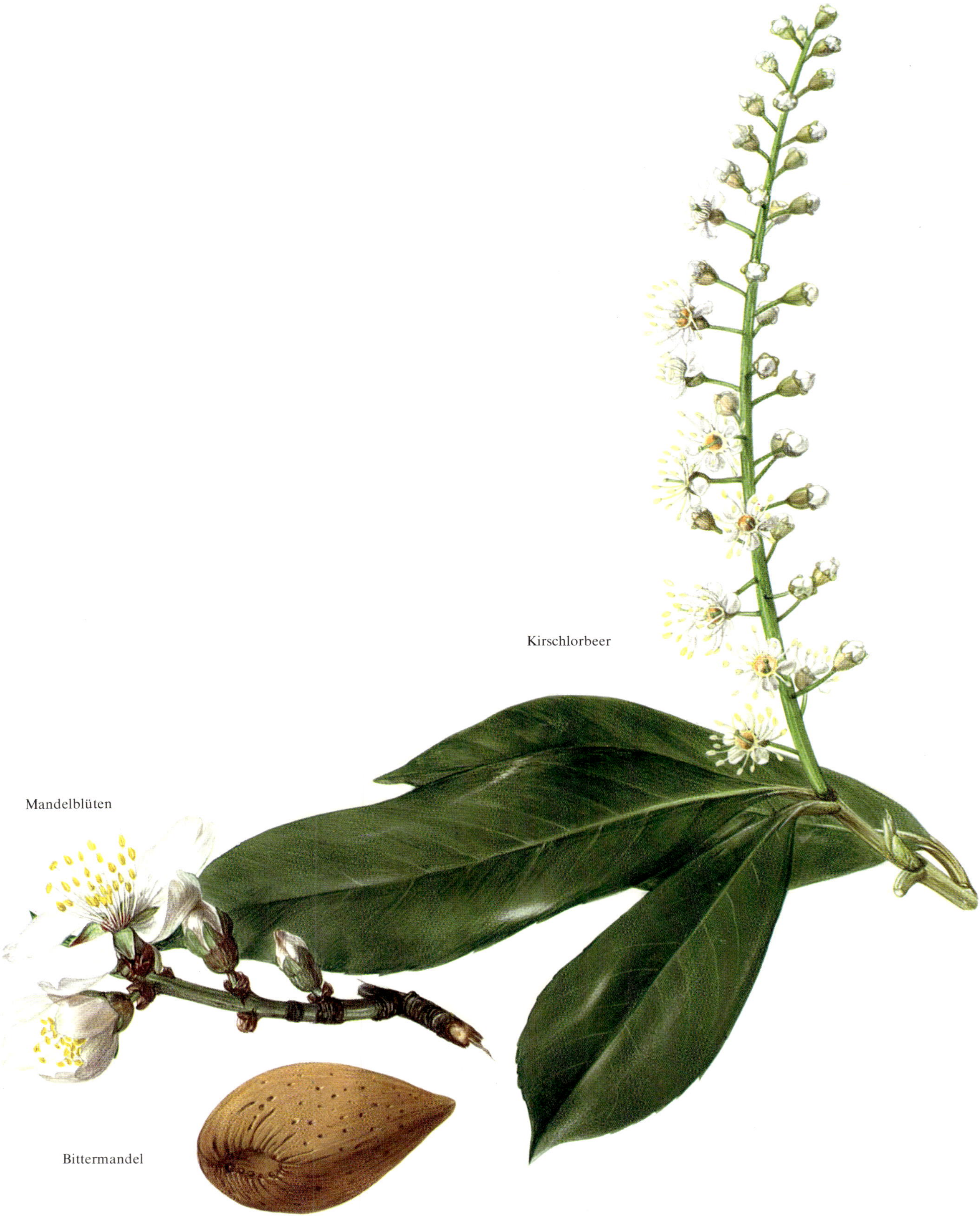
Kirschlorbeer
Mandelblüten
Bittermandel

# Busch-Windröschen
# Gelbes Windröschen
# Leberblümchen

Die zahlreichen Anemonen-Arten wachsen wild in den meisten gemäßigten Gebieten – sind aber auch leicht aus Samen zu ziehen. Seit dem Altertum wurden die Anemonen wegen ihrer therapeutischen Eigenschaften geschätzt. Der Name mag vom griechischen »anemos« stammen, was Wind bedeutet, aber über die Bedeutung und die Beziehung des Wortes zu diesen Pflanzen hat man sich über die Jahrhunderte hin Gedanken gemacht. John Gerard nahm im 16. Jahrhundert an, daß der Name von der Tatsache käme, daß die Blüte der Anemone sich nie von selbst öffne, sondern den Wind dazu brauche. Dioskurides nannte drei Arten: *A. nemorosa* – unser **Buschwindröschen** –, *A. stellata* und *A. coronaria.* Er verschrieb ihre äußerliche Anwendung gegen Geschwüre und Entzündungen des Auges. Plinius glaubte sie ebenso nützlich gegen Zahnschmerzen und bei geschwollenem Zahnfleisch. Man nimmt an, daß die schöne *A. coronaria* die im Neuen Testament erwähnte »Lilie auf dem Felde« ist. Die Gemeine Kuhschelle *(Pulsatilla vulgaris,* früher *Anemone pulsatilla)* war den chinesischen Ärzten über Jahrtausende bekannt, und ihre Wurzeln und Blüten werden auch jetzt noch geschätzt als Mittel gegen die unterschiedlichsten Krankheiten von blutigem Durchfall bis zur Verrücktheit.
In der homöopathischen Medizin werden *Anemone-* und *Pulsatilla*-Arten verwendet für die Behandlung sehr emotionell reagierender Leute, deren Stimmung plötzlich von »himmelhoch jauchzend – zu Tode betrübt« umschlägt und die Symptome einer echten psychosomatischen Erkrankung zeigen. Die Wurzeln hielt man früher für sehr einflußreich auf das Gehirn und das sympathische Nervensystem und hilfreich in Fällen nervöser Erschöpfung. Homöopathen halten diese Behandlung jetzt noch für sinnvoll, ebenso die chinesische Medizin. Man glaubt auch, daß die *Anemone-* und *Pulsatilla*-Arten Erleichterung bei rheumatischen Schmerzen der Gelenke bringen. Die Wurzel kann in Form einer Tinktur oder eines Extraktes gebraucht werden, und aus den Blättern macht man auch Salbe.

Auch das **Gelbe Windröschen** *(A. ranunculoides)* und das **Leberblümchen** *(Hepatica nobilis,* früher *Anemone hepatica)* werden medizinisch genutzt, wenn auch im geringeren Maße und hauptsächlich in den Vereinigten Staaten, wo die Volksmedizin noch Tradition hat. Das Leberblümchen soll – wie auch der Name sagt – gut für die Leber sein. Das beruht auf der mittelalterlichen Signaturenlehre, die dieses Pflänzchen wegen seiner leberartigen Farbe und Form der Blätter zu einem Leberheilmittel machte. Es hat lindernde und wundheilende Eigenschaften und wurde bis Ende des 19. Jahrhunderts zur Behandlung von Patienten im frühen Stadium von Tuberkulose verwendet. Viele Legenden sind mit dieser leuchtenden Blume verbunden, von der man sagt, daß sie aus dem Blute von Adonis herauswuchs, nachdem er von einem wilden Eber getötet worden war (Ovid: Metamorphosen).

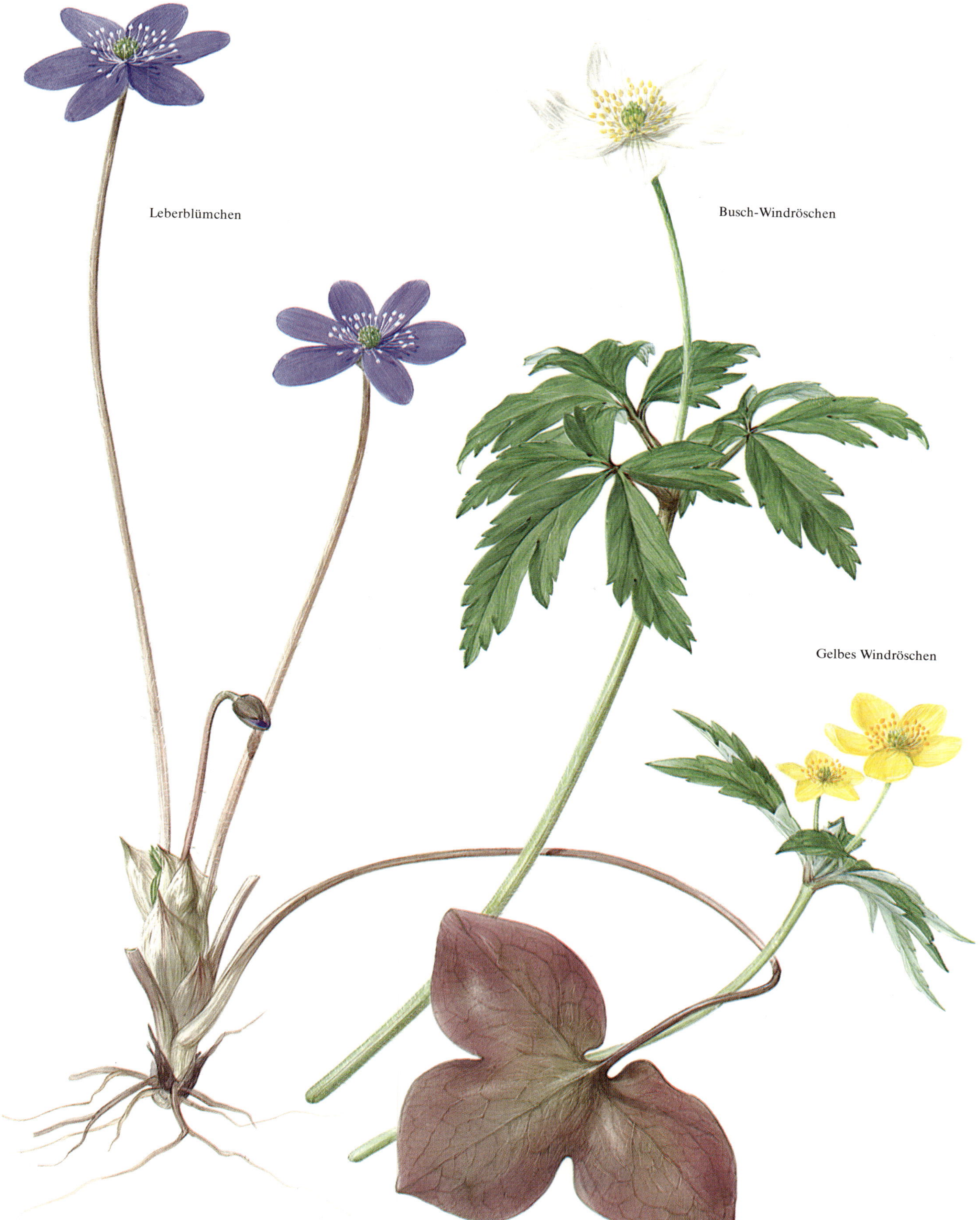
Leberblümchen
Busch-Windröschen
Gelbes Windröschen

# Bärenklau
# Kokastrauch
# Gewürznelken

Der **Bärenklau** *(Heracleum sphondylium)* aus der Familie der Umbelliferae wächst zahlreich an feuchten Stellen wie Wiesen und Gräben und wird vom Vieh sehr gern gefressen. Der botanische Name kommt von dem griechischen Helden Herakles, der zwölf Aufgaben erfüllen mußte, von denen eine die Entführung der Rinder des dreileibigen und dreiköpfigen Riesen Geryoneus war, die er dann durch Europa treiben mußte.
Der Bärenklau enthält ein ätherisches Öl sowie mehrere Furocumarine und wird gebraucht als nervenberuhigendes, anti-hysterisches und analgetisches Mittel. In manchen Gegenden Rußlands werden die jungen Schößlinge gekocht und wie Spargel gegessen, und in Polen macht man aus den Samen ein recht starkes Bier.

Die Inkas in Peru schätzten im 12. Jahrhundert den **Kokastrauch** *(Erythroxylum coca)* aus der Familie der Erythroxylaceae so sehr, daß sein Genuß exklusiv für die Führer und Priester reserviert wurde. Die Pflanze wurde als göttlich verehrt. Heutzutage kauen die Indianer in Peru die Blätter, um Hunger und Müdigkeit zu betäuben, und betrachten den Kokastrauch als ökonomische Nahrung. Im Naturzustand hat er eine anregende Wirkung ähnlich wie Kaffee und Tee, aber sein Alkaloid Cocain ist im isolierten Zustand ein suchterregendes und gefährliches Gift. Koka wird heute in Peru, Bolivien und Java kultiviert. In der Medizin war es eines der frühen Betäubungsmittel, aber jetzt wird es hauptsächlich in der Hals-Nasen-Ohrenpraxis verwendet.
Die Indios kauen die Kokablätter mit Kalk oder alkalischer Pflanzenasche. Die Sekretion der Mund-, Rachen- und Magenschleimhaut wird sehr stark vermindert, Hunger und Durst unterdrückt, Puls und Atmung beschleunigt, die Müdigkeit verscheucht, das Gehirn erregt und ein Wärmegefühl erzeugt. Durch das Kauen mit alkalischen Stoffen wird das Cocain schon im Mund in Ecgonin umgewandelt, dem die eben genannten Eigenschaften zugeschrieben werden.
Im 16. Jahrhundert gaben die spanischen Eroberer den Inka-Bergarbeitern Kokablätter, damit sie die endlosen Tagesschichten beim Goldschürfen durchhielten. Auch jetzt noch im 20. Jahrhundert kaut die indianische Landbevölkerung Boliviens ihre Kokablätter und ist so zu längerer Arbeit fähig. Früher waren die Kokablätter eine der Zutaten von Coca-Cola; das wurde aber 1904 verboten. In Südamerika braucht man Koka für Weine und Liköre und sogar zur Herstellung bestimmter Kekse. In Deutschland dürfen Kokablätter nicht gehandelt oder verschrieben werden.

Der **Gewürznelkenbaum** *(Syzygium aromaticum)* aus der Familie der Myrtaceae hat eine lange und interessante Vergangenheit. Schon 260 Jahre v. Chr. wurden Gewürznelken von den Chinesen medizinisch verwendet und kamen etwa im 4. Jahrhundert n. Chr. über die Karawanenstraße nach Europa. Sie waren eins der kostbaren Güter, die Marco Polo von seinen Reisen mit zurückbrachte und blieben noch für viele Jahrhunderte sehr selten und kostbar. Sie stammen von den Gewürzinseln (Molukken), und ihr Liefermonopol wurde von den Portugiesen und Holländern erbittert umkämpft. Die Holländer gingen sogar nach ihrer Eroberung der Gewürzinseln (1605) so weit, auf diesen Inseln alle Nelkenbäume zu zerstören und sie auf ihren eigenen Inseln Amboyna und einigen kleinen Nebeninseln wieder anzupflanzen. Jedoch gelang es Mitte des 18. Jahrhunderts den Franzosen, denen der von den Holländern geforderte Preis zu hoch war, das Monopol zu brechen und Nelkenbäume nach Mauritius einzuführen. Seit Beginn des 19. Jahrhunderts wurden sie dann auch auf Sumatra, Cayenne, Sansibar, Pemba und Madagaskar angepflanzt. Gewürznelken gedeihen nur in Seenähe. Ein zehnjähriger Nelkenbaum liefert 4–10 kg Nelken.
Die Droge bilden die noch ungeöffneten Blüten, also Knospen, die in der Sonne getrocknet werden. Sie ist sehr aromatisch und würzig und enthält ätherische Öle, Gerbstoffe und Caryophyllin. Nelkenöl wird gebraucht als stimulierendes, antiseptisches, aromatisches, krampflösendes, blähungstreibendes Mittel und als Gewürz verwendet. Zahnärzte benutzen es als örtliches Betäubungsmittel, und in der Volksmedizin empfiehlt man, gegen Zahnschmerzen Nelken zu kauen. Das Nelkenöl wird äußerlich zur Förderung der Hautdurchblutung angewendet und kann mit Olivenöl gemischt als leichtes Schmerzmittel eingenommen werden.
Im Haushalt und in der Küche hat die Gewürznelke viele Verwendungen: für viele Gerichte nimmt man zum Würzen eine mit Nelken gespickte Zwiebel, die Nelken gehören zu Lebkuchen, Apfeltorte und sind unentbehrlich beim Glühwein. In manchen indischen Currypulvern sind sie enthalten, oft zusammen mit Kardamom und Zimt. Auch Fleischgerichte erhalten durch Zugabe von nur einer oder zwei Nelken eine aromatische Abrundung des Geschmacks.

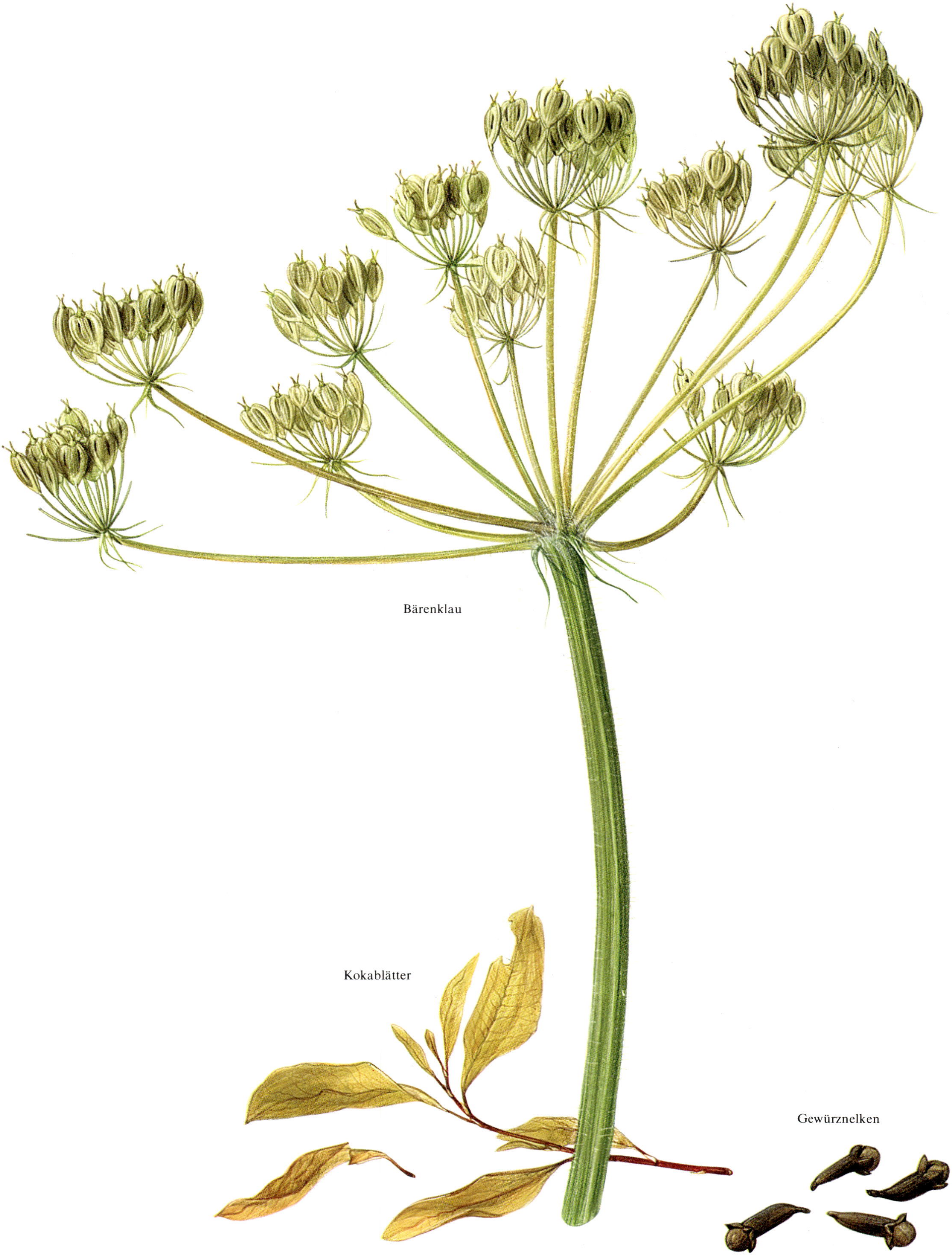
Bärenklau
Kokablätter
Gewürznelken

# Mönchspfeffer Weiße Seerose Raute

Plinius beschreibt, wie jedes Jahr am Festtag der Thesmophoria die verheirateten Frauen der guten Familien in Griechenland ihr Bett mit den Zweigen des **Mönchspfeffers** *(Vitex agnus-castus)* aus der Familie der Verbenaceae bedeckten, um die Begierde ihrer Männer zu zähmen und die Fruchtbarkeit zu fördern. Der botanische Name dieser Pflanze kommt vom griechischen »hagnos« und dem lateinischen »castus«, beides bedeutet »keusch, züchtig«. Die Pflanze war Juno und Aeskulap geweiht.
Die Droge bilden Blätter, Blütenstände und Früchte. Obwohl sie auch als Aphrodisiakum gebraucht wird, ist ihre hauptsächliche Verwendung bei bestimmten Augenkrankheiten und als Breiumschlag. Früher war der Mönchspfeffer auch als Mittel zur Dämpfung des Geschlechtstriebes bekannt, heute ist man sicher, daß er verdauungsfördernde, regelfördernde, abführende und schlafbringende Eigenschaften besitzt.

Die **Weiße Seerose** *(Nymphaea alba)* aus der Familie der Nymphaceae bekam ihren botanischen Namen nach den Wassernymphen. Sie wächst in sumpfig flachen Flüssen und Seen in fast ganz Europa und den Vereinigten Staaten und wird als Zierpflanze in Gartenteichen gezogen. Die Rhizome enthalten die Wirkstoffe. Die Droge wird verwendet als Mittel zur Dämpfung des Geschlechtstriebes, als adstringierendes, linderndes und schmerzstillendes Mittel.
Die Gelbe Teichrose *(Nuphar lutea)* nennt man in England auch »Brandy-Flasche«, weil sie nach Brandy duftet. Kräuterkundler wenden bei Hautentzündungen, Verbrennungen, Geschwüren und Tumoren die weiße und die gelbe Art an. Man kann die Droge sowohl äußerlich als auch innerlich anwenden. Linné glaubte, daß sich die Blüte der Seerose jeden Morgen aus dem Wasser erhebe und zur Sonne hin öffne. Um vier Uhr am Nachmittag schließe sie die Blütenblätter wieder und sinke zurück auf die Wasseroberfläche.

»Man sagt, die gestohlenen Samen wachsen am besten«, meinte ein Botaniker des frühen 15. Jahrhunderts über die **Raute** *(Ruta graveolens)*, von der man glaubte, daß sie weit besser gediehe, wenn sie aus einem anderen Garten gestohlen würde. Ihre Macht gegen böse Kräfte wurde für so stark gehalten, daß man sie auch »Gnadenkraut« nannte. Sie hielt nicht nur die Pest, sondern auch den Teufel fern, und seit urdenklichen Zeiten wurde sie als Mittel gegen jede Art von Gift verwendet, vom Giftpilz bis zum Schlangengift. Gerard sagte: »Wenn das Wiesel gegen die Schlange kämpft, schützt es sich gegen die Macht der Schlange durch das Verspeisen der Raute.«
Im Mittelalter war sie eines der Kräuter in dem Sträußchen, das die Reichen immer bei sich trugen, wenn sie auf die Straße gingen, als Schutz gegen üble Gerüche und gegen Läuse und Flöhe, die sie eventuell von lästigen Bettlern bekommen könnten.
Die Raute wurde von den Römern mitgebracht. Sie war berühmt für die Erhaltung der Sehkraft, und man sagte, sie ermögliche das »Zweite Gesicht«, vielleicht indem sie auf das »Dritte Auge« wirke. Kräuterkundler verwenden sie um Müdigkeit und Erkrankungen des Auges zu bessern. Ihre weitere Fähigkeit war, die Tugend zu bewahren. Im mittelalterlichen Schola Salernitana steht: »Die Raute bringt Tugend – bewahrt die Sicht – erweckt Schlagfertigkeit – und läßt die Fliegen fliehen.« Die Raute hat einen sehr bitteren Geschmack und wird daher niemals beim Kochen verwendet. Aber Plinius bemerkte, daß die Bitterkeit gemildert werden könnte durch die große Freundschaft zwischen Raute und dem Feigenbaum. Die beste Raute für medizinische Zwecke war die unter einem Feigenbaum gewachsene, besonders natürlich, wenn man sie dazu gestohlen hatte. Die Feige teilte ihre Süße auch der Raute mit, die »nirgends so gedeiht wie unter dem Feigenbaum.«
Dioskurides empfahl die Raute gegen Nasenbluten, und Gerard schrieb in sein Herbal: »Der Saft der Raute, erhitzt in einer Schale des Granatapfels, nimmt – in die Ohren geträufelt – alle Schmerzen.« Die Raute soll Linderung bei Schmerzen aller möglichen Körperteile bringen: der Nerven, des Kopfes, der Eingeweide und des Magens. Der wichtigste Wirkstoff der Droge ist das kristallisierbare Rutin. In den Vereinigten Staaten fand man heraus, daß das Rutin blutdrucksenkend wirkt und auch hilft, Knochen und Zähne zu härten. Es beruhigt auch das Herz, wie der Gärtner in Shakespeares »König Richard II.« zeigte, als er in Mitleid mit der Königin sagte: »Hier ließ sie eine Träne fallen, hier, an diesem Ort will ich Raute pflanzen, das Gnadenkraut.«

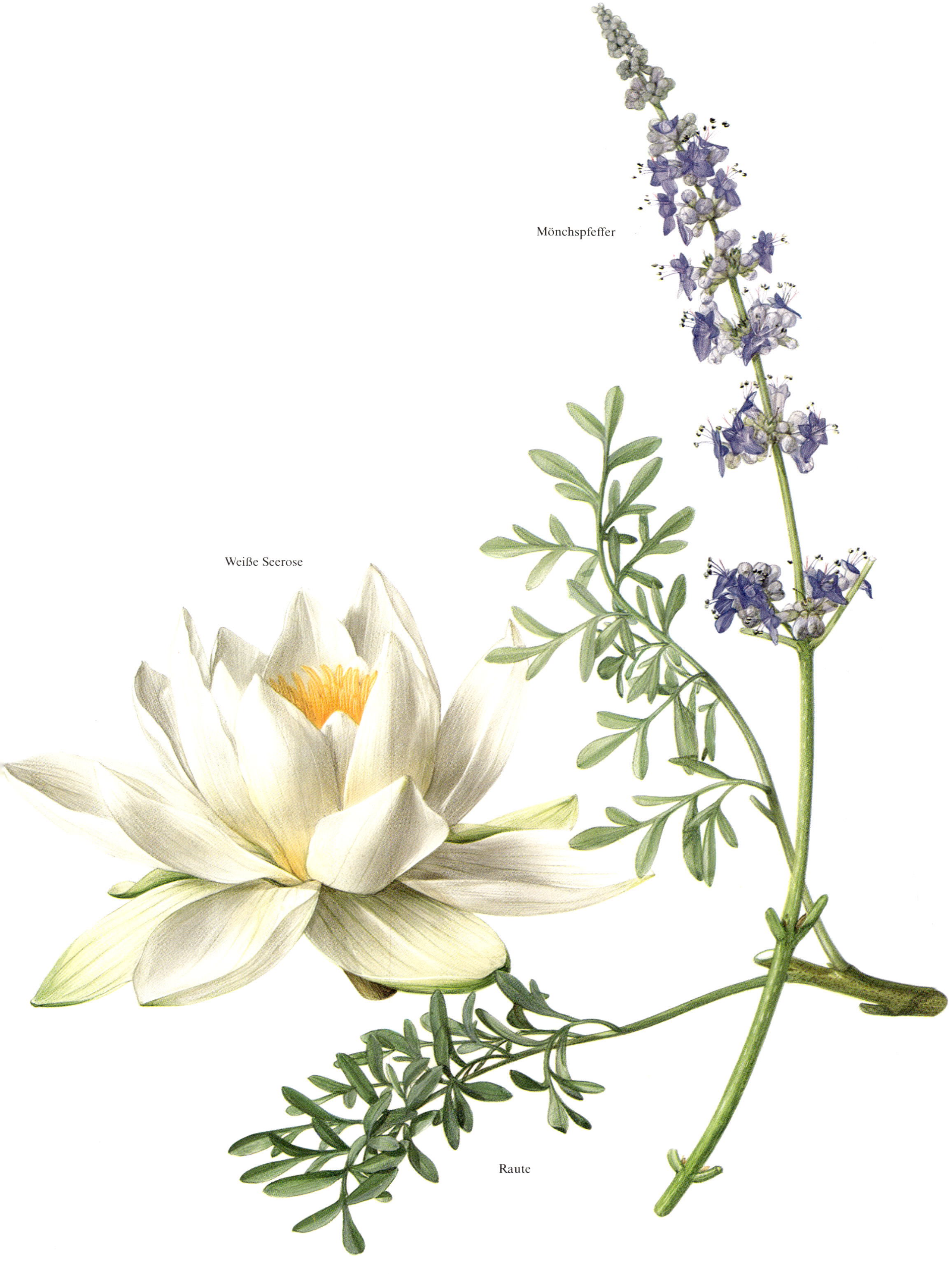
Mönchspfeffer
Weiße Seerose
Raute

# Stechapfel
# Bilsenkraut
# Tollkirsche

Der **Stechapfel** *(Datura stramonium)* aus der Familie der Solanaceae steht nach der Signaturenlehre von Paracelsus unter dem Einfluß von Jupiter und wurde daher gegen Epilepsie, Anfälle und Wahnsinn angewendet. Bei Theophrast lesen wir: »Nach Einnahme von 3/20 einer Unze wird der Patient fröhlich und glaubt, er sei der Held des Tages; zweimal die Dosis und er wird bösartig mit Wahnvorstellungen; dreimal dieselbe, und er bleibt dauernd irr; viermal die Dosis und er ist tot.« Alle Teile der Pflanze wirken narkotisch, und der bösartig vorsätzliche Gebrauch des Stechapfels in der Vergangenheit hat zu seinem Namen »Teufelsapfel« geführt. In Rußland präparierten Diebe und Mörder ihre anvisierten Opfer durch einen Trank aus den gemahlenen Samen, und junge Mädchen wurden dadurch zur Prostitution gefügig gemacht.
Die therapeutischen Eigenschaften des Stechapfels wurden jedoch von Ärzten der Alten und Neuen Welt geschätzt. Der große arabische Arzt des 11. Jahrhunderts Avicenna schrieb über seine medizinischen Tugenden, und der Spanier Nicholas Monardes erwähnt in seinem Herbal (1564) die Samen, die ihm aus Peru geschickt worden waren, zusammen mit Empfehlungen von Spaniern und Indianern für deren Anwendung. Andere Namen sind auch Peruanischer Apfel oder Stechapfel von Peru. (Hier handelt es sich natürlich um die verwandten mittel- und südamerikanischen Arten *D. candida, D. meteloides, D. ceratocaula,* letztere das Narkotikum der Azteken, und *D. sanguinea*). Heutzutage gedeiht der Stechapfel praktisch überall außer in der Arktis und ist in vielen Gegenden ein häufiges Unkraut.
Die Droge bilden die Blätter. Obwohl die getrockneten Blätter und Stiele in einer Mischung für Asthmazigaretten verwendet werden, ist es äußerst leichtsinnig, diese Pflanze auf eigene Faust, ohne ärztliche Anweisung zu verwenden, denn sie ist hochgiftig. Wenn sie nach Vorschrift angewandt wird, ist sie nützlich gegen Hautunreinheiten, Hämorrhoiden, Hysterie und Nervenentzündungen.

Das **Bilsenkraut** *(Hyoscyamus niger)* aus der Familie der Solanaceae ist eines der ältesten Narkotika der Welt. Es war weit verbreitet als Beruhigungsmittel bei den alten Ägyptern, den Babyloniern, Griechen und Römern und im Mittelalter eines der Bestandteile des gefürchteten und doch segensreichen »Betäubungsschwammes«. Noch im 20. Jahrhundert wurde eine Arznei, die Bilsenkraut enthielt und die als »Dämmerungsschlaf« bekannt war, Frauen in den Wehen und Patienten mit nervösen Zusammenbrüchen gegeben. In antiker Zeit wurde die Pflanze bei Verrückten angewandt, besonders wenn man glaubte, daß der Kranke von Dämonen besessen war. Alle Teile der Pflanze sind giftig, und zu hohe Dosen führen zu Aggressivität, Verfolgungswahn und anderen manischen Symptomen.
Nach ärztlicher Anweisung genommen, hilft das Bilsenkraut beim Überwinden nervöser Schockzustände. Es hat entkrampfende, schmerzlindernde und hypnotische Wirkung. Pilger pflegten vor Beginn ihrer langen Wanderung Bilsenkraut in ihre Schuhe zu legen, um Müdigkeit abzuwehren, und ein Aufguß der Blätter in ein Fußbad gegeben, lindert Fußschmerzen.

Nach der Alraune ist wohl die **Tollkirsche** *(Atropa belladonna)* diejenige Pflanze, die für den Laien die engste Verbindung zu Zauberkraft und Gift hat. Nach dem Volksglauben wendet der Teufel selbst diese Pflanze an. Der botanische Name kommt vom griechischen Atropos, die den Lebensfaden abschneidende große Parse. Die Urbedeutung ist das »Unabwendbare«, d. h. der Tod.
Die Blätter und Wurzeln der Tollkirsche sind eine wichtige Quelle von Atropin und Scopolamin. Man glaubt, daß der Scopolamingehalt vor einigen Jahrhunderten bei den »Hexen« zu der Selbsttäuschung führte, daß sie flögen, nachdem sie sich mit einer Creme, die Belladonna enthielt (»Hexenpomade«) eingerieben hatten. Während der Renaissancezeit tropften sich die italienischen Damen Belladonnasaft in die Augen, um durch die Vergrößerung der Pupillen schöner und begehrenswerter auszusehen. Von dieser Sitte kommt der Name »Belladonna« (= schöne Frau). Heute wird die Droge in der Augenheilkunde wegen ihrer pupillenerweiternden Wirkung verwendet. Sie hat schmerzlindernde, entkrampfende, harntreibende, beruhigende und Milchsekretion vermindernde Eigenschaften und wirkt speziell auf Herz, Nervensystem und Muskeln. Hahnemann (1755–1843), der Begründer der Homöopathie, verwendete Belladonna gegen Scharlach und Wundrose. Die Tollkirsche ist jedoch die weitaus gefährlichste wildwachsende Pflanze und sollte nie selbständig im Hause verwendet werden. Ihr Gebrauch kann zu Sprachverlust, Krämpfen und Halluzinationen führen. Schon wenige Beeren (man spricht von 3–4) bzw. 0,06–0,1 g Atropin stellen die tödliche Dosis für den Menschen dar.

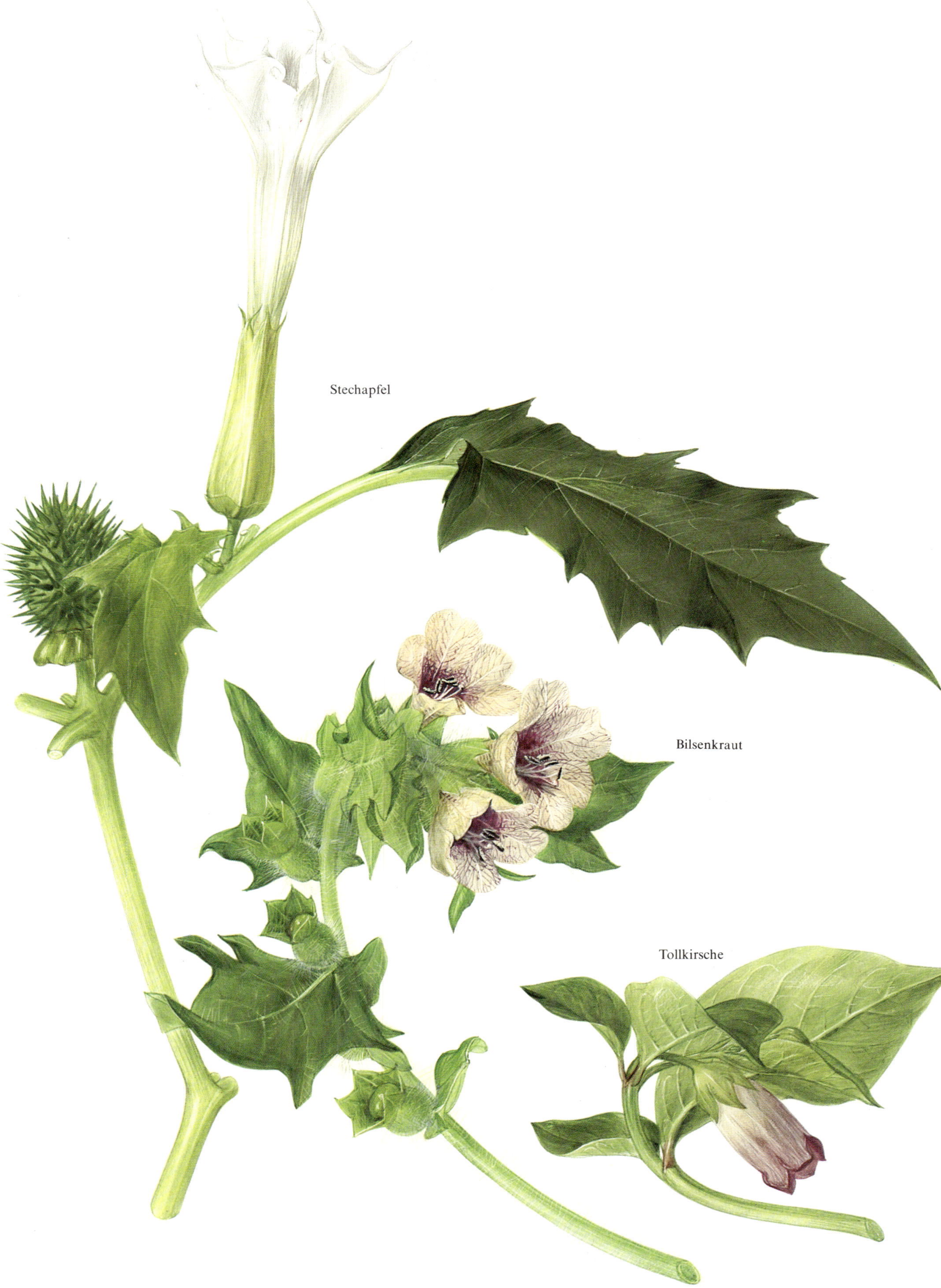
Stechapfel
Bilsenkraut
Tollkirsche

# Edelkastanie
# Indischer Hanf
# Schwarzer Nachtschatten

»Es wäre ebenso sinnlos, einen so bekannten Baum zu beschreiben wie einem Mann zu erzählen, daß er einen Mund hat!«, und so machte sich Nicholas Culpeper im 17. Jahrhundert in seinem Herbal nicht die Mühe, die **Edelkastanie** *(Castanea sativa)* aus der Familie der Fagaceae zu beschreiben. Schon im Altertum aß man die Früchte: der griechische Dichter Alkaios (ca. 600 v. Chr.) berichtete von den Arkadiern, daß sie »Kastanienesser« seien (Fragmente, no. 86). Dioskurides wie Plinius erwähnen die Edelkastanie. Es wurden sowohl die Früchte als die Schalen medizinisch genutzt. Auch später wurde sie als Nahrung für Mensch und Tier verwendet, wie auch in der Medizin. Culpeper pries die nährenden Früchte, warnte aber, daß sie bei zu großer Menge »das Blut dick machen, Kopfschmerzen verursachen und den Körper unbeweglich machen.«
Die Droge bilden die Blätter, die tonische und adstringierende Eigenschaften haben. Sie werden im Juni gesammelt. Die Droge hilft Atmungsbeschwerden und Dauerhusten zu erleichtern und ist – mit anderen Drogen kombiniert – besonders wirksam gegen Keuchhusten.
In vielen südeuropäischen Ländern werden getrocknete Kastanien zu Mehl vermahlen, aus dem dann – anstatt aus Getreidemehlen – Brot gebacken und Suppe und andere Gerichte bereitet werden. Kastanien sind besonders beliebt auf Korsika, wo in Fett ausgebackene Kastanienpfannkuchen, die »Castagnacci«, ein Grundnahrungsmittel darstellen. Man würzt diese auch mit Pinienkernen und Anissamen. Kommerziell werden die Edelkastanien zu einer süßen Creme verarbeitet, die in Süßspeisen verwendet werden oder zu einem salzigen Püree, das man als Gemüsebeilage anstatt gekochter Kastanien ißt.

Der **Indische Hanf** *(Cannabis indica)* gehört zur Familie der Cannabinaceae. Er ist bekannt unter vielen Namen, wie Marihuana (der aus Maria und Johanna zusammengesetzte mexikanisch-indianische Name, im modernen Jargon auch »Mary Jane«), Grass, Pot, Haschisch, Heu, Bhang, Shit und vielen anderen. Seine Anpflanzung wegen der die Halluzinationen erzeugenden Harze reicht Tausende von Jahren zurück. Bereits 2737 v. Chr. war Hanf in der Pharmakopöe des chinesischen Kaisers Sheng Nung verzeichnet. Er wurde in den antiken skythischen Beerdigungsriten verwendet, und seine Samen wurden in Urnen von 500 Jahren v. Chr. gefunden. Der Name Haschisch wurde wohl 1271 von Marco Polo überliefert, der ihn von einer wilden Räuberbande am Kaspischen Meer hatte, die »ashishins« genannt wurden und große Mengen von Haschisch konsumierten, um ihren Wagemut zu stärken. Der Genuß von Haschisch ist in Afrika weitverbreitet, und in Nordafrika bietet man sich bei Besuchen – wie bei uns Getränke – Haschisch an. Im Gegensatz zum Alkohol zeitigt Haschisch bei den an ihn gewöhnten Völkern keine asozialen oder aggressiven Folgen. Die Erlebnisse und die Folgen des Haschischrausches sind sehr abhängig von Charakter, Rasse und kultureller Tradition des Haschischverbrauchers. Europäer und Nordamerikaner sind in jeder Hinsicht schlecht geeignete Haschischkonsumenten. Da es bei ihnen zu Euphorie und gesellschaftszerstörender Enthemmung führt, ist es in Nordamerika und Europa verboten. Im mohammedanischen Kulturkreis ersetzt Haschisch den dort verpönten und verbotenen Alkohol. Haschisch wird geraucht, aber auch gekaut, getrunken und geschnupft.

Der **Schwarze Nachtschatten** *(Solanum nigrum)* aus der Familie der Solanaceae wächst in ganz Europa und ist zum Teil ein häufiges Unkraut. Seine Stiele und Beeren werden schon seit der Zeit der alten Römer in der Medizin verwendet. Die Pflanze besitzt mild narkotische Wirkungen und wurde als Beruhigungs- und Schmerzmittel verwendet, um Hautkrankheiten und schmerzhafte Stiche zu behandeln und um Koliken und Asthma zu lindern. Im Mittelalter gab man es den Patienten vor Operationen, wie z. B. Theodorus, der Bischof von Cervia, berichtete.
Der botanische Name des Schwarzen Nachtschattens kommt vom lateinischen »solamen«, was »beruhigend« bedeutet. Sein deutscher Name bezieht sich auf die schwarze Farbe der Beeren, obwohl es auch Arten gibt mit gelblichen oder roten Beeren. Die grünen Teile der Pflanze enthalten das Alkaloid Solanin. Frühe Pflanzenkundler empfehlen das Gurgeln mit dem Dekokt der Beeren »gegen Schwellungen und Beschwerden der Kehle«.
Der Schwarze Nachtschatten ist giftig und wird heute nur in homöopathischen Dosen bei Krämpfen und Epilepsie angewendet. Trotz seiner beruhigenden Wirkung wäre es äußerst unklug, die Beeren des Schwarzen Nachtschattens zu verzehren.

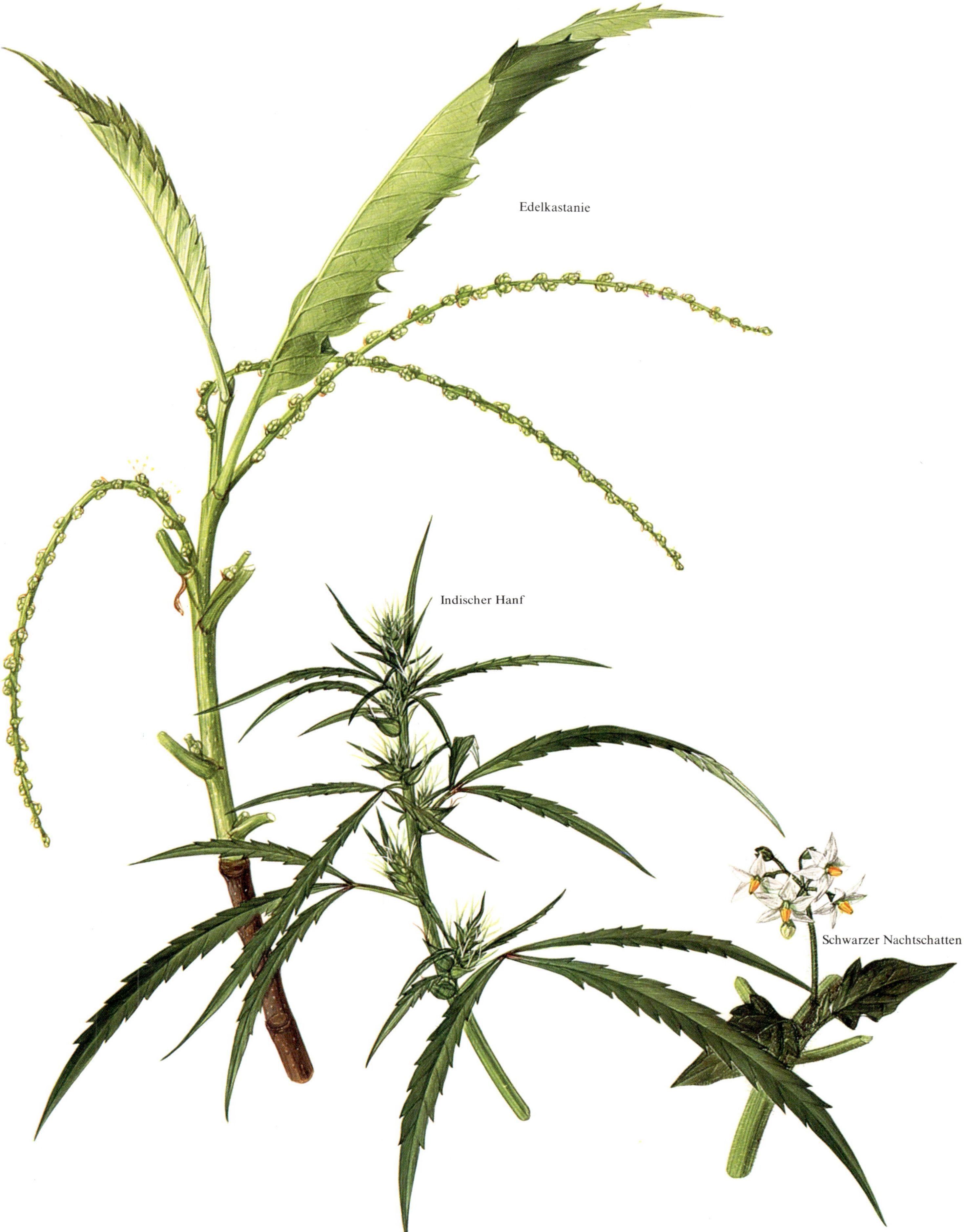
Edelkastanie
Indischer Hanf
Schwarzer Nachtschatten

# Hohler Lerchensporn Schlafmohn

Der botanische Name des **Hohlen Lerchensporns** *(Corydalis cava)* aus der Familie der Papaveraceae ist vom griechischen »korydallis« abgeleitet, was »Haubenlerche« bedeutet und sich auf die Blüten bezieht, die einen Schopf wie die Haubenlerche besitzen. Diese Pflanze wächst wild auf Feldern und Weiden und blüht im April und Mai.
Die Knolle bildet die Droge. Ihre Wirkstoffe haben eine unterschiedliche, aber sehr komplexe Einwirkung auf das Zentralnervensystem und den Kreislauf. Wegen dieser starken und oftmals auch paradoxen Wirkungen ist eine Verwendung in der Volksheilkunde nicht zu verantworten.

Der **Schlafmohn** *(Papaver somniferum)* steht nach Paracelsus' Signaturenlehre unter dem Einfluß des Mondes, was sehr gut paßt, denn er bewirkt Schlaf und lebhafte Träume. Die Geschichte des Schlafmohns ist fast so lang wie die des Menschen. Man fand geröstete Mohnfrüchte in einem 4000 Jahre alten Wohnplatz in der Schweiz, und er wurde als schlafördernd und als Opiat erwähnt auf Sumerischen Lehmtafeln von 3500 v. Chr. Die Griechen des Altertums, die den Schlaf als göttliches Geschenk ansahen, verwendeten Darstellungen der Mohnkapseln in ihrer Kunst, um Juwelen, Haushaltsgegenstände und Münzen damit zu dekorieren. Ihre Götterfiguren waren mit Mohn gekrönt. Der Schlafmohn war dem Gotte des Todes Thanatos, seinem Bruder Hypnos, dem Gott des Schlafes, und dessen Sohn Morpheus, dem Gott der Träume gewidmet. In einer alten Legende schnitt Buddha, der fürchtete, bei seinen Meditationen einzuschlafen, eines Tages seine Augenlider ab. Dort, wo sie auf die Erde fielen, sprang die Pflanze mit den in wunderschöne lilafarbene Blütenblätter umgewandelten Augenlidern hervor. So wurde der Schlafmohn geschaffen!
Der Schlafmohn ist in Europa und Westasien heimisch und breitet sich nach Indien und China aus. Es ist ein weitverbreiteter Irrtum, daß der Gebrauch von Opium als Rauschmittel in China begann, denn bis zum 19. Jahrhundert wurde der Schlafmohn in China als reine Zierpflanze gezogen, und der Import von Opium war von der chinesischen Regierung verboten. Die unreifen Fruchtkapseln enthalten einen weißen Milchsaft (Latex). Dieser wird beim Trocknen braun und wird in kleine Kuchen geformt. Sie enthalten 20–25% Alkaloide, von denen das Morphin und das Narcotin etwa 80% ausmachen. Die Droge wird hauptsächlich in sedierenden Präparaten gegen Husten und Erkältungskrankheiten angewendet und äußerlich bei Entzündungen. Die Samen, die keine Droge sind, werden in der Konfektherstellung verwendet als geschmacksgebende Zutaten bei Kuchen und Brot, eine Verwendungsweise, die bis ins alte Ägypten zurückreicht. Thomas de Quincey artikuliert die Ansicht eines Opiumsüchtigen in seinen »Confessions of an English Opium Eater«: »Du hast die Schlüssel zum Paradies, oh, reines, sanftes und mächtiges Opium!« Homer, Virgil, Aristoteles und Plinius schätzten alle den Schlafmohn als Medizin, während Hippokrates zwar Schlafmohnwein als Therapeutikum empfahl, jedoch vor Gebrauch der Milch warnte. Avicenna, der berühmte arabische Philosoph und Arzt, der recht gut um die Folgen einer Rauschgiftabhängigkeit wußte, starb 1037 an Opiumvergiftung.

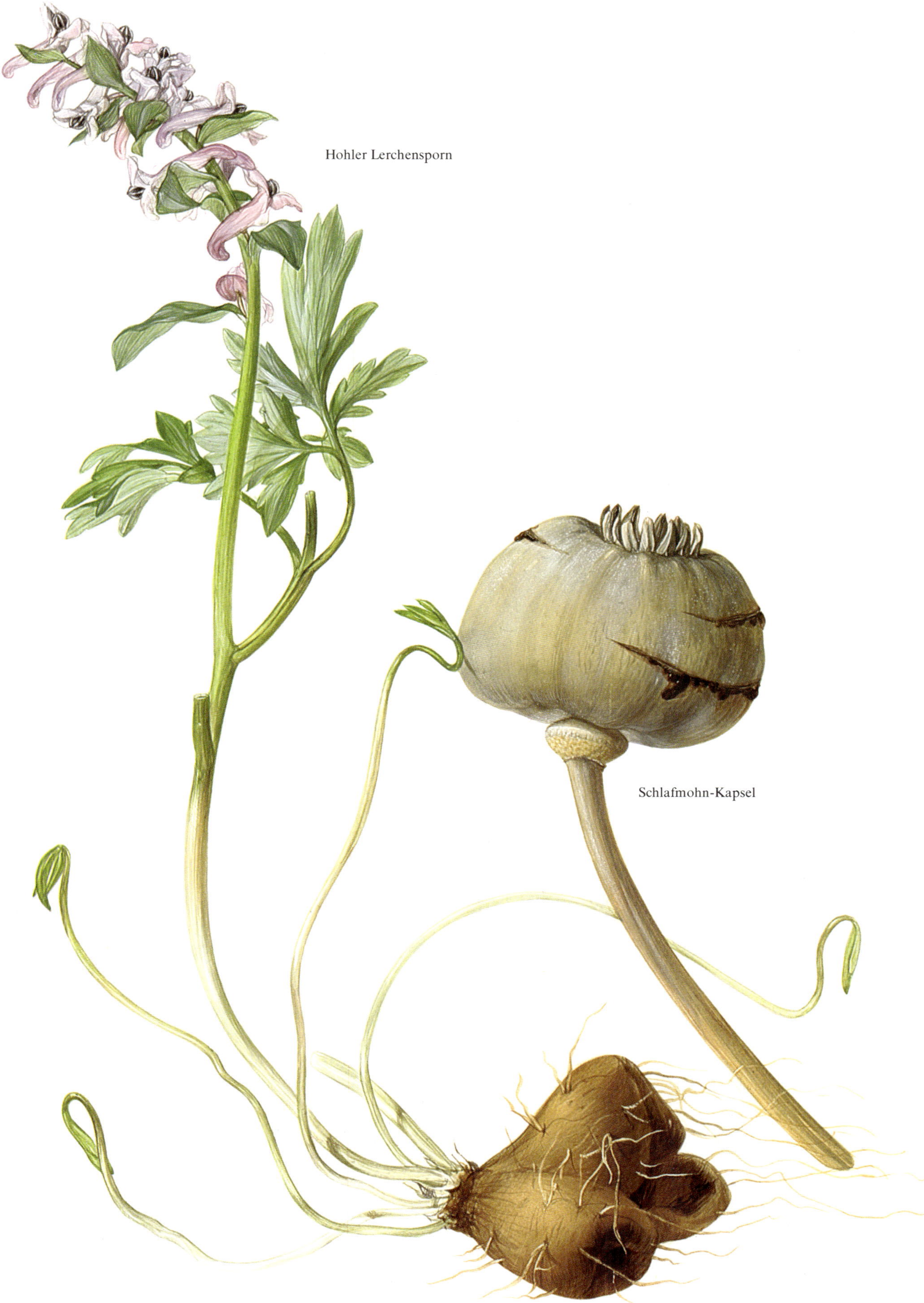
Hohler Lerchensporn
Schlafmohn-Kapsel

# Kaffeestrauch
# Teestrauch
# Colanuß

»Es gibt in der Türkei ein Getränk, das man Kaffee nennt, es wird aus Beeren mit dem gleichen Namen gemacht. Es ist schwarz wie Ruß und hat einen starken Geruch, aber nicht aromatisch. Man trinkt es so heiß wie möglich. Dieses Getränk beruhigt Hirn und Herz und hilft der Verdauung«, so schrieb Sir Francis Bacon (um 1600) in einer der ältesten Beschreibungen des Kaffees. Ein britischer Kaufmann im Türkeihandel, Daniel Edwards, brachte seinen griechischen Diener Pasqua mit zurück nach England, nur um sich von ihm seinen Kaffee bereiten zu lassen. Pasqua ließ sich 1652 in England nieder und eröffnete das erste Kaffeehaus in London, das sich sehr bald großer Beliebtheit erfreute.
Der **Kaffeestrauch** *(Coffea arabica)* aus der Familie der Rubiaceae ist heimisch in Abessinien und wurde nach dem abessinischen Vasallenstaat Caffa, seiner Urheimat, benannt. Er wurde zuerst in Arabien kultiviert. Er wurde so von den Moslems geschätzt, daß er während der Gebete in den Moscheen getrunken wurde, sogar im Heiligen Tempel von Mekka. Man sagt, daß der erste Mensch, der jemals Kaffee trank, der Mufti von Aden im 9. Jahrhundert war, und von Avicenna ist aus jener Zeit eine Beschreibung des Kaffeestrauches überliefert. Jedoch war der Kaffeestrauch in Europa kaum vor dem frühen 17. Jahrhundert bekannt. Pietro della Valle führte ihn 1615 in Italien ein und Thévenot 1647 in Paris, aber er wurde in Frankreich nicht populär, bevor nicht 20 Jahre später Suleiman Aga, der Botschafter der Türkei am Hofe Ludwig XIV., nach türkischer Sitte seinen Besuchern Kaffee anbot. Das erste deutsche Kaffeehaus wurde 1670 in Hamburg, das erste Wiener Kaffeehaus 1684 eröffnet. Die Holländer begannen auf Java Kaffee anzubauen, nachdem sie 1690 den Ostindischen Kaffeehandel gegründet hatten. Sie glaubten sich damit wiederum ein absolutes Monopol gesichert zu haben, aber der Franzose Desclieux trotzte allen Gefahren und schaffte es, einen kleinen Kaffeebusch nach Martinique zu bringen. Dieser gedieh gut, und es wurden Stecklinge von dort nach Französisch-Guayana und Brasilien geschickt. Damit hatte Desclieux den Kaffee in die westliche Hemisphäre eingeführt.
In vielen Ländern gab es heftige Diskussionen für und wider den Kaffeegenuß. Einige deutsche Ärzte versuchten ein Gesetz durchzubekommen, nach dem es Frauen verboten werden sollte, Kaffee zu trinken, da er Sterilität erzeuge. J. S. Bach schrieb seine »Kaffee-Kantate« zu seiner Verteidigung. Kaffee hat direkte Wirkung auf die Hirnrinde und wird hauptsächlich getrunken, um Müdigkeit zu überwinden und den Geist beweglich zu erhalten.

Die Kultivierung des **Teestrauches** *(Camellia sinensis)* geht in China fast bis in vorgeschichtliche Zeiten zurück. Es ist erwiesen, daß in China zur Zeit des Kaisers Shen-Nung (2737 v. Chr.) Tee getrunken wurde. Um 800 v. Chr. wurden Samenkörner und das Wissen um seine Kultivierung nach Japan gebracht, und schon von 815 n. Chr. ist ein Edikt des Japanischen Kaisers Saga überliefert, in dem er den Tee-Anbau für fünf Provinzen befahl. 1298 berichtete Marco Polo vom Teeanbau in China, und 1559 finden sich in einem Buch des italienischen Gelehrten Giambattista Ramusio die ersten ausführlichen Tee-Erfahrungen eines persischen Kaufmannes in China. – Erst 1610 erreichte die erste Teesendung Europa, bzw. Holland, wo sich die Sitte des Teetrinkens sehr schnell ausbreitete. Erst danach kam der erste Tee 1644 durch die Grafen von Arlington und Ossory nach England und wurde auch erst populär, als Thomas Garraway die vielen Beschwerden aufzählte, die durch Teegenuß geheilt würden. Auch nach Frankreich und Deutschland kam der Tee erst 1657. Bei diesem ersten Tee handelte es sich immer um grünen, unfermentierten Tee. Der erste schwarze Tee (Bohea-Tee) kam erst 1839 nach Europa; rund 40 kg wurden damals in London verauktioniert. In kurzer Zeit verdrängte der schwarze Tee den grünen in ganz Europa.
Sehr viel wurde gegen Tee und Kaffee im Laufe der Jahrhunderte geschrieben, aber der große Arzt Sir William Roberts (1830–1899) befürwortete die positive seelische Einstellung, die das Trinken von Kaffee, Tee und Kakao bewirke. Besonders geistige Arbeit würde davon beflügelt. Sydney Smith, Domherr von St. Paul's in London (1771–1845) sagte aus tiefster Seele: »Gott sei Dank, daß es Tee gibt. Was sollte die Welt ohne Tee anfangen? Wie könnte sie nur existieren? Ich bin froh, daß ich nicht vor dem Tee geboren wurde!«.

Etwa 100 Tonnen der **Glänzenden Colanuß** *(Cola nitida)* werden jedes Jahr in die Vereinigten Staaten eingeführt zur Herstellung von Cola-Getränken. Die Colanuß enthält 2% Coffein. Sie ist heimisch im tropischen Afrika und wird jetzt in den Tropen Amerikas und anderen Teilen der Welt kultiviert. Eingeborene all dieser Länder kauen entweder die Nüsse oder kochen sie zur Bereitung eines Getränkes gegen Hunger und Müdigkeit.
Die Colanuß gehört zu den Sterculiaceae und wird in der Pharmazie als allgemeines Tonikum und zur Nervenanregung verwendet.

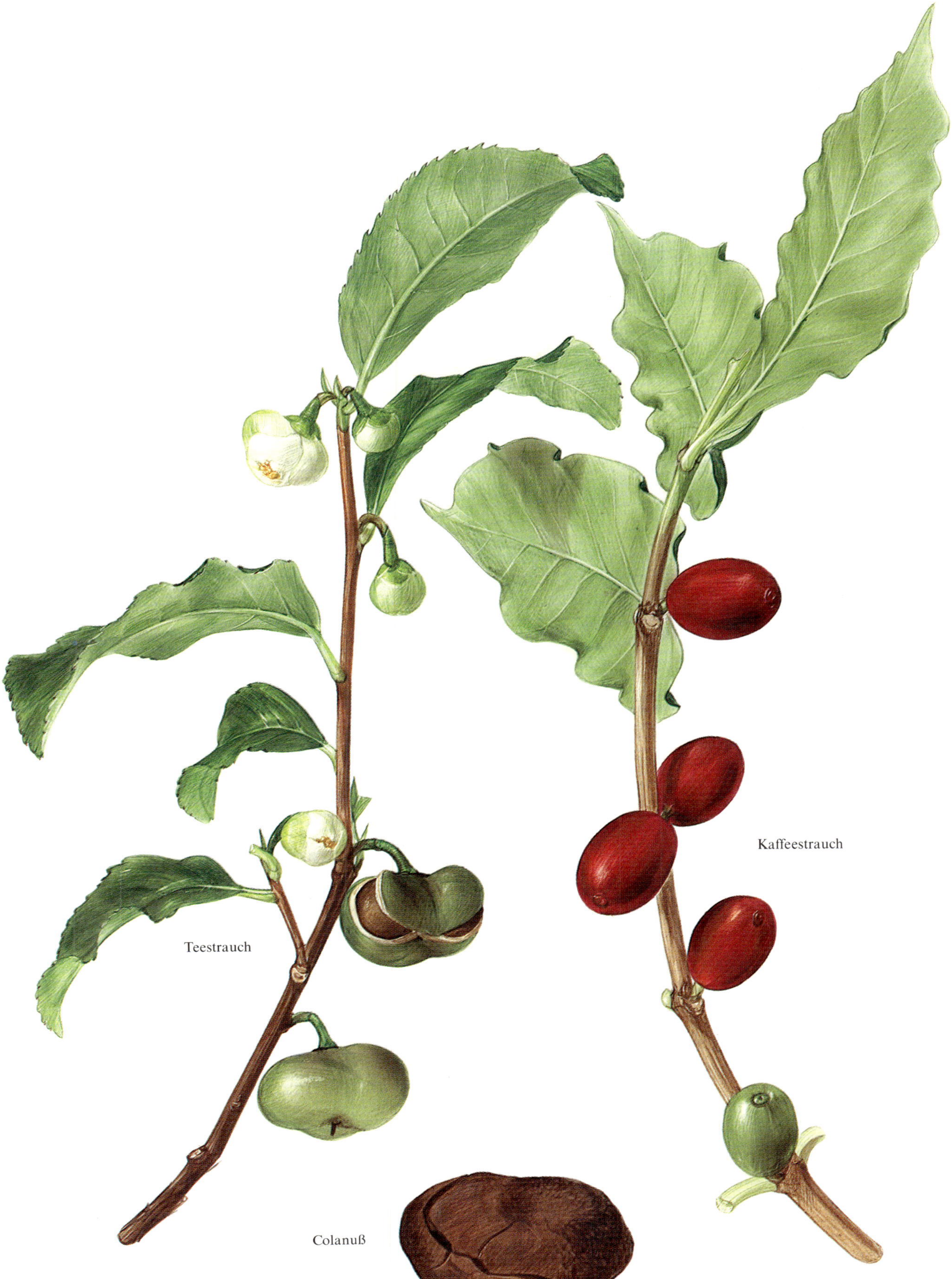

Kaffeestrauch
Teestrauch
Colanuß

# Wegerich
# Hauhechel
# Waldmeister

Der **Wegerich** aus der Familie der Plantaginaceae ist eine Pflanze, dessen viele Tugenden für seine mangelnde Schönheit mehr als entschädigen. Über Jahrtausende ist er allgemein gegen die verschiedensten Krankheiten angewendet worden. Im alten China glaubte man, daß er die Fruchtbarkeit erhöhe und Schwindsucht heile. Alexander der Große nahm ihn gegen seine rasenden Kopfschmerzen, und Dioskurides, Plinius, Galen, Chaucer und Culpeper empfahlen ihn durch die Jahrhunderte zum Heilen von Wunden, zur Linderung von Malariafieber und gegen Beißwunden von »tollen Hunden«. Der botanische Name kommt vom lateinischen »planta« d.h. Fußsohle, weil er am Wege wächst. In Nordamerika, wo er von den weißen Einwanderern eingeführt wurde, erhielt er von den Indianern den Spitznamen »White man's foot«, da er überall auf den Spuren der weißen Siedler wuchs. Bei den Antipoden ist er als »Englishman's foot« bekannt nach der Legende, daß diese Pflanze sofort dort aus dem Boden wachse, wo ein Engländer hingetreten habe. Eine andere alte Erzählung berichtet von einem jungen Mädchen, das so lange am Straßenrand vergeblich auf ihren Geliebten gewartet habe, bis sie schließlich in einen Wegerich verwandelt worden war. Daher kommt sein weiterer Name »Straßenbraut«.
Es gibt mehrere Wegerich-Arten: so der Große Wegerich *(Plantago major)*, der **Schlitzwegerich** *(P. coronopus)*, der **Spitzwegerich** *(P. lanceolata)*, der **Mittlere Wegerich** *(P. media)* und das **Flohsamenkraut** *(P. afra)*, das den sogenannten Flohsamen liefert. Er hat die Eigenschaft, sich im Wasser gewaltig auszudehnen und eine große, gelatinöse Masse zu bilden. Er regt daher die Darmtätigkeit an und ist ein gutes physikalisch wirkendes Abführmittel.
Die Samen der anderen Wegerich-Arten waren einst eine wohlbekannte Medizin gegen Durchfall und Ruhr, und aus den Blättern, die ähnlich wie Leinsamen Schleimstoffe enthalten, wird ein Dekokt mit harntreibender und kühlender Wirkung gemacht. Heutzutage ist es ein Schmerzmittel bei Ohr- und Zahnschmerzen, und die Samen werden immer noch gegen Ruhr und Hämorrhoiden gebraucht. Sie sind sicherer in der Anwendung als reines Paraffin, weil sie die Darmschleimhaut nicht irritieren, sondern die Gewebe stärken und den Tonus wiederherstellen. Junge Wegerich-Blätter werden als Salat gegessen.

**Stinkende Hauhechel** *(Ononis arvensis)* und Dornige Hauhechel *(Ononis spinosa)* aus der Familie der Papilionaceae werden oft miteinander verwechselt, obwohl nur letztere in der Pharmazie wegen ihrer harntreibenden und erweichenden Eigenschaften geschätzt wird. Die Pflanze hat gewaltige Wurzeln, die bis zu 50 cm lang werden können, und die Bauern glauben, daß sie so stark seien, daß sie den Pflug zerbrechen können, wenn er sich darin verfinge. Diese riesigen Wurzeln ergeben die Droge. Sie beruhigt die Harnorgane und gilt als Mittel gegen Nierenentzündung und zur Auflösung von Nierensteinen.
Der Ruf der Hauhechel, Nierensteinerkrankungen zu heilen, geht bis ins alte Rom zurück, als sie deshalb von Plinius und Dioskurides erwähnt wurde. Pier Andrea Mattioli (1500–1577), der italienische Arzt und Botaniker, gebrauchte die Rinde der Wurzel mit Wein gemischt als Mittel gegen Nierenkrankheiten und um die Leber zu unterstützen. Die jungen Triebe können als Gemüse gekocht werden. In entlegenen Gebieten des Juragebirges sagt man, daß diese Pflanze so übernatürliche Kräfte besitze, daß sie den Pferden die Hufeisen von den Füßen ziehen könne.

Der **Waldmeister** *(Galium odoratum)* aus der Familie der Rubiaceae wächst in lichten Wäldern, wo er im Frühling oft einen dichten sattgrünen Teppich bildet. Er ist in ganz Europa und Westasien verbreitet und blüht im Mai und Juni. Der Waldmeister ist eine alte Heilpflanze, der besonders in der nordischen Mythologie eine mystische Kraft zugeschrieben wurde. Er war nach dem heidnischen Glauben heilig und bekam erst später christliche Namen wie u.a. »Jungfrau Maria Kraut«. Seit alten Zeiten glaubte man, daß er die Geburt erleichtere und band ihn an die Beine gebärender Frauen. Die zerdrückte Pflanze wurde auf frische Wunden und Schnitte gelegt. Der Waldmeister wirkt krampflösend, anregend und harntreibend. In der Volksmedizin wird er gegen Blasensteine, Unterleibsentzündungen und als mildes Beruhigungsmittel verwendet.
Schon im Jahre 1500 stellten Elsässer und andere deutsche Stämme die bekannte »Maibowle« her, eine Mazeration von Waldmeister in leicht gezuckertem Weißwein. Sie besitzt anregende und verdauungsfördernde Eigenschaften, führt aber zu heftigen Kopfschmerzen bei übermäßigem Genuß. In Deutschland kennt man auch Süßspeisen (z.B. Wackelpudding) mit Waldmeistergeschmack und in leuchtend grüner Farbe. Auch in die »Berliner Weiße« gehört ein Schuß Waldmeistersaft.

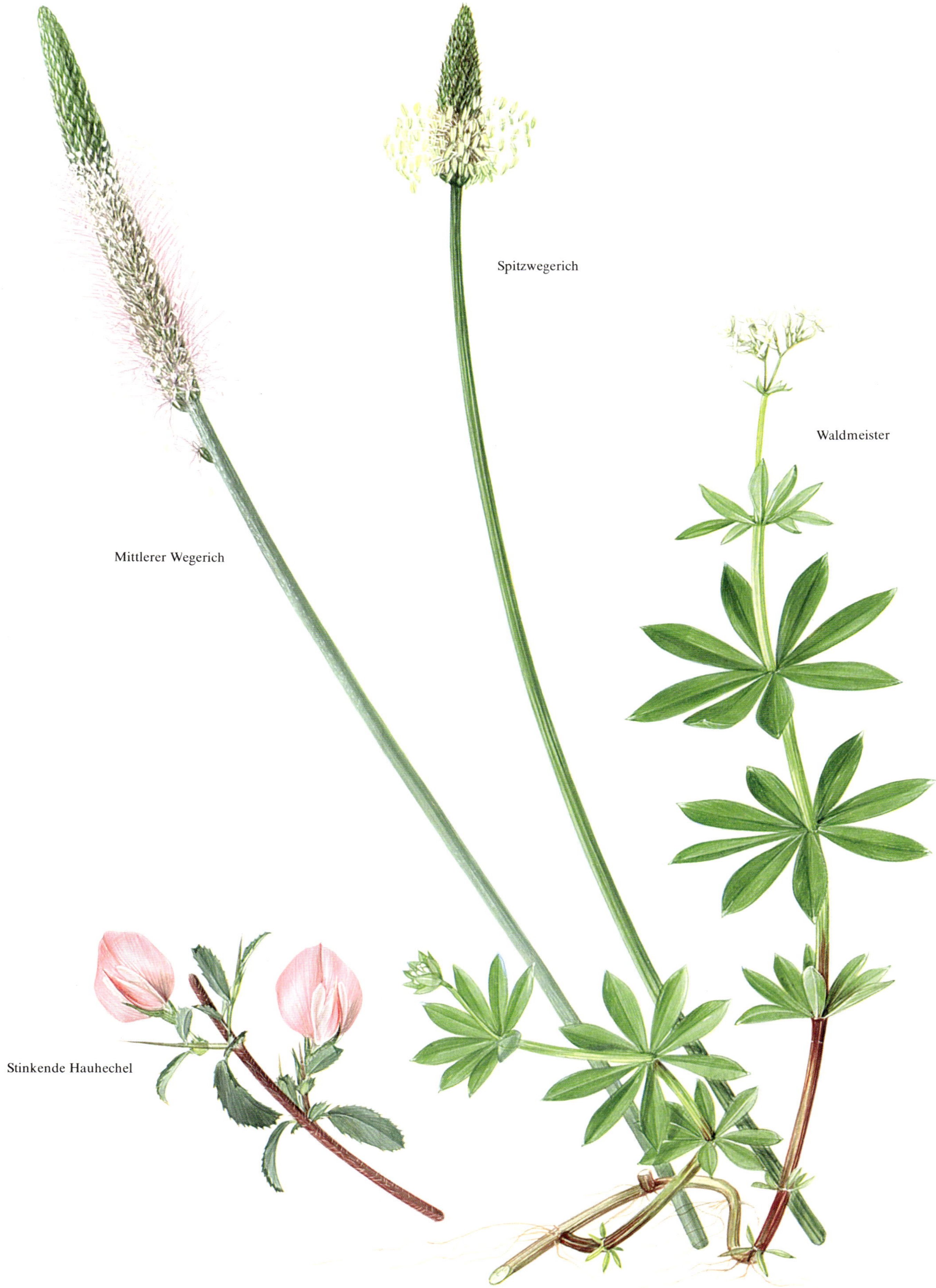
Spitzwegerich
Waldmeister
Mittlerer Wegerich
Stinkende Hauhechel

# Stechender Mäusedorn
# Spargel
# Aufrechtes Glaskraut

Der **Stechende Mäusedorn** *(Ruscus aculeatus)* aus der Familie der Liliaceae wird im Englischen »Fleischerbesen« genannt wegen der alten Sitte, den Haublock des Schlachters mit zusammengebundenen Zweigen des Mäusedorns zu scheuern. Es ist eine merkwürdig aussehende Pflanze mit winzigen schuppenartigen Blättern. Was auf den ersten Blick Blätter zu sein scheinen, sind aber in Wirklichkeit abgeflachte Sprosse. Der Mäusedorn hat große rote Beeren, wonach er in England auch Knie-Stechpalme genannt wird. Sehr oft wächst er auch in der Nähe der echten Stechpalme in Wäldern und an Kliffs.
Die jungen Schößlinge können gekocht wie Spargel gegessen werden. Die bitteren Wurzeln sind einer der Bestandteile des berühmten »Fünf-Wurzel-Likörs«, die anderen sind Fenchel, Sellerie, Spargel und Petersilie. Die Wurzel des Mäusedorns besitzt harntreibende und appetitanregende Wirkungen und wird in Arzneien gegen Nieren- und Lebererkrankungen verarbeitet. Früher wurde die Pflanze in der Volksmedizin angewendet; man glaubte, sie helfe bei Gelbsucht, Kopfschmerzen, Menstruationsbeschwerden und Brustkorbbeschwerden. Culpeper wies an: »Das Trinken des Dekokts aus den Beeren und ein Umschlag aus den Beeren und Blättern sind nützlich beim Zusammenfügen und Verfestigen gebrochener Knochen oder ausgerenkter Glieder.«

Der **Spargel** *(Asparagus officinalis)* aus der Familie der Liliaceae ist schon immer eines der teuersten Gemüse in jedem Land gewesen. Er wächst wild in reichen Mengen an Seekliffs und auf sandigen Böden der Britischen Inseln, an den atlantischen und Mittelmeerküsten und in gemäßigten Zonen in Europa und den Vereinigten Staaten. Seine botanische Benennung »officinalis« zeigt, daß er wegen seiner therapeutischen Eigenschaften vor Hunderten von Jahren in Klöstern und Medizingärten angebaut wurde.
Die Rhizome und Wurzeln werden in der Medizin verwendet. Sie werden als hilfreich bei Anämie, Fettleibigkeit, einigen Formen der Wassersucht, Nasenkatarrh, Herzbeschwerden und bei ungenügender Harnproduktion empfunden. Nach frühen Kräuterkundigen soll ein Dekokt des Spargels, im Munde gehalten, Zahnschmerzen lindern und Steifheit in allen Gliedern und Sehnen, besonders in unteren Teilen des Körpers lockern.
Die Antike kannte den Spargel sowohl als Delikatesse als auch als Medizin, aber erst zur Regierungszeit Ludwigs XIV. von Frankreich wurde er in Europa populär, als der Sonnenkönig selbst ihn in Mode brachte.
Im chinesischen Kulturkreis wurden die Wurzeln der nahe verwandten Art *A. cochinchinensis* bereits in der ältesten Pharmakopöe, dem Shen-nung Pen-ts'ao (25–220 n. Chr.) als Arznei beschrieben. Jedoch ist die Anwendung eine andere: hustenstillend und bei Durst und Fieber.

Das **Aufrechte Glaskraut** *(Parietaria officinalis)* wächst gern an Wänden und Mauerfugen in den meisten gemäßigten Zonen Europas. Während vieler Jahrhunderte wurde dieses Kraut aus der Familie der Urticaceae wegen seiner lindernden Eigenschaften in die Pharmakopöen aufgenommen. Es enthält reichlich Kaliumnitrat und wirkt harntreibend und kühlend, hilft bei Erkrankungen der Blase und Nieren und ist gut bei bestimmten Formen der Wassersucht. Alte Haushaltsbücher empfehlen es, um Rüsselkäfer zu vertreiben. Früher enthielten Gesichtcremes das Glaskraut, und man glaubt, daß es den Körper beruhige. Eine sehr alte Arzneivorschrift hierfür empfiehlt, zwei Stunden in Milch zu sitzen, die versetzt wurde mit Glaskraut, Rosmarin, Nesseln und Veilchen.

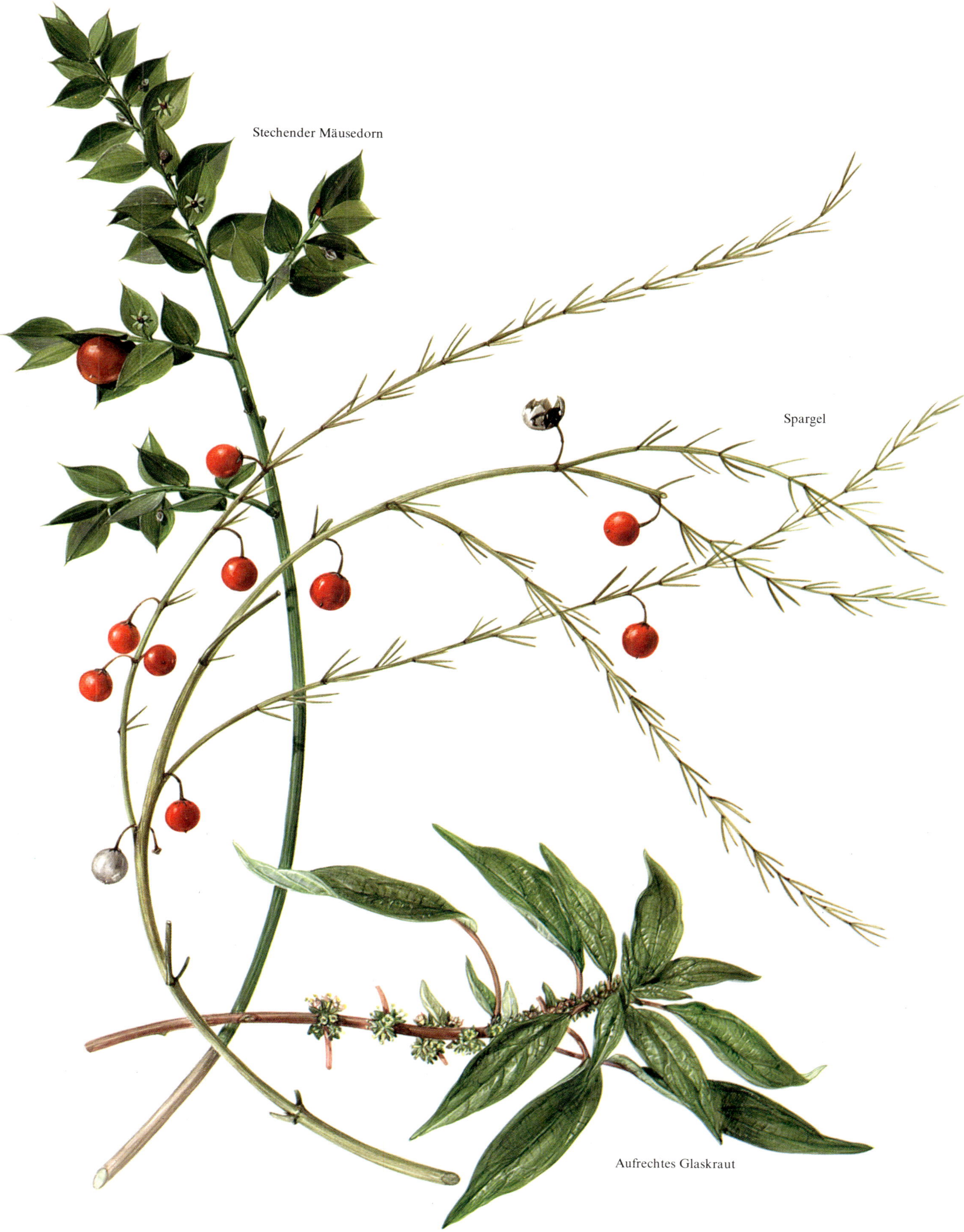
Stechender Mäusedorn
Spargel
Aufrechtes Glaskraut

# Boretsch
# Judenkirsche

»Ego borago gaudia semper ago. Ich, Boretsch, bringe immer Freude!« Dies war Plinius' Empfehlung des **Boretsch** *(Borago officinalis)* aus der Familie der Boraginaceae, geliebt von Ärzten und Kräuterkundigen. Man glaubte von ihm, daß er die Menschen fröhlich und ausgelassen mache und Traurigkeit forttreibe. Daher nannte Plinius den Boretsch »Euphrosinum«. Dieses Kraut ist ein Gartenflüchtling, den man wild wachsend auf unbebautem Grund in allen gemäßigten Zonen antrifft. Seine Blüten, die leuchtend blauen Sternen ähneln, erscheinen ab Juni bis in den Herbst. Aus den jungen Blättern bereitet man Salat, Gemüse und Sommergetränke, und in einigen Gegenden Frankreichs werden die Blüten, in Öl gebacken, gegessen. Gerard schrieb: »Die Blätter und Blüten vom Boretsch, in Wein gelegt, machen Männer und Frauen lustig, treiben die Traurigkeit, Melancholie und Betrübnis fort.«
Boretsch hat harntreibende, krampflösende, fiebervertreibende, lindernde und erweichende Eigenschaften. Durch seinen Salzgehalt ist er ein nützliches Stärkungsmittel für das Blut und alle Organe des Körpers. Seine ornamentalen Blüten ließen ihn zu einem beliebten Motiv bei Stickereien werden, das noch oft in alten Arbeiten bewundert werden kann.
Die in Essig eingeweckten Blätter riechen nach Gurken und werden als Vorspeise gegessen oder in Erfrischungsgetränken verwendet. Sie passen gut zu Yoghurt oder Käsecreme.

Eine der ungewöhnlichsten und hübschesten Pflanzen, die oft in Illustrationen von Märchenbüchern erscheinen, ist die **Judenkirsche** *(Physalis alkekengi)* aus der Familie der Solanaceae, auch Lampionblume genannt. Ihre Heimat ist heute Mittel- und Südeuropa, Südasien und Nordamerika. Sie stammt ursprünglich wohl aus Südasien. Sie ist wie Boretsch ein Gartenflüchtling und wächst auf Ruderalflächen, in aufgelassenen Weinbergen, obwohl sie auch oft als Zierpflanze angebaut wird. Sie blüht im Juni und Juli. Die aufgeblasenen Blätter des die Frucht umgebenden Bechers sehen wie Hauben aus, die jüdische Frauen im Mittelalter trugen. Plinius nannte die Pflanze »Vesicaria«, da sie damals gegen Blasensteine Verwendung fand. Hildegard von Bingen (1098–1173) kannte es als äußerliches Mittel gegen Augen- und Ohrenleiden.
Die eßbaren, wohlschmeckenden, roten Beeren sind die Droge. Sie besitzen harntreibende und mild abführende Wirkung.

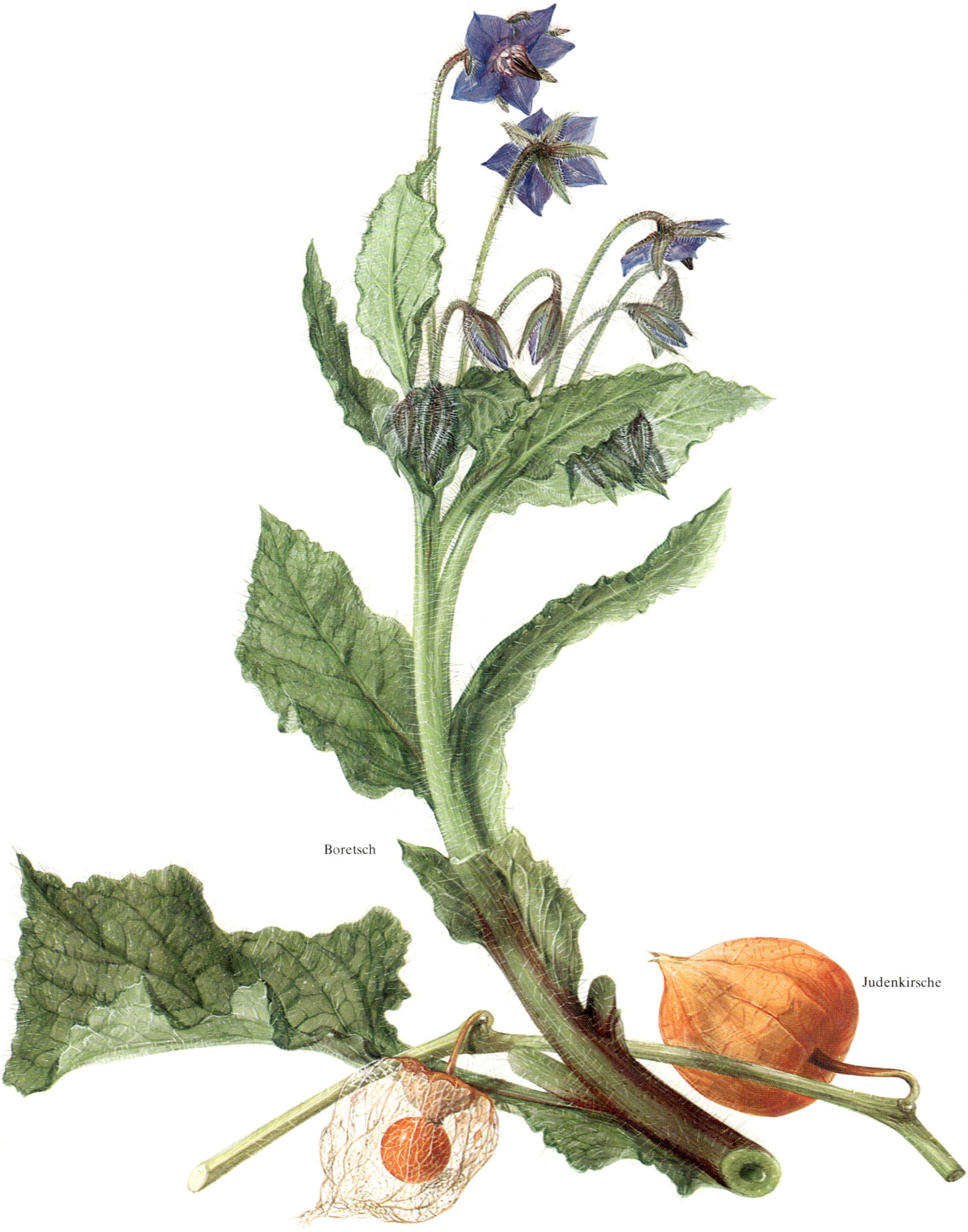

Boretsch
Judenkirsche

# Quecke
# Schriftfarn
# Holunder

Katzen und Hunde haben ein gutes Gespür für die Tugenden der **Quecke** *(Agropyron repens)*, denn bei Magenbeschwerden fressen sie mit Vorliebe gerade dieses Gras. Ärzte und Kräuterkundige wissen schon seit uralten Zeiten um die therapeutischen Eigenschaften dieses Grases, das wegen seiner langen, kriechenden und gewundenen Wurzeln der Schrecken aller Gärtner und Bauern ist, da es fast unmöglich ist, der Quecke vollständig Herr zu werden. Diese Wurzeln bilden die Droge. Der botanische Name kommt vom griechischen »agros« (Akker) und »pyros« (Feuer). Die Quecke wirkt harntreibend und ist ein starkes Antibiotikum. Sie wird bei Nieren- und Blasen-Erkrankungen eingesetzt. Für die Franzosen mit ihrem »Vertieftsein« in die eigenen inneren Organe ist die Quecke so bedeutsam, daß sie sogar einen Platz im »Larousse gastronomique« unter dem Titel »Chiendent« erhalten hat. Das ist jedoch in Wirklichkeit eine andere Art, das **Hundszahngras** *(Cynodon dactylon)*. Die Rhizome beider Gräser besitzen harntreibende und lindernde Wirkungen.

Der **Schriftfarn** *(Ceterach officinarum)* aus der Familie der Polypodiaceae ist ein kleiner Farn, der in Europa und Westasien heimisch ist. Er wächst in Spalten an alten Wällen und in Ruinen. Im 18. Jahrhundert wurde er in vielen Pharmakopöen aufgeführt, wie sein botanischer Name besagt.
Die Blätter oder Wedel bilden die Droge. Der Infus davon hat harntreibende, hustenlösende und adstringierende Eigenschaften. Die Infuse sind besonders nützlich bei Blasenentleerungsstörungen durch Anwesenheit von Oxalsäure, und um Koliken bei Nierensteinen zu verhüten.

Der **Schwarze Holunder** *(Sambucus nigra)* ist vielleicht der am engsten mit Geisterbeschwörung zusammenhängende Baum der Welt. Für eine Hexe von einigem Ansehen war es undenkbar, keinen Holunderbaum im Garten zu haben, ja man glaubte sogar, daß sie darin lebten. Die Bauern schlugen ungern einen Holunder ab, aus Angst, daß aus den Zweigen Blut tropfe und man aus Versehen in die Hexe gehackt habe, was sehr unangenehme Folgen haben sollte. Aus diesem Glauben stammt die Vorschrift, nie einen Holunder zu nahe ans Haus zu pflanzen, das Holz nicht als Feuerholz zu verwenden und keine Wiege daraus zu machen. Wenn es nötig wurde, einen Holunder zu schneiden, mußte man sich vorher beim Baum dafür entschuldigen. In heidnischer Zeit war der Holunder der Göttin Freya geweiht. Später wurde seine Verehrung vom Christentum übernommen, und man sagt, daß sich Judas an einem Holunder erhängt haben soll. In Mittelmeerländern hat allerdings der Judasbaum *(Cercis siliquastrum)* diesen Ruf.
Alle Teile des Schwarzen Holunders sind nützlich: Die Blüten ergeben, zusammen mit Stachelbeeren gekocht, einen köstlichen Muskatelgeschmack. Die Blätter werden mit Leinöl gemischt, um eine äußerlich anzuwendende Packung herzustellen, die man »Grünes Holunderöl« nennt, und sie werden auch in Insektiziden verwendet. Das wäßrige Destillat der Blüten wird als »Aqua sambuci« als adstringierendes Mittel bei Augenkrankheiten und als Hautlotion verwendet. Die Blüten nimmt man für Präparate gegen Bronchialerkrankungen und Erkältungen, sie ergeben auch einen schweißtreibenden, harntreibenden und mild abführenden Tee; auch ein Rindendekokt wirkt harntreibend. Das Dekokt der Blätter liefert ein starkes Abführmittel und Schmerzmittel, und aus den Früchten macht man seit alter Zeit Holundersaft, der als schweißtreibendes Mittel verwendet wird und zu einem langen Leben verhelfen soll. Man macht daraus auch sehr gute Marmeladen – die ebenfalls mild abführend wirken – und die beliebte Holunderbeersuppe mit Äpfeln und Grießklößchen, die Kindern in Erkältungszeiten gegeben wird.
Tiere meiden den Holunder, da er ein Glykosid enthält, das Blausäure abspaltet und deshalb giftig ist. Man behauptet sogar, daß Maulwürfe durch das Legen von frischen Holunderzweigen in ihre Gänge vertrieben werden.
Der **Trauben-Holunder** *(Sambucus racemosa)* wächst in Europa wild, wird aber auch kultiviert. Die Beeren sind rot. Außer ihnen verwendet man Rinde, Blätter und Blüten. Die Früchte enthalten viel Vitamin C, in der Rinde sind Bast, Gerbstoff, Bitterstoffe und ein abführend wirkendes Harz.
Ein anderes Mitglied der Caprifoliaceae und derselben Gattung ist der Attich *(S. ebulus)*, auch Zwerg-Holunder genannt, der selten höher als etwa 1 m wird. Das Dekokt seiner Wurzel wirkt harntreibend und wird daher bei Wassersucht getrunken. Die Blätter werden als Umschlag verwendet und lindern Schwellungen und Entzündungen. Man sagt, daß der Attich besonders häufig in der Nähe von Schlachtfeldern wächst und dort hervorschießt, wo Blut vergossen wurde.

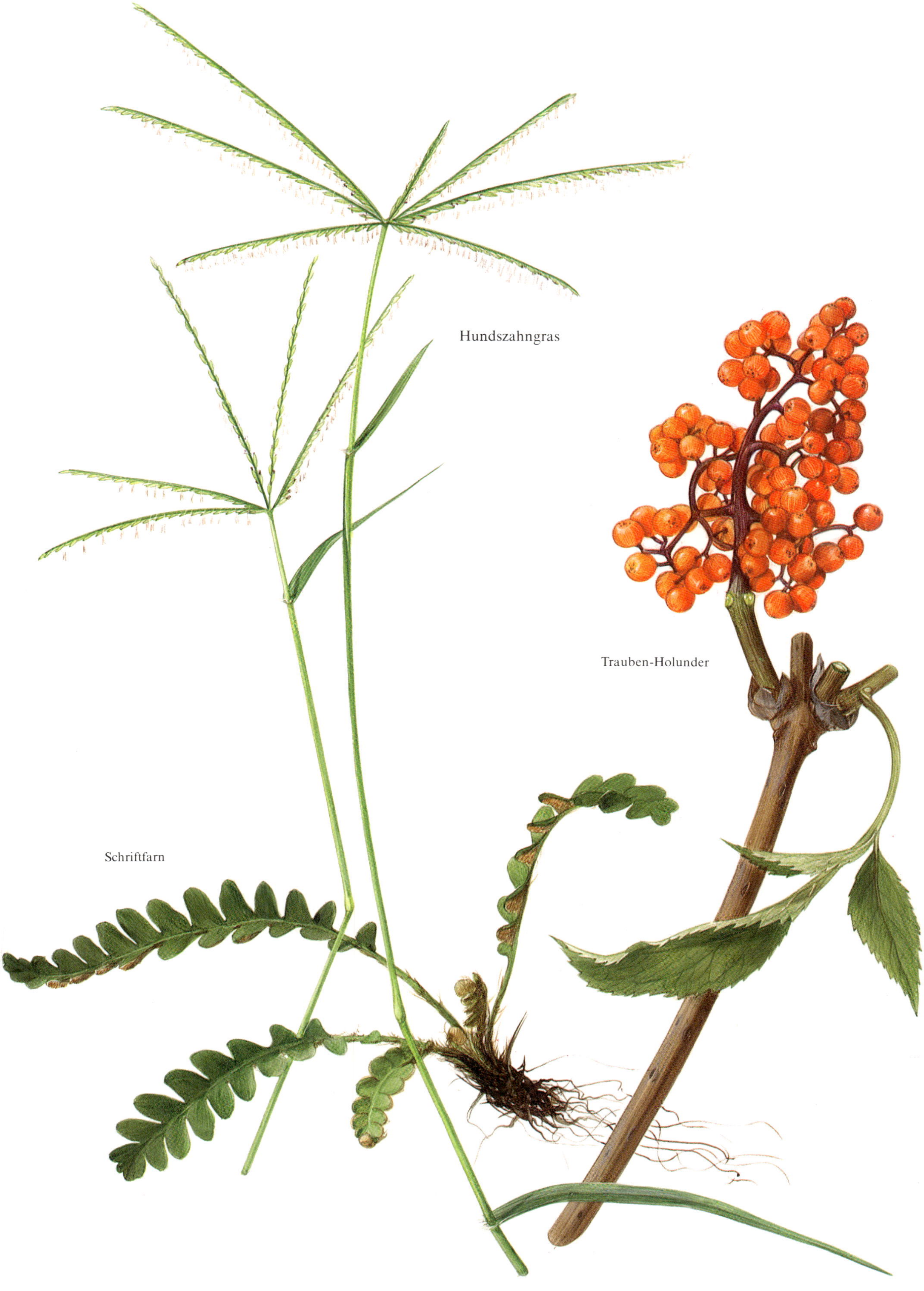
Hundszahngras
Trauben-Holunder
Schriftfarn

# Bärentraube
# Preiselbeere
# Goldrute
# Wacholder

Die **Bärentraube** *(Arctostaphylos uva-ursi)* aus der Familie der Ericaceae wurde erstmals im 13. Jahrhundert in England als Heilmittel erwähnt. Schon damals wurden die Bärentraubenblätter als Mittel gegen Harnwegsentzündungen eingesetzt. In der Britischen Pharmakopöe sind sie seit 1788 ununterbrochen aufgeführt! Die Blätter werden im Frühling gepflückt und schnell getrocknet, um ihnen den Gehalt an Arbutin und ihre grüne Farbe zu erhalten. Die Bärentraube ist ein rasenbildender Zwergstrauch borealer Gebiete Eurasiens, Grönlands und Nordamerikas.

Die Familie der Ericaceae enthält vier einander sehr ähnliche Arten: die **Preiselbeere** *(Vaccinium vitis-idaea)*, die Heidelbeere *(V. myrtillus)*, auch als Blaubeere bekannt (siehe Seite 152), die Rauschbeere *(V. uliginosum)* und die Moosbeere *(V. oxycoccus)*. Culpeper beklagte die Tatsache, daß sowohl die Preisel- als auch die Heidelbeere so wenig therapeutisch genützt würden. Die gerbstoffhaltigen Heidelbeeren werden jedoch seit Jahrhunderten als Volksmittel gegen Durchfall verwendet. Sie enthalten mehrere Glykoside. Die Heidelbeer-Blätter enthalten Glukokinin, das den Blutzucker senkt. Sie wurden daher als Tee gegen Zuckerkrankheit verwendet. Die Preiselbeeren enthalten Vitamin A und C, die Blätter Arbutin und haben daher harntreibende und harnantiseptische Eigenschaften. Sie werden gegen Blasen- und Nierenentzündungen eingesetzt.
Die Preiselbeere wird in einer schaurigen bretonischen Sage erwähnt: Kermaris, einem jungen hübschen Mädchen, werden beide Arme abgeschlagen. Sie badet in einem Wasser, in dem sich viele Preiselbeeren befinden (wie sie diese ohne Arme sammelt, ist ein Teil der Geschichte), und ihre Arme wachsen wie durch ein Wunder wieder hervor, und seitdem lebt sie glücklich für immer.

Die **Echte Goldrute** *(Solidago virgaurea)* aus der Familie der Compositae wurde von den Kräuterkundigen seit vielen Jahrhunderten geschätzt. Arnold von Villanova (ca. 1240–1311), der Katalanische Arzt und Theologe, empfahl sie, um Blasensteine zu behandeln, und Gerard verschrieb später »diese bewundernswerte Pflanze«, um Wunden zu heilen. Die Pflanze ist in trockenen Wäldern und auf Lichtungen weit verbreitet. Die Blüten und Blätter werden medizinisch genutzt.
Die Droge hat harntreibende Eigenschaften und wird gegen Nierenleiden und zur Ausspülung von Nierengrieß verwendet. In manchen Gegenden legt man frische Blätter als Umschlag auf schlecht heilende Wunden. In China wird ein Goldruten-Dekokt nicht nur bei solchen Wunden und offenen Geschwüren, sondern auch gegen Nagelmilben und Fußpilz angewandt.

Cato erwähnt in seinem Werk »De Re Rustica« die Beeren des **Wacholders** *(Juniperus communis)* als Grundlage eines Weines mit harntreibenden Eigenschaften. Das war vielleicht ein Vorläufer des »Vin de Genièvre«, einem aromatischen, bitter-medizinischen Getränk, das im Gâtais-Distrikt Frankreichs aus Wacholderbeeren und Absinth hergestellt wird. Wacholder wird auch verwendet bei der Destillation von Gin und als ausgezeichnetes Gewürz zu Marinaden, Sauerkraut und Füllungen von Perlhühnern und anderem Wildgeflügel. Auch zu Fischgerichten schmecken Wacholderbeeren gut.
In der Pharmazie werden die Nadeln und Früchte wegen ihrer blähungstreibenden, magenstärkenden, antiseptischen, anregenden und harntreibenden Eigenschaften verwendet. Sie enthalten u. a. ätherisches Öl, Wachse, Harzsäuren und Ligrin. Wacholder regt das Herz und die Nieren an und hilft bei bestimmten Arten von Wassersucht und Verdauungsbeschwerden. Er wird auch in der Tiermedizin verwendet. In skandinavischen Ländern werden die Zweige als Desinfektionsmittel verbrannt. Auch nach Culpeper gab es kaum etwas, was durch Wacholder nicht geheilt oder jedenfalls gebessert worden wäre. Seine Wirkungen umfaßten das Heilen von Lepra, das Stärken des Gehirns und das Wecken verlorenen Appetits.

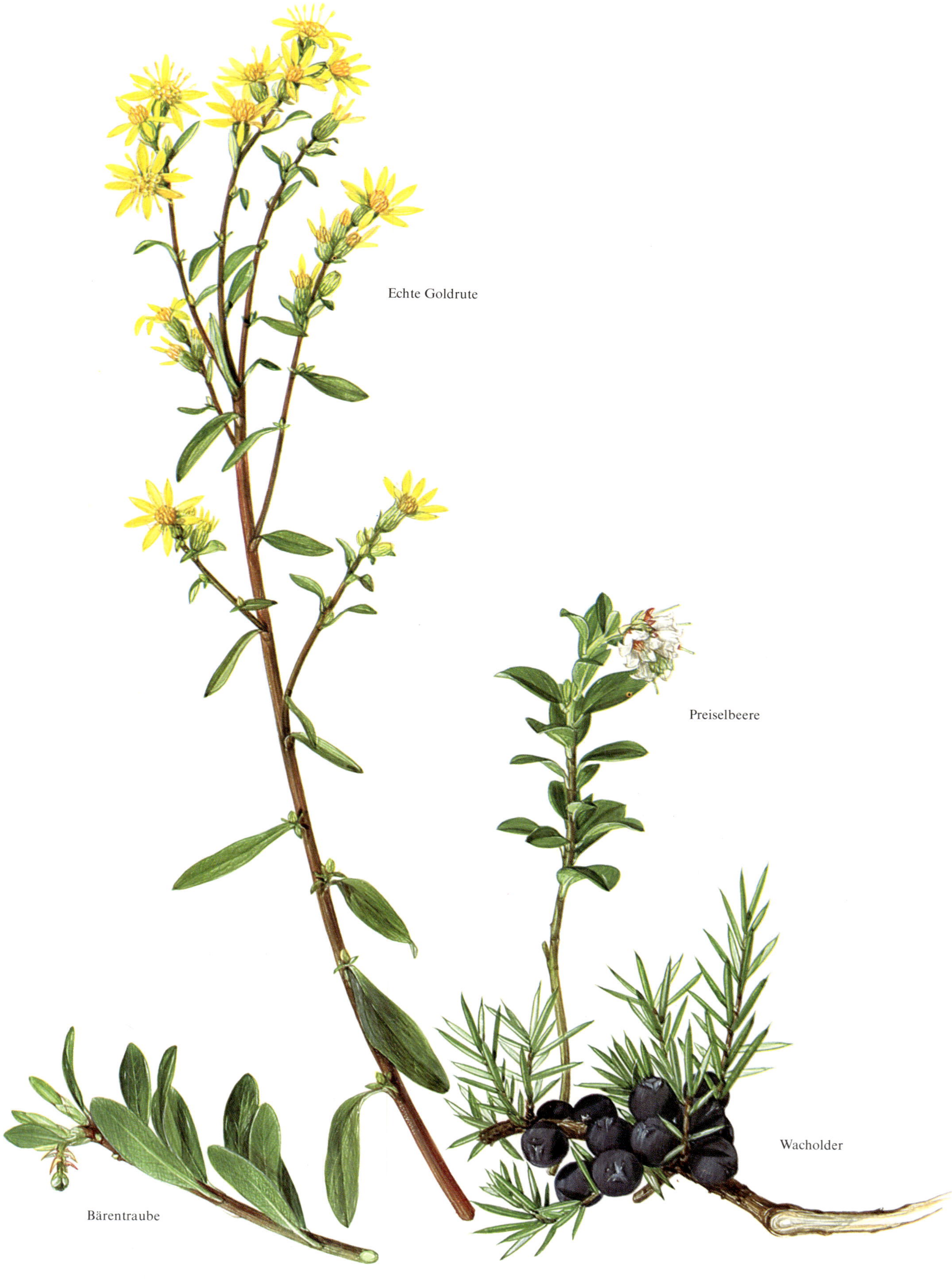

Echte Goldrute
Preiselbeere
Wacholder
Bärentraube

# Mais
# Kolben-Bärlapp
# Einjähriges Bingelkraut

Der **Mais** *(Zea mays)* wurde durch Jahrtausende von amerikanischen Indianern als Kulturpflanze angebaut. Er stammt wahrscheinlich ursprünglich aus Peru, wo er als »sara« bekannt war. Mais geht niemals wieder in den wilden Zustand über und kann sich nicht selbst fortpflanzen, sondern ist abhängig von der Kultivierung durch Menschen. Im 16. Jahrhundert wurde der Mais nach Frankreich gebracht, indirekt, nämlich durch die spanischen Eroberer in Peru. Er gedieh besonders gut in den Weinanbau-Bezirken.

Der Maiskolben wird von einem Schopf von seidigen Fäden umgeben, der wie ein Bart an der Spitze unter den Deckblättern hervorhängt. Diese Fäden werden als harntreibendes Mittel und zum Schutz von Schleimhäuten verwendet; sie haben antiseptische Eigenschaften.

Mais ist das Grundnahrungsmittel in Mittelamerika, Mexiko und Südafrika. In den Vereinigten Staaten wird er zu 90% als Viehfutter verwendet. Auch in Deutschland wird er zu Unrecht noch überwiegend als besser für Schweine als für Menschen betrachtet. Dabei schmeckt frischer junger Mais köstlich, etwa 20 Min. in Wasser gekocht und danach mit Butter bestrichen und Salz bestreut direkt vom Kolben geknabbert. Die einzige in Europa gezogene Variante hat goldgelbe Körner, aber in Amerika gibt es auch Mais mit roten, schokoladenbraunen oder schwarzen Körnern. Die Blätter werden in Burma zum Umwickeln der einheimischen riesigen »weißen Zigarren« benutzt. Die Indianer verehrten den Mais sehr, und Longfellow beschreibt das gemeinsame Schälen der Maiskolben im »Evangeline« so: »An goldenen Tagen wurde der Mais geschält, und die Mädchen erröteten bis über beide blutrote Ohren, denn das bedeutete einen Liebhaber.«

Der **Kolben-Bärlapp** *(Lycopodium clavatum)* gehört zur Familie der Lycopodiaceae. Er besitzt lange, kriechende Stiele mit gegabelten Zweigen und sehr feinen, dünnen Blättern. Die ganze Pflanze wird wegen ihrer harntreibenden Eigenschaften verwendet. Die arzneilich indifferenten Sporen bilden ein leichtes Pulver, das gebraucht wird zum Überziehen von Pillen oder als Streckungsmittel in Schnupfpulver. In Polen und Rußland werden die Sporen kommerziell gesammelt. Wegen seines hohen Prozentsatzes an ätherischem Öl wird es auch oft im Theater verwendet, um Explosionen darzustellen; es ergibt eine starke Flamme und viel Rauch.

Die Pflanze ist über die ganze Erde verbreitet, aber ziemlich selten, wächst auf kieselhaltigen Böden in Nadelwäldern, an Böschungen, im Unterholz, auf Heiden. Sie wird im August/September geerntet.

Das **Einjährige Bingelkraut** *(Mercurialis annua)* aus der Familie der Euphorbiaceae bekam seinen botanischen Namen nach Merkur, dem Gott des Handels, der diese Pflanze als Heilkraut benutzt haben soll. Es kommt in ganz Europa, West- und Nordasien sehr verbreitet auf Anbauflächen, Brachland, Aufschüttungen und Ödland vor.

Die ganze Pflanze ist die Droge. Sie wirkt harntreibend und abführend und wird manchmal angewendet, um die Milchsekretion zu verringern. Ein Dekokt wird in der Volksmedizin als harntreibendes Mittel genommen; es ist aber nicht ratsam, mit dieser Pflanze zu Hause auf eigene Faust zu experimentieren. Die homöopathische Tinktur wird jedoch bei Rheumatismus und Magenerkrankungen empfohlen. Kräuterkundige alter Zeit empfahlen den Saft, um Warzen zu entfernen.

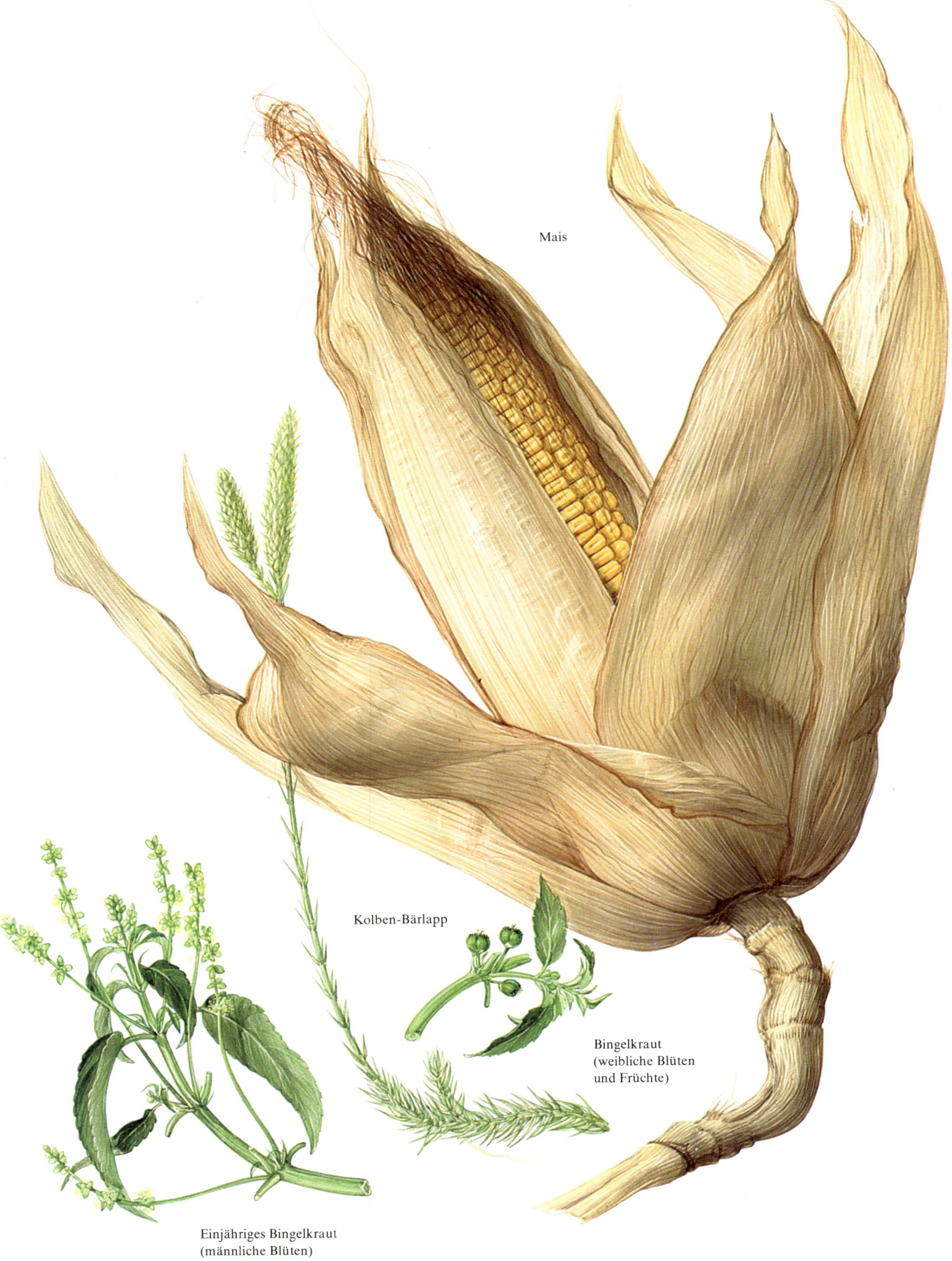
Mais
Kolben-Bärlapp
Bingelkraut
(weibliche Blüten
und Früchte)
Einjähriges Bingelkraut
(männliche Blüten)

# Strohblume
# Schachtelhalm
# Echtes Mädesüß

Die Gattung der **Strohblumen,** *(Helichrysum),* bekam ihren Namen vom griechischen »helios« (Sonne) und »khrysos« (golden) und bezieht sich auf das leuchtende Goldgelb der Blüten einiger ihrer Arten. Die Römer stopften die daunigen Blätter und Stiele in Kissen und Matratzen als Ersatz für Federn, aber die Pflanze wurde in sehr früher Zeit auch schon medizinisch verwendet. Plinius empfahl die Italienische Strohblume *(Helichrysum italicum)* als Mittel gegen Mandelentzündung und Mumps mit der Versicherung, daß nach ihrer Anwendung diese Krankheiten nie wiederkämen.
Heutzutage wird die ganze Pflanze wegen ihrer adstringierenden und hustenlösenden Wirkung genutzt. In der Homöopathie wird die Strohblume für einige Formen von Ischias empfohlen. Sie liefert ein ausgezeichnetes Gurgelmittel. Die Strohblume ist auch nützlich bei Krämpfen in den Füßen und Waden und gegen Gelenksteife, entweder indem man das Kraut auf die schmerzenden Stellen reibt oder das Dekokt trinkt.
Die Strohblume symbolisiert nie aufhörende Erinnerung. Sie ist daher in Frankreich viel auf Friedhöfen zu sehen und wird dort »immortelle« (Unsterbliche) genannt. Die Sitte, die Strohblume als Friedhofsblume zu verwenden, mag auch durch den praktischen Sinn der Franzosen mitbestimmt worden sein – denn die Blüten erhalten sich ihre Schönheit und leuchtende Farbe den ganzen Winter hindurch. Verwandte Arten werden auch arzneilich genutzt – wobei jedes europäische Land eine andere bevorzugt. Bei uns in Deutschland ist es *Helichrysum arenarium,* das die Droge Flores Stoechados, die »Katzenpfötchen«, liefert.

Der **Riesen-Schachtelhalm** *(Equisetum telmateja)* und der Acker-Schachtelhalm *(E. arvense)* gehören zu der einzigen überlebenden Familie und Gattung einer Pflanzenordnung, die fossil bis in die Karbon-Zeit, d.h. bis 390 Millionen Jahre zurückverfolgt werden kann. Zu der Zeit war die Erde bedeckt mit Wäldern von gigantischen Schachtelhalmen. Sie sind mit den Farnen eng verwandt und tragen keine Blüten. Der lateinische Name kommt von »equus« Pferd und »saeta« Borste, weil die Zweige hart wie Pferdeborsten sind. Sie wachsen in nördlichen gemäßigten Zonen und sind eine beliebte Futterpflanze der Rentiere. Vor allem im 17. Jahrhundert war der Schachtelhalm als »Zinnkraut« bekannt, denn wegen des enormen Gehaltes an Kieselsäure nahm man ihn, um Zinngegenstände und Töpfe zu putzen.
Der Schachtelhalm wird in Europa seit mindestens dem 16. Jahrhundert in der Therapie verwendet, in China erstmals 1057 in einer Pharmakopöe beschrieben. Er wirkt harntreibend und blutstillend. Die ganze Pflanze wird als Abkochung zur Kieselsäuretherapie der Tuberkulose verwendet. Wahrscheinlich beschleunigt die Kieselsäure die Abkapselung der Tuberkuloseherde direkt oder aber über eine starke Zunahme der Leukozyten im Blut. In der Volksheilkunde wird die Pflanze als Gurgelmittel und Mundspülwasser gegen Munderkrankungen, ferner zur Blutstillung bei Nasenbluten und inneren Blutungen benutzt.

Das **Echte Mädesüß** *(Filipendula ulmaria)* aus der Familie der Rosaceae wächst in ganz Europa sehr häufig auf feuchten Wiesen, an Gräben und anderen feuchten Standorten. Schon die Keltenpriester, die Druiden, verehrten das Mädesüß wegen der vielen Anwendungsmöglichkeiten in Haus und Medizin. John Parkinson (1567–1650), der nacheinander Hofapotheker des englischen Königs James I. und königlicher Kräuterkundiger Karls I. war, vermerkte, daß »die Königin Elisabeth keine andere Pflanze mehr bevorzuge, um damit ihr Schlafgemach auszustreuen.« Zu der Zeit war es Sitte, die Fußböden mit Kräutern zu bedecken, einmal um dadurch eine warme Unterlage zu haben und auch, um schlechte Gerüche und Infektionen zu vermeiden. Gerard hob dieses Kraut hervor und sagte, daß sein Duft das Herz froh mache und die Sinne erfreue, ohne Kopfschmerzen zu verursachen. Mädesüß wurde auch verwendet, um Getränke zu aromatisieren, und es wurde – und wird auch immer noch – ein sehr gutes Bier in England daraus gemacht. Es hat einen sehr erfrischenden Geschmack.
1839 isolierten die deutschen Chemiker Karl Jakob Löwig und Salomon Weidemann aus dem Mädesüß Salizylsäure. Sie nannten sie Spiraeasäure. Sie ist eine der wirksamsten Arzneien gegen Fieber und Rheumatismus. Erst die Synthese der besser magenverträglichen Azetylsalizylsäure löste ihren Einsatz und den des Mädesüß weitgehend ab. Die Azetylsalizylsäure ist jedem unter dem berühmten deutschen Warenzeichen »Aspirin« bekannt, das aus dem Wort **A**zetyl**spir**aeasäure herstammt. Blätter und Blüten bilden die Drogen. Sie besitzen harntreibende, schweißtreibende, antirheumatische Eigenschaften. Die ganze Pflanze ist besonders nützlich gegen Durchfall bei Kindern.

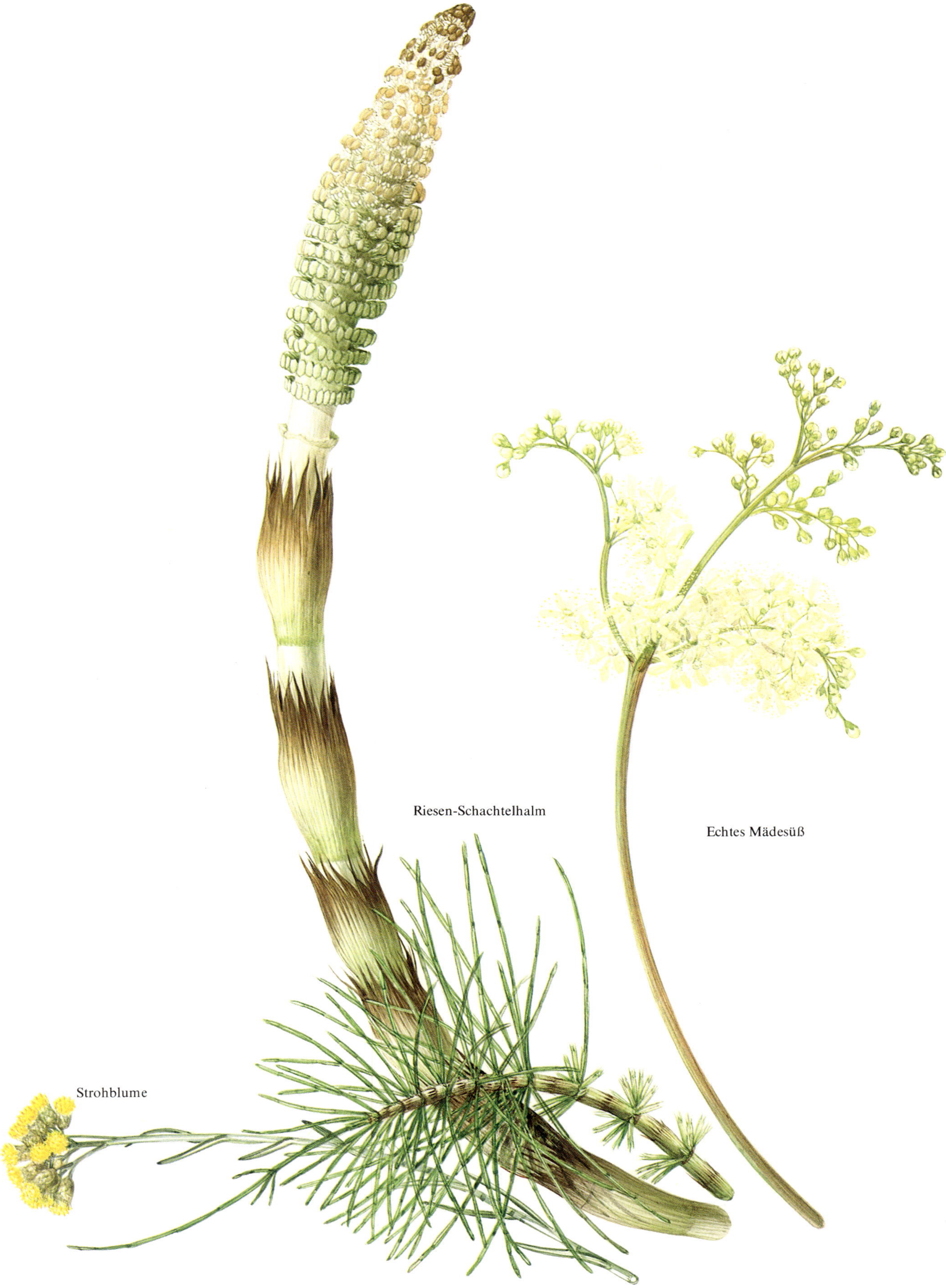
Riesen-Schachtelhalm
Echtes Mädesüß
Strohblume

# Gemeiner Erdrauch
# Venushaar
# Bittersüß

Der **Gemeine Erdrauch** *(Fumaria officinalis)* gehört zur Familie der Papaveraceae und ist eine graue, zarte, unauffällige Pflanze. Der botanische Name kommt vom Lateinischen »fumus« (Erdrauch), und es gibt verschiedene Deutungen dieses Namens. Frühe Kräuterkundler meinten, die Pflanze sei ohne Samen aus dem Erdrauch entstanden; andere glauben, der Name komme daher, weil die grauen Pflanzenbüschel von weitem Rauch ähneln, und andere wiederum denken daran, daß diese Pflanze wegen ihres scharfen Saftes Tränen in die Augen schießen läßt, so wie es der Rauch tut. Plinius schreibt, daß die Pflanze »wie der Rauch Tränen hervorrufe« und empfiehlt sie daher, um nachlassendes Sehvermögen wieder zu stärken. Auch Dioskurides kannte den Erdrauch, der seitdem als Abführmittel, Magenbitter und galletreibendes Mittel verwendet wird.
Dieses kleine Kraut wird schon seit alten Zeiten als Arznei und Kosmetikum kultiviert. Man glaubte, es vertreibe Melancholie; offensichtlich eine Krankheit jener Zeit, nach der Unmenge der dafür kultivierten Heilkräuter zu schließen. Es wächst in Europa, den Vereinigten Staaten, in Iran, Nepal, Australien und Südafrika. Es werden die ganzen getrockneten Pflanzen verwendet und als Infus getrunken.
Die Droge besitzt harntreibende, schweißtreibende, blutreinigende, abführende, wurmvertreibende und magenstärkende Eigenschaften. Sie ist ausgezeichnet bei Leberbeschwerden. Der Gemeine Erdrauch heilt Hautaffektionen, und ein Infus der Blätter wurde bei Damen der Gesellschaft gegen Sommersprossen angewendet.

Das **Venushaar** oder **Frauenhaar** *(Adiantum capillus-veneris)* gehört zu den Polypodiaceae. Man glaubt, daß der botanische Name diesem Farn vom frühen lateinischen »Herbal von Apuleius« gegeben wurde wegen seiner wasserabstoßenden Eigenschaften, die an die Venus erinnern, die trocken aus dem Meere gestiegen kam. Es ist aber möglich, daß dieser Name noch viel älter ist, denn das Venushaar wird schon seit vielen Jahrhunderten in der Pharmazie verwendet. Es ist heimisch in Afghanistan, im Himalaya und Iran, wächst aber jetzt auch reichlich in Südeuropa und in Ungarn.
Wegen seiner anregenden, schmerzlindernden und tonischen Wirkung nimmt man das Venushaar gegen Asthma und andere Atembeschwerden. Es ist hustenstillend und auswurffördernd und gut für die Leber. Einige Kräuterkundler glauben, daß es gegen Kahlheit wirke. Die Asche, mit Essig und Olivenöl gemischt und in die Kopfhaut gerieben, soll gegen Haarausfall wirken. In der Georgischen und Viktorianischen Zeit bereitete man in England einen Punsch aus Venushaar, und es ist auch jetzt noch ein ausgezeichneter Zusatz zu erfrischenden, alkoholischen Sommergetränken.

**Bittersüß** *(Solanum dulcamara)* gehört wie die Kartoffel, die Tomate und die Aubergine zu den Nachtschattengewächsen (Solanaceae). Es ist giftig und sollte daher nur nach ärztlicher Anweisung genommen werden. Die Beeren sind besonders gefährlich für Kinder. Es wird auch oft mit Belladonna verwechselt. Früher wurden in der Volksmedizin die Beeren aufgeschnitten, auf Wunden gebunden und als Mittel gegen Krebs und Warzen verwendet. Bittersüß wurde in der europäischen Medizin seit den alten Römern angewandt, in der chinesischen mindestens seit der Zeitenwende. Der botanische Name *Solanum* bedeutet »beruhigen« und bezieht sich auf die narkotische Wirkung. Die purpurroten Blüten und gelben Staubgefäße erinnern an die der Süßkartoffel. Seine grünen Beeren werden, wenn sie reifen, orange und später rot.

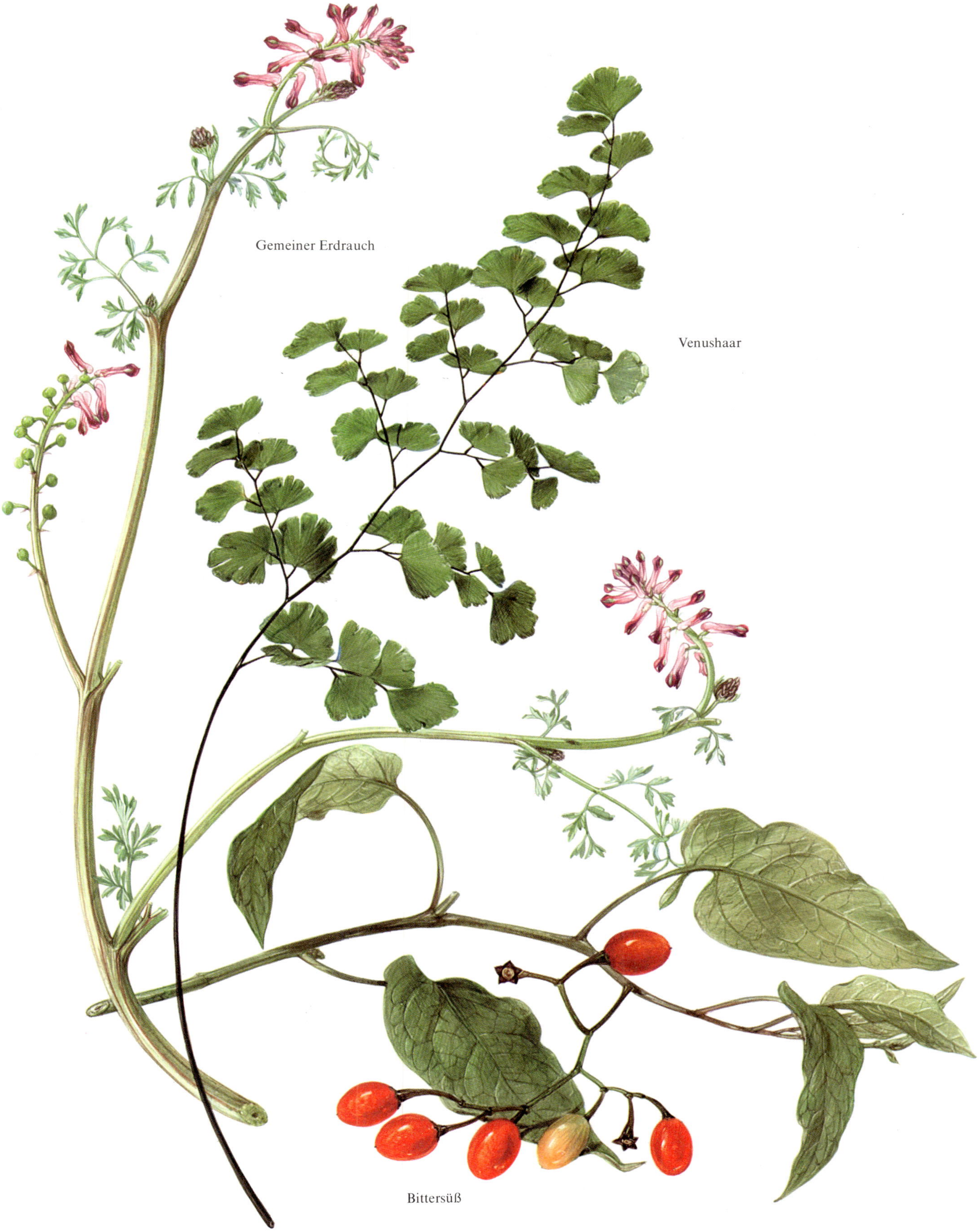
Gemeiner Erdrauch
Venushaar
Bittersüß

# Hirtentäschelkraut
# Berberitze

Das unscheinbare **Hirtentäschelkraut** *(Capsella bursa-pastoris)* aus der Familie der Cruciferae ist seit dem Altertum als Heilpflanze bekannt. Besonders im Mittelalter war es für die Behandlung innerer Blutungen von Magen, Nieren, Lungen und vor allem bei Gebärmutter-Blutungen das einzige Mittel in der Hand des Arztes und der Hebamme. Wirkungsvollere Mittel verdrängten es, bis es im Ersten Weltkrieg wiederentdeckt wurde, als Mangel an Mutterkorn (siehe Seite 150) herrschte. Man fand, daß es einige Inhaltsstoffe des Mutterkornes enthält, nämlich Cholin und Tyramin, doch weiß man bis heute nicht, wie die Fluidextrakte und Infuse des Hirtentäschelkrautes auf die Gebärmutter wirken; denn Cholin, Acetylcholin und Tyramin sind oral eingenommen unwirksam. Hirtentäschelkraut wird auch äußerlich gegen den Schmerz geschwollener Glieder bei Rheumatismus und bei Ohrenschmerzen angewendet, oder der Saft der frischen Pflanze zum Erleichtern des Wasserlassens genommen.
Auch in der chinesischen Medizin, in der es erstmals 536 n. Chr. beschrieben wurde, ist das Hirtentäschelkraut ein unentbehrliches Mittel bei Blutungen, insbesondere den Gebärmutter-Blutungen sowie bei milchigem Urin infolge einer Nierenentzündung.
Das Hirtentäschelkraut ist wie der Wegerich schon weit gereist, so mit den Pilgervätern 1620 von England nach Nordamerika, und ist als Unkraut überall hin mit den Menschen gezogen, außer in die Tropen. Sein Name rührt her von der Ähnlichkeit der Samen mit den kleinen Ledertaschen, die damals die Hirten trugen. Vögel lieben den Geschmack seiner Samen, die auch kommerziell in Vogelfuttermischungen verwendet werden.

Die **Berberitze** oder der **Sauerdorn** *(Berberis vulgaris)* aus der Familie der Berberidaceae wird bereits im Jahre 1573 in dem englischen Gesundheitsbüchlein für Hausfrauen, den »Good Housewife Physicke«, als Sirup gepriesen. Hildegard von Bingen (1097 n. Chr.) hielt ihn als Heilmittel noch für untauglich, er tauge nur als Brennholz ... Die getrocknete Rinde und Wurzel enthalten u. a. das wirksame Alkaloid Berberin; alle Pflanzen, die Berberin enthalten, sind wertvolle Arzneipflanzen. Die Berberitzen-Droge wird als Magenbitter, manchmal in Kombination mit dem Guayana-Quassia-Holz (siehe Seite 178) eingesetzt. Sie hilft gegen verschiedene Krankheiten wie Gelbsucht, Katarrh, Gallestau und Gallensteine und auch bei der Zuckerkrankheit, weil sie den Durst mildert, der oft diese Krankheit begleitet.
Der Inhaltsstoff Berberin wirkt in kleinen Dosen blutdrucksteigernd, in größeren Dosen blutdrucksenkend auf die Peripherie. Berberin wirkt gegen die tropischen Leishmaniosen, und ist galletördernd. Die Begleit-Alkaloide Oxyacanthin und Berbamin wirken fiebersenkend. In der Homöopathie wird die Berberitze bei Krankheiten der Niere, der Harnwege, der Leber und Galle sowie bei Hämorrhoiden verwendet.
Die schmackhaften, etwas säuerlichen Früchte enthalten zahlreiche organische Säuren (incl. Vitamin C), verschiedene Zucker und Pektine. In einigen Gegenden bereitet man Berberitzen-Konfitüre daraus. In Nepal verwendet man die getrockneten Früchte der indischen Grannen-Berberitze *(B. aristata)* anstatt Rosinen. Rinde und Wurzeln verwendet man in Indien als Magenbittermittel und gegen Malaria.

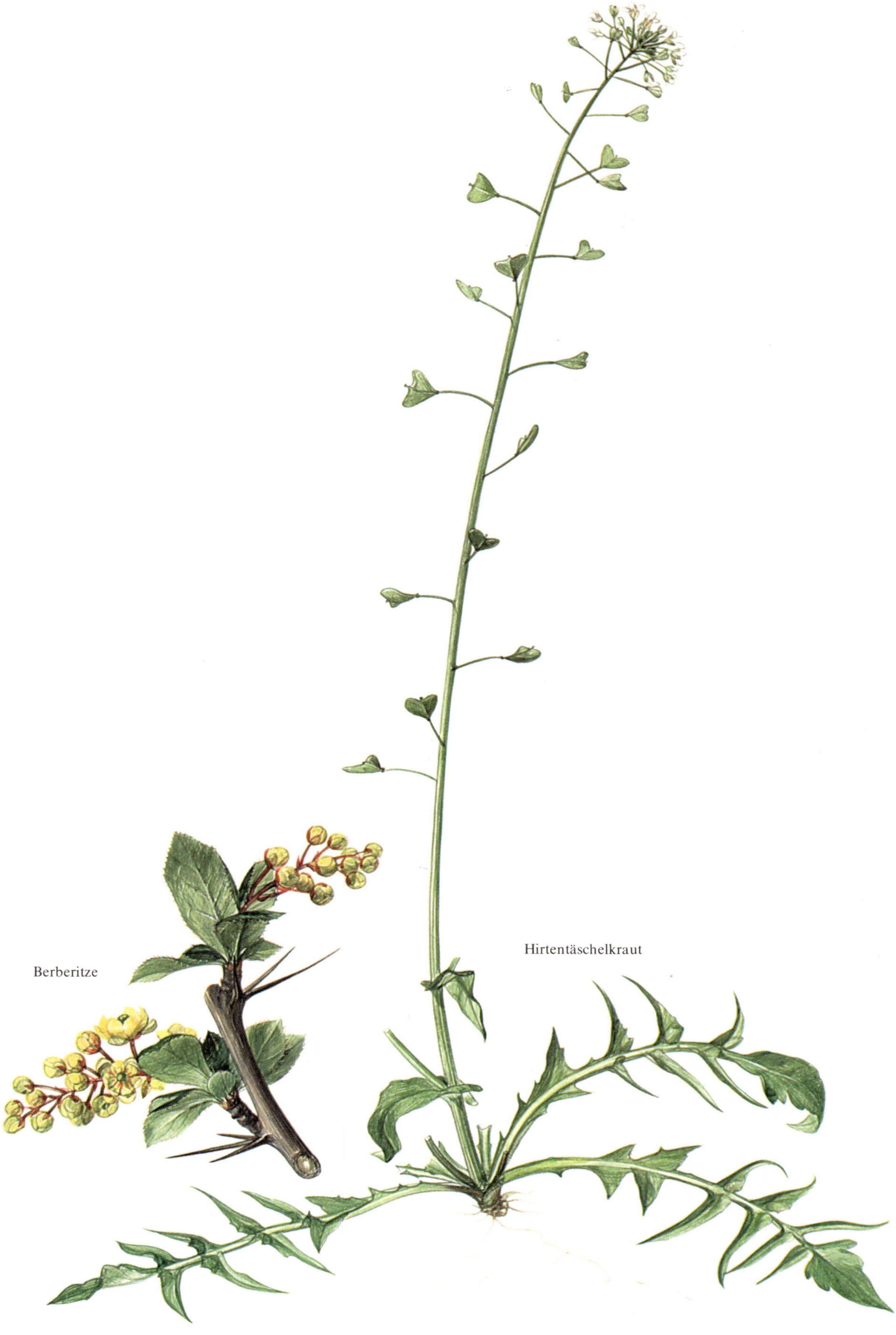
Berberitze
Hirtentäschelkraut

# Echte Kamille
# Gemeines Greiskraut
# Rainfarn

Die **Echte Kamille** *(Matricaria chamomilla)* aus der Familie der Compositen gehört zu den Heilpflanzen, die als Aufguß bzw. Tee langsam getrunken, beruhigend auf das Nervensystem wirken, Verdauungsstörungen heilen und gegen Kopfschmerzen und Neuralgien helfen. Sie kommt in ganz Europa und Nordasien vor. Die Blütenköpfchen enthalten die wirksamen Bestandteile. Der Gattungsname der Kamille kommt vom lateinischen »matrix«, was Gebärmutter bedeutet; sie wurde im Mittelalter besonders bei Frauenbeschwerden angewendet. Man nannte sie im Deutschen früher auch Mutterkraut. Die Kamille wird seit der Antike verwendet und von großen Ärzten wie Hippokrates und Dioskurides geschätzt und erwähnt. Wegen des angenehmen Geruches, den die Pflanze ausströmt, wenn man auf sie tritt, war sie ein beliebtes Kraut, das man auf den Fußböden der Kammern ausstreute. Aus demselben Grund wird sie auch heute noch zwischen Steinplatten in Gärten gezogen.
Die Wurzeln der Spanischen Hundskamille *(Anthemis pyrethrum)* nahm man früher gegen Zahnschmerzen, und die Blüten der Römischen Kamille *(A. nobilis)* werden in Form eines Magenbitters gegen schlechte Verdauung und Magenkrämpfe verwendet.

Das **Gemeine Greiskraut** *(Senecio vulgaris)* ist ein anderes kleines Kraut, dessen bescheidene Erscheinung nicht auf seine starken heilenden Eigenschaften schließen läßt. Dioskurides brauchte es, um die Wunden bei den Soldaten der römischen Armee zu heilen. Sonst wurde es früher hauptsächlich verwendet bei Frauenbeschwerden, als Mittel zur Förderung der Regel und bei schmerzhafter Menstruation sowie für Frauen, die aufgrund zu starker Menstruation an Blutarmut litten.
Für den pharmazeutischen Gebrauch wird die ganze Pflanze – außer den Wurzeln – verwendet. Man sollte dabei aber sehr vorsichtig sein, denn vor allem die Wurzel, aber auch die grüne Pflanze, enthält giftige Alkaloide; das bekannteste ist das Senecionin. Durch Einnehmen eines Auszuges können dadurch schwere Leberschäden entstehen. Die Pflanze ist für das Vieh gefährlich, wenn sie im Heu in größeren Mengen vorkommt. Daher ist diese Pflanze als Medizin nicht mehr im Gebrauch.
Der Gattungsname des Greiskrautes kommt vom lateinischen »senex« (alter Mann) entweder weil es sehr schnell abstirbt oder aber wegen des weißen Bausches aus Flughaaren an den Samenständen. Deshalb auch der deutsche Name Greiskraut.

Ein weiteres Mitglied der Compositae ist der **Rainfarn** *(Chrysanthemum vulgare),* der ziemlich düstere Assoziationen weckt. Linné berichtet in seinem Werk Flora Suecia (1775), daß der Rainfarn, der als spezifisches Mittel gegen Eingeweidewürmer galt, in Europa eben deshalb in Leichentüchern und Sterbehemden verwendet wurde. Diese Sitte sei auch in Neu-England (östliches Nordamerika) weitergeführt worden, und zum Teil rieb man den Toten sogar mit dieser Pflanze ein, um Würmer abzuhalten. Man glaubt, daß sie daher auch ihren Namen hat, der vom griechischen »athanasia« (Unsterblichkeit) kommt.
Hildegard von Bingen jedoch kannte 700 Jahre früher keine dieser düsteren Assoziationen. Bei ihr ist der »Reynfarn« eine wertvolle Arznei, die mit dem Essen mitgekocht, Magenbeschwerden beseitigt oder, als Reinfarnsaft in Wein bei Harnverhaltung hilft. Auch die Wirkung bei Regelbeschwerden ist ihr bereits bekannt.
Die getrocknete Pflanze wird jetzt noch als Wurmmittel in der Tierheilkunde verwendet und manchmal als Tonikum. Die Pflanze besitzt schweißtreibende, blähungstreibende und die Regel fördernde Eigenschaften, sie hat eine direkte Wirkung auf die Gebärmutter und war ein altes Mittel gegen Fehlgeburten. Vor einigen Jahrhunderten trug man sie in den Schuhen, um Schüttelfrost zu verhüten. Da sie auch giftige Bestandteile enthält, sollte man sie nicht in der Hausmedizin verwenden.
Der Rainfarn wurde früher im traditionellen Osterkuchen und -pudding verwendet und gab ihnen eine gelbe Färbung und einen charakteristischen Geschmack. Diese Speisen wurden zur Erinnerung an die bitteren Kräuter beim jüdischen Osterfest gegessen und haben vielleicht auch so geschmeckt, denn, wie ein alter Bericht vermerkt, ist Rainfarnpudding ein »übelkeitserregendes Gericht.«

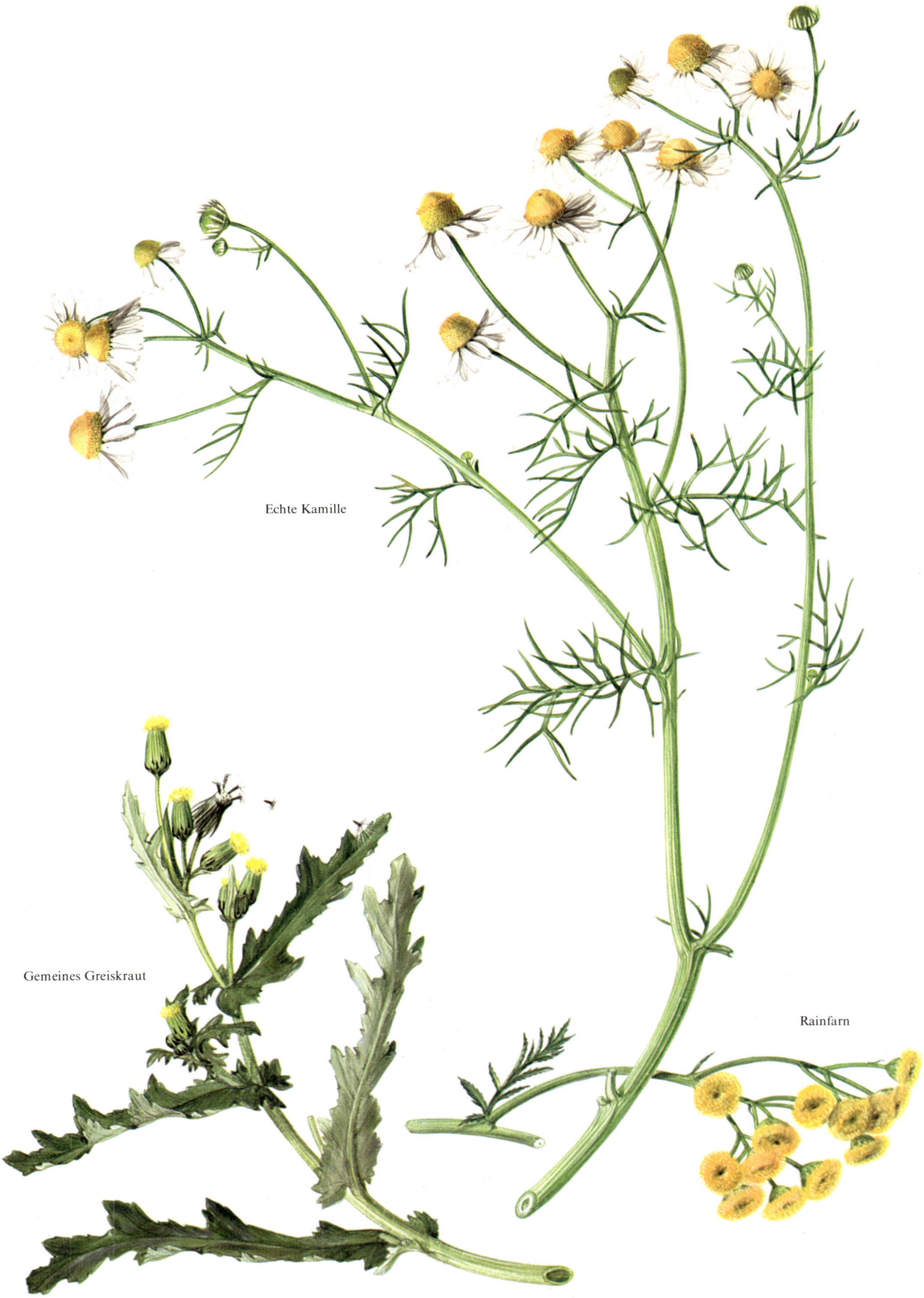
Echte Kamille
Gemeines Greiskraut
Rainfarn

# Gemeiner Schneeball
# Gelber Günsel
# Eibe

»Weiß wie verkündende Engel und einen Duft nach Zitronen ausströmend...«, so beschreibt Marcel Proust den **Gemeinen Schneeball** *(Viburnum opulus)*, der in hohen Vasen im Zimmer seiner Mutter stand. Er gehört zu den Caprifoliaceae und ist in ganz Europa verbreitet. Chaucer empfahl die Beeren roh zu essen, aber ihr Geschmack ist sehr scharf und entspricht unserem heutigen verfeinerten Geschmack nicht mehr. In Kanada werden sie wie Preiselbeeren gegessen und werden auch »High bush cranberry« genannt. Der Schneeball wurde in Europa zuerst von den Holländern kultiviert und hat von Holland – in England auch Guelderland genannt – seinen englischen Namen »Guelderland Rose«. Die Wildform bringt Beeren hervor, die kultivierten Varietäten nicht. In Sibirien macht man aus den Beeren einen Likör. In den Beeren ist der Bitterstoff Viburnin enthalten, der Magen-Darm-Entzündungen verursacht; selbst tödliche Vergiftungen durch das Essen dieser Früchte sind bekannt geworden. Sie werden auch von Vögeln gemieden.
Die Droge erhält man aus der getrockneten Rinde. Sie hat einen beruhigenden Einfluß auf die Gebärmutter aufgrund ihres ätherischen Öls und wird in der Medizin und in der Homöopathie bei Störungen der Menopause und auch sonst in der Frauenheilkunde angewendet. Kräuterkundige wenden den Schneeball aufgrund seiner sehr schnellen Wirkung bei Asthma an und um Krämpfe in den Gliedern zu lösen. Der Schneeball blüht üblicherweise bei bitterkaltem Frühlingswetter, wie Proust in seinem Buch »Auf der Suche nach der verlorenen Zeit« bemerkt.
Eine andere Schneeball-Art, *V. prunifolium*, wird in der Pharmazie wegen des Inhalts seiner Rinde und Wurzeln an Salicin und ätherischem Öl verwendet. Es wirkt bei Dysmenorrhoen leicht krampflösend und beruhigend.

Der **Gelbe Günsel** *(Ajuga chamaepitys)* aus der Familie der Labiatae hat wenig Ähnlichkeit mit den anderen Günsel-Arten. In der Pharmazie wird diese Pflanze wegen ihrer harntreibenden und regelfördernden Eigenschaften verwendet. Man hält sie für ein ausgezeichnetes Mittel gegen rheumatische Schmerzen und Gicht, und es wird berichtet, daß Kaiser Karl V. von Gicht geheilt war, nachdem er nur acht Wochen lang einen Infus vom Gelben Günsel getrunken hatte. Man macht ein erfrischendes Mundwasser zum Gurgeln daraus, und er ist erfolgreich gegen bestimmte Formen der Wassersucht eingesetzt worden.

Die **Eibe** *(Taxus baccata)* aus der Familie der Taxaceae war ein wichtiger Bestandteil bei Hexenbeschwörungen, wie von Shakespeares Dritter Hexe in Macbeth demonstriert wird. Eiben werden häufig auf Friedhöfen gepflanzt, vielleicht wegen einer Gedankenverbindung zur Unsterblichkeit aufgrund des hohen Alters, das diese Bäume erreichen können. Eine Eibe in Derbyshire soll bereits über 2000 Jahre alt sein. Man machte früher Bogen aus ihrem Holz und pflanzte sie daher vielleicht als besonders wertvolles Holz auf den geschützten Friedhof. Der Gattungsname der Eibe kommt von »toxos« (Bogen, Pfeil). Die Eibe kommt in ganz Europa vor und ist ein immergrüner Nadelbaum.
Alle Teile der Pflanze sind giftig, außer den »Beeren«, aber selbst diese haben schon Todesfälle verursacht. Eine Tinktur aus den Nadeln wird in der Homöopathie gegen Nachtschweiß verwendet. Die Zweigspitzen wurden gegen Gelenk- und Muskelrheumatismus, Lebererkrankungen und Störungen der Harnwege verordnet, in einigen Gegenden auch als Abtreibungsmittel. Hildegard von Bingen (1098–1173) empfahl den Rauch des Eibenholzes bei Nasen- und Brustkrankheiten, »soweit sie von schlechten Säften herkommen«.
Man sollte diese Pflanze, wenn überhaupt, auf keinen Fall ohne ärztliche Anweisung verwenden. Sie hat eine starke Wirkung auf das Gehirn. Gerard sah die giftige Wirkung der Beeren als Aberglaube an und gab an, sie als Kind gegessen zu haben. Das rote Fruchtfleisch ist auch nicht gefährlich, wohl aber der Same.
Die Kelten brauten aus der Eibe ein tödliches Nervengift und vergifteten ihre Pfeile mit dem Saft. Man war im klassischen Altertum, aber auch bei uns im Mittelalter, fest davon überzeugt, daß man bei längerem Aufenthalt in dem Schatten der Eibe sterben könne. Doch hat sich das nicht bestätigt.

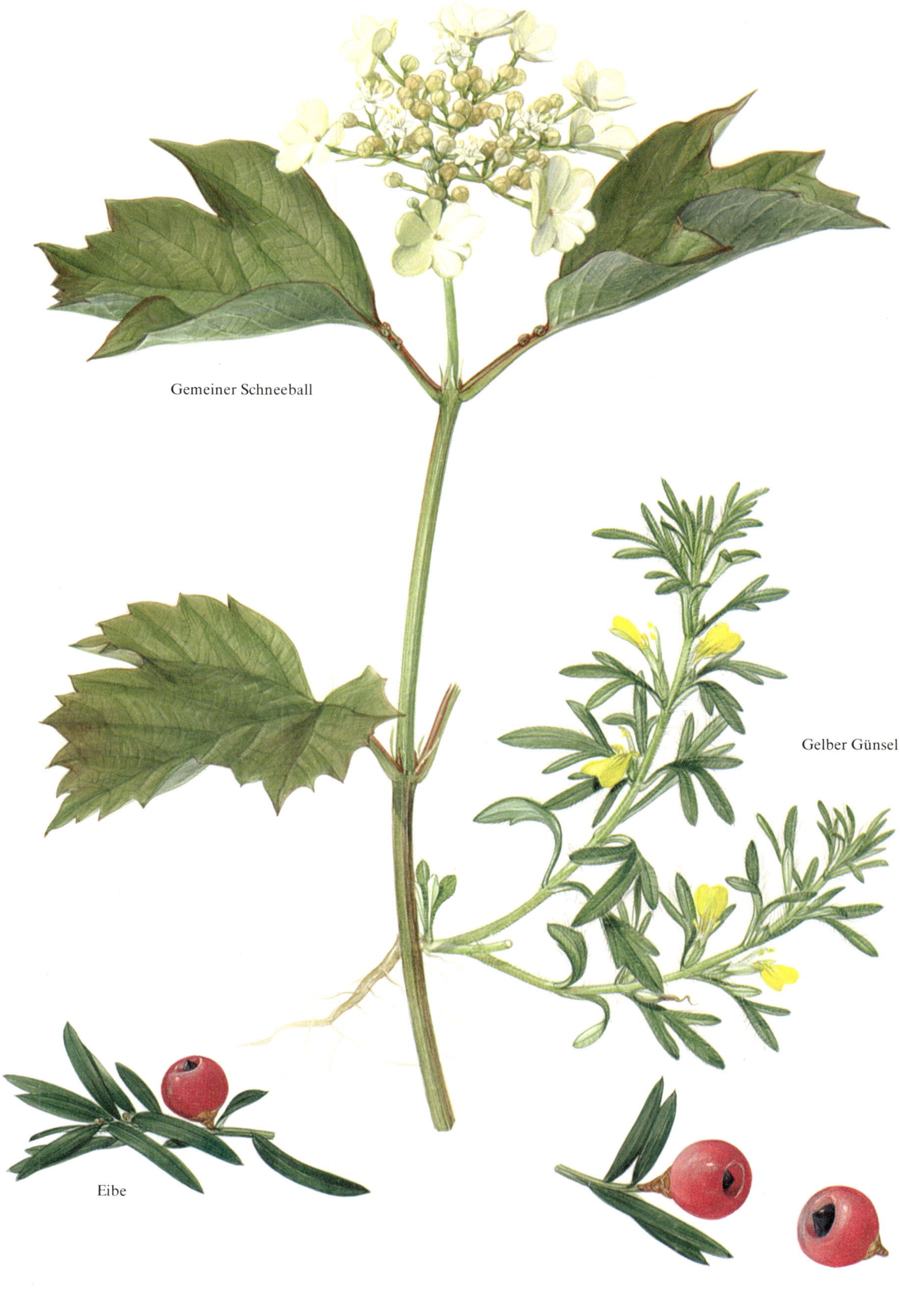
Gemeiner Schneeball
Gelber Günsel
Eibe

# Sadebaum
# Goldlack
# Mutterkorn

Seit dem Altertum wurden die getrockneten Zweigspitzen des **Sadebaums** *(Juniperus sabina)* als abtreibendes Mittel verwendet. Plinius unterschied zwei medizinisch nutzbare Sorten des Sadebaums (Buch XXIV, 102). Bei nachlassender geschlechtlicher Manneskraft mußte man früher Sadebaumzweige in den Schuhen tragen. Der geschlechtliche Nimbus, der diese Pflanze im Mittelalter wegen ihrer Wirkungen auf die Geschlechtsorgane umgab, und die Zauberei, die man mit ihr trieb, ließ Abraham Cowley (ca. 1618–1667) zu dem Ausspruch gelangen: »Fatale Sabine, Nymphe der Infamie.«
Die frischen oder getrockneten Triebe ergeben die Droge. Ihre wirksamen Bestandteile sind u. a. ein ätherisches Öl, das sehr giftig ist – schon 6 Tropfen sind für den Menschen tödlich. Die Pflanze hat regelfördernde, harntreibende und blutreinigende Eigenschaften. Man verwendete sie in Pflastern und Salben und erzeugte damit schmerzhafte Entzündungen, da man der Ansicht war, daß Böses nur mit Bösem vertrieben werden konnte. Heutzutage hat die Pflanze bei uns keine medizinische Bedeutung mehr, sie wird nur noch in einigen Gegenden in Salben gegen Warzen verwendet.
Die schönsten Sadebäume wachsen in Griechenland, wo sie stattlich und groß werden und tief-purpurrote Früchte tragen.

Es gibt eine schottische Legende, wonach der **Goldlack** *(Cheiranthus cheiri)* aus der Familie der Cruciferae zum ersten Mal an der Mauer eines Schlosses gesehen wurde, an der ein junges Mädchen bei dem Versuch mit ihrem Liebhaber zu entfliehen, zu Tode stürzte. Sein botanischer Name kommt wahrscheinlich vom arabischen »kairi« oder »kheyri« (eine wohlriechende Pflanze) und dem griechischen »anthos« (Blume). Im Mittelalter trug man kleine Goldlacksträuße bei sich, wenn man auf die Straße ging, um sich gegen Ansteckung und schlechte Gerüche zu schützen. Der Goldlack wächst wild in südlichen Gegenden Europas und ist bei uns als wohlriechende Gartenblume bekannt.
Die Blüten und Samen des Goldlacks wirken harntreibend und herzstärkend. Sie wurden früher gegen Gebärmutter- und Leberstörungen, gegen vergrößerte Drüsen und zur Blutreinigung verwendet. Sie haben spezifische Wirkungen auf die Muskeln und Sehnen. Paracelsus verschrieb in der »Signaturenlehre« Goldlack gegen Gelbsucht, und Culpeper empfahl den gelben Goldlack als die beste Medizin überhaupt. Er gebrauchte ein Konfekt aus den Blüten als Mittel gegen Schlaganfall und Lähmungen.

Der **Mutterkorn-Pilz** *(Claviceps purpurea)* ist ein parasitärer Pilz, der besonders auf Roggen vorkommt. Der parasitierende Pilz zehrt den Fruchtknoten auf, indem er das Roggeneiweiß spaltet. Schließlich bildet er sich in die 1 bis 7 cm lange Ruheform um, die hornförmig und schwarzviolett aussieht. Deshalb nennt man die Droge Secale cornutum (»Gehörnter Roggen«). Sie wird in der Medizin in geeigneter Dosis wegen ihrer aktiven Bestandteile, der Alkaloide Ergotoxin, Ergotamin und Ergometrin in der Geburtsheilkunde und gegen Migräne verwendet. In der Volksmedizin wird das Mutterkorn nicht angewendet. Moderne chemische Derivate dieser drei Alkaloide haben heute erhebliche Bedeutung in der Behandlung der Migräne einerseits und der arteriellen Durchblutungsstörungen andererseits.
Wenn das Mutterkorn ins Mehl gerät und verzehrt wird, verursacht es schwere Krämpfe. Die Opfer fühlen sich wie auf Feuer und leiden an starken Halluzinationen, die sie oft vollkommen zum Wahnsinn treiben. Die Durchblutung der Extremitäten wird so stark vermindert, daß Finger und Zehen, schließlich sogar Arme und Beine brandig werden und abfallen. Schwangere Frauen haben unweigerlich eine Fehlgeburt. Heutzutage wird das Getreide so sorgfältig gereinigt, daß eine derartige Gefahr nicht besteht, aber noch 1951 passierte ein Fall epidemischen Ergotismus, als ein Bäcker in einem französischen Dorf ahnungslos verseuchtes Mehl verarbeitete und fast das ganze Dorf ausstarb.
Im Mittelalter glaubte man, daß Opfer dieser Krankheit von Dämonen besessen seien. Der Orden des Heiligen Antonius wurde gegründet, um den Opfern des Ergotismus zu helfen. Dabei hatte schon Plinius auf die Gefahr durch das Mutterkorn hingewiesen, aber der Untergang der antiken Kultur begrub auch dieses Wissen für mehr als ein Jahrtausend.

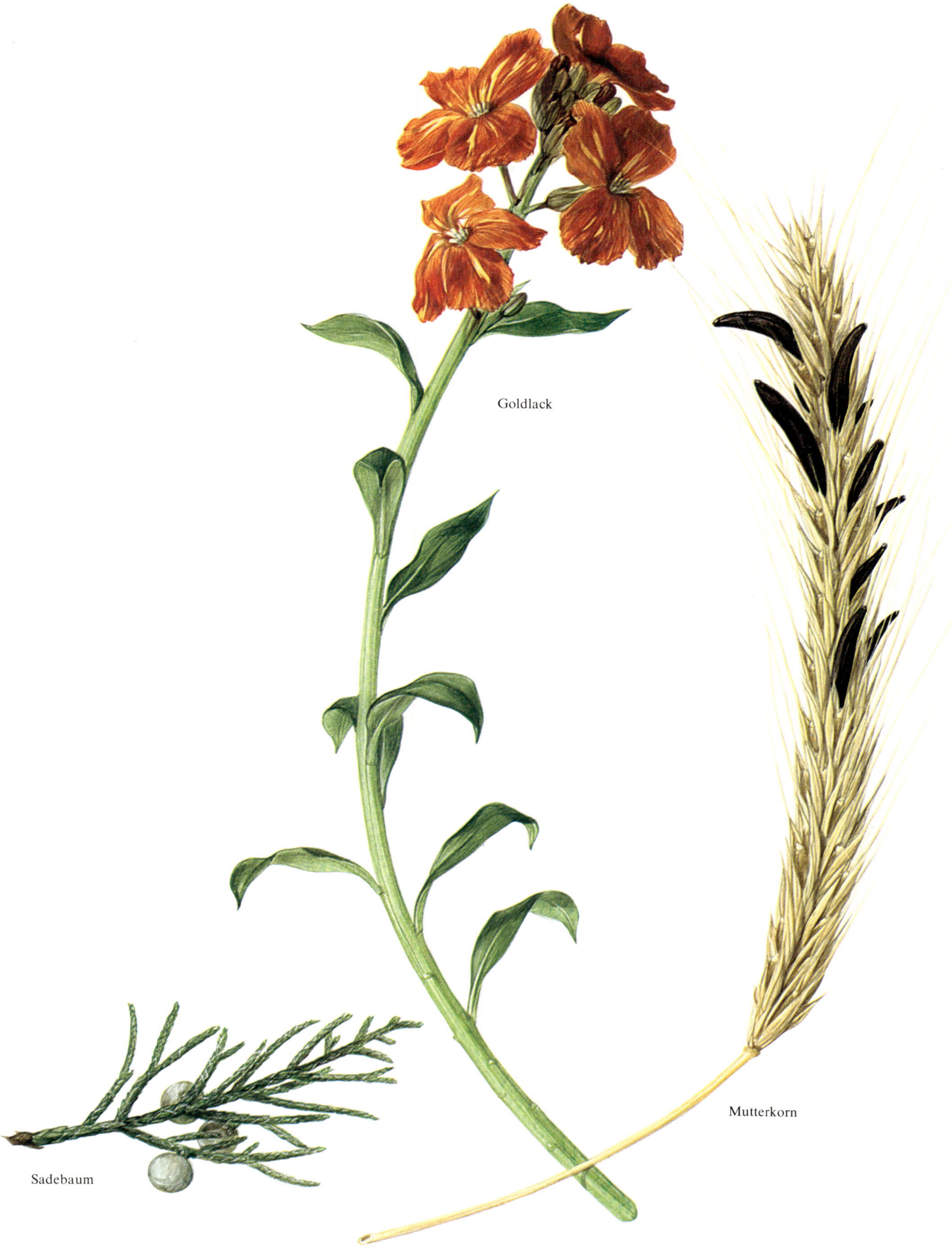
Goldlack
Mutterkorn
Sadebaum

# Zwiebel
# Brennessel
# Heidelbeere

Ein Bündel von **Zwiebeln** *(Allium cepa),* draußen an die Tür gehängt, würde die Pest absorbieren und so die Bewohner des Hauses davor retten. So wurde es im Mittelalter geglaubt. Tatsächlich ist gesichert, daß der Schwefelgehalt der Zwiebel als starkes Desinfektionsmittel wirkt. Seit uralter Zeit wurde diese Pflanze als Nahrungs- und Arzneimittel geschätzt. Die Römer verwendeten sie viel, und die alten Ägypter verehrten sie als Symbol des Universums. Auch jetzt noch ist die Zwiebel in Ägypten eine enorm beliebte Speise; die ägyptische Varietät enthält einen hohen Prozentsatz an Saccharinen.
Die Zwiebel wird in der Pharmazie gegen Katarrhe der Luftwege, Heuschnupfen, Nasenverstopfung, vereiterte Augen und Ohrenschmerzen angewendet. Man glaubt, daß der reichliche Genuß der Zwiebel im Winter Erkältungen verhindere, schlafördernd wirke und Verdauungsstörungen heile. Sie hat harntreibende, anregende, auswurffördernde und antiseptische Eigenschaften. Im 15. Jahrhundert wurde Zwiebelsaft, mit Essig gemischt, als Kosmetikmittel gegen Sommersprossen und Hautflecken angewendet. Der Chirurg der englischen Königin Elisabeth I., William Cloves, gebrauchte Zwiebelsaft, um Verbrennungen durch Schießpulver zu heilen.
Die Zwiebel ist eines der anregendsten Gewürze in der Küche, besonders wenn sie roh gegessen wird, wie Reverend Smith (1771–1845) in seinem »Salatrezept« pries: »Laß nur Atome davon sich in der Schüssel verborgen halten, und – kaum geahnt – das Ganze beflügeln!«

»Berühre zart eine Brennessel – und sie wird dich schmerzhaft stechen. Pack sie fest an wie ein Mann – und sie bleibt so weich wie Seide!« Diese Verse (»Verses Written on a Window«) stammen von Aaron Hill (1685–1750) und beschreiben eine Tatsache, die auch bei uns noch heute jedes Kind weiß. Die **Große Brennessel** *(Urtica dioica)* wird erwähnt in den Werken der berühmtesten Schriftsteller des Altertums über Medizin: Nikander (wahrscheinlich im 2. Jahrhundert v. Chr.) sagte, sie sei ein Gegengift gegen Schierling, Giftpilze und Quecksilber; Apollodorus von Alexandria (3. Jahrhundert v. Chr.) empfahl sie als Gegengift gegen Bilsenkraut und die Bisse von Schlangen und Skorpionen, und Plinius verschrieb etwa zur Zeitenwende Brennesselsaft gegen ihre eigenen Stiche, eine Methode, die noch heute vom Homöopathen verwendet wird.
Diese Pflanze ist eine der hochgeschätztesten in der Hausmedizin gegen die verschiedensten Krankheiten und Beschwerden. Sie hilft gegen Gicht, Asthma, Tuberkulose und heilt, äußerlich angewandt, Verbrennungen. Landleute machen daraus Wein oder Bier und trinken sie als Tee. Wegen ihres Gehaltes an Eisen, Eiweiß, Natrium und Kalk ist die Brennessel ein ausgezeichneter Zusatz zu Viehfutter und Geflügelfutter. Vor dem 2. Weltkrieg wurden gewaltige Mengen Brennesseln von Deutschland nach England exportiert. Während des Krieges wurde man angehalten, soviel wie möglich davon zu sammeln: die dunkelgrüne Farbe, die man aus der Brennessel macht, wurde für Tarnzwecke benötigt, und die Brennessel wurde auch medizinisch gebraucht.
Die Pillen-Brennessel *(U. pilulifera)* kam mit der römischen Besatzungsarmee nach England. Die Soldaten säten die Brennessel aus, um sich mit den Brennesseln die Arme und Beine zu schlagen und sie durch diese Anregung der Blutzirkulation warm zu halten. Vor der Einfuhr der Baumwolle wurde die Brennessel auch versponnen. Hans C. Andersen erzählt in seinem Märchen »Die wilden Schwäne« von einer Prinzessin, deren elf Brüder in Schwäne verwandelt worden waren. Um sie zu erlösen, mußte sie elf Hemden aus Brennesseln weben und je eines über jeden Schwan werfen. Es wurde ihr aber nicht genug Zeit gelassen, alle Hemden fertig zu machen, und so blieb der jüngste Bruder mit einem Schwanenflügel statt eines Armes, denn es hatte ein Ärmel im Nesselhemd gefehlt.

Nicholas Culpeper schätzte die **Heidelbeere** *(Vaccinium myrtillus)* sehr und propagierte ihre stärkere Verwendung in der Medizin (siehe Seite 136). Die Blätter wirken blutzuckersenkend aufgrund ihres Gehaltes an Glukokinin und enthalten ferner Flavonide und Gerbstoffe, außerdem eine an Mangan reiche Asche. Die Beeren werden für Konfekt und in der Küche gebraucht, hauptsächlich für Kuchen und Torten, man braucht viel Zucker dazu. Die Heidelbeere enthält Vitamin A, C und P.

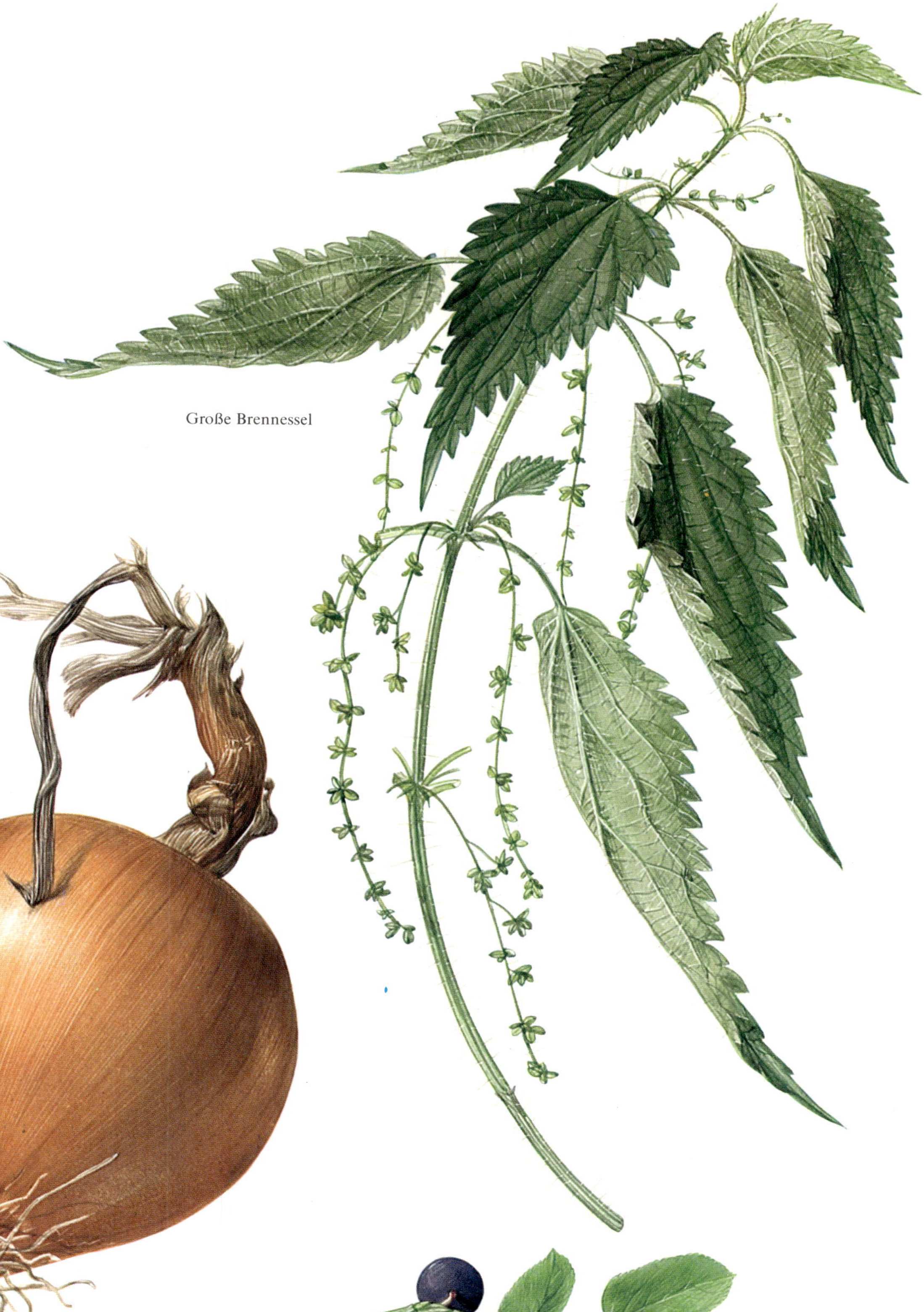

Große Brennessel

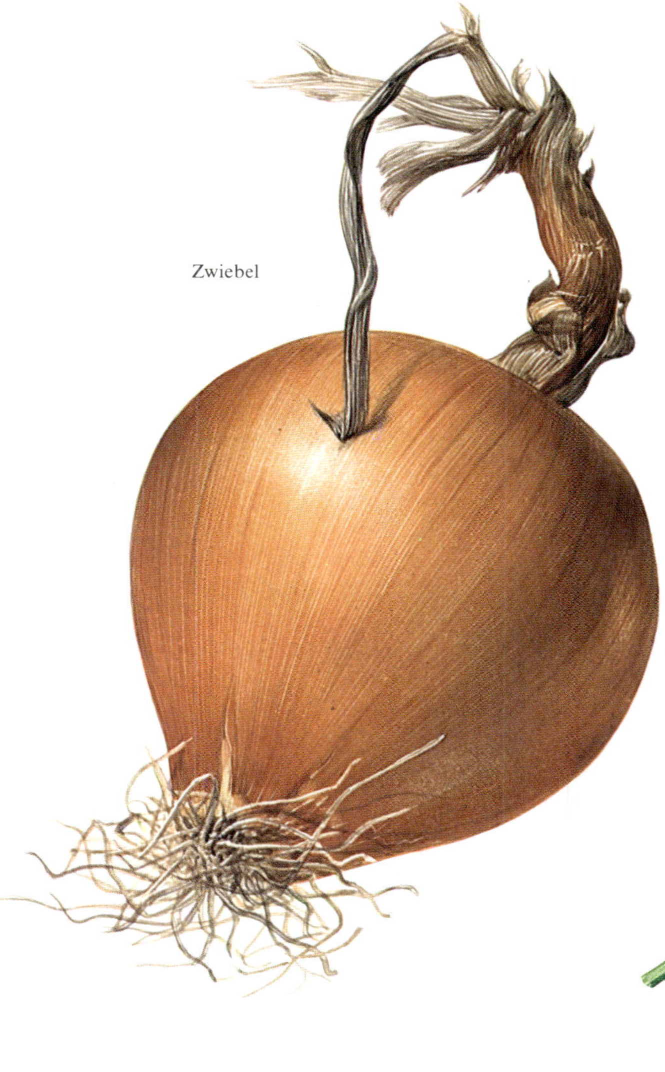

Zwiebel

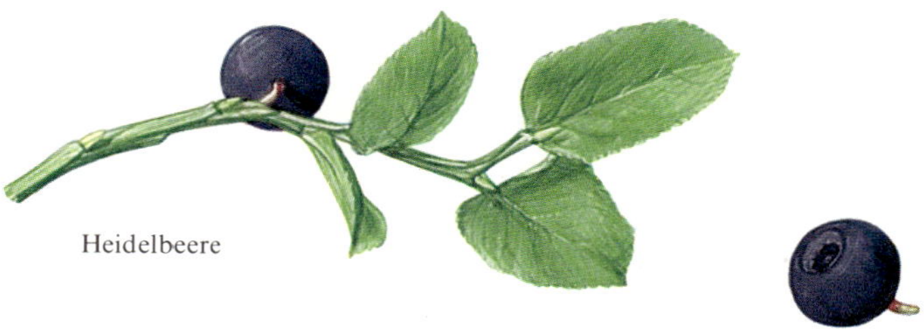

Heidelbeere

# Geißraute
# Sternanis
# Fenchel

Der Name **Geißraute** *(Galega officinalis)* kommt von der alten Vorstellung, daß Ziegen mehr Milch geben, wenn man sie mit dieser Pflanze füttert. Sie gehört zu den Papilionaceae, ist in Italien heimisch, gedeiht aber in den meisten gemäßigten Gegenden Europas einschließlich Englands.
Die Droge bildet die ganze Pflanze mit den Blüten. Sie hat blutzuckersenkende und milchsekretionsfördernde Wirkung und wird als Infus genommen. Frühe Kräuterkundler des 16. und 17. Jahrhunderts verschrieben Geißraute für leichte und ernstere Beschwerden: als Fußbad für Leute mit müden Füßen vom zu langen Gehen und als Dekokt um Pocken zu heilen. In Nordengland wurde sie anstatt Labferment verwendet, um Käse zu machen. Die Blüten enthalten nämlich eine Säure, die mit der Destillation übergeht und in manchen Gegenden als Käseferment bekannt ist. Die Geißraute wird seit dem 16. Jahrhundert arzneilich verwendet.

Der aromatische **Sternanis** *(Illicium verum)* aus der Familie der Magnoliaceae darf nicht mit dem Anis aus der Familie der Umbelliferae verwechselt werden (siehe Seite 42). Der Sternanis wurde wegen der dekorativen Form seiner Früchte so genannt. Aus ihm macht man einen angenehmen Arzneitrank. Der Sternanis wird von den Chinesen seit Jahrhunderten medizinisch verwendet, besonders gegen Rheumatismus und Hexenschuß. Viele chinesische Gerichte werden mit Sternanis gewürzt. Die Nachtwachen japanischer Tempel verbrannten Sternanis-Samen als Zeitmesser, wonach sie die Zeitabschnitte zum Schlagen der Glocken berechneten. Es heißt, daß Sternanis zu Ende des 16. Jahrhunderts zum erstenmal von einem englischen Matrosen nach Europa gebracht wurde.
Die Samen und das durch Dampf gewonnene ätherische Öl werden in der Pharmazie wegen ihrer anregenden, blähungstreibenden, milchsekretionsfördernden, harntreibenden und verdauungsfördernden Wirkungen verwendet. Aus dem Sternanis wird eine ausgezeichnete Arznei gegen akuten Schnupfen gemacht. Er wird auch in der Getränkeindustrie viel verwendet. Der rotblühende Florida-Sternanis *(Illicium floridanum)* ist in Florida heimisch und besitzt ähnliche Eigenschaften. Er wird aber nicht so häufig verwendet.

Der **Fenchel** *(Foeniculum vulgare)* ist den meisten Menschen besser bekannt als feinstes Gewürz zum Aromatisieren von Fischgerichten denn als medizinisch verwendete Pflanze. Aber Fenchel wurde seit dem Altertum wegen seiner heilenden Eigenschaften gebraucht. Er wurde besonders geschätzt, um verlorene Sehkraft wiederherzustellen, und hatte – wie man glaubte – die Kraft, den Grauen Star zu heilen. Die alten Griechen gaben ihren olympischen Kämpfern Fenchel, um ihnen Kraft zu verleihen und gleichzeitig zu verhindern, daß sie zu gewichtig wurden. Man glaubte, daß er Stärke und Mut verleihe. Bei uns in Deutschland kennt schon Wahlafrid Strabo, der Abt des Klosters Reichenau (838–849), die auch heute anerkannten Eigenschaften des Fenchels: Augen stärkend, blähungstreibend und Husten lindernd.
Culpeper schrieb viele Jahrhunderte später: »Er wird viel in Getränken verwendet, um zu fette Menschen schlank zu machen«, und in einigen Ländern, wo die Volksmedizin noch praktiziert wird, werden aus Fenchel Suppen oder Salate gemacht und auch zum Schlankwerden gegessen. Der griechische Name für Fenchel ist »marathron«, das eventuell von »maraino« (ich werde schlank) stammt. Im 18. Jahrhundert wurden die geschälten Stiele wie Sellerie als schlaffförderndes Mittel gegessen.
Die Früchte und Wurzeln werden wegen ihrer milchsekretionsanregenden, blähungstreibenden, anregenden und harntreibenden Wirkungen angewandt. Fenchelöl ist ein wirksames auswurffförderndes und schleimlösendes Heilmittel und wegen seiner prompten und sehr verträglichen Wirkung im Fenchelhonig oder -tee besonders für Kinder geeignet. Es hat anregende Eigenschaften und erhöht die Durchblutung der Unterleibsorgane. Die Chinesen verwenden den Fenchel bei Nierenerkrankungen und gegen Schlangenbisse, wahrscheinlich beides wegen der durch die harntreibende Wirkung des Fenchels beschleunigten Entgiftung.
Man nimmt an, daß der Fenchel ursprünglich aus Syrien und von den Azoren stammt; jetzt wächst er aber fast überall, besonders in sonnigen Gegenden. Im Mittelalter wurden dem Fenchel übernatürliche Kräfte zugeschrieben, und man glaubte, er triebe böse Geister davon. Früher wurde beobachtet, daß durch Fenchelöl auch Halluzinationen und eine Nervenkrankheit, die der Epilepsie ähnelt, hervorgerufen wird. Als Gewürz gebraucht, werden keine nennenswerten Mengen des ätherischen Öls aufgenommen. Öldestillate sollten jedoch unter ärztlicher Aufsicht eingenommen werden.

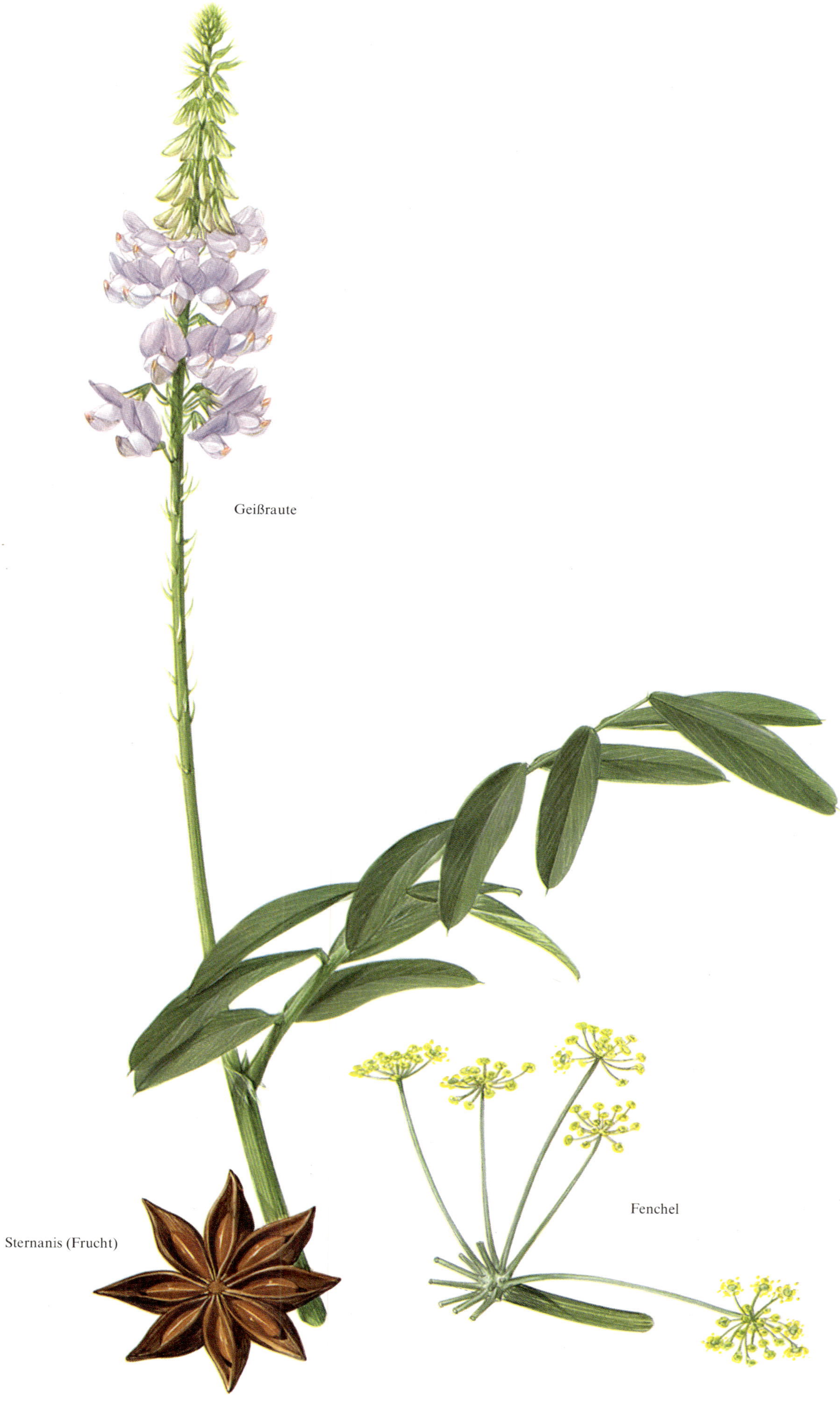
Geißraute
Sternanis (Frucht)
Fenchel

# Walnußbaum
# Gemeiner Beinwell
# Römische Kamille
# Färberkamille

Der **Walnußbaum** *(Juglans regia)* wurde in alter Zeit wegen seiner nahrhaften und medizinischen Eigenschaften geschätzt. Die Walnüsse waren auch als »Jupiters Eicheln« oder »Jupiters Nüsse« bekannt, denn die Menschen glaubten, daß die Götter zu Beginn der Welt sich an Nüssen delektiert hatten. Walnüsse haben den Ruf, Liebe hervorzurufen: die Sitte, bei Hochzeiten mit Nüssen zu werfen, läßt sich bis zu den alten Griechen zurückverfolgen. Die Walnuß hat jedoch auch einen schlechten Ruf, besonders in abgelegenen Gegenden Italiens. Man sagt, daß Dämonen in Walnußbäumen wachsen und während der Nacht um die Bäume herumtanzen.
Die Blätter stellen die Droge dar. Hautausschlag, der auf keine andere Behandlung ansprach, ist geheilt worden durch eine Tinktur von Walnußblättern, die adstringierend wirkt. Homöopathen brauchen die Blättertinktur beim Ziehen von Weisheitszähnen. Seit sehr alter Zeit haben alle Nüsse den Ruf, die Arterien weich zu erhalten. Culpeper schrieb: »Die alten Kerne, die öliger sind, heilen Wunden von Sehnen, Brand und Karbunkeln« und »verhindern den Ausfall der Haare und machen sie schön, eingeölt mit Walnußöl und Wein.« Vor ihm hatte schon Paracelsus in seiner Signaturenlehre Nußöl als gut für die Kopfhaut und das Haar verschrieben. Die Rinde und das Öl nimmt man auch als Möbelpolitur. Auch Künstler mischen sich mit Walnußöl ihre Ölfarben.
Walnüsse schmecken eingelegt sehr gut zu kaltem Fleisch, und in Deutschland ist Weihnachten ohne eine große Schale Walnüsse auf dem Tisch nicht denkbar. – Man sagt, daß ein Walnußbaum ohne einen anderen keine Früchte trägt; so sieht man auch heute noch meistens zwei oder drei Bäume nebeneinander.

Der **Gemeine Beinwell** *(Symphytum officinale)* aus der Familie der Boraginaceae ist ein weiteres altes, heilendes Kraut, das schon den Griechen und Römern bekannt war. Der populäre Name weist darauf hin, daß man glaubte, es heile Verstauchungen, Schwellungen und Quetschungen an den Beinen. Die Bezeichnung »officinale« zeigt an, daß diese Pflanze in den Klöstergärten gezogen wurde, als die Mönche die einzigen Ärzte waren, die von den einfachen Leuten zu Rate gezogen werden konnten.
Der Gemeine Beinwell hat den Ruf, Blutungen zu stillen und wurde bei bronchialen und anderen entzündlichen Beschwerden verwendet. Alte Kräuterkundige brauten ein Infus, um damit Erkältungen und Bronchitis zu lindern. Aus den Blättern macht man ein erfrischendes Getränk. Sie haben hustenlindernde und schweißtreibende Wirkung. Doch ist das Rhizom arzneilich wesentlich ergiebiger. Man macht daraus heute adstringierende und heilende Breiumschläge und Pulver für den äußerlichen Gebrauch bei schlecht heilenden Wunden und Geschwüren. Früher wurde der Beinwell als Viehfutter gebraucht, ist aber jetzt bei den Bauern nicht mehr so bekannt.

Die **Römische Kamille** *(Anthemis nobilis)* aus der Familie der Compositae wird so genannt, weil man annimmt, daß ihre Samen von den römischen Eroberungstruppen mit nach England gebracht wurden. Sie ist ein weiteres Mitglied der lindernd wirkenden Gruppe der Kamillen (siehe Seite 146), die als Tee getrunken besänftigend wirken. *A. nobilis* wird verwandt als Magenbitter und ist ein ausgezeichnetes Mittel bei Verdauungsstörungen. Sie lindert Entzündungen und wirkt entkrampfend und die Regel fördernd.
Eine Zeitlang war die Römische Kamille als Mittel gegen schmerzhafte Menstruationen sehr beliebt, und es gab im Deutschen Reich vor dem I. Weltkrieg eine Fülle kommerzieller Pülverchen, Dragees und Tropfen aus der Römischen Kamille allein oder unter Zusatz weiterer pflanzlicher Arzneien, wie Safran und Zimt. Sie trugen abenteuerliche Namen wie »Geisha«, »Glückauf« und »Japanol«. Das Preußische Kultusministerium warnte vor ihnen Mitte Januar 1910, aber als wirksamere Ablösung dieser ineffektiven Arzneispezialitäten dürfte die Einführung damals neuer und guter chemischer Analgetika und Spasmolytika gewirkt haben.

Die **Färberkamille** *(Anthemis tinctoria)* ist eine nahe Verwandte der Römischen Kamille. Ihre Blüten werden in der Volksheilkunde als Wurmmittel und gegen Gelbsucht verwendet. Sie geben zudem ein gutes, äußerlich anzuwendendes, Infus gegen Wunden ab. Als früher nur die ganz reichen Leute Teppiche besaßen und die meisten nur auf blanken Böden aus Holz oder Stein wohnten, war die Kamille ein beliebtes Kraut, um den Boden damit zu bedecken. Wenn man darauf trat, gab sie einen frischen süßen Duft ab, der in jenen Zeiten ohne jeden sanitären Komfort eine angenehme und beruhigende Wirkung hatte.

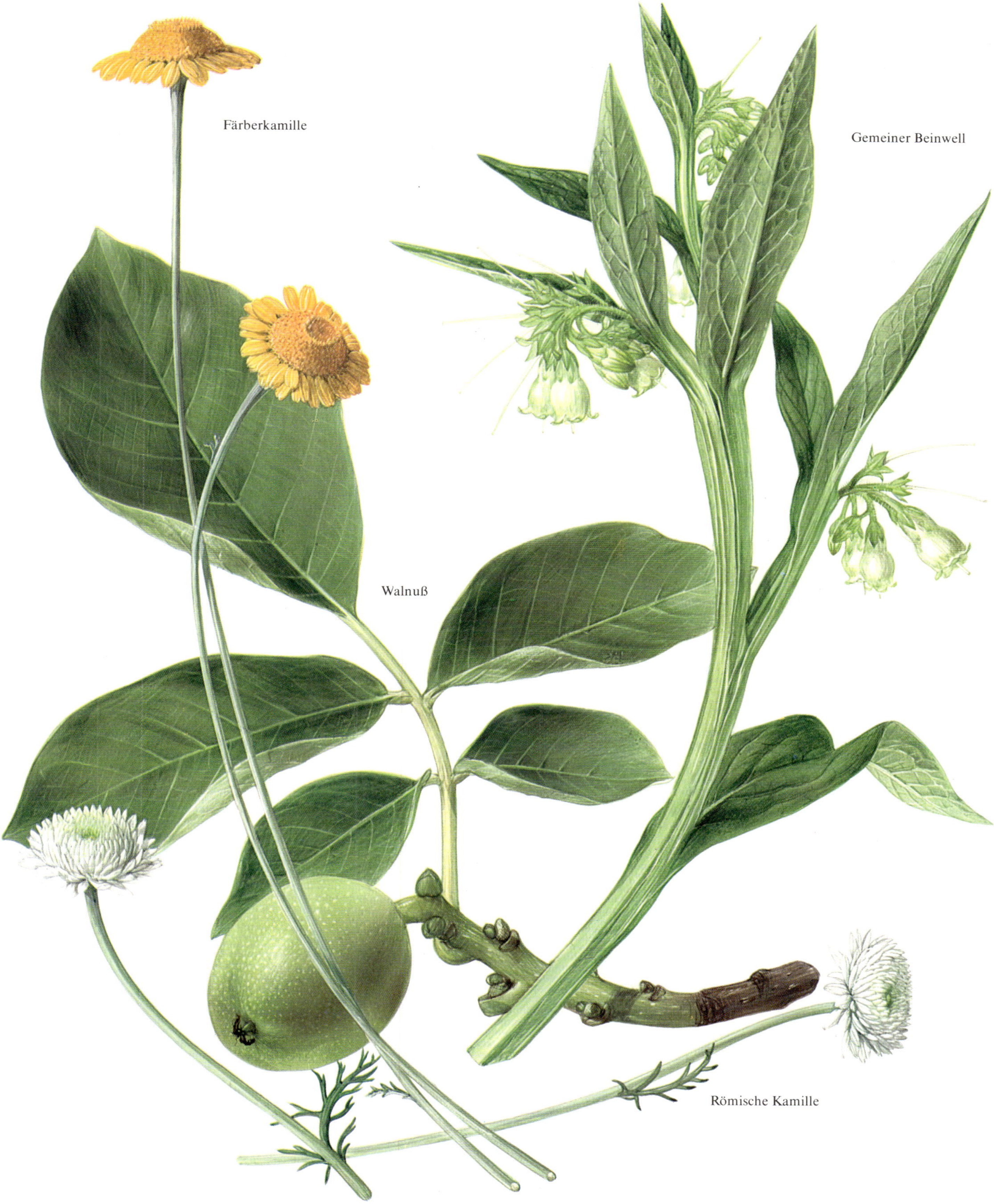
Färberkamille
Gemeiner Beinwell
Walnuß
Römische Kamille

# Echter Ziest
# Myrte
# Ringelblume

Der **Echte Ziest** *(Stachys officinalis)* aus der Familie der Labiatae, auch Heilziest genannt, stand über Jahrhunderte im hohen Ansehen bei allen berühmten Ärzten. Er wird aber jetzt kaum noch beachtet. Das ist die Folge der Tatsache, daß man mit modernen analytischen Methoden keinen konkreten Hinweis auf seinen therapeutischen Wert erhalten konnte. Im alten Griechenland aber hieß es: »Verkauf deinen Mantel und kauf Ziest dafür!«, und Antonius Musa, der Leibarzt des Kaisers Augustus, schrieb ein Buch, das nur diesem Kraut mit seinen magenstärkenden, appetitanregenden, blähungstreibenden und heilenden Wirkungen gewidmet war. Wahlafrid Strabo, Hildegard von Bingen, Turner, Parkinson, Gerard und Culpeper lobten alle den Ziest, und Gerard schrieb in sein Kräuterbuch: »Der Ziest ist gut für Epileptiker und für solche, die schnell in Wut geraten. Er gibt dem Menschen einen gesunden Magen und Appetit für sein Fleisch auf dem Tisch.«
Die Gerbstoffe sind vor allem in den Blättern konzentriert. Krampfadergeschwüre und Wunden verschiedener Herkunft werden durch einen Umschlag dieser Pflanze geheilt. Der Ziest, oder wie man auch sagt, die Betonie, wird von Kräuterkundlern auch sehr bei Schlaflosigkeit und Kopfschmerzen empfohlen. Das alte lateinische Herbal des Apuleius sagt: »Es ist gut sowohl für des Menschen Seele und seinen Leib, es schützt ihn vor Visionen und Träumen.« Früher hängte man Kindern während des Zahnens gegen die Schmerzen den Ziest um den Hals.

Die **Myrte** *(Myrtus communis)* ist bei den alten Römern der Venus, der aus dem Meere Schaumgeborenen, gewidmet, denn sie wächst nirgends so gut wie direkt am Meer (Plinius, Buch XII, 3). In vielen europäischen Ländern trägt die Braut ein Myrtenkränzchen, denn die Myrte symbolisiert Liebe und Beständigkeit. In den heiligen Eleusinischen Mysterien werden die Priester und die Neuaufzunehmenden mit Myrten gekrönt; doch das hat eine doppelseitige Bedeutung. Nachdem später die Myrte dem Mars gewidmet wurde, minderte sich ihr Wert, und sie wurde in der Folge zum Symbol unzüchtigen Begehrens. Wein, in den Myrtenblätter getaucht worden waren, trank man als potenzstärkendes und die Sinnlichkeit ermutigendes Mittel.
Vor allem die Blätter, aber auch die vielsamigen blau-schwarzen Beeren, werden in der Pharmazie verwendet. Ihr Gehalt an Gerbstoffen, ätherischen Ölen, Harz und Bitterstoff verleiht ihnen adstringierende, antiseptische, auswurffördernde und blutstillende Wirkungen. Ein Infus wirkt gegen Hämorrhoiden. Die Myrte wird auch sehr empfohlen als Nervenberuhigungsmittel und zur Anregung der Schleimhäute.

»Die Ringelblume blüht vom April oder Mai sogar bis in den Winter und selbst im Winter, wenn es warm ist. Die Ringelblume wird Calendula genannt: denn sie blüht am Calendae in fast jedem Monat«, so erklärt Gerard den botanischen Namen der **Ringelblume** *(Calendula officinalis)* aus der Familie der Compositae. Der Calendae war der Monatserste.
In Indien, das vielleicht das Ursprungsland der Ringelblume ist, sieht man oft die Götterstatuen in den Tempeln geschmückt mit Ringelblumenkränzen. Die Ringelblume ist jetzt aber auf der ganzen Welt bekannt: wild, verwildert oder als Gartenblüme.
Die hübsche Pflanze ist voller guter Wirkung: medizinisch wirksame Stoffe stecken in der ganzen Pflanze, besonders in den Blütenblättern, aus denen man eine Salbe gegen Schnitte, Verbrennungen, Quetschungen und wunde Stellen macht. In Form eines Infus beruhigt die Ringelblume rote, wunde Augen, erleichtert bei Bronchialbeschwerden, hilft Blutarmut zu bekämpfen, regt das Schwitzen bei Fieber an und wird verschrieben bei Ausbleiben der monatlichen Regel und bei schmerzhafter Regelblutung.
Im 16. Jahrhundert hatten Kräuterhändler und Lebensmittelgeschäfte vieler Länder, vor allem Hollands, große Kisten mit getrockneten Blütenblättern der Ringelblume bereitstehen. Sie wurden verkauft, um in Getränken, Suppen und heißen Molkegetränken verwendet zu werden, außerdem in Arzneien. Die frischen Blütenblätter geben Salaten einen pikanten Geschmack, wenn man sie darüber streut. Ein altes Rezept für Ringelblumenkäse erforderte die Milch von sieben Kühen und den Rahm der Milch von weiteren sieben Kühen. Im Mittelalter nahm man die Ringelblumenblüten auch zum Verfälschen des teuren Safrans.

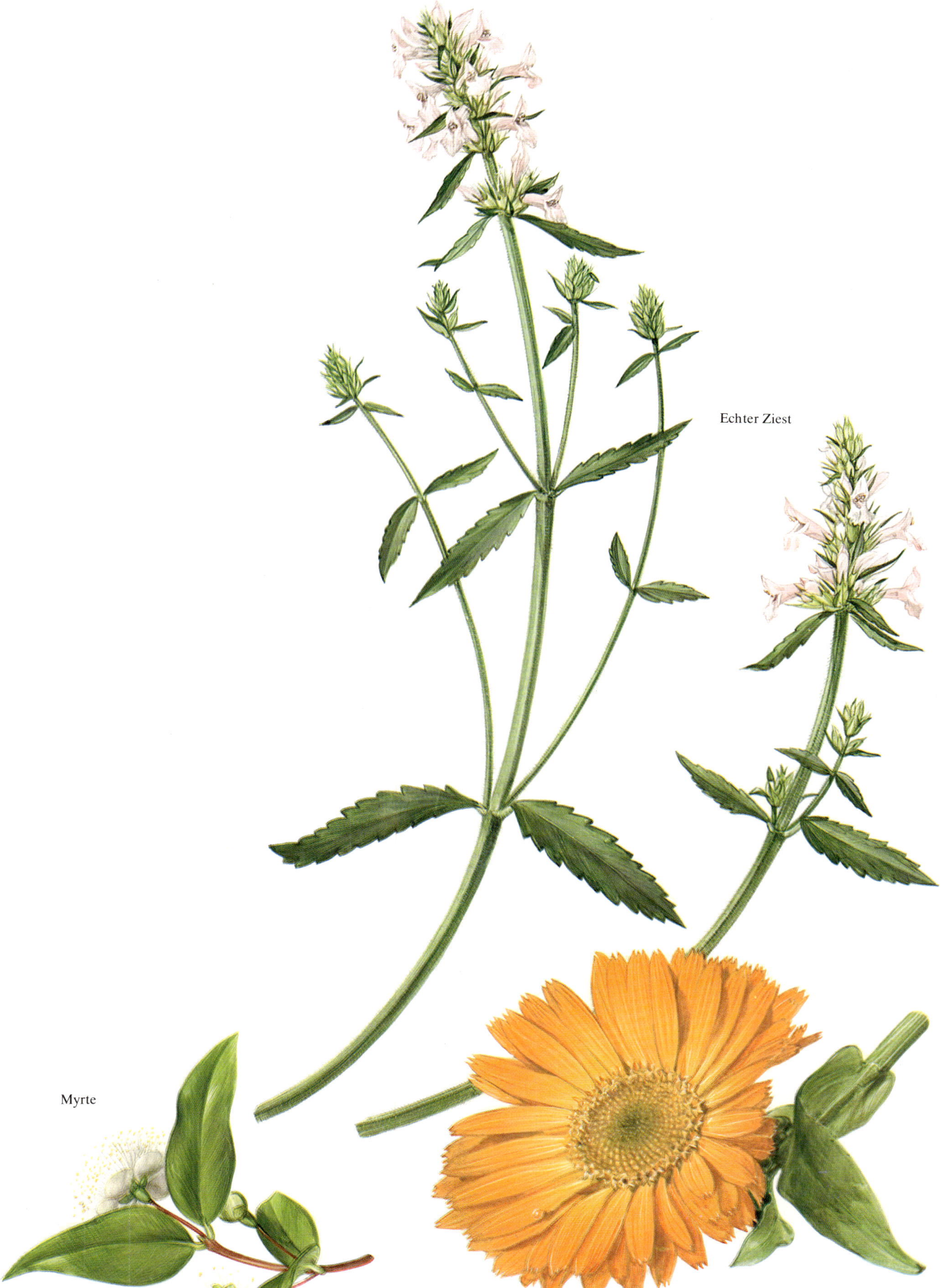
Echter Ziest
Myrte
Ringelblume

# Große Klette
# Weißbirke
# Gemeines Leinkraut

Die **Große Klette** *(Arctium lappa)* galt im Mittelalter als probates Mittel, das Innere des Frauenleibes beliebig zu verschieben. Legte man sie auf den Oberkopf, so zog man die vorfallende Gebärmutter wieder hoch, auf die Fußsohlen plaziert, erleichterte sie die Geburt und auf den Nabel gelegt, konnte man das Kind im Mutterleib halten. Ganz zweifellos stand hier die klettige Eigenschaft der Pflanze Pate, denn das Charakteristische an ihr sind die Widerhaken an den dornigen Blütenköpfen, die sie an jedem Tier oder Mensch festhängen lassen, wenn sie berührt werden. Das macht sie heute zum beliebten Wurfgeschoß bei Kindern. Diese Gestalt gab ihr auch den botanischen Namen nach dem griechischen »arktos« (Bär), da sie einem Bär ähnlich sehen, und »lappa« (rauh). Die Große Klette ist in ganz Europa auf Abfallplätzen, in Gräben und an Straßenrändern häufig.
Jeder Teil der Pflanze wird in der Pharmazie verwendet: Samen, Blüten, Blätter und Wurzeln, die blutreinigende, schweißtreibende, antiskorbutische, adstringierende, harntreibende und blutzuckersenkende Eigenschaften besitzen. Das Kraut beeinflußt die Talg- und Schweißdrüsen, reinigt das Blut, beseitigt Ekzeme, Furunkeln, Akne, Verbrennungen und Kopfschuppen (das bekannte Klettenwurzelöl). In der chinesischen Medizin werden die Samen erstmals 536 n. Chr. beschrieben. Die Chinesen nehmen ein Dekokt gegen Halsentzündung sowie Schwellungen und Geschwüre ein. Wenn die Stiele vor dem Blühen gesammelt werden, können sie geschält und zusammen mit Butter wie Spargel gegessen werden.
Die Kulturform *edulis* aus Japan und Java wird dort ihrer dickfleischigen Wurzeln wegen als Gemüse angebaut.

Die **Weißbirke** *(Betula alba)* symbolisiert Glück, Güte und die Rückkehr des Frühlings. Für den Pflanzenkundigen ist sie ein Blutreiniger, ein Tonikum und Anregungsmittel und Schmerzbefreier. Hildegard von Bingen (1098–1173) kannte die Anwendung der Blütenkätzchen bei Furunkulose. Die Birke kann bis zu 20 m hoch werden und ist ein Charakterbaum Rußlands, Skandinaviens, Norddeutschlands und anderer Orte Europas mit relativ kühlem Klima.
Die Droge bilden die Rinde und die Blätter. Der frisch duftende Birkensaft, den man durch Anzapfen der Rinde im Frühjahr erhält, ist wirksam bei Ekzemen, als Hauttonikum, innerlich als Blutreinigungsmittel. In Skandinavien macht man aus ihm einen wohlschmeckenden Birkenmet. Ein und dieselbe Birke kann man nicht jedes Jahr anzapfen. In Schweden werden von den Blättern Umschläge gemacht, um rheumatische Schmerzen zu lindern. Eine intravenöse Injektion des Blätterextraktes machte Typhuskranke fieberfrei. Die Chinesen brauchen ein Dekokt der Rinde gegen Gelbsucht und Gallenfieberanfälle und als Tonikum für Leute mittleren und hohen Alters. Das Dekokt wird in der Volksmedizin innerlich und äußerlich bei Hautkrankheiten aller Art, innerlich auch gegen infektiöse Fieber und Gicht eingesetzt.
Birkenzweige werden in der Sauna verwendet. Plinius berichtete, daß die Bücher des Numa Pompilius, die mit ihrem Autor im Jahre 700 v. Chr. begraben worden sind, auf Birkenholz geschrieben waren.

Praktisch alle Teile des **Gemeinen Leinkrauts** *(Linaria vulgaris)* enthalten Wirkstoffe. Die Droge besitzt adstringierende, leberwirksame, antiskorbutische, reinigende und vor allem harntreibende Eigenschaften. Einer der alten englischen Namen war »urinals« wegen ihrer starken harntreibenden Wirkung. In Form einer Salbe kann sie eiternde Geschwüre, Hämorrhoiden und Fisteln heilen, und als Infus wird sie verschrieben für Krankheiten des Harntraktes, gegen Gelbsucht und Wassersucht. Das Dekokt ist ein Insektengift.
Den Gattungsnamen *Linaria* (haarförmig) erhielt die Pflanze wegen ihrer haarförmigen Blätter, nicht aber weil sie früher zum Gelbfärben der Haare verwendet wurde. Das Zymbelkraut *(L. cymbalaria)* besitzt ähnliche Eigenschaften und gibt Salaten einen scharfen, kresseartigen Geschmack.

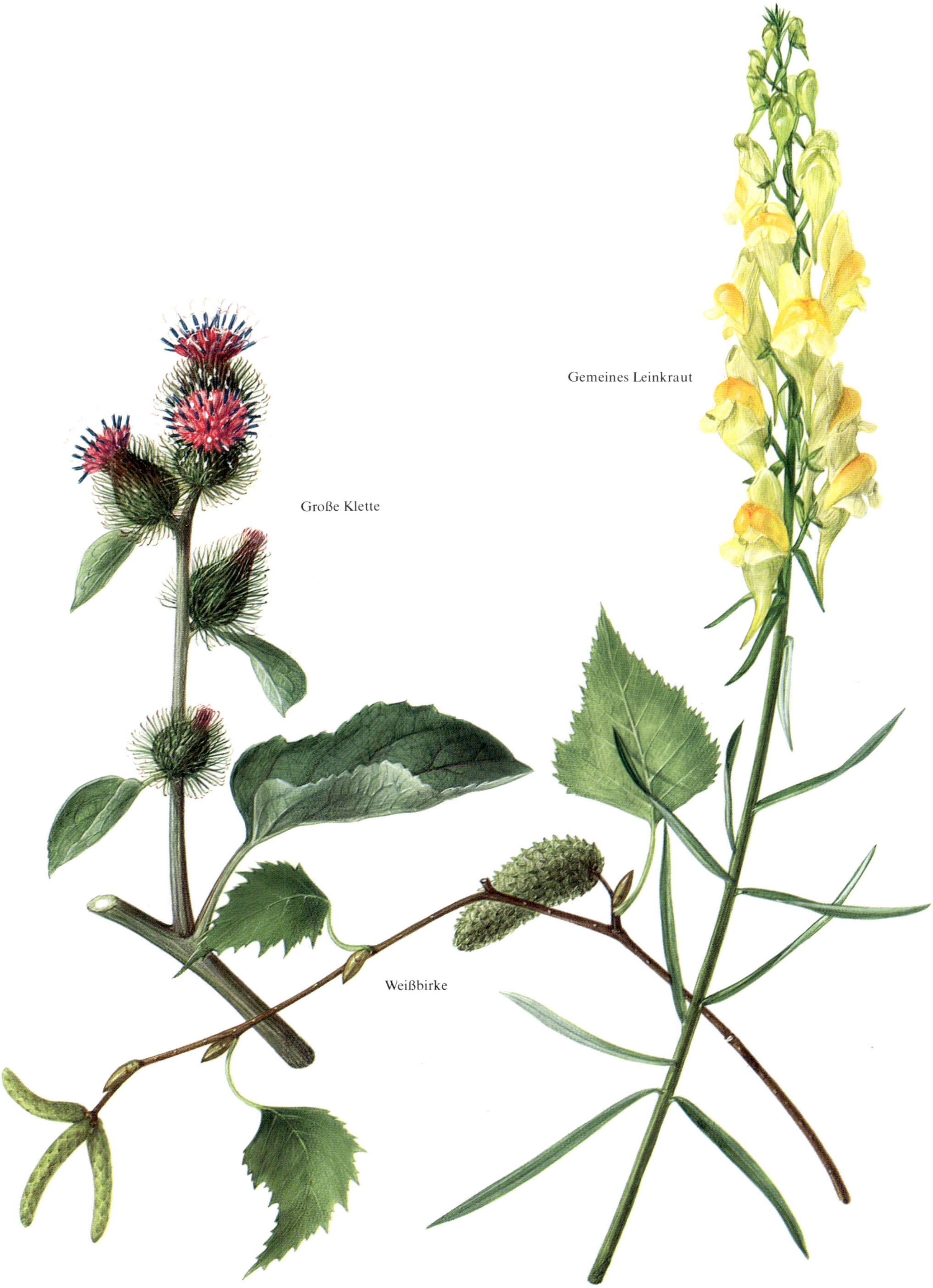
Gemeines Leinkraut
Große Klette
Weißbirke

# Seidelbast
# Weißer Germer
# Gefleckter Schierling

Der **Gemeine Seidelbast** *(Daphne mezereum)* erhielt seinen Gattungsnamen nach der Nymphe Daphne, die vor dem liebestollen Apollo floh und in diesen Busch aus der Familie der Thymelaeaceae verwandelt wurde. Der Seidelbast wird von den Kräuterkundlern als eine wertvolle Pflanze für die Sinnesorgane angesehen. Er wird im allgemeinen sowohl wegen der Schönheit seiner glänzenden Blätter und der giftigen scharlachroten, kleinen Steinfrüchte als auch wegen seiner medizinischen Fähigkeiten angepflanzt. Theophrast, Dioskurides und Galen empfahlen diese Pflanze gegen viele Krankheiten, aber Mattioli warnte vor ihrer Giftigkeit. Die Rinde spielt auch in der nordischen Mythologie eine Rolle, und der Seidelbast sollte auch im Mittelalter gegen Hexerei und Zauberei schützen.
Die Rinde wird als Droge genutzt: man sollte sie nur unter ärztlicher Aufsicht anwenden und dann vorzugsweise in homöopathischen Dosen. Der Dekokt der Rinde hilft bei Hautkrankheiten, z.B. der Gürtelrose, und lindert gewisse Formen von Rheumatismus. Der Seidelbast wird bei Ziliarneuralgie (Nervenentzündung des Augenmuskels), besonders nach Operationen, bei Heuschnupfen und Polypen angewendet.
In China werden *D. odora*, der Duftseidelbast und *D. genkwa*, der Purpurseidelbast wegen ihrer Blüten, Blätter und Wurzeln angebaut, die bei Fieber, Schistosomiasis und Hautbeschwerden verwendet werden. Auch der Lorbeerseidelbast *(D. laureola)* ist wie der Gemeine Seidelbast ein sehr starkes Reizmittel und könnte in hohen Dosen tödlich sein.

»Diese starke Medizin aus Weißem Germer, darf zarten Menschen innerlich nur mit größter Vorsicht gegeben werden. Es mag Landleuten mit mehr Sicherheit gegeben werden, solchen, die viel essen und kräftige und starke Körper haben!« Trotz dieser Zusicherung von Gerard wären auch noch so starke Leute vom Lande schlecht beraten, wenn sie den **Weißen Germer** oder die Nieswurz *(Veratrum album)* einnähmen. Diese Pflanze, ein Liliengewächs, ist nicht mit der echten Nieswurz (Gattung *Helleborus*, siehe Seite 52) verwandt und ist in den falschen Händen sehr gefährlich. Sie sollte nur unter ärztlicher Aufsicht genommen werden.
Die Wirkstoffe sind im Rhizom enthalten, das im Herbst gesammelt und getrocknet wird. Im Mittelalter war der Germer bekannt als Mittel gegen »Epilepsie, Wahnsinn, Ischias, Wassersucht, Gift und alle Erkältungskrankheiten, die schwer zu heilen waren und die auf keine sanfte Medizin ansprachen.« Heutzutage weiß man von dieser »sehr rauhen Medizin«, wie Culpeper sie damals schon nannte, daß sie auf das Herz- und Gefäßsystem, das Atmungssystem und das Nervensystem einwirkt. Äußerlich angewendet, hat sie eine anästhesierende Wirkung und ist auch ein gutes Schnupfpulver. Selbst im Elisabethanischen England wurde die pulverisierte Wurzel als Schnupfmittel gebraucht.

Der **Gefleckte Schierling** *(Conium maculatum)* aus der Familie der Umbelliferae wächst reichlich an Straßenrändern, Gräben und auf Wiesen fast überall in Europa und Nordamerika und kann eine Höhe von zweieinhalb Metern erreichen. Er ist eine der giftigsten Pflanzen und wird leicht erkannt an seinem ekelhaften, üblen Mäusegeruch und den glatten, rot gefleckten Stengeln: diese Flecken werden auf dem Lande »Kainsmale« genannt. Der Schierling hat enge Verbindung zur Hexerei.
Die Pflanze enthält fünf giftige Alkaloide, wovon das Nervengift Coniin das wirksamste ist und tödliche Vergiftungen erzeugt, wenn man nicht künstlich beatmet wird. Die Wirkung der Droge ist eine langsam aufsteigende Lähmung der Muskeln, die am Schluß die Atemmuskeln erfaßt. Gleichzeitig setzt sie eine zentrale Atemlähmung. Daher ist das Coniin wie das Schierlingskraut und sein Saft in therapeutischen Dosen bis zu Beginn unseres Jahrhunderts ein Mittel gegen stärkste Schmerzen und Krämpfe der Atmungsorgane gewesen. Der Schierling wird jedoch heute kaum noch arzneilich verwendet, da seine wirksamen Inhaltsstoffe sehr schnell abgebaut werden und die Wirkung daher zu unsicher geworden ist.
Im klassischen Athen war der Saft des Schierlings gemischt mit dem Saft des Schlafmohns der Hinrichtungstrank für Verbrecher. Es ist bekannt, daß auch Sokrates 399 v.Chr. durch den Schierlingsbecher starb. Plato hinterließ eine eindrucksvolle Beschreibung des stillen, würdigen Sterbens von Sokrates, wonach es wahrscheinlich ist, daß andere Kräuter mit in den Schierlingssaft gemischt worden waren, denn der Schierlingssaft allein versetzt sein Opfer in einen Tobsuchtsanfall. Auch die Römer fügten Opium hinzu, um den Tod zu beschleunigen. Das griechische Wort für den Schierling »koneion« stammt von dem Wort »koné« (töten) ab. Daraus entstand das lateinische »conium«, das Linné als wissenschaftlichen Gattungsnamen übernahm.

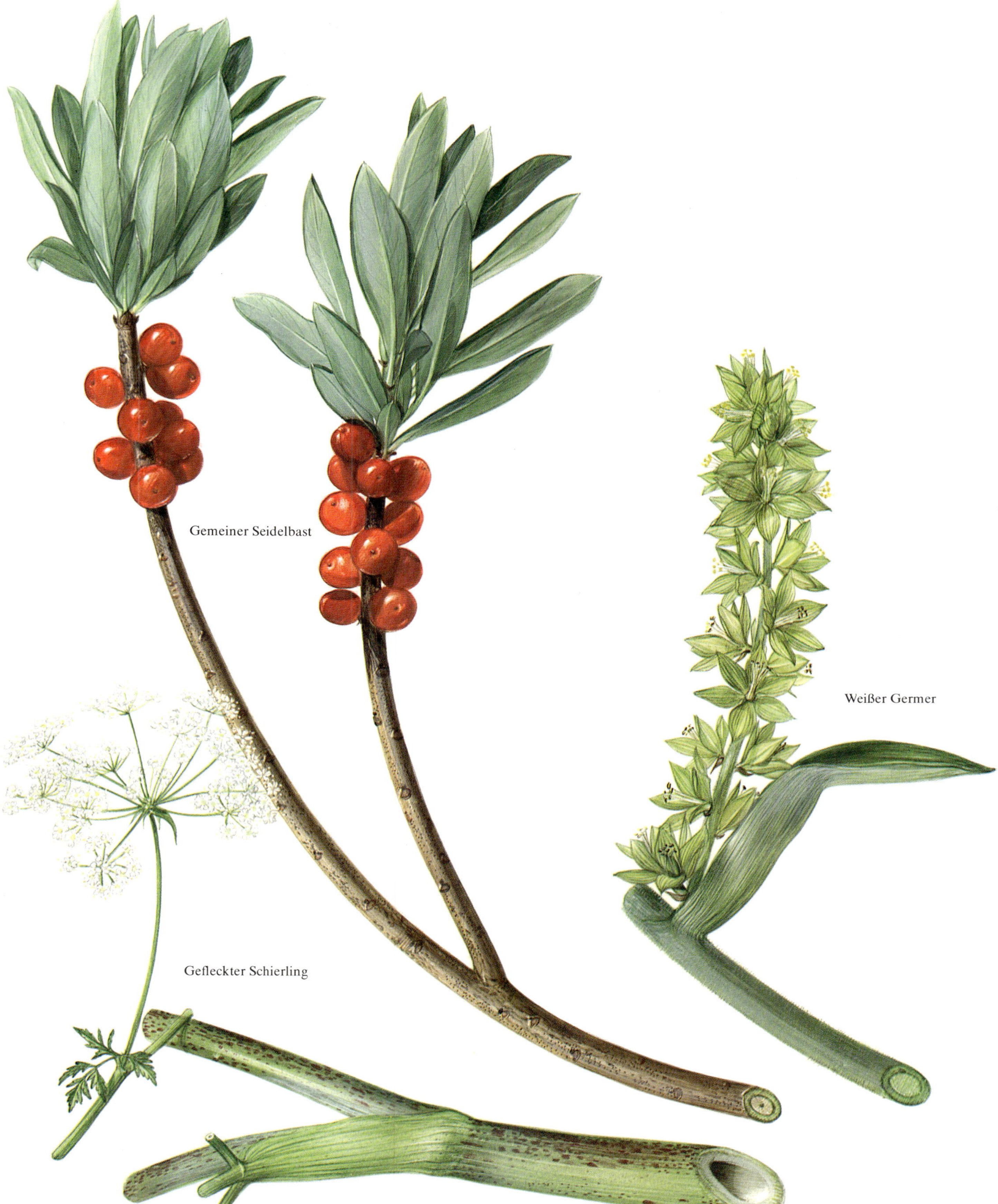
Gemeiner Seidelbast
Weißer Germer
Gefleckter Schierling

# Immergrün
# Ruprechtskraut

»Frisches Immergrün reich an Glanz und Farbe...«, war Chaucers lebhafte Beschreibung des Immergrüns aus der Familie der Apocynaceae, dessen kleine, leuchtend blaue Blüten fast das ganze Jahr zu sehen sind, wie kalt das Wetter auch sein mag. Sir Francis Bacon (1561–1626), der Anweisung gab für einen selbst im Winter schönen Garten, wünschte sich vor allem »Immergrün – das weiße, das rote und das blaue!« Man glaubt, daß diese Pflanze ein Gartenflüchtling aus den Kräutergärten der Klöster ist, wo es wegen seiner adstringierenden Fähigkeiten kultiviert wurde. Jedoch sei erwähnt, daß er weder im Klostergarten des Wahlafrid Strabo (Abt im Kloster Reichenau 842–849) kultiviert wurde, noch von Hildegard von Bingen (1098–1173) erwähnt wird.
Die Wirkstoffe befinden sich in den Blättern. Sie werden gesammelt, wenn sie voll ausgewachsen sind und werden dann an einem warmen Ort auf Drahtnetzen getrocknet. Das **Kleine Immergrün** *(Vinca minor)* wird heutzutage von den Kräuterkundlern bevorzugt und als Tonikum und ein Mittel für Verdauungsschwierigkeiten angewendet. Mit anderen Kräutern gemischt, kann es gegen die Zuckerkrankheit helfen und ist ein wirksames Mittel bei Hautkrankheiten, besonders der Kopfhaut. Es wird von Heilpraktikern auch immer noch angewendet gegen Blutungen der Gebärmutter und wurde zeitweise geschätzt als Mittel gegen Diphtherie. Das Immergrün war schon im klassischen Altertum als Gebärmuttermittel und seine Tinktur gegen Durchfall bekannt. Dioskurides beschrieb als erster ausführlich seine arzneiliche Wirkung. Culpeper und seine Zeitgenossen bevorzugten das Große Immergrün *(Vinca major)* besonders als Mittel gegen Albträume.
Dem Immergrün wurden magische Kräfte zugeschrieben: man glaubte, daß ein Ehepaar, das gemeinsam seine Blätter aß, noch fester miteinander verbunden blieb. Dieser Aberglaube könnte mit dem englischen Pflanzennamen »periwinkle« verbunden sein. Denn »periwinkle« kommt entweder vom lateinischen »pervincire« (fest zusammenbinden) oder von »pervincere« (überwinden, durchstehen). Das könnte entweder zusammenhängen mit der Praxis, die Beine mit der Schlingpflanze zu umwickeln, um Muskelkrämpfe zu lindern oder aber mit den adstringierenden Wirkungen, welche interne Blutungen zum Stillstand brachten. Der botanische Name kommt jedenfalls von »vinco«, d.h., ich »besiege« (Schnee und Frost).
Die Blätter beider Arten enthalten mehrere Alkaloide. Inzwischen ist eines davon, das Indol-Alkaloid Vincamin aus *Vinca minor,* berühmt geworden. Seine chemische Formel wurde erst 1961 aufgeklärt, heute ist es als pharmazeutische Fertigspezialität von mehreren Firmen – darunter auch deutschen – erfolgreich im Handel. Vincamin ist das klassische Beispiel dafür, daß die intensive Erforschung unserer Heilpflanzen mit modernsten physikalischen, chemischen und pharmakologischen Methoden in aller Klarheit den hohen Wert unseres Jahrtausende alten arzneilichen Kulturgutes herausschält und bestätigt. Vincamin fördert selektiv die Durchblutung des Gehirns durch Verminderung des zerebralen Blutgefäßwiderstandes, Lösen von Gefäßkrämpfen und Zunahme des Sauerstoffverbrauches.

Das **Ruprechtskraut** oder der **Stinkende Storchschnabel** *(Geranium robertianum)* mit seinen weichen, samtigen Blättern ist eine der zahlreichen Arten der Gattung Geranium, die alle wohltätig wirken und ohne giftige Wirkstoffe sind. Sie gedeiht in Europa, Nordasien, Afrika und den Vereinigten Staaten. Das Ruprechtskraut wächst an schattigen, steinigen Orten in Wäldern und Hecken. Früher wurde es auch Gottesgnadenkraut genannt. Es wird seit altersher als Wundheilmittel gebraucht und auch jetzt noch insbesondere bei vereiterten Schnitten und Wunden angewendet. Es wird äußerlich auch bei Geschwülsten und innerlich bei den verschiedensten Geschwüren verwendet. *G. maculatum,* das in Nordamerika wächst, beruhigt den Brechreiz bei Magengeschwüren.
Als Droge nimmt man die ganze Pflanze, vorzugsweise die Blätter. Sie hat blutstillende, tonische und adstringierende Wirkungen. Aus den Blüten kann man ein gutes Mund- und Gurgelwasser machen. Gerard heilte sich im 16. Jahrhundert selbst einen Bruch mit dem Pulver des Weichen Storchschnabels *(G. molle).* Culpeper empfahl das Kraut, um »Blut zum Stillstand zu bringen, wo oder weshalb es auch fließt«. Der deutsche (und englische) Name der Pflanze Ruprechtskraut (bzw. Herb Robert), erinnert an den Benediktiner-Abt Robert von Molesme, einem Heiligen und Ordensreformator des 11. Jahrhunderts, der 1098 Mitbegründer des ersten Zisterzienserklosters Citeaux wurde.

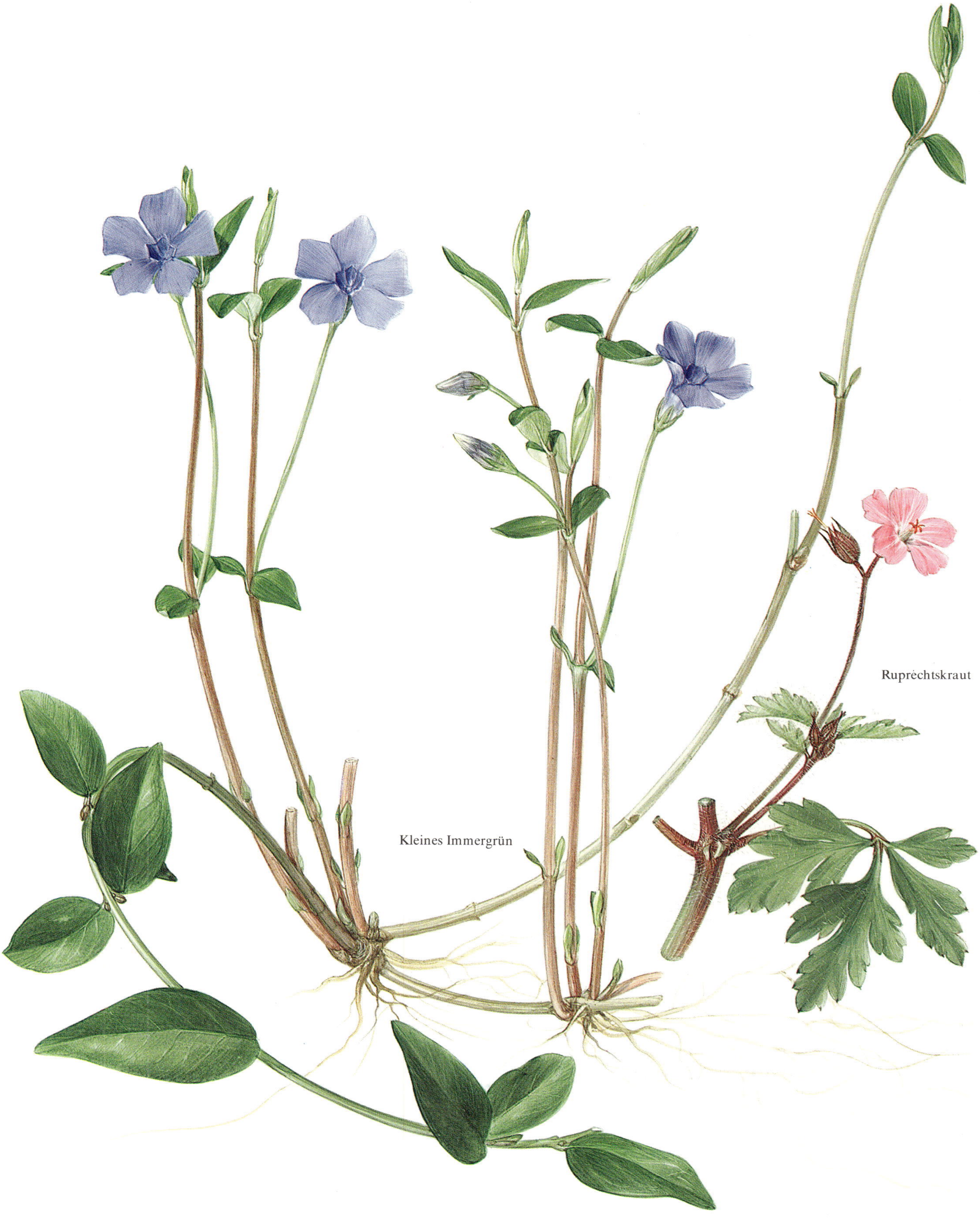
Kleines Immergrün
Ruprechtskraut

# Knöterich
# Schafgarbe

Es gibt mehrere Knöterich-Arten aus der Familie der Polygonaceae, die von Kräuterkundigen geschätzt, von Tieren aber gemieden werden. Nach Linné, dem großen schwedischen Botaniker und Zoologen (1717–1778) weigern sich alle Tiere, diese Pflanzen zu fressen. Der Wasserpfeffer *(Polygonum hydropiper)* wächst in den meisten Gegenden Europas und Sowjetasiens bis in die arktische Region hinein. Der **Ampfer-Knöterich** *(P. lapathifolium)* und der Floh-Knöterich *(P. persicaria)* haben ähnliche Eigenschaften wie der Wasserpfeffer, und alle werden pharmazeutisch genutzt wegen ihrer blutdrucksenkenden, harntreibenden, schweißtreibenden und regelfördernden Eigenschaften. Nach der Signaturenlehre von Paracelsus hat der Flohknöterich eine Beziehung zur Leber und war daher eine alte Medizin gegen Gelbsucht, Gallenkies, Hämorrhoiden, Gebärmutter-Störungen und Varizen. Äußerlich wurde er bei chronischen Geschwüren und Zahnschmerzen angewendet.
Man braucht die frische Pflanze. Ein Infus der Blätter – einem heißen Bad zugegeben – bringt Menschen Erleichterung, die an Rheumatismus leiden. Früher wurde der Wasserpfeffer auch gegen Skorbut verwendet, und heute wendet man ihn in der Volksmedizin auch bei Verdauungsbeschwerden an. Hierzu wird er als Tee getrunken.
In der chinesischen Medizin wird der Wasserknöterich erstmals 659 n. Chr. beschrieben. Die Chinesen verwenden ihn als Dekokt gegen Ruhr und Diarrhöe, bei stark vermindertem Harnfluß sowie bei Hautkrankheiten, Krätze und nässenden Ekzemen. Als Packungen und Umschläge zudem bei infizierten Insekten- und Schlangenbissen. Die chinesische Medizin verwendet Dekokte einer Fülle von Knöterich-Arten, so von den Wurzeln des Wiesenknöterichs (*P. bistorta,* seit 536 n. Chr. bekannt) bei offenen Geschwüren, Schwellungen, Harnverhalten, Epilepsie, Blutungen aus Nase und Mund sowie Malaria, in der Volksmedizin auch gegen Krebs – vom Kraut des Vogelknöterichs (*P. aviculare* var. *vegetum,* ebenfalls bekannt seit 536 n. Chr.) bei Harnverhaltung und Hautparasiten, Parasiten, insbesondere der Gallenwege (als Stoßbehandlung!), Hautjucken, vor allem der Schamlippen – von den Stengeln und den Wurzeln des Vielblütigen Knöterichs (*P. multiflorum,* bekannt seit 973 n. Chr.) gegen Schlaflosigkeit, Neurasthenie, frühes Ergrauen und Körperschwäche.
Interessant ist, daß in unserem Kulturkreis Hildegard von Bingen (1098–1173) den Vogelknöterich, von ihr Erdpfeffer genannt, als Fiebermittel einsetzt. Sie legte ihn eine Nacht in einen guten (heute würde man sagen trokkenen) Wein ein. Der Weg zum Malariamittel ist gar nicht so weit.

Die **Gemeine Schafgarbe** *(Achillea millefolium)* aus der Familie der Compositae hat trotz ihres bescheidenen Aussehens ihren Gattungsnamen von dem mächtigen, griechischen Achilles, der, nach dem Rat des weisen Centaur Cheiron, die blutenden Wunden seiner Soldaten mit dieser Pflanze gestillt haben soll. »Millefolium« heißt »tausendblättrig«.
Nasenbluten wird durch die Schafgarbe wegen ihrer adstringierenden Wirkung schnell gestoppt. Es gibt einen alten Aberglauben, der noch in abgelegenen Teilen Englands und Nordamerikas überdauert hat: junge Mädchen kitzeln ihre Nasen mit der Schafgarbe – wenn sie dann anfängt zu bluten, beweist es die Treue ihres Geliebten: »Schafgarbe, Schafgarbe, du trägst eine weiße Blüte. Wenn mein Liebster treu ist, wird meine Nase jetzt bluten.« Das ist wahrscheinlich eine nicht allzu zuverlässige Methode, sich über die Liebe und Treue des anderen sicher zu werden!
Die Griechen verwendeten die Schafgarbe als wundheilendes Mittel, insbesondere zum Blutstillen, wofür sie auch heute noch in der Homöopathie und in der Kräuterheilkunde verschrieben wird. Seit dem Altertum werden die medizinischen Tugenden der Schafgarbe gelobt. Auch in der chinesischen Kultur ist sie seit gut 2000 v. Chr. gebräuchlich. Selbst die Indianer Nordamerikas kannten die heilenden Eigenschaften der Schafgarbe, noch ehe die Europäer erschienen. In Deutschland konservierte man mit den Früchten der Schafgarbe im 16. Jahrhundert den Wein.
Die Schafgarbe hat adstringierende, verdauungsfördernde, magenstärkende, krampflösende, galletreibende, blutstillende, schweißhemmende Eigenschaften. Sie wird als Infus und Dekokt verwendet, äußerlich wie Kamille zu Umschlägen bei Geschwüren und Wunden. Die Schafgarbe hat sich bei fieberhaften Erkrankungen ebenso bewährt wie bei der Behandlung offener Beine schwangerer Frauen, besonders wenn sie schmerzhaft und heiß sind. Furunkel und Hämorrhoiden gelten ebenfalls als Anwendungsgebiet der Schafgarbe.

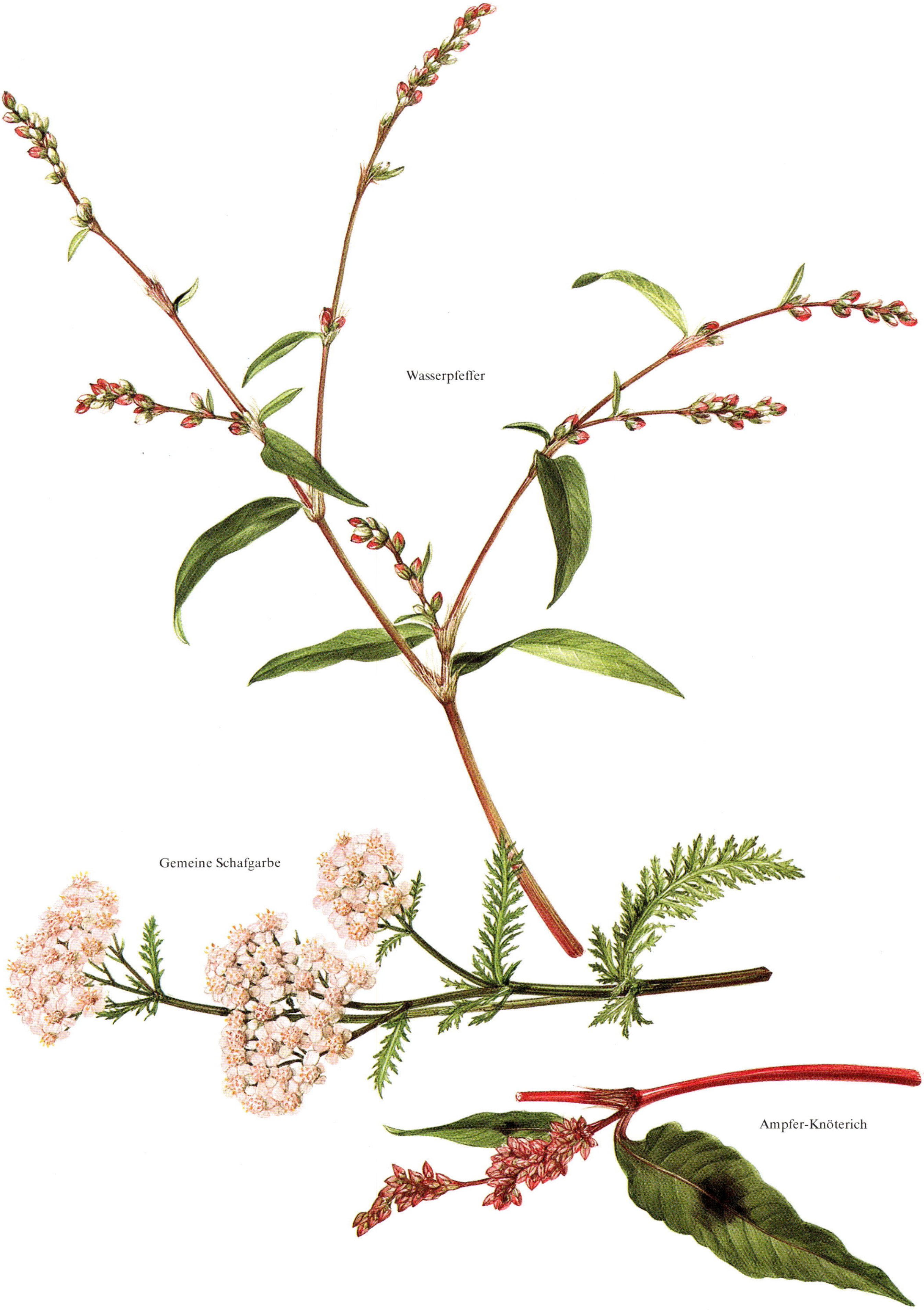
Wasserpfeffer
Gemeine Schafgarbe
Ampfer-Knöterich

# Salomonssiegel Madonnenlilie Arnika

Das **Salomonssiegel** *(Polygonatum odoratum)* aus der Familie der Liliaceae, auch Gemeine Weißwurz genannt, ist ein weiteres Heilkraut, das viel von dem berühmten römischen Armeearzt Dioskurides verwendet wurde. Er schrieb von der Fähigkeit dieser Pflanze, frische Wunden zu schließen und gebrochene Glieder zu heilen. Der Name kommt entweder von seiner Kraft, Wunden zu »versiegeln« oder von der Gestalt des Rhizoms, das mit großen Knoten besetzt ist, die zum Teil Siegeln ähneln. Eine andere Art, die Vielblütige Weißwurz *(P. multiflorum)* ist schattenliebender und hat ähnliche Eigenschaften.
Etwa 100 Jahre nach Dioskurides warnte Galen (129–199 n. Chr.) davor, das Salomonssiegel einzunehmen, aber Gerard kommentierte im 16. Jahrhundert die Vorsicht Galens mit dem Hinweis, daß weder Galen noch Dioskurides an die »vulgären Leute von Hampstead« bei ihrer Warnung gedacht hätten, die tatsächlich die zerdrückten Wurzeln als Mittel gegen gebrochene Beine in Bier tränken. Diese Kur schien erfolgreich gewesen zu sein und weder den »vulgären Leuten von Hampstead« noch deren Vieh geschadet zu haben, dem sie es auch gegen gebrochene Gelenke gaben. In Italien schrieb Mattioli zur gleichen Zeit von einem kosmetischen Hautwasser aus den Wurzeln des Salomonssiegels, mit dem die italienischen Frauen Sonnenbrand, Sommersprossen, Hautabschürfungen und ähnliches von ihrem Gesicht entfernten. Gerard schrieb, und zeigte damit einigen männlichen Chauvinismus, daß die Wurzel »wenn sie frisch und grün auf die Haut gelegt wird, in einer Nacht oder höchstens zwei, alle Quetschungen, schwarze oder blaue Flecken entfernt, die den Frauen durch ihre Falschheit oder ihren Eigensinn von den Fäusten ihrer Ehemänner verpaßt worden sind.« Dieser Ruf des Salomonssiegels hat überdauert: auch in der modernen Medizin wie in der Volksmedizin wird das zerdrückte Rhizom oder eine Kompresse aus dem Dekokt gegen Quetschungen, Abschürfungen und Nagelgeschwüre angewendet.

Jupiter legte den Säugling Herkules an die Brust Junos, während die Göttin schlief. Als das Kind trank, wurden einige Tropfen der göttlichen Milch verschüttet. Jene, die in den Himmel tropften, wurden in die Milchstraße verwandelt, aus denen, die die Erde erreichten, sprang die **Madonnenlilie** hervor *(Lilium candidum)*. Diese Blume wird immer mit Reinheit in Verbindung gebracht, sowohl in der heidnischen als auch in der christlichen Welt. Ihre Kultivierung geht Tausende von Jahren zurück: die alten Ägypter priesen sie ihrer Schönheit und medizinischer Vorzüge wegen; aus den Knollen wurde eine Art Brot gemacht, das auch jetzt noch in einigen östlichen Ländern so verwendet wird.
Parkinson, Gerard, Culpeper und vor ihnen die heilkundigen Mönche – alle hatten die Madonnenlilie als Mittel gegen Schwellungen, Verbrennungen, Schnitte und Quetschungen angewandt, und diese Praxis hat bis jetzt überdauert. Hildegard von Bingen (1098–1173) hingegen verwendete sie als Salbe gegen Ausschlag.
Die Droge ist die Knolle. Die Madonnenlilie hat in Form eines Dekokts zahlreiche Wirkungen, einschließlich harntreibender, regelfördernder und die Gicht vertreibender.

Die **Arnika** *(Arnica montana)* früher »Wohlverleih« genannt, aus der Familie der Compositae, deren Name vielleicht vom lateinischen »arcanum« (Wunderheilmittel) kommt, ist immer als ein besonders wertvolles Heilkraut zur äußeren Anwendung bei allen Verwundungen geschätzt worden. Man nimmt die Arnika auch innerlich ein, aber es wird empfohlen, dies nur in homöopathischen Dosen zu tun, weil die Pflanze giftig ist.
Gerard erzählt in seinem Herbal, daß der Schweizer Naturkundler Konrad Gesner (1516–1565) »ein Mann unserer Zeit, der ungewöhnlich gelehrt und ein hingebungsvoller Erforscher vieler Dinge ist«, zwei Drachmen von Arnika auf leeren Magen nahm und dann seinem Freund Adolphus Occo schrieb, daß es ihm sehr gut danach gehe. Herman Boerhave (1668–1738) jedoch vollendete in seiner »Pflanzengeschichte« die Erzählung: eine Stunde nach dem Schreiben seines Briefes war Konrad Gesner tot, und die Ursache seines Todes wurde nie ganz geklärt. Arnika ist ein Gift, das lähmend auf das Rückenmark wirkt.
Als Droge verwendet man die Blüten, Blätter und Wurzeln; die Blüten haben mehr »Arnika« als die Wurzeln, aber keine Gerbstoffe. Die Pflanze besitzt innerlich angewendet atmungsbeschleunigende, die Herztätigkeit anregende, schweiß- und harntreibende Eigenschaften und äußerlich angewendet entzündungshemmende und wundheilende Wirkungen. Arnika-Tinktur ist daher auch ein beliebtes Mittel bei Zahnfleisch- und Munderkrankungen.
Arnika wächst in bergigen Gegenden der Alpen, des Apennin, der Pyrenäen bis in Höhen von 2600 m. Sie wächst auch in allen anderen Gebirgen Mittel-, Ost- und Südeuropas und West- und Mittelasiens.

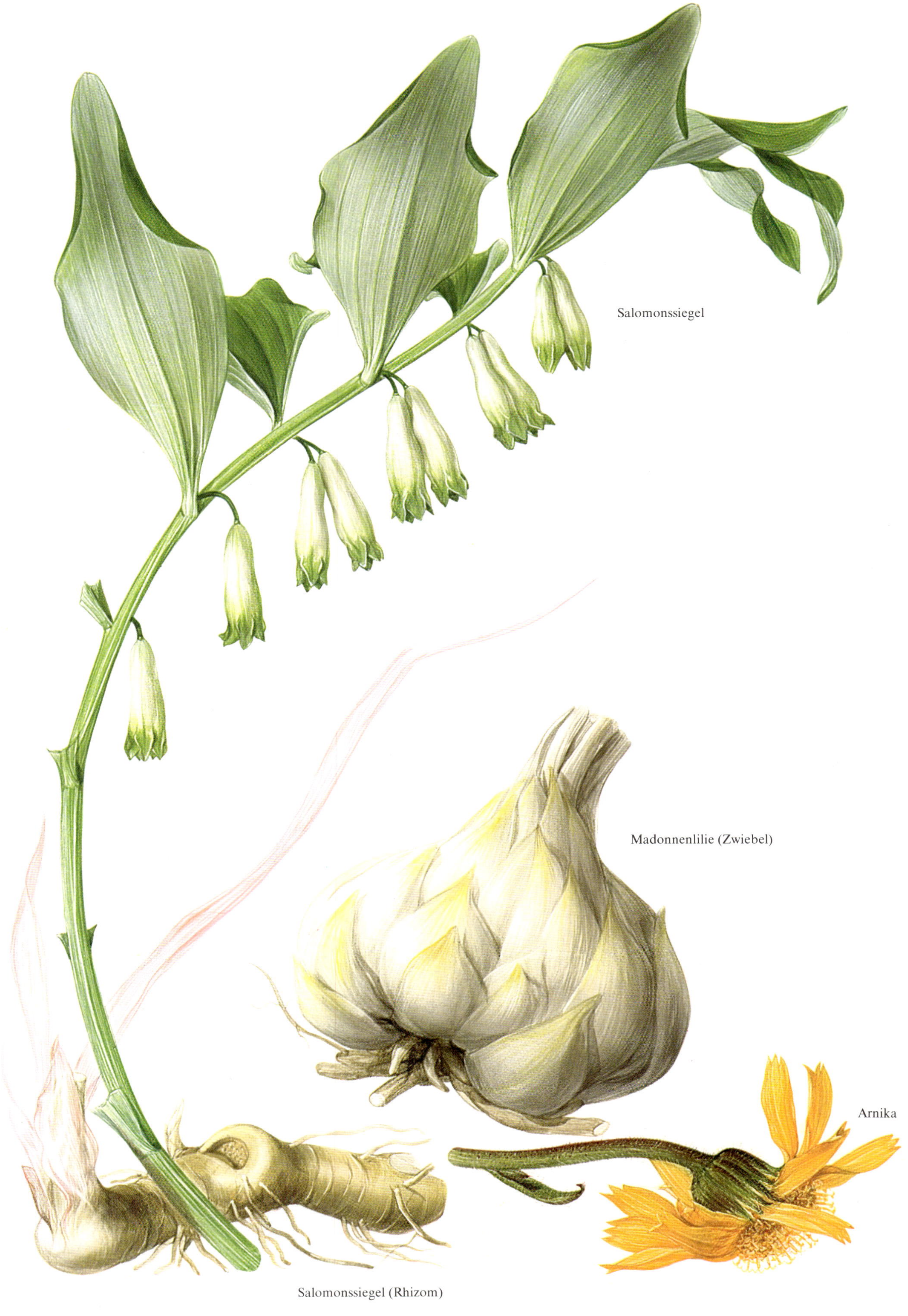
Salomonssiegel
Madonnenlilie (Zwiebel)
Arnika
Salomonssiegel (Rhizom)

# Gewöhnlicher Odermennig
# Gemeine Akelei
# Tüpfel-Johanniskraut
# Terpentinpistazie

Der **Gewöhnliche Odermennig** *(Agrimonia eupatoria)*, ein Rosengewächs, ist nach dem kleinasiatischen König Mithridates Eupator von Pontus genannt worden. Er war ein großer Kräutersammler, besonders von giftigen Arten, die er in kleinen prophylaktischen Dosen mit solch gutem Erfolg einnahm, daß schließlich niemand sein Leben durch Vergiftung hätte enden können. Der Gattungsname der Pflanze ist griechisch und kann sich eventuell auf die Fähigkeit der Pflanze, den »Grauen Star« zu beseitigen, beziehen. Odermennig ist dafür bekannt, bestimmte Filmschichten vom Auge zu entfernen, und wird daher in Homöopathie und Naturheilkunde bei verschiedenen Augenkrankheiten eingesetzt. Es läßt Bindehautentzündungen des Auges abschwellen und anästhesiert. Der Odermennig hat wundheilende, fiebersenkende, krampflösende und adstringierende Eigenschaften und wurde seinerzeit in der Londoner »Materia Medica« als Mittel gegen Schüttelfrost und Malaria aufgenommen. Lange davor war er in den angelsächsischen Herbalen unter dem Namen »garclive« als Mittel gegen Wunden, Warzen und Schlangenbisse aufgeführt. Auch jetzt noch ist er beliebt als Blutreiniger und Lebertonikum, als Atemverbesserer, als Schlafmittel und für die Augen generell. Abt Walahfrid Strabo (842–849) zog bereits den Odermennig im Garten seines Klosters Reichenau als bewährtes Heilmittel.

Die **Gemeine Akelei** *(Aquilegia vulgaris)* aus der Familie der Ranunculaceae ist ein altbekanntes Volksmittel bei rauher Kehle und wurde früher Kindern bei Leberstörungen gegeben. Der italienische Arzt und Botaniker Pier Andrea Mattioli wandte es im 16. Jahrhundert gegen Milzstauungen an. Die größte Verehrerin der Akelei war die Heilige Hildegard von Bingen (1098–1173), die es in ihrer »Physica« erwähnte und es sehr viel gegen geschwollene Drüsen anwendete. Sie machte die Akelei in ganz Deutschland zu einer beliebten Heilpflanze. Die Akelei hat schweißtreibende und auflösende Eigenschaften, vermindert Herzklopfen und verhindert Bewußtseinsverlust. Der frische Saft hilft beim Abheilen von Geschwüren und Furunkeln, und ein Infus aus den Blättern ist ein gutes Mundspül- und Gurgelmittel. Man nennt dieses Kraut auch Herba leonis, oder »das Kraut, an dem sich der Löwe erfreut.«

Wer nach Sonnenuntergang auf das **Tüpfel-Johanniskraut** *(Hypericum perforatum,* Familie der Hypericaceae) tritt, wird auf ein magisches Pferd gerissen, das mit ihm um den Himmel bis zum Sonnenaufgang herumrast, um erst dann den erschöpften Reiter wieder abzuladen. Dieses Kraut ist aber sonst so heilkräftig, daß sein anderer Name »Gottes Güte« ist. Johanniskraut war schon im klassischen Altertum ein geschätztes Heilmittel. Dioskurides verwendete es als Arzt in der römischen Armee sehr viel, und auch den germanischen Stämmen war es geläufig. In England heilte man damit Wahnsinn, in Rußland gab es Schutz gegen Tollwut, und die Brasilianer kannten es als Gegenmittel bei Schlangenbissen. Johanniskraut wurde immer dann gegeben, wenn es galt, Irrsinn zu heilen, vor allem, wenn man annahm, daß der Patient von einem Teufel besessen sei. Johanniskraut wurde im Mittelalter jeweils am Vorabend des Johannistages, also am 23. Juni, gesammelt und im Hause zur Abwehr böser Geister aufgehängt. Sicherlich hat das rote Öl, das beim Zerreiben aus der Pflanze austritt, die Assoziation zu christlichen Tugenden geweckt, indem es das vergossene Blut Christi symbolisierte und dadurch zu einer Waffe gegen den Teufel wurde. Man sagt, daß am 29. August, dem Tag, an dem Johannes der Täufer enthauptet wurde, blutrote Flecken auf den Blättern des Johanniskrauts erscheinen. – Johanniskraut wirkt durch den Gehalt an Hypericin, das den roten Farbstoff darstellt, tatsächlich gegen echte Depressionen. Es wirkt nervenberuhigend bei Hysterie, ferner gegen Durchfall, harntreibend, adstringierend und schlaffördernd; äußerlich ist es ein gutes Wundheilmittel und Mittel gegen Geschwüre.

Die **Terpentin-Pistazie** *(Pistacia terebinthus)* aus der Familie der Anacadiaceae ist ein typischer kleiner Baum oder Strauch des Mittelmeerraumes. Man schneidet die Rinde ein, um ein grünliches Harz zu erhalten, das Chian-, Shios- oder Zypern-Terpentin genannt wird und seit dem klassischen Altertum für Salben und Pflaster verwendet wird. Zwei verwandte Arten sind die Echte Pistazie *(P. vera)*, die die leckeren grünen Pistaziennüsse hervorbringt, und der Mastix-Strauch *(P. lentiscus)*, der das Mastix-Harz liefert. Dieses wird in Indien zusammen mit Salepknollen als Aphrodisiakum genommen. Die Terpentin-Pistazie hatte mehr häusliche Bedeutung im 16. Jahrhundert, als Spenser in seinem »Schäferkalender« schrieb: »Hier wächst die Nieswurz überall, und der Chios-Terpentin-Strauch, gut für die Ziegen!«.

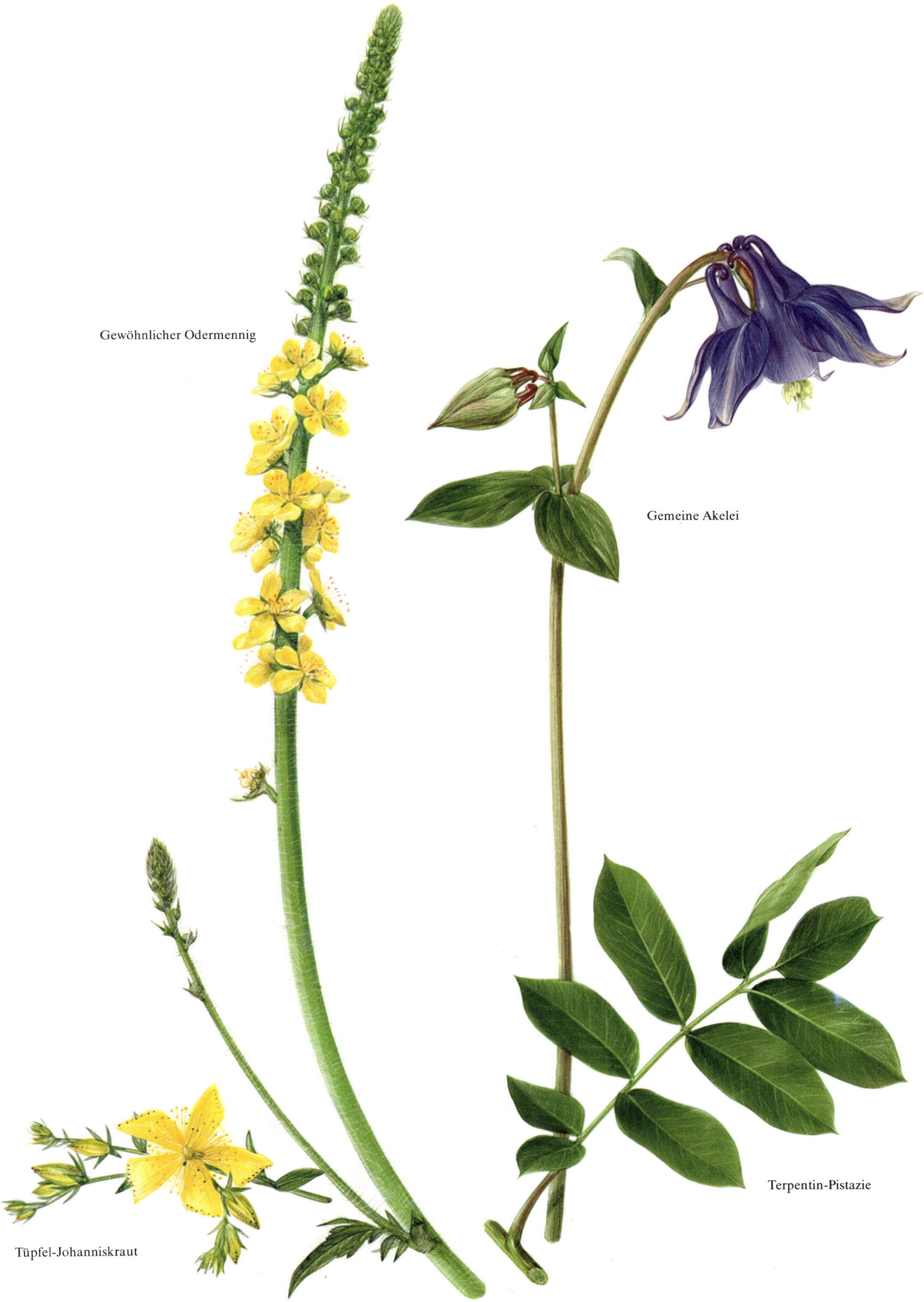
Gewöhnlicher Odermennig
Gemeine Akelei
Terpentin-Pistazie
Tüpfel-Johanniskraut

# Scharbockskraut
# Hahnenfuß-Arten
# Pappeln

Das **Scharbockskraut** *(Ficaria verna)* ist auf Wordworth's Grabstein graviert, denn er liebte so dessen »glitzernde Erscheinung, lange bevor der Winter vorüber ist«. Diese Pflanze gehört zu den Ranunculaceae. Sie hat adstringierende und hautheilende Eigenschaften. Die »Signaturenlehre« empfahl sie wegen der Form der Wurzelknöllchen gegen Hämorrhoiden, und diese Praxis hat sich bis zum heutigen Tage erhalten. Dieses Kraut wirkt generell gut auf die Venen und kann auch Nasenpolypen heilen, wenn man es aufschnupft. Culpeper glaubte, daß das Scharbockskraut ein Heilmittel gegen die »Krankheit der Könige« (Hauttuberkulose) sei: »Die Pflanze auf der Haut getragen, hilft bei solcher Krankheit, wenn sie auch niemals die befallene Stelle direkt berührt. Arme Leute sollten es so benutzen.«

Es gibt in ganz Europa viele Hahnenfußgewächse der Gattung *Ranunculus.* Der Name der Gattung kommt vom lateinischen »rana« (Frosch) und bezieht sich auf die Vorliebe dieser Pflanzen für feuchte, moorige Standorte. Sie alle sind giftig und enthalten einen ätzenden Saft.
Die äußerliche Anwendung ihrer frischen Blätter als ätzende und blasenziehende Mittel bei Hautkrankheiten und Krätze beschreiben schon Hippokrates und Plinius (XXV, 109). Sie alle wirken jedoch nur in frischem Zustand, was ihre Brauchbarkeit erheblich eingeschränkt hat. In der chinesischen Medizin wird das frische, zerriebene Kraut des Dreizähligen Hahnenfuß *(R. ternatus)* mindestens seit dem 8. Jahrhundert zur Hautreiztherapie u. a. bei drohenden Malariaanfällen und Asthmaanfällen verwendet; bei rasselnder Atmung wird es auch kurz in die Nasenlöcher aufgetragen.
Der **Italienische Hahnenfuß** *(R. velutinus)* ist abgebildet. Der Gift-Hahnenfuß *(R. sceleratus)* ist extrem ätzend und wird nur in homöopathischen Tinkturen verwendet; er ist heilsam bei Zungendefekten. Der Knollige Hahnenfuß *(R. bulbosus)* ist ein Hautreizmittel und wird bei verschiedenen Hautausschlägen verwendet. Toxische Dosen führen zu Magenentzündungen und Durchfall und schließlich zu Krämpfen. Gerards warnende Worte sollten bei allen Pflanzen dieser Gattung beachtet werden: »Sie erfordern eine sehr feine Abstimmung mit einer exaktesten und genau entsprechenden Dosierung. Keine von ihnen darf selbständig genommen werden – denn sie haben eine ungeheure Kraft.«

Galen empfahl im 2. Jahrhundert n. Chr. den Gebrauch von Pappelknospen, um Entzündungen aller Art zu behandeln. Sie werden auch jetzt noch dazu gebraucht und stellen einen wichtigen Bestandteil einer Salbe gegen Hämorrhoiden, Verbrennungen, Verbrühungen und Furunkel dar. Früher wurden zerdrückte Knospen zu Butter gefügt, die dann in die Sonne zum Schmelzen gestellt und von den Bäuerinnen in China verwendet wurde, um das Haar glänzend zu machen. Der Saft der Blätter wird in der Naturheilkunde verwendet, um Ohrenschmerzen zu lindern, und die Rinden der **Schwarz-Pappel** *(Populus nigra),* der **Kanadischen Pappel** *(P. × canadensis)* und der **Silber-Pappel** *(P. alba)* können alle anstatt der China-Rinde genommen werden, da diese häufig wegen ihrer starken Wirkung nicht vertragen wird. In Norwegen wird aus Pappelrinde Brot gemacht. Die Schwarz-Pappel ist Proserpina gewidmet und die weiße Herkules. Die Silber-Pappel wurde medizinisch von den amerikanischen Indianern über viele Jahrhunderte verwendet. Sie wird von modernen Kräuterkundigen bei Erschöpfungszuständen gegeben, besonders wenn sie von Durchfall begleitet sind. Die Rinde ist ein Mittel gegen Gicht, bei chronischem Gelenkrheuma wegen des hohen Salizylsäuregehalts, ein altes Malariamittel und ein Mittel mit pilztötender Wirkung. Die synthetischen Salizylsäurepräparate haben die Bedeutung der Pappelrinde in unserer Zeit sehr vermindert.
Die Pappeln hatten im klassischen Altertum mythische Bedeutung. Die Schwarz-Pappel war auch Herakles geweiht (Plinius, Buch XII, 3). Die Pappeln haben, da sie an feuchten Plätzen wachsen, vielfältige Beziehungen zu Nymphen. Schwarzpappeln bilden zusammen mit Weiden die Haine der griechischen Unterwelt. Sie sind Symbole der Trauer: Als Phaëthon von seinem Vater Helios für einen Tag den Sonnenwagen ausleiht, kann er ihn nicht lenken und erzeugt einen Weltbrand. Zeus tötet Phaëthon mit einem Blitz, um die Welt zu retten. Phaëton stürzt in den Eridanos. Seine weinenden Schwestern, die Heliaden, werden in Schwarzpappeln verwandelt, und ihre Tränen sind das Harz, das aus ihnen tropft. Die Pythagoräer betteten ihre Toten in Schwarzpappelblätter.

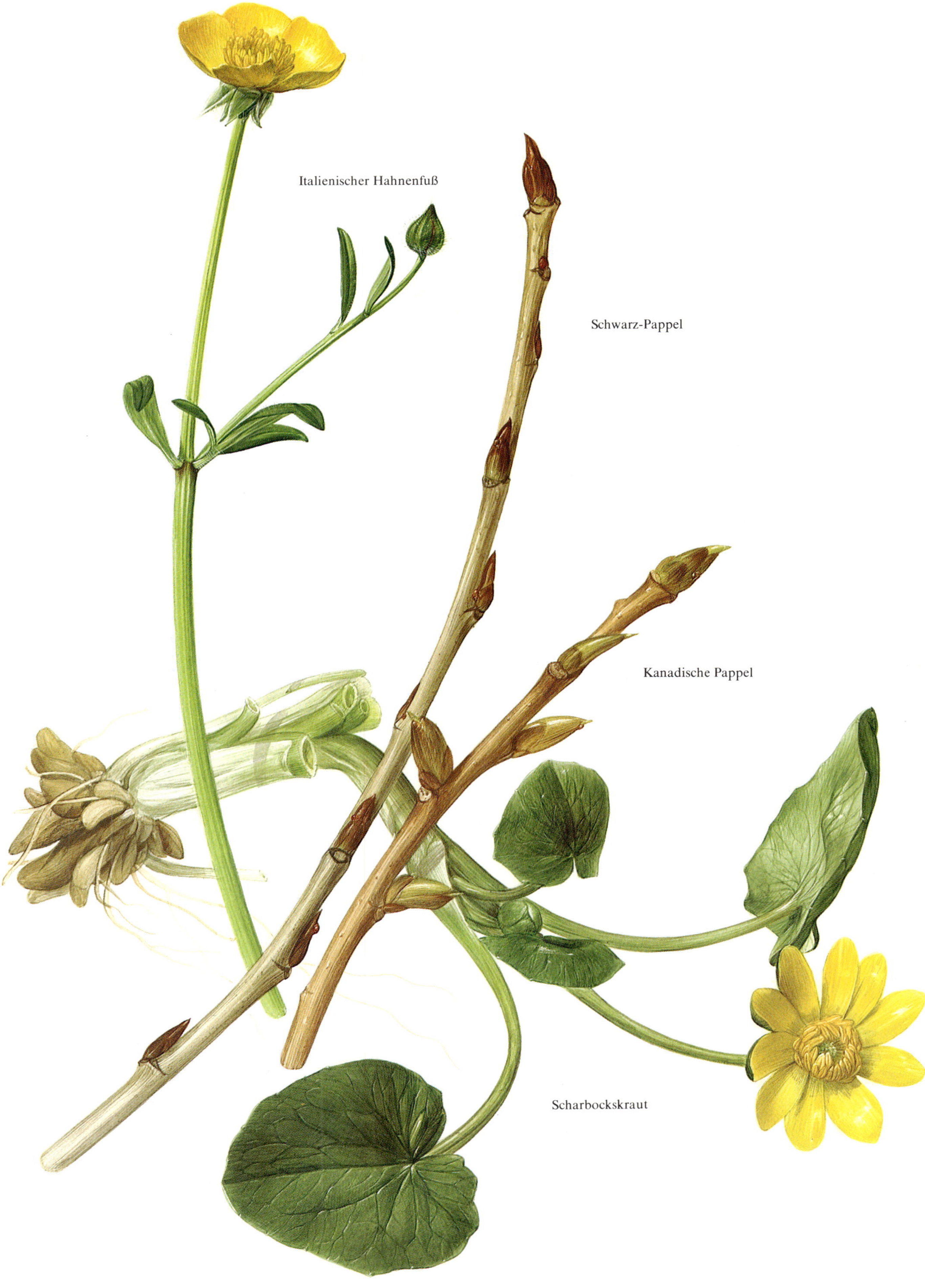
Italienischer Hahnenfuß
Schwarz-Pappel
Kanadische Pappel
Scharbockskraut

# Gemeiner Andorn
# Roßkastanie
# Echte Zypresse

»Hier ist Andorn, gegen den Biß des tobsüchtigen Hundes – es versagt nie!« so empfiehlt Michael Drayton (1563–1631) dieses Mittel gegen die Tollwut. Wenn man den **Gemeinen Andorn** *(Marrubium vulgare)* aus der Familie der Labiatae in den Schuhen trägt, bellt kein Hund, wenn man an ihm vorübergeht. Er war 500 Jahre v. Chr. in Hippokrates' Liste der wichtigen Kräuter, und Ärzte haben ihn seitdem verwendet wegen seiner bittertonischen, harntreibenden, anregenden und auswurffördernden Wirkungen. Er ist nützlich bei Bronchialbeschwerden und Verdauungsstörungen und ist besonders gut und vor allem unschädlich als Aufguß. Celsus (ca. 100 n. Chr.) beschrieb in seiner Enzyklopädie »Artes« den Andorn als Mittel gegen Beulen und Tuberkulose. Im alten Ägypten nannten die Priester diese Pflanze »die Saat des Horus«. Sein Gattungsname kommt von »marrob« (bitterer Saft) und bezieht sich, wie die Mischnah überliefert, auf seinen Gebrauch als eines der 5 bitteren Kräuter beim jüdischen Passahfest. Sein Artname »vulgare« (gewöhnlich, häufig, leicht anzutreffen) ist recht irreführend, denn der Andorn ist keinesfalls so leicht zu finden, wie der Name annehmen läßt.

Keiner scheint so recht zu wissen, weshalb die **Roßkastanie** *(Aesculus hippocastanum)* aus der Familie der Hippocastanaceae so heißt. Der Hofapotheker des Königs James I. von England, Parkinson, sagte im 17. Jahrhundert, daß die Türken die Kastanien nehmen, um kurzatmige Pferde damit zu kurieren, aber das scheint doch eine sehr unwahrscheinliche Theorie zu sein. Die Türken brachten allerdings tatsächlich die Roßkastanie nach Europa. Eventuell kommt auch »aesculus« vom lateinischen »esca« (Speise, Futter, Viehfutter).
Der erste Arzt, der die Roßkastanie erwähnte, war Mattioli im 16. Jahrhundert, und zwar als Mittel gegen Malaria und andere Wechselfieber. Heute wird das Dekokt der Rinde verwendet, um Hämorrhoiden und Varizen zu behandeln, und Homöopathen wenden es bei empfindlicher Nasenpassage, belegter Zunge und Rachenkatarrh an. Es ist eine nützliche Medizin bei aufgeblähtem Unterleib, da es eine spezifische Wirkung auf die Blutzirkulation der Unterleibsorgane hat.
Frankreich, Deutschland und England hießen die Roßkastanie mit großem Enthusiasmus willkommen, und sie wird seitdem weitverbreitet als dekorativer Baum angepflanzt wegen ihrer gewaltigen Größe und der Schönheit der blühenden »Kerzen«. Sie wächst in fast jedem Boden und paßt sich schnell den verschiedenen Klimabedingungen an.

Die **Echte Zypresse** *(Cupressus sempervirens)* aus der Familie der Cupressaceae ist ein Friedhofsbaum, der eng verbunden ist mit Trauer und Gedenken. Die Griechen und Römer – und auch die Perser – pflanzten Zypressen in die Nähe der Tempel. Sie waren Apollo und anderen Göttern zugeeignet. Ovid erzählt die Geschichte des Jünglings Kyparissos, der vor Apollo floh, um keusch bleiben zu können und am Berge Kasios in eine Zypresse verwandelt wurde. Eine andere griechische Sage berichtet, daß Kyparissos versehentlich einen zahmen Rothirsch tötete und, überwältigt von Trauer, die Götter bat, seine Reue ewig währen zu lassen. Er wurde in eine Zypresse verwandelt, und der Baum wurde das Symbol der unsterblichen Seele. Auch als Friedhofsbaum symbolisiert er wegen seiner immergrünen Erscheinung die Hoffnung auf Leben und Wiedergeburt.
Die Menschen der Antike hatten aber auch eine fröhlichere Verwendung des düsteren Baumes: sie würzten ihren Wein damit wegen des guten Aromas. Seine balsamischen Harze haben einen ausgezeichneten heilenden Effekt auf kranke Lungen, und die beim Verbrennen entstehenden Dämpfe beruhigen die Nasenschleimhäute. Die Ärzte des Altertums schickten ihre Lungenpatienten zur Insel Kreta, die so dicht bewachsen war mit Zypressen, daß ihr aromatischer Duft in der gleichen Weise wirkte wie der der Kiefern.
In der allopathischen Medizin wird die Zapfenfrucht verwendet; sie wird direkt vor der Reife gesammelt und getrocknet. Ihre kräftig blutstillende und desinfizierende Wirkung und balsamischen Eigenschaften läßt sie als Adstringens und die Beinvenen tonisierendes Mittel bei Hämorrhoiden und Varizen Anwendung finden.
Die schönsten Zypressen wachsen in Italien, wo sie der Landschaft ihr charakteristisches Aussehen geben. Einige der Bäume werden für über 3000 Jahre alt gehalten. Das Holz ist unverderblich; kein Insekt kann es angreifen. Deshalb waren die Türen des St.-Peter-Domes zur Regierungszeit des Kaisers Konstantin ursprünglich aus Zypressenholz und wurden erst zur Zeit des Papstes Eugenius II. durch Bronzetüren ersetzt.

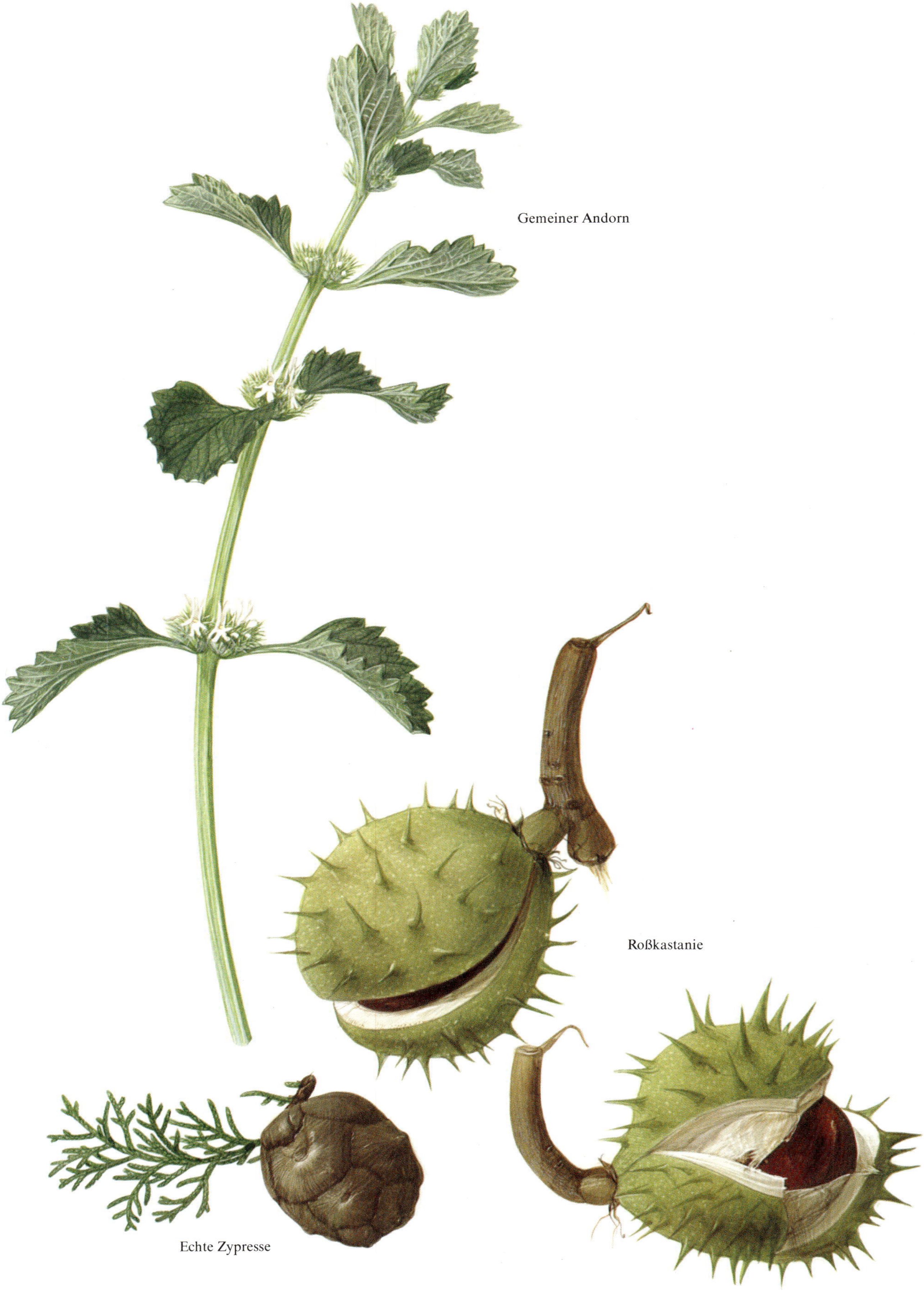
Gemeiner Andorn
Roßkastanie
Echte Zypresse

# Herbstzeitlose
# Großes Schöllkraut
# Madagaskar-Immergrün

Die **Herbstzeitlose** *(Colchium autumnale)* aus der Familie der Liliaceae wird auch »dame sans chemise« und »Nackte Jungfrau« genannt, denn die Blüte erscheint Monate vor den Blättern, und die blaßlila Farbe verleiht den Blüten eine merkwürdig nackte Erscheinung. Ihr Gattungsname kommt von »Kolchis«, einer Gegend am Schwarzen Meer, woher die Pflanze ursprünglich stammen soll. Sie ist aber in ganz Europa verbreitet, vor allem in Berggegenden auf feuchten Wiesen.

Die Samen und der beblätterte Sproß werden für die Gewinnung des sehr giftigen Alkaloid Colchicin gebraucht, das zwar seit alter Zeit verwendet, vor dessen extremer Giftigkeit aber auch immer schon gewarnt wurde. Es wirkt als Schmerzmittel und ist das Spezifikum gegen Gicht. In der Homöopathie ist es als Augenmittel bekannt: es hilft gegen verschwimmende Sicht nach langem Lesen, Flecken vor den Augen, verhilft zu schärferer Sicht und lindert den stechenden Schmerz hinter den Augen. Es wird in der Homöopathie auch gegen bestimmte Hautausschläge verwendet. Gerard beschrieb die Wirkung dieser Pflanze so: »Die Wurzeln aller Arten der Herbstzeitlose sind sehr schmerzend für den Magen, und wenn sie gegessen werden, töten sie nach Dioskurides wie Pilze.« Deshalb werden sie auch von manchen »Colchicum strangulatorium« genannt.

Das **Große Schöllkraut** *(Chelidonium majus)* aus der Familie der Papaveraceae ist in ganz Europa sehr häufig und wächst in Hecken, an Gemäuern und in der Nähe von Gärten. Die Ableitung des botanischen Namens ist nicht eindeutig zu klären. Plinius behauptete, daß er vom griechischen »chelidon« (Schwalbe) käme, weil die Schwalbe mit dem Saft dieser Pflanze ihren Jungen die Augen öffne. Eine andere, ebenso falsche Theorie besagt, daß es deswegen nach der Schwalbe hieße, weil es mit der Ankunft der Schwalbe zu blühen beginne und mit dem Abzug der Schwalben im Herbst wieder verschwände. Der Name kann jedoch auch vom griechischen »kelido« (beflecken) herstammen, nach dem Milchsaft, der die Haut braun färbt.

Wenn irgendein Teil der Pflanze abgebrochen wird, fließt ein klebriger, ätzender, orangegelber Saft (Latex) hervor mit einem unangenehmen Geruch. Dieser Saft ist sehr giftig. Paracelsus schloß in seiner Signaturenlehre daraus auf die Affinität dieser Pflanze mit der Leber und daß sie heilsam bei Gelbsucht und anderen Leberbeschwerden sei. Sie ist ein nützliches, kräftiges Abführmittel, und aus der Pflanze wird ein beruhigendes Augenwasser gemacht. Der Latex wird pharmazeutisch verwendet, um Warzen zu entfernen und um Verhärtungen und Verdickungen der Haut zu erweichen.

Das Schöllkraut hat auch eine alte Anwendung als Zahnlöser. Königin Elisabeth I., die sehr schlechte Zähne hatte (der spanische Botschafter verglich sie in einem Bericht nach Madrid mit Perlen – und zwar schwarzen), weigerte sich, einen stark schmerzenden Zahn ziehen zu lassen. Einer der Hofärzte empfahl, etwas Schöllkrautsaft in das Loch des Zahns zu träufeln. Die Königin konnte danach den Zahn ganz einfach mit den Fingern herausziehen. Wegen ihrer Giftigkeit sollte man diese Pflanze nie auf eigene Faust anwenden.

Wissenschaftler versichern, daß das **Madagaskar-Immergrün** *(Catharanthus roseus)* in den falschen Händen »die Möglichkeit unsagbarer Schrecken« bereithalte. Diese hübsche, kleine Blume mit dem interessanten Namen ist eine höchst gefährliche Pflanze. In den letzten Jahren wurden ihre zahlreichen Alkaloide genauer erforscht. Die Droge hemmt das Wachstum eines bestimmten Blutkrebs aufgrund ihres Gehaltes an den Alkaloiden Vinblastin und Vincristin. In Madagaskar, ihrer Heimat, wird sie gegen Hautkrankheiten angewendet und um die Zuckerkrankheit zu behandeln.

In den Vereinigten Staaten, wo diese Pflanze heute üppig wie Unkraut wächst, beobachtete man an mit ihr behandelten Patienten Nebenwirkungen wie Halluzinationen und eine Art Euphorie. In Teilen der USA werden seine getrockneten Blätter wie Haschisch geraucht. Die Erschöpfungszustände nach einigen »Trips« mit Madagaskar-Immergrün sind verheerend: schwere Muskel- und Nervendegenerationen, die zu Koordinationsstörungen führen, Schlaganfälle, Haarausfall und ein brennendes Gefühl am ganzen Körper. Außerdem wird die Anzahl der weißen Blutkörperchen vermindert, was den Süchtigen für die verschiedensten Infektionen anfällig macht, aber gleichzeitig das untrügliche Zeichen seiner Krebswirkung ist.

Diese Pflanze darf niemals in der Volksmedizin verwendet werden!

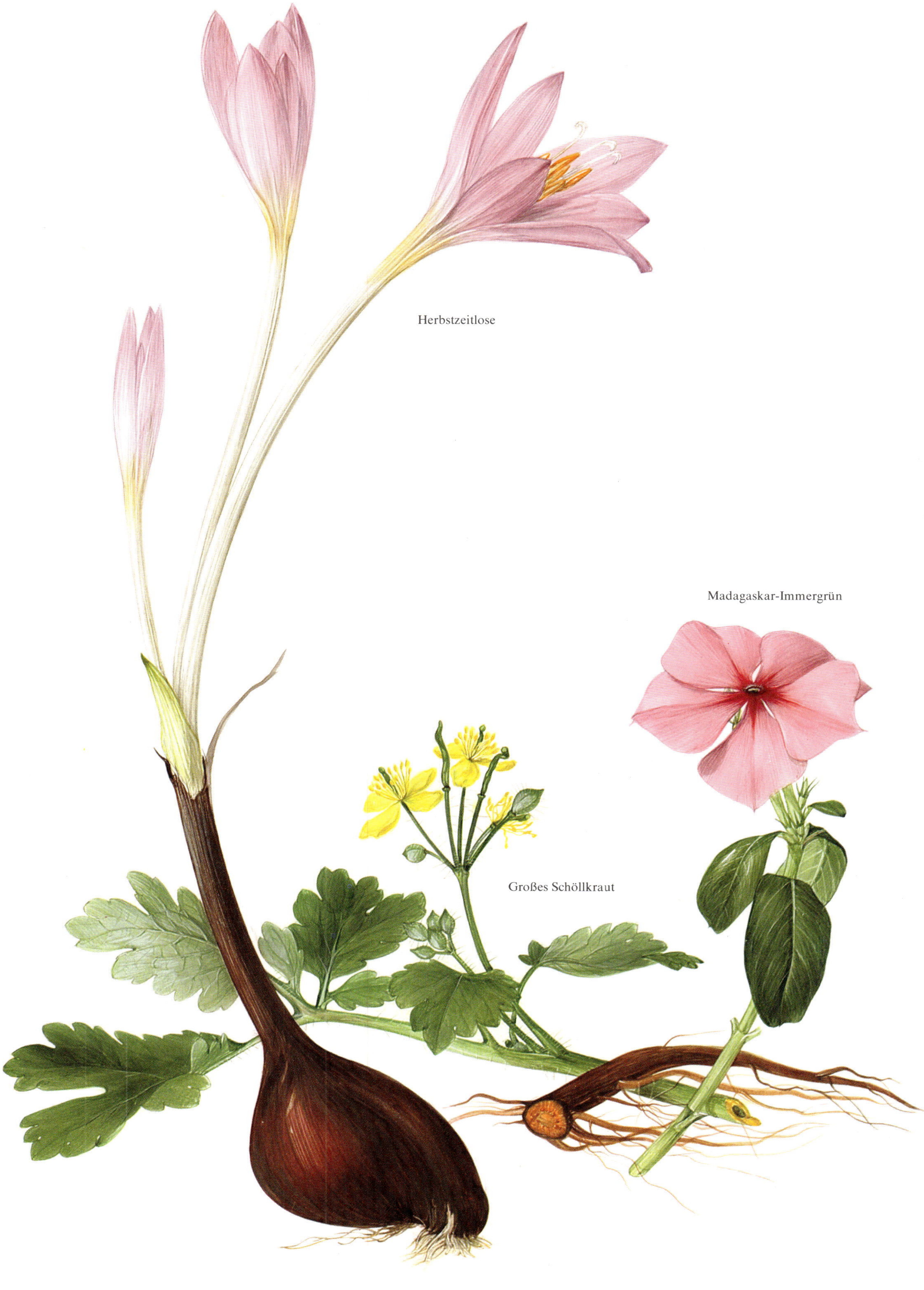
Herbstzeitlose
Madagaskar-Immergrün
Großes Schöllkraut

# Dalmatinische Insektenblume
# Lebensbaum
# Quassia

Die Wirkstoffe der **Dalmatinischen Insektenblume** *(Chrysanthemum cinerariifolium)* werden hauptsächlich in der Herstellung von Insektizid-Pulvern und -Sprays (»Pyrethrum«) eingesetzt. Die Pflanze ist in Dalmatien heimisch, wird aber kommerziell in vielen Teilen der Welt kultiviert. Die Blütenköpfe enthalten die Wirkstoffe, die – obwohl tödlich für Insekten – harmlos für Menschen und warmblütige Tiere sind.
Die Wurzeln sind ein Mittel gegen bestimmte Arten von Fieber. Sie sind scharf und regen die Sekretion der Speichelflüssigkeit stark an. Dadurch wirken sie verdauungsfördernd. Die Dalmatinische Insektenblume wird auch als Mittel gegen Eingeweidewürmer verwendet.

In China sagt man, daß der **Lebensbaum** *(Thuja)* wie die Zypresse nach Westen blicke, während alle anderen Bäume nach Osten sähen. Er gilt daher als Symbol der Tugend. Die Chinesen brauchen die Blätter von *Th. orientalis* gegen parasitische Hautkrankheiten und um Blutungen aller Art zu stillen. *Th. occidentalis* stammt ursprünglich aus Kanada und wächst in den Vereinigten Staaten wild bis nach Virginia und Carolina. Sie erreichte Frankreich unter der Regierung von König Franz I. im Jahre 1536 und kam Ende des 16. Jahrhunderts nach England. Herman Boerhave kurierte erfolgreich Wassersucht damit, aber erst der Begründer der Homöopathie, der deutsche Arzt C. F. S. Hahnemann (1755–1843), erkannte ihre volle medizinische Bedeutung: eine einzige homöopathische Dosis wirkt drei Wochen auf alle Sinnesorgane. Thuja hilft bei Neuralgie des Ziliarmuskels am Auge, chronischer Entzündung der Ohren, chronischer Skleritis (Lederhautentzündung), Regenbogenhautentzündung (Iritis), Nasenpolypen, Katarrh und Paradentose.
Der Lebensbaum, auch bekannt als »arbor vitae«, heilt auch Gewebedegenerationen und Erkrankungen des Harntraktes und hat regelfördernde, wurmabtötende, aromatische und adstringierende Wirkungen. Thuja ist sehr giftig und wird daher in der Volksmedizin nicht verwendet.

**Quassia** oder Westindisches Bitterholz werden die bitter schmeckenden Holzspäne genannt, die von zwei verschiedenen Baumarten stammen: von der Guayana-Quassia *(Quassia amara)* und vom Bitterbaum *(Picrasma excelsa)*. Sie werden in der Medizin, zum Aromatisieren von Weinen und Aperitifs und beim Bierbrauen verwendet. Einen der besten Magenbitter der Welt, der besonders geeignet ist bei extremer Inaktivität der Verdauungsorgane, erhält man aus Q. amara. Frühe Kräuterkundler hatten Becher aus diesem Holz geschnitzt, um sie mit Wasser zu füllen, das nach Aufnahme der Bitterstoffe des Holzes als Tonikum die Magensäfte und den Appetit anregte. Quassia ist ausgezeichnet, um Verdauungsbeschwerden zu besänftigen und gegen Dyspepsie, es regt die Sekretion des Magens, des Darmes, der Leber und Galle an.
Wie die Chinarinde kann es Erschöpften die Energie zurückbringen und wird auch in Fällen vertragen, wo die Chinarinde zu stark ist. Man fügt es auch Marmelade zu, um den Geschmack ausdrucksvoller zu machen. Quassia wirkt gegen Spul- und Fadenwürmer, und der Extrakt wird mit Zucker zusammen auf Papier gestrichen als Fliegenfänger. Man macht auch wirksamen Insektenspray daraus. Das beste Westindische Bitterholz kommt von Jamaika.
Der schwedische Botaniker Linné hat den Bitterholzbaum nach dem Negersklaven Gramen Quasi Quassia genannt. Dieser hatte die Rinde als erster gegen Fieber angewendet. Quasi hatte seinen Namen (das westafrikanische Kwasi) erhalten, weil er am Kwasida, dem ersten Tag der Woche, geboren worden war.

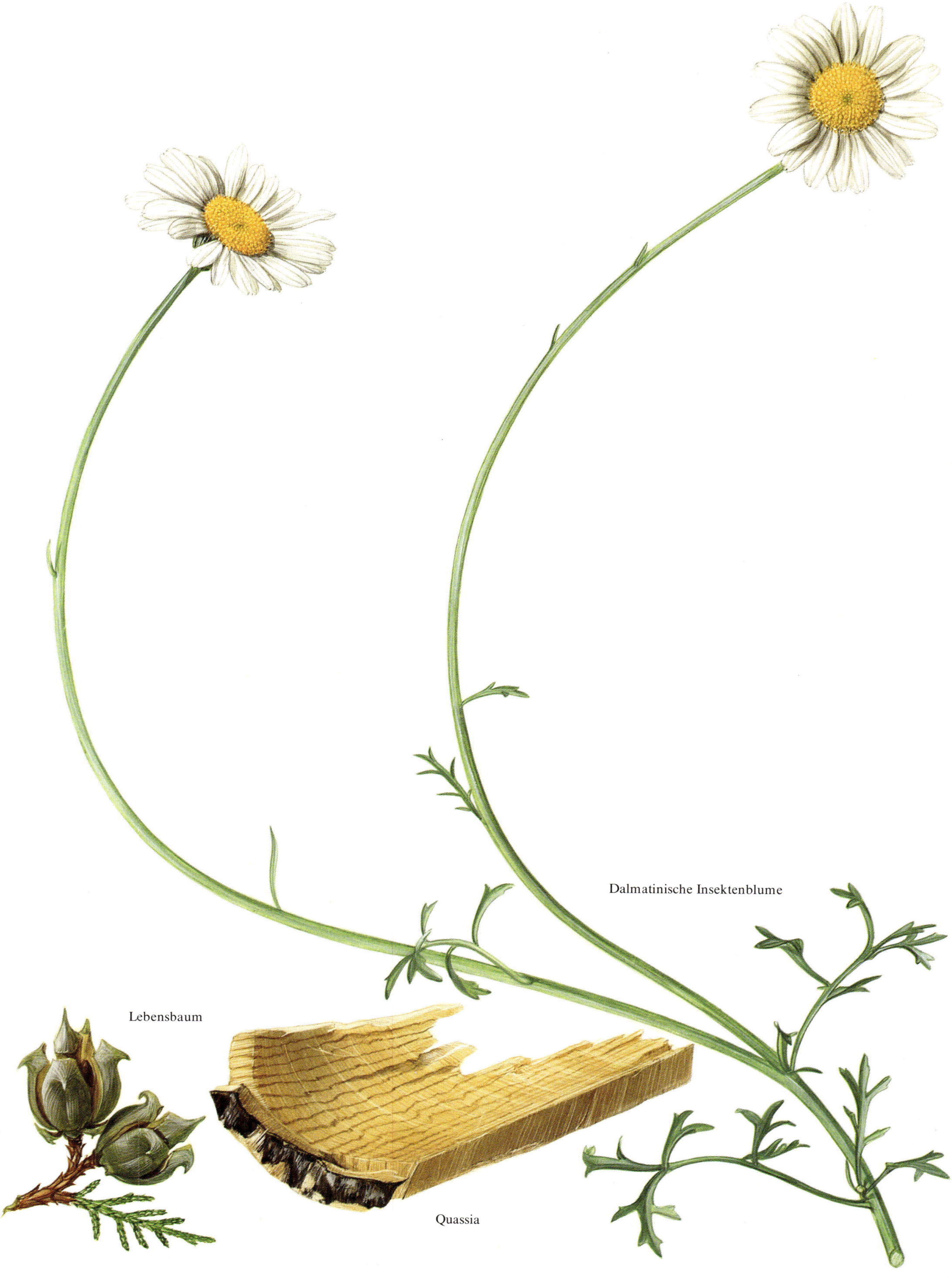
Dalmatinische Insektenblume
Lebensbaum
Quassia

# Anhang

# Wissenschaftlicher Anhang

## Verdauungssystem

**Seite 16 Benediktenkraut
Bitterdistel**

Die Benediktendistel *(Cnicus benedictus)* ist ein einjähriges Kraut aus der Familie der Compositae. Sie wächst auf trockenen Böden, insbesondere in Küstenregionen der Mittelmeerländer. Sie wird etwa 1 m hoch und besitzt einen aufrechten, fünfkantigen, behaarten, rötlichen Stengel. Die Blätter sind kräftig, buchtig gelappt und mit Dornenzähnen berandet. Sie sitzen an kurzen Stielen oder am Stengel an und laufen an ihm herab. Die Blütenköpfe, die sich im späten Frühling öffnen, stehen einzeln und sind von einer Hülle schuppiger Deckblätter umgeben. Alle Blüten, in einem Blütenkopf bis zu 20, sind röhrenförmig und besitzen gelbe Korollen mit violetten Adern. Blütezeit Juni – Juli.
Es wird die ganze Pflanze, ausgenommen die größeren Stengel, genutzt. Sie ist durch sehr bitteren Geschmack charakterisiert. Die Pflanze enthält Flavonoide, einen Bitterstoff namens Cnicin und ein wenig ätherisches Öl. Als Infus ist die Pflanze lange Zeit als Bitter-Tonikum, harntreibendes und Fiebermittel verwendet worden. Neuerdings ist sie gegen das Maltafieber empfohlen worden. Sie wird auch in der Homöopathie verwendet.

**Distelartige Flockenblume
Stern-Flockenblume**

Die Distelartige Flockenblume *(Centaurea calcitrapa)* ist ein einjähriges oder zweijähriges Kraut aus der Familie der Compositae. Sie ist bei uns eingeschleppt und wird in West- und Mitteldeutschland an Wegerändern und auf Ödland gefunden, im übrigen Europa vor allem auf Ödland nahe der See. Die Pflanze ist mitunter mit Baumwollflaum bedeckt. Sie wird bis 1 m hoch und hat fiederspaltige, grundständige, zu einer stachligen Rosette angeordnete Blätter und schmale, linealische, am Stengel ansitzende Blätter. Die Blütenköpfe stehen einzeln und sind fast kugelig. Die Hülle besteht aus stacheligen Deckblättern, die Blüten sind hellpurpurn. Blütezeit Juli – September.
Die Pflanze ist bekannt als Bitter-Tonikum, als Fiebermittel und, wie die Bitterdistel, enthält sie den Bitterstoff Cnicin. Daneben enthält sie ein Labferment. Sie kann als Infus zubereitet werden.

**Stechpalme**

Die Stechpalme *(Ilex aquifolium)* ist ein immergrüner Strauch oder Baum aus der Familie der Aquifoliaceae. Sie ist in Hecken und Laubwäldern in den meisten Gebieten Europas verbreitet. Als atlantische Art liebt sie ein feuchtes Klima. Die immergrünen Blätter sind derb, ledrig, kurzstielig und schimmernd dunkelgrün. Die Blattspreite ist eiförmig bis elliptisch, am Rande gewellt und buchtig gezähnt. Die Zähne sind dornig. Die kleinen Blüten sind weiß, meist eingeschlechtlich, und stehen in Doldentrauben in den Blattwinkeln. Blütezeit Mai – Juni. Die runden Steinfrüchte sind tiefrot, manchmal gelb.
Als Droge werden die Blätter verwendet. Sie enthalten Theobromin, einen Bitterstoff Ilicin und weitere unbekannte Stoffe. Ein Infus der Blätter soll tonische Wirkungen haben. Die giftigen Steinfrüchte verursachen Durchfall und Erbrechen.

**Seite 18 Echter Gamander**

Der Echte Gamander *(Teucrium chamaedrys)* aus der Familie der Labiatae ist ein ausdauerndes Kraut von bis zu 30 cm Höhe mit einem behaarten, wenig verzweigten Stamm. Die glänzenden grünen Blätter stehen kreuz-gegenständig und sind gekerbt, der Stiel ist kurz. Die etwa 1 cm langen purpurnen Blüten bilden endständige, einseitswendige Scheinähren. Blütezeit Juli–September. Der Echte Gamander wächst auf Kalktrockenhängen und in lichten Eichen- und Kiefernwäldern.
Das blühende Kraut wird als Bitter-Tonikum und verdauungsförderndes Mittel in Form des Infus verwendet. Die Inhaltsstoffe sind u. a. Bitterstoffe, Gerbstoff und etwas ätherisches Öl.

**Echtes Tausendgüldenkraut**

Das Echte Tausendgüldenkraut *(Centaurium umbellatum* oder *Erythraea centaurium)* aus der Familie der Gentianaceae wächst häufig auf trockenen Weiden, entlang Feldwegen und auf Meeresklippen. Es ist ein- oder zweijährig, im Durchschnitt 20–30 cm hoch. Der

aufgerichtete Stengel verzweigt sich an der Spitze. Die grundständigen Blätter sind eirund und bilden eine Rosette, während die Stengelblätter eiförmig-lanzettlich sind und paarweise am Stengel sitzen. Die rosa Blüten sind doldenrispig angeordnet. Blütezeit Juli–September.
Das blühende Kraut wird genutzt und als Infus verwendet. Das Tausendgüldenkraut enthält die Bitter-Glykoside Amarogentin, Erytaurin, Oleanolsäure und viele Mineralien.

**Melisse, Zitronenmelisse**

Die Melisse *(Melissa officinalis)* aus der Familie der Labiatae findet sich in Südeuropa einigermaßen häufig in Hecken, an Flußufern und anderen schattigen Plätzen. Bei uns ist sie eine Gartenpflanze und wird angebaut. Es ist ein ausdauerndes Kraut von 30–80 cm Höhe mit tiefgrünen, kreuzgegenständigen, gestielten Blättern von ovaler Form. Diese sind netzförmig geädert und am Rande gekerbt, die oberen Blätter sind kürzer gestielt. Die kleinen weißen Lippenblüten stehen zu 3 bis 12 in sogenannten Scheinquirlen zusammengedrängt an der Stengelspitze. Im Knospenstadium haben sie einen gelblichen Hauch. Blütezeit Juni–August.
Bei der frischen Pflanze, insbesonders wenn man ein Blatt zwischen den Fingern zerreibt, fällt der intensive Zitronengeruch auf: Blüten und Blätter enthalten als ätherisches Öl Melissenöl. Das ätherische Öl enthält u.a. Citral und Citronellal, welche den Zitronengeruch bewirken. Daneben enthält die Pflanze Gerbstoffe und Harze. Tees, Infuse, Sirupe aus den Blättern der Melisse haben krampflösende und sedative Eigenschaften einerseits und verdauungsfördernde, magenkräftigende und schweißtreibende andererseits. Das aus den frischen Pflanzen destillierte ätherische Öl wird für die Herstellung von Likören und Parfums benutzt. Frische Melissenblätter braucht man auch, um Fruchtsalate und Eisgetränke schmackhafter zu machen.

Seite 20 **Pfeffer**

Der Schwarze Pfeffer *(Piper nigrum)*, der zur Familie der Piperaceae gehört, ist ein aus Indien stammender Strauch und wird in mehreren tropischen Ländern angebaut. Die kultivierten Pfeffer-»Reben« werden normalerweise an Pfählen gezogen und so in der Höhe beschnitten, daß man leicht die Früchte von ihnen ernten kann. Die Pflanze besitzt gegenständige gestielte Blätter mit zwei oder drei großen Adern auf jeder Seite. Die unauffälligen Blüten sind in Ähren angeordnet. Die kleinen Beeren sind Steinfrüchte, und nur beim Langpfeffer sind die winzigen Früchte zu »Zapfen« vereinigt *(Piper longum)*. Unser normaler Pfeffer hingegen besteht aus Einzelfrüchten. Pfeffer enthält u.a. 1–2,5% ätherisches Öl und 5–9% das den scharfen Geschmack bedingende Piperin (Alkaloid). Das ätherische Öl ist der Geruchsträger. Pfeffer wirkt verdauungsfördernd und appetitanregend und dient als Gewürz für viele Gerichte.

**Safran**

Der Safran *(Crocus sativus)* gehört zur Familie der Iridaceae und ist ein mehrjähriger, 10–15 cm hoch werdender Krokus mit im September hervorkommenden grundständigen, schmalen, linealischen Blättern. Während des Sommers ruht die Pflanze. Während der Blüte im Oktober sind die Blätter erst 4–5 cm lang; sie wachsen während des Winters und im Frühling weiter. Jede Pflanze treibt 1–2 Blüten. Die Blütenhülle aus 6 Blütenblättern ist zu einer langen Glockenröhre verwachsen. Die blau-violetten Blütenblätter umschließen je 3 Staubblätter und einen dreinarbigen Griffel.
Es sind diese 3 Narben und ihre Stiele von dunkelorange-roter bis braunroter Farbe, die die Droge bilden. In der Volksmedizin wurde sie früher als Abortivum benutzt und als Magenmittel (starke Reizung der Schleimhäute). Es ist nicht ungefährlich und führt bei hoher Dosierung zu Krämpfen, Koliken und Blutungen. Safran enthält u.a. das Glykosid Crocin (den wasserlöslichen gelben Farbstoff), das Glykosid Picrocrocin und das daraus entstehende Safranol, das den typischen Drogengeruch liefert. Der Gehalt an ätherischen Ölen liegt nicht unter 0,9%.

**Ingwer**

Der Ingwer *(Zingiber officinale)* aus der Familie der Zingiberaceae ist eine mehrjährige riedähnliche Pflanze mit fleischigem Rhizom, aus dem durch Trocknen an der Sonne die Droge entsteht. Ingwer wird in Indien und China seit grauer Vorzeit angebaut. Heute wird er u.a. auch auf Jamaika und in Afrika gezogen. Die zwei wichtigsten Handelsformen sind der aus Jamaika stammende und ganz von Kork befreite, getrocknete Wurzelstock und die ungeschälten, getrockneten Ingwer aus Afrika und Barbados.
Ingwer enthält u.a. ätherisches Öl (1,5–3%) mit dem Alkohol Zingiberol, der den charakteristischen Geruch darstellt und das den scharfen Geschmack setzende Gingerol, ein Phenol.

**Zimt**

Der Zimtbaum *(Cinnamomum ceylanicum)* zur Familie der Lauraceae gehörend, stammt aus Ceylon (Sri Lanka) und wird heute auch auf Java und in Brasilien angebaut. Die sehr

arbeitsintensive Produktion beginnt damit, daß der junge Baum auf Schemelhöhe zurückgeschnitten wird. Die aus dem Stumpf hervorschießenden Triebe dürfen 18 Monate lang wachsen, werden jedoch durch Beschneiden geradegehalten. Wenn sie ca. 3 m lang geworden sind, werden sie geerntet. Die dünne Rinde wird entfernt und ihre äußere Korkschicht durch sorgfältiges Abkratzen entfernt. Die so erhaltene papierdünne Stammrinde wird aufeinandergelegt. Während des sorgfältigen Trocknens im Schatten ziehen sich die Rinden zusammen und bilden eine mehrschichtige Rolle, »quill« genannt. Die ursprünglich 1 m langen Rollen werden für den Verkauf zu zigarrenlangen Stücken zerschnitten. Sogenannter Saigon- und China-Zimt stammen jedoch von der Rinde des Kassia-Baumes *(Cinnamomum cassia)* und sind deutlich vom echten Zimt unterschieden. Diese Rinde ist dicker, nicht ineinandergerollt und meist noch mit der scharf schmeckenden äußeren Rinde versehen. Wer Wert auf echten Ceylon-Zimt legt, sollte ihn daher in der Apotheke kaufen, wo nur unverfälschter verkauft werden darf.
Zimt gilt als blähungstreibendes und die Verdauungssäfte anregendes Mittel. Er enthält u.a. das ätherische Zimtöl (1–1,4%), das den Zimtgeruch und -geschmack ausmacht. Hauptbestandteile des Zimtöls sind Zimtaldehyd und Eugenol. Eugenol ist ein wirksames Antiseptikum in der Zahnheilkunde und bei Gärungen im Magen-Darmkanal und hat den charakteristischen Nelkengeruch. Das Zimtöl wirkt daher antiseptisch, außerdem antimykotisch und anthelmintisch.

**Seite 22 Thymian**

Der Garten-Thymian *(Thymus vulgaris)*, ein aufrechter max. 40 cm hoher Halbstrauch aus der Familie der Labiatae, wächst wild im Mittelmeerraum und wird bei uns z.B. im Harz und in Nordbayern kultiviert. Es gibt viele Zuchtarten mit unterschiedlichem Geschmack. Als Beispiel möge der Zitronenthymian dienen, dessen Zitronengeruch und -geschmack vom Citral herrührt. Der Gartenthymian trägt seine schmalen, lanzettlichen, kurzstieligen Blätter am vierkantigen Stengel kreuzgegenständig. Die unterseits filzigen Blätter sind reich an Drüsenhaaren, die ätherisches Öl enthalten. Die kleinen, rosa Lippenblüten wachsen in dichten Trauben im Winkel blattartiger Deckblätter.
Die Droge besteht aus dem Kraut mit Blüten. Das ätherische Thymianöl, das zu 1–2,5% aus der Pflanze destilliert wird, enthält vor allem Thymol und Karvakrol; die Droge enthält darüber hinaus gut 10% Gerbstoff sowie Bitterstoffe. Das Thymol ist ein starkes Antiseptikum und wirksames Anthelmintikum.

**Meerrettich**

Der Meerrettich *(Armoracia lapathifolia)* aus der Familie der Cruciferae ist ein Kind Ost- und Südrußlands, doch heute in Nord- und Mitteleuropa überall verwildert vorkommend. Hier wird auch der Meerrettich angebaut. Eine verwandte Art und heimisch auf salzhaltigen Böden Nord- und Mitteleuropas ist das Löffelkraut *(Cochlearia officinalis)*. Der Meerrettich ist ein mehrjähriges Kraut mit einem dicken Wurzelstock. Die 0,5–1,5 m hoch werdende Pflanze trägt große langstielige, ovale, buchtig gezähnte Grundblätter und kleine sitzende, lanzettliche, gekerbt-gesägte Stengelblätter. Die kleinen weißen Blüten bilden Blütentrauben, die wiederum zu rispenartigen Blütenständen zusammengesetzt sind.
Die Inhaltsstoffe des Meerrettich ähneln sehr denen des Schwarzen Senfs. Es sind hauptsächlich ein ätherisches Öl mit 85% Allylsenföl, Sinigrin, Asparagin, Glutamin, verschiedene Zucker, Vitamin $B_1$ und C sowie flüchtige, antibiotische Wirkstoffe. Meerrettich kann auch wie Senf als Hautreizmittel in Form eines Breiumschlags oder als Pflaster angewendet werden. Sowohl der Meerrettich als auch das verwandte Löffelkraut sind wirksam gegen Skorbut. Meerrettich zeigt antibiotische Eigenschaften.

**Weißer Senf**

Der weiße kultivierte Senf *(Sinapis alba)* gehört ebenfalls der Familie der Cruciferae an. Er ist ein einjähriges Kraut, das auf Ruderalflächen Europas heimisch ist. Die robusten, verzweigten Stengel werden 50 bis 80 cm hoch. Die gestielten, hellgrünen Blätter sind gefiedert und gelappt. Die kleinen, hellgelben Blüten bilden eine Trugdolde. Die Frucht ist eine 2 cm lange Schote und enthält jeweils 3 ockergelbe Samen, die fein punktiert wirken.
Die Samen enthalten fettes Öl (ca. 30%), Schleim und das Glykosid Sinalbin; dieses Glykosid verwandelt sich in Gegenwart von Wasser und dem beim Zerstoßen freiwerdenden Ferment Myrosin in das nichtflüchtige Sinalbin-Senföl, das den scharfen Geschmack verursacht. Der Schwarze Senf *(Brassica nigra)* enthält das verwandte Glykosid Sinigrin, das auch im Meerrettich vorkommt (s.o.). Es verwandelt sich aber beim geschilderten Vorgang in das flüchtige und wesentlich schärfere Allylsenföl.
Wegen der Schwierigkeit, Schwarzen Senf maschinell zu ernten, wurde er vom etwas milderen Indischen Senf *(Brassica juncea)* in den letzten zwei Jahrzehnten fast völlig aus der Kultur verdrängt. Senf wird als Hautreizmittel in Form von Pflastern und Breipackungen benutzt, doch ist auf die Dosierung genau zu achten, um Schäden zu vermeiden. Deshalb sollte man auch die alte Anwendung als Brechmittel lieber vergessen.

**Seite 24 Enziane**

Der Gelbe Enzian *(Gentiana lutea)*, zur Familie der Gentianaceae gehörend, liefert die Masse der gehandelten Enzianwurzeln. Es ist eine mehrjährige Pflanze der süd- und mitteleuropäischen Gebirge von den Pyrenäen im Westen bis zu den Karpaten, Siebengebirge und Kleinasien im Osten, die kräftige Pfahlwurzeln bildet. Die großen, elliptischen Grundblätter sind als Rosette angeordnet, der Blütenstengel trägt kreuzgegenständige, ovale Blätter, die unten langgestielt, oben ungestielt sind. Die gelben Blüten sind in Dolden angeordnet und stehen in den Achseln der oberen Blätter. Die bis zu 50 Jahre alt werdende Pflanze blüht erstmals im 10. Lebensjahr und bildet Kapselfrüchte. Die fleischige Pfahlwurzel stellt die Droge dar. Nach der Ernte wird sie schnell getrocknet. Die fermentierte Wurzel dient zur Herstellung von Likören und Schnäpsen.
Der Schwalbenwurz-Enzian *(Gentiana asclepiadea)* ist in den Wäldern und Lichtungen der mittel- und südeuropäischen Gebirge und im Kaukasus weit verbreitet. Er ist kleiner als der Gelbe Enzian, besitzt keine grundständige Blattrosette, ist mehrstengelig und hat wunderbare azurblaue Glockenblüten, die innen rotviolett punktiert sind. Die Wurzel ist nur ca. 1 cm dick im Gegensatz zur Wurzel des Gelben Enzians, die leicht 4 cm Durchmesser und mehr erreicht.
Der Stengellose Enzian *(Gentiana clusii)*, heimisch in den Zentral- und Ostalpen, im Jura, dem Schwarzwald und in den Karpaten, ist eine mehrjährige Pflanze mit einer grundständigen Blattrosette, aus der sich eine einzelne Blüte mit einer glockenförmigen, tiefblauen Blumenkrone erhebt. Die ganze Pflanze wird als Bittermittel vor allem in der Likörfabrikation verwendet.
Alle diese Enziane, von denen *Gentiana lutea* der bekannteste ist, besitzen magenstärkende und appetitanregende Wirkungen. Sie werden viel für Bittertonika und für Liköre genutzt. Sie enthalten eine Reihe von Bitterglykosiden, ferner charakteristische Zucker wie Gentianose, Gentiobiose (in trockenen Wurzeln) und in der frischen Wurzel einen gelben Farbstoff Gentisin.

**Seite 26 Rhabarber**

Der offizinelle Rhabarber besteht aus den Rhizomen von *Rheum palmatum*, zur Familie der Polygonaceae gehörend. Es ist ein ausdauerndes großes Kraut aus den Gebirgen Tibets und NW-Chinas, bei uns vor allem in Württemberg kultiviert. Das robuste Rhizom trägt kurze Triebe mit großen Blättern; diese haben zylindrische Blattstiele und sind tief eingeschnitten und ausgefranst. Die Blütenstengel werden 2 bis 3 m hoch. Andere Arten werden als Medizinalpflanzen in Europa angebaut, sind aber arzneilich weniger wertvoll als der chinesische Rhabarber. Zu ihnen gehören der Furchenstielige Rhabarber *(Rheum rhaponticum)*, der Garten-Rhabarber *(Rheum rhabarbarum)* und einige Hybriden. Es sind ebenfalls sehr große ausdauernde Krautpflanzen. Jedoch sind ihre Blattstiele abgeflacht, die Blätter ungestielt und mit gewelltem Rand. Die Blattstengel werden gern als Kompott gegessen.
Das offizinelle Rhizom wird als Abführmittel, Bittermittel und zur Herstellung von Alkoholika genutzt. Es enthält u.a. abführende Anthraglykoside, Gallussäure, Gerbstoff, ätherische Öle, Kaliumoxalat und adstringierende Tannoglykoside. Kleinste Dosen wirken stopfend, größere abführend. Als Wein und Aperitif magenstärkend.

**Lorbeeren**

Der Lorbeer *(Laurus nobilis)* aus der Familie der Lauraceae ist mehr ein Busch als ein Baum. Der schon aus dem Altertum bekannte Lorbeer hat immergrüne, dicke, ledrige Blätter von meist lanzettlicher Form. Die zweihäusige Pflanze blüht im zeitigen Frühjahr (bei uns Anfang April). Die weiblichen Pflanzen produzieren zahlreiche erbsengroße, beerenartige Steinfrüchte von zuerst grüner, später schwarzer Farbe.
Blätter und Früchte werden genutzt. Die Früchte dienen als appetitanregendes Magenmittel, die Blätter als Gewürz.

**Seite 28 Aloë**

Aloë als Droge besteht aus dem eingekochten Saft, der aus den Blättern entweder aus der Schnittfläche ausfließt oder ausgepreßt wird. Unterschiedliche Qualitäten und Ware stammen von unterschiedlichen Arten und Herkunftsländern, so die Kap-Aloë vor allem von *Aloe ferox*, die westindische Aloë von Curaçao und die Barbados-Aloë von *Aloe barbadensis*. Es gibt rund 180 verschiedene Aloë-Arten (Familie der Liliaceae); es sind Xerophyten von krautiger, strauchartiger oder baumartiger Erscheinung. Die sehr fleischigen Blätter sind an den Rändern normalerweise gestachelt. Die Blütenstände bestehen aus Ähren weißer, gelber oder roter Blüten.
Aloë enthält stark abführend wirkende Anthraglykoside und Harze. Aloë wird kaum ungemischt angewandt; wegen seiner Stärke sollte man es nur auf ärztlichen Rat hin nehmen. Da Aloë sehr bitter schmeckt, benutzte man es früher, um Kindern das Nägelkauen abzugewöhnen.

**Zitrone**

Die Zitrone *(Citrus limon)*, zu den Rutaceae gehörend, ist ein kleiner immergrüner Baum von bis zu 5 m Höhe. Die Blüten sind weiß, ihre Blütenblätter gelegentlich rosarot geädert, dazu von ausgesprochenem Wohlgeruch. Die Zitrone ist eine Beere, das Fruchtfleisch ist segmentiert.
Das Fruchtfleisch ist reich an Zitronensäure und an Ascorbinsäure (Vitamin C), der Fruchtsaft ist ein Vitamintrank. Die Schale enthält ca. 0,4% ätherisches Öl, das zu 90% aus Terpenen besteht und 4–5% Citral enthält. Citral (= Geraniolaldehyd) liefert den Geruch. Daneben enthält die Schale Bitterstoffe und Farbstoffe. Der Zitronensaft wird als Geschmackskorrigens und wegen seines hohen Gehaltes an Vitamin C verwendet. Die Zitronenschale mit ihrem aromatischen bitteren Geschmack liefert u.a. kandierte Früchte und Marmelade. Heißer Zitronensaft mit Honig ist ein ausgesprochenes Volksheilmittel.

**Spanischer Pfeffer, Paprika**

Spanischer Pfeffer ist botanisch mit dem Schwarzen Pfeffer (s. p. 20) nicht verwandt, sondern bezeichnet verschiedene *Capsicum*-Arten der Familie der Solanaceae, zu der auch unsere Kartoffel und die Tomate gehören. Als seit langem kultiviertes Gewürz ist die Zahl der Arten, Hybriden und Kulturvarianten zu unübersichtlich geworden, um hier erschöpfend behandelt werden zu können. Die Schoten von *Capsicum minimum* und *C. frutescens* sind kleiner und schärfer als jene von *C. annuum*. Die kleinen Schoten, z.B. die afrikanischen, sind länglich und nicht länger als 3 cm. Man verwendet sie als »Pickles« und pulverisiert als Cayenne-Pfeffer. Der ungarische Paprika ist eine milde Rasse des *C. annuum* (var. *szegedinense)*. Die noch größeren »süßen« Paprika, die bei uns als Gemüse beliebt geworden sind, sind ebenfalls *C. annuum* (var. *grossum)*.
Die Schärfe des Paprika beruht auf dem Gehalt an Capsaicin, dem Vanillylamid der Methylnonensäure. Weitere Inhaltsstoffe sind Vitamin C und Carotinoide. Neben dem Wert als Gewürz und Gemüse steht die äußerliche Anwendung als starkes Hautreizmittel in Form von Salben, Pflastern und Watten.

**Seite 30 Rosmarin**

Rosmarin *(Rosmarinus officinalis)* gehört wie viele andere Pflanzen, die reich an ätherischen Ölen sind, zur Familie der Labiatae. Rosmarin wächst wild an den Meeresküsten Italiens; überall in den Mittelmeerländern wird es heute angebaut. Rosmarin ist ein immergrüner, verzweigter Zwergstrauch, der bis 1,5 m hoch wird, mit duftenden lanzettlichen, dunkelgrünen Lederblättern. Die Blätter sind unterseits mit grauweißem Filz überzogen. In Italien blüht der Rosmarin vom Winter bis in den folgenden Herbst. Die typischen Lippenblüten sind hellblau; sie stehen in Büscheln zusammen.
Das Rosmarinöl stammt aus den Drüsenhaaren der Blätter. Es enthält u.a. Terpene: Cineol (17–32%), Borneol (ca. 10%) und l-Kampfer (ca. 10%). Rosmarin enthält außer 1–2% ätherischem Öl noch Gerbstoffe (ca. 8%), Flavone und einen Bitterstoff.

**Boldo**

Der Boldo-Strauch *(Peumus boldus)* aus der tropischen Familie der Monimiaceae wächst als Strauch oder kleiner Baum zu einer maximalen Höhe von 5–6 Metern. Seine Heimat ist Chile. Er besitzt immergrüne kreuzgegenständige, kurzgestielte Blätter von ovaler oder elliptischer Form. Sie fühlen sich rauh an, duften und werden bis zu 6 cm lang. Der Boldo hat zweihäusige Blüten. Sie stehen in Dolden und erscheinen zu Winterausgang und im Frühling.
Boldoblätter-Tee trinkt man als galle-treibendes Mittel. Die Blätter enthalten ca. 2% ätherisches Öl, das fast zur Hälfte das Wurmmittel Askaridol enthält sowie das Alkaloid Boldin.

**Artischocke**

Die kultivierte Artischocke *(Cynara scolymus)* entstand aus der Waldartischocke *C. cardunculus*, einer in Südeuropa, Nordafrika, auf Madeira und den Kanaren wild vorkommende Composite. Die Artischocke wird viel angebaut, sie ist ein ausdauerndes Kraut von ca. 1 m Höhe mit fiederschnittigen, recht langen, grundständigen Blättern und kürzeren Stammblättern. Sie blüht im Sommer, die Blütenstiele tragen 1–2 Blütenkörbe, deren fleischige Blütenböden u.a. den eßbaren Teil liefern. Das Dunkelgrün dieser Deckblätter verwandelt sich ins Violette. Die Deckblätter sind mitunter bedornt. Die Blüten selbst sind blau.
Die Stammblätter bilden die Droge. Die in ihnen enthaltenen Wirkstoffe sind Polyphenole, vor allem Cynarin (0,02–0,03%), ferner Enzyme, von denen eine Oxidase besonders aktiv ist, und Gerbstoffe. Die Droge wird wegen ihres Cynarin-Gehaltes als Choleretikum und Diuretikum genutzt. Sie wird zu Weinen, Tinkturen und Dragees verarbeitet.

**Seite 32 Knoblauch**

Der Knoblauch *(Allium sativum)* aus der Familie der Liliaceae ist nur als kultivierte Pflanze bekannt. Es ist eine ausdauernde Pflanze mit schmalen, langen, graugrünen Blättern und kugelförmigen, weißen und rötlichen Blütenköpfen auf bis zu 70 cm langen Blütenschäften. Die Zwiebel setzt sich aus mehreren Nebenzwiebeln, den »Knoblauchzehen« zusammen, die alle zusammen eingehüllt sind.

Der aktive Bestandteil wird aus den Knoblauchzehen extrahiert, die zu zwei Dritteln aus Wasser, Nitraten, einigen Lipiden und Mineralasche bestehen, während fast der ganze Rest Glykoside sind. Der Wirkstoff ist ein ätherisches Öl, das die stark nach Knoblauch riechenden flüchtigen Diallylsulfide enthält. Die Zwiebel enthält daneben Fermente, Inulin und Vitamine.

**Salbei**

Der offizinelle Salbei *(Salvia officinalis)*, der Echte Salbei, aus der Familie der Labiatae wächst als Wildpflanze in Italien und wird in Europa fast überall angebaut. Es ist ein verholzter 50–80 cm hoch werdender Halbstrauch. Die unteren Blätter sind gestielt und länglich lanzettlich, die oberen sitzend, kleiner und spitz bzw. lang zugespitzt. Sie haben eine rauhe, wabenförmige Oberfläche, sind hell in der Farbe und unterseits behaart. Die violetten Blüten stehen in endständigen Ähren. Der Salbei hat einen starken, aromatischen Duft und Geschmack.

Sein ätherisches Öl (1,5–2,5% Gehalt) enthält bis zu 50% Thujon, 15% Cineol, 11% Borneol und Kampfer sowie andere Terpene. Salbei enthält des weiteren Gerbstoffe und Bitterstoffe. Er wird verwendet als Küchenkraut und ist besonders brauchbar wegen seiner konservierenden antioxidativen Wirkung. Als beliebtes Hausmittel wird er eingesetzt zum Schweißhemmen und als Antiseptikum zum Gurgeln und als Umschlag.

**Muskateller-Salbei**

Der Muskateller-Salbei *(Salvia sclarea)* ist eine Wildpflanze weiter Teile Italiens. Er ist ein ausdauerndes Kraut mit großen gestielten, dreieckigen, abgerundet gekerbten Blättern, die stark behaart sind. Die blau-weißen Blüten stehen in Rispen. Die ganze Pflanze strömt einen starken Geruch aus.

Das ätherische Öl wird in der Parfümherstellung benutzt. Es enthält Linalool und seine Ester und riecht ein wenig nach Ambra. Muskateller-Salbei als Droge wird ähnlich wie Salbei verwendet. Früher tat man ihn zum Wein, um ihm einen Muskatellergeschmack zu geben.

**Seite 34 Wiesen-Salbei**

Der zur selben Gattung wie der Muskateller-Salbei gehörende Wiesen-Salbei *(Salvia pratensis)* wächst in ganz Europa. Als ausdauerndes Kraut wächst er bis 60 cm hoch. Die grundständigen Blätter sind herzförmig, faltig und gezähnt, es gibt nur wenige und kleine Stammblätter. Die blauen bzw. blauvioletten Blüten sind in Wirteln angeordnet und bilden so eine endständige Ähre.

Die Droge besteht aus den Blüten. Sie enthalten Stoffe, die in ihren Eigenschaften den vorher genannten Salbei-Arten gleichen (s. o.).

**Wasserdost**

Der Wasserdost *(Eupatorium cannabinum)* findet sich besonders auf feuchten Wiesen, an Gräben und Flußufern, und gehört zur Familie der Compositae. Er besitzt einen ausdauernden Wurzelstock und aufrechte, gut 1 m hoch werdende Stengel. Die gegenständigen Blätter sind kurzstielig, fächerpalmenblattartig in 3–5 lanzettliche Segmente gespalten, die Ränder roh gezähnt. Die Blüten sind in doldenartigen Blütenkörben gruppiert; die einzelnen Blüten sind alle röhrenförmig. Sie riechen angenehm und haben hellrosa oder weiße Blütenblätter. Man verwendet wäßrige Aufgüsse (Infuse). Sie enthalten Euparin, Gerbstoffe, etwas ätherisches Öl. Das Rhizom enthält zudem Inulin als Speicherzucker.

**Tüpfelfarn**

Der zur Familie der Polypodiaceae gehörende Tüpfelfarn *(Polypodium vulgare)* ist nicht selten und kann auf schattigen Felsen, an Mauern und am Fuß alter Bäume gefunden werden. Der kriechende, dicke, mit braunen Schuppen bedeckte Wurzelstock liefert die Droge. Die aus dem Wurzelstock austreibenden Farnwedel sind 10–30 cm lang und gefiedert. Auf der Unterseite der Wedel stehen in zwei parallelen Reihen entlang der Mittelachse große runde Sori, die Sporangien enthaltenden Häufchen. Sie sind braun und ohne schützendes Häutchen (Indusium).

Das Rhizom wird in der Volksmedizin als Blutreinigungs- und Wurmmittel verwendet. Die Inhaltsstoffe bedürfen bezüglich ihrer Wirkung noch näheren Studiums. Bisher hat man an wesentlichen Inhaltsstoffen nachgewiesen: 15,5% Saccharose, ein scharf schmeckendes ätherisches Öl, ca. 3% Catechingerbstoffe, 6,3% Stärke; im Rhizom den glykosidischen Bitterstoff Samambin, 8% fettes Öl, zwei Saponine, mindestens 2% Insektenhäutungshormone (Ecdyson und Ecdysteron), aber auch das Wurmmittel Filicin.

**Seite 36 Löwenzahn**

Der Löwenzahn *(Taraxacum officinale)* ist einer der am weitesten und dichtesten verbreiteten Korbblütler (Compositae). Auf Wiesen, in Hecken, an Wegrändern und auf Ruderalland jeder Art von Meeres- bis Gebirgshöhe wächst diese anspruchslose Art. Die ausdauernde Pflanze ist sehr formenreich. Die lange Pfahlwurzel geht aus dem dicken, kurzen Wurzelstock hervor, der eine Rosette langer, lappiger, schrotsägeförmiger Grundblätter trägt. Die hohlen Blütenschäfte tragen jeweils 1 Köpfchen voller gelber Zungenblüten. Alle Teile des Löwenzahns enthalten ein verzweigtes System von Milchröhren, aus denen ein Milchsaft austritt, wenn man die Pflanze anschneidet oder verletzt. In der Sowjetunion wird ein Verwandter, *Taraxacum kok-saghiz,* zur kommerziellen Kautschukgewinnung angebaut.
Europäischer Löwenzahn enthält bis zu 25% des Zuckers Inulin, der für die Compositen charakteristisch ist. Der Löwenzahn enthält ferner den Bitterstoff Taraxacin, Kautschuk, Harz, Gerbstoff und ätherisches Öl. Eventuell ist der Bitterstoff identisch mit dem des Chicoree: Lactucopicrin (s. u.). Die Blätter enthalten viel Vitamin B und C. Wurzeln und Kraut wirken diuretisch und leicht abführend.

**Wegwarte, Zichorie**

Auch die Zichorie (Cichorium intybus) gehört zur Familie der Compositae. Sie ist häufig und wächst auf Weiden und an Wegrändern, auf Ruderalflächen und an Böschungen. Als einjährige, zweijährige oder mehrjährig-ausdauernde Krautpflanze wird sie höchstens 1 m hoch. Wie der Löwenzahn besitzt sie einen starken Wurzelstock und eine lange Pfahlwurzel. Ihre verzweigter, behaarter, hohler Stengel erhebt sich von einer grundständigen Blattrosette. Die Blätter sind variabel, hauptsächlich aber lanzettlich mit unregelmäßiger Zähnung. Die großen, meist hellblauen Blütenkörbchen sitzen einzeln, zu zweien oder zu dreien am Stamm. Durch die Zucht entstanden verschiedene Formen. Eine wird hauptsächlich ihrer Wurzeln wegen, eine andere nahe verwandte Art, die Endivie *(C. endivia),* wegen ihrer Blätter angebaut. Die Weiße Zichorie wird im Dunkeln gezogen und bleibt daher bleich. Bleichen reduziert den bitteren Geschmack beider Arten.
Zichorie enthält viel Inulin, ferner im Milchsaft Bitterstoffe wie Lactucopicrin. Sie wird als Hausmittel wegen ihrer bitter-tonischen und diuretischen Eigenschaften verwendet.

**Seite 38 Aubergine**

Die Aubergine, auch Eierfrucht genannt *(Solanum melongena),* gehört zur Familie der Solonaceae. Die zarte, einjährige, filzige Pflanze trägt eiförmige, gestielte Blätter. Die Kelchblätter tragen einige Stacheln. Die Einzelblüten sind violett. Die großen, walzenförmigen, rotvioletten bis weißen Beerenfrüchte werden in Europa und in Amerika als Gemüse angebaut.
Die Eierfrucht enthält mehrere Glukoside, Delphinidin, Pelagonidin, ferner den Farbstoff Anthocyanin, Koffeinsäure, Cholin und Trigonellin.

**Fieberklee**

Der Dreiblättrige Fieberklee *(Menyanthes trifoliata)* aus der Familie der Gentianaceae ist eine wasserliebende, ausdauernde Krautpflanze mit einem langen, kriechenden Rhizom und langstieligen, dreigeteilten Blättern. Die Blüten sind weiß und rosa mit rötlichen Marken. Sie sind in Trauben angeordnet. Die Frucht ist eine fast runde Kapsel.
Als Droge werden die Blätter und Blüten genutzt. Wie die anderen Angehörigen der Enzian-Familie enthält auch der Fieberklee Bitterstoffe. Einer ist das Loganin bzw. Menyanthin. Die Droge enthält weiter Gerbstoffe, Farbstoffe, zahlreiche organische Säuren und Fette.

**Vanille**

Die Vanillepflanze *(Vanilla planifolia)* gehört zur Familie der Orchidaceae. Sie ist ein ausdauernder krautartiger Epiphyt, der sich als Baumkletterer über weiße, saftige Adventivwurzeln versorgt. Die Blätter sind ebenso saftig, glänzend und glatt. Die Vanille stammt aus Mexiko, wo sie von einem ausgesprochen langzüngigen Insekt bestäubt wird. In Ländern wie Réunion, den Seychellen und Tahiti, in denen Vanille jetzt angebaut wird, fehlen diese Insekten, und die Blüten müssen von Hand bestäubt werden. Die Schotenfrüchte erntet man, wenn ihre Farbe von Grün nach Gelb umschlägt. Dann werden sie einem längeren Fermentations- und Trocknungsprozeß unterworfen, an dessen Ende die Schoten schließlich nahezu braun-schwarz geworden sind. In den Schoten selbst entstand dabei durch chemische Umwandlung freies Vanillin, das als weißes Kristall auf der Schotenoberfläche erscheint.
Die frischen Schoten enthalten mehrere Glykoside; eines davon, das Glucovanillin, spaltet sich bei dem geschilderten Prozeß in Vanillin und Glukose. Auch die anderen Glykoside spalten sich dabei. Echte Vanille oder Vanille-Essenz ist natürlich teurer als künstliche aus synthetischem Vanillin. Sie hat aber auch einen wesentlich besseren Geschmack und Geruch. Die Synthese des Vanillins, etwa aus Eugenol, ist einfach und preiswert.

**Seite 40 Pomeranze**

Die Bitterorange oder Pomeranze *(Citrus aurantium* ssp. *aurantium)* aus der Familie der Rutaceae ist eine stark riechende Orange, die sehr ausgedehnt u.a. in Italien und Spanien angebaut wird, um ihre Blätter, Blüten und Früchte zu ernten. Es ist ein Baum unter 10 m Höhe mit dornigen Zweigen und glänzend grünen, länglich-eiförmigen, sehr aromatisch duftenden Blättern. Die Blätter besitzen geflügelte Stiele. Die meist zwittrigen Blüten sind weiß und bilden endständige Trugdolden. Die Frucht sieht wie eine gewöhnliche Orange aus, hat aber ein sehr bitteres und saures Fruchtfleisch und Schale.
Die Schale der Pomeranze enthält ein wertvolles ätherisches Öl, das aus Limonen und Terpenalkoholen und ihren Estern besteht. Die Blüten enthalten ein anderes ätherisches Öl, in dem Linalol den Hauptbestandteil ausmacht. Dieses lieblich riechende Öl wird in der Parfümindustrie verwertet.

**Angelika, Engelwurz**

Die Angelika *(Angelica archangelica)* aus der Familie der Umbellifere wächst wild an feuchten, schattigen Standorten in Nord- und Osteuropa und in Sibirien. Es ist ein ausdauerndes Kraut, das etwa 2 m hoch wird und eine große Pfahlwurzel besitzt. Der geriefte, verzweigte Stamm trägt große unregelmäßige, sägezähnige, zwei- oder dreifach fiederschnittige Blätter. Die grün-weißen Blüten stehen in kleinen Dolden zusammen, die wiederum mit mehreren zusammen (20–30) eine große Dolde bilden. Die Frucht ist die typische Umbelliferenfrucht, die Doppelachäne oder Spaltfrucht, die in zwei einsamige Teilfrüchtchen zerfällt.
Samen und Wurzeln liefern ein ätherisches Öl, das in der Parfüm-, Kosmetik- und Alkoholindustrie sehr geschätzt wird. Es enthält u. a. Phellandren und Furocumarine. Furocumarine verursachen die Lichtkrankheit, d.h. sie sensibilisieren die Haut gegen Sonnenstrahlen und bewirken dadurch schwere Entzündungen.

**Sauerkirsche, Weichsel**

Die abgebildete Sauerkirsche ist eine der vielen Zuchtsorten, die von der wilden Sauerkirsche *(Prunus cerasus)* abstammen; sie gehört zur Familie der Rosaceae. Es sind Steinfrüchte von hell- bis dunkelroter Farbe, je nach Varietät.
Sauerkirschen enthalten Vitamin C, die Farbe stammt von den Anthocyanin-Glykosiden. Der aus dem Fruchtfleisch gewonnene und zu Sirup verarbeitete Fruchtsaft wird in der Arzneimittelindustrie zum Verdecken unangenehmer Geschmäcker benutzt. Die getrockneten Kirschstiele werden wegen ihres Gehaltes an Gerbstoff und Kaliumsalzen in der Volksmedizin als Diuretikum und Mittel gegen Durchfall verwendet.

**Himbeere**

Die wilde Himbeere *(Rubus idaeus)*, ebenfalls eine Rosacee, wächst in den Wäldern ganz Europas und des gemäßigten Asiens; ihrer Früchte wegen wird sie stark angebaut. Sie besitzt einen ausdauernden, kriechenden Wurzelstock. Die gefiederten Blätter sind gezähnt und unterseits mit weißlichen Härchen bedeckt. Die Blüten sind weiß oder schwach rötlich und stehen in Doldentrauben. Die Früchte sind zusammengesetzt aus vielen kleinen einzelnen Steinfrüchten (Sammelsteinfrüchte). Sie sind von tiefroter Farbe, haben einen delikaten Duft und sind von angenehmem Geschmack.
Der Fruchtsaft ist reich an Vitamin $B_1$ und C und an Zitronensäure. Die Blätter enthalten Tannin, einen Gerbstoff, und werden gelegentlich als Infus mit adstringierender Wirkung zum Gurgeln benutzt.

**Seite 42 Pfefferminze**

Die zur Familie der Labiatae gehörende Echte Pfefferminze *(Mentha piperita)* wird allgemein als Hybride von *M. aquatica* (Wasserminze) und *M. spicata* (Grüne Minze) klassifiziert. Die Minzen neigen alle zur Bastardierung und zur Ausbildung von Varietäten. In England nutzt und baut man zusätzlich die Poleiminze *(M. pulegium)* an. Alle diese besitzen viereckige Stengel, kriechende Wurzelstöcke und ährig angeordnete Blüten. Die grünen, beidseits behaarten, gestielten Blätter sind ei- bis herzförmig. Sie werden bis 8 cm lang, sind gesägt gerandet und laufen in eine Spitze aus. Die Farbe der Blüten ist ein blasses Lila.
Der aromatische Geruch und Geschmack der Pfefferminze beruht auf ihrem Gehalt an ätherischem Öl in den unzähligen Drüsenhaaren. Dieses ätherische Öl variiert in Zusammensetzung und Qualität je nach Anpflanzungsort, so daß es erhebliche geographische Qualitätsunterschiede gibt. Alle jedoch enthalten Terpene und den Alkohol Menthol in reiner Form und als Ester. Der Mentholgehalt des ätherischen Öls liegt zwischen 50 und 80%. Neben dem ätherischen Öl sind Gerbstoffe und Flavonoide zu erwähnen.

**Ysop, Essigkraut**

Ysop *(Hyssopus officinalis)* aus der Familie der Labiatae kommt im Mittelmeergebiet an trockenen, steinigen Plätzen vor. Es ist ein niedriger Halbstrauch von bis zu 60 cm Höhe. Der an der Basis hölzerne Stengel trägt kleine schmal-lanzettlich bis linealische, ganzrandige Blätter. Die Blütenquirle stehen ährig zusammen, die Blütenblätter sind blau.

Die ganze Pflanze duftet stark aromatisch aufgrund des Gehalts an ätherischen Ölen in den Drüsenhaaren. Sie hat einen unangenehmen, etwas bitteren Geschmack. Die Blätter und Blütenspitzen als Infus zubereitet, werden als Expektorans zum Gurgeln und als Tonikum verwendet. Ysop enthält ätherisches Öl (0,3–0,9%) mit ca. 50% Pinokamphon, das Flavonglykosid Diosmin als Bitterstoff (3–4%) und Gerbstoffe.

**Anis**

Der Anis *(Pimpinella anisum)* ist eine einjährige, wollig behaarte Pflanze aus der Familie der Umbelliferae. Er stammt aus dem Nahen Osten und wird heute im ganzen Mittelmeerraum kultiviert. Der Anis trägt gefiederte Blätter, die kleinen Blüten sind ohne Deckblätter und stehen in Dolden. Die ca. 6 mm langen, seitlich zusammengedrückten Samen (Spaltfrüchte) sind graubraun und birnenförmig. Sie sind zudem dicht behaart und haben einen charakteristischen würzigen Geruch und Geschmack.
Die Samen enthalten 2–6% ätherisches Öl und 30% fettes Öl. Das ätherische Öl (= Oleum Anisi) enthält 80–90% Anethol. Seine Zusammensetzung ist fast identisch mit dem ätherischen Öl des Sternanis (Illicium verum, s. p. 154), der zu einer völlig anderen Familie gehört: zu der der Magnolien.

**Kardamom**

Der Kardamom *(Elettaria cardamomum)* aus der Familie der Zingiberaceae wird in zwei Formen angeboten: var. *minuscula* und var. *major.* Die abgebildeten Früchte der *minuscula*-Form werden viel auf Ceylon (Sri Lanka) und in Südindien angebaut. Die bis 4 m hoch werdende, riedähnliche Pflanze trägt längliche, lanzettförmige Blätter, die aus einem Rhizom palmwedelartig hervorwachsen. Die traubigen Blüten und die Fruchtkapseln sitzen an Stengeln, die flach am Boden kriechen. Bemerkenswert sind die Blüten: nur ein Staubblatt wird entwickelt, und die beiden anderen Staubblätter bilden ein kronblattartiges Labellum, das am Rande gelb und in der Mitte blau und weiß gestreift ist. Die echten Kronblätter hingegen sind blaßgrün. Die kurz vor der Reife gesammelten Früchte (Samenkapseln) sind 1,5–2 cm lang, dreikantig bis rund und enthalten drei Kammern, jede in zwei Reihen mit 4–8 rötlichbraunen Samen. Die sehr harten Samen haben einen würzigen Geruch und einen brennenden Geschmack.
Das ätherische Öl der Samen (3–8%) enthält vor allem α-Terpinen und δ-α-Terpinol sowie Cineol. Das ätherische Öl der Form *major,* die auf Sri Lanka wild wächst, wird vor allem für Liköre verwendet.

**Seite 44 Schwertlilie**

Von den vielen Arten und Formen der Schwertlilien (Familie der Iridaceae) werden drei Arten als Lieferanten für die Droge Rhizoma Iridis genutzt: *Iris florentina, I. germanica* und *I. pallida.* Die blau-weiß blühende *I. florentina* ist wahrscheinlich eine Varietät der Art mit blau-purpurnen Blüten (siehe Abbildung). Die Pflanze ist benannt nach ihren schwertförmigen Blättern. Die Schwertlilien werden bis zu 1 m hoch und tragen normalerweise 3–6 große Blüten. Die mehrjährigen Pflanzen besitzen fleischige Rhizome. Diese werden geschält und langsam getrocknet; hierbei entsteht nach und nach der charakteristische Geruch der »Veilchenwurzel«. Das in ihnen enthaltene ätherische Öl enthält Iron, das den intensiven Veilchenduft verursacht.

**Kalmus**

Der Kalmus *(Acorus calamus)* ist eine aus Ostasien stammende ausdauernde Pflanze, die zur Familie der tropischen Araceae gehört. Er hat ein abgeflachtes, verzweigtes Rhizom von bis zu 2 cm Durchmesser; die schwertförmigen Blätter stehen senkrecht. Die rund 700 Blüten stehen spiralig in einem runden, langen, spitz zulaufenden Blütenkolben, der scheinbar seitenständig wächst, da die grüne Spatha, das für die Araceen charakteristische Hochblatt, den Stengel gewissermaßen fortsetzt. Der Kalmus hat sich bei uns erst im 16. Jahrhundert angesiedelt und vermehrt sich bei uns als triploide, sterile Rasse ausschließlich vegetativ!
Kalmus-Rhizome enthalten 1,5 bis 3,5% ätherisches Öl und das bittere Glykosid Acorin (0,2%). Das ätherische Öl enthält u. a. das scharf schmeckende Phenylpropan Isaron.

**Seite 46 Orchideen**

Die Knollen mehrerer Orchideen-Arten (Familie Orchidaceae) wurden früher als Tubera Salep medizinisch verwendet, sind heute jedoch bedeutungslos. Außerdem sind alle Orchideen bei uns und in vielen europäischen Ländern unter Naturschutz gestellt, da sie vom Aussterben bedroht sind. Handelsware stammt heute aus Kleinasien.
Die wichtigsten Inhaltsstoffe dieser Dauerknollen sind 50% Schleim (Zucker) und 25–30% Stärke. Gepulverte Orchideenknolle ergibt mit Wasser ein dichtes, schwach duftendes Gelee. Dieses wird besonders in der Levante allerlei Gerichten und Getränken, Eiscremes und Backwaren zugesetzt.

**Seite 48 Heckenrose**

Die Heckenrose *(Rosa canina)* aus der Familie der Rosaceae wächst in großen Teilen Eurasiens und im nördlichen Afrika. Sie ist ein Strauch von höchstens 2–3 m Höhe und als solcher ein typischer Bestandteil von Hecken und Dickichten. Die kräftigen Zweige sind mit Stacheln bewehrt. Ihre Blätter bestehen aus 5–7 ovalen oder elliptischen Fiederblättern, die am Rande gezähnt sind. Die einzeln stehenden großen Blüten sind in Dolden angeordnet und haben blaßrosa oder weiße Blütenblätter. Die zur Reifezeit tiefroten eiförmigen Scheinfrüchte (Hagebutten) werden aus der fleischig gewordenen Blütenachse und dem Blütenboden gebildet. Innen sind sie mit sehr feinen Haaren dicht ausgekleidet, die Kinder gern als Juckpulver verwenden. Zahlreiche einsamige Nüßchen sitzen darin.
Hagebutten enthalten außer Vitamin C auch etwas Vitamin A, Vitamin P, organische Säuren, Gerbstoffe und Carotinoide. Die Nüßchen werden als Diuretikum angewendet.

**Sanddorn**

Der Sanddorn *(Hippophae rhamnoides)* wächst im gemäßigten Europa und Asien entlang der Küsten, in Dünen, an Wasserläufen. Er gehört zur Familie der Elaeagnaceae und ist durch seine in Wurzelknöllchen symbiotisch lebenden Aktinomyceten-Pilze in der Lage, Luftstickstoff zu binden und so auf diesen extrem stickstoffarmen Böden zu siedeln. Der dornige, 3–4 m hoch werdende, reich verzweigte Strauch hat schmale, lanzettliche Blätter, die oberseits grün, unterseits braungrausilbrig behaart sind. Die Blätter stehen wechselständig an ganz kurzen Stielen. Die eingeschlechtlichen grünen Blüten sind sehr klein und stehen in kugeligen Blütenständen.
Die goldgelben bzw. orangefarbenen Beeren (Schein-Steinfrüchte) enthalten, wie die Hagebutten, sehr viel Vitamin C.

**Schwarze Johannisbeere**

Die Schwarze Johannisbeere *(Ribes nigrum)* aus der Familie der Saxifragaceae wächst an kühlen, schattigen Plätzen und in ebensolchen Wäldern, besonders in bergigen Gebieten von England bis zur Mandschurei. Sie ist ein 1 bis zu 2 m hoch werdender dornenloser Strauch. Zerreibt man die Blätter zwischen den Fingern, so bemerkt man den besonderen aromatischen Geruch aus den gelblichen Haardrüsen. Die großen Blätter sind drei- bis fünflappig, gezähnt und unterseits fein behaart. Die sehr kleinen, grünen, innen rötlichen Blüten hängen in schlaffen, niedergebogenen Trauben; im Sommer werden daraus die bekannten Schwarzen Johannisbeeren. Es sind süße, eigenartig schmeckende und riechende schwarze Beeren, die nicht jedermanns Geschmack sind. Im »Schmeil-Fitschen« wird ihr Geschmack sogar als »schwach wanzenartig« beschrieben. Wer aber den Geschmack liebt, findet ihn einmalig gut!
Medizinisch werden die Blätter verwendet. Sie enthalten ein ätherisches Öl, Chinasäure und Gerbstoff und besitzen – als Tee zubereitet – harntreibende und schweißanregende Wirkungen. Der hohe Vitamin-C-Gehalt der Beeren wird auch in der Volksmedizin geschätzt.

**Seite 50 Schmerwurz**

Die Schmerwurz *(Tamus communis)* aus der Familie der Dioscoreaceae ist eine kleine, mediterran-atlantische Liane, die im Schatten der Hecken, Dickichte und Wälder wächst. Die mehrjährige Schlingpflanze hat an ihrem 2–3 m lang werdenden Stengel wechselständige, gestielte Blätter von herzförmiger Gestalt. Die zweihäusigen Blüten sind in achselständigen Trauben angeordnet. Die Blüten sind sehr klein und von gelblich-grüner Farbe. Die runden Beeren sind leuchtendrot, gut 1 cm im Durchmesser und enthalten 3–6 kugelrunde Samen.
Die Beeren enthalten Diosgenin, sie sind daher hochgiftig. Die Wurzel wurde als Droge genutzt. Sie enthält neben Calciumoxalat eine wie Histamin wirkende Substanz. Man darf daher die Wurzel nie mit bloßer Hand anfassen. Wer es tut, erlebt schmerzhafte Verbrennungen und Ausschläge. Als externer Breiumschlag wurde die Droge zur Behandlung von Schwellungen genutzt; durch Auflegen von Wurzelscheiben auf gichtige Glieder auch gegen Gicht.

**Haselwurz**

Die Haselwurz *(Asarum europaeum)* aus der Familie der Aristolochiaceae wächst unter Hecken und Gebüsch in humusreichen Laubwäldern, insbesondere in Birken- und Eichenwäldern. Sie liebt Kalkböden und hat eine lückenhafte europäische Verbreitung. Die Haselwurz ist ein ausdauerndes, ca. 15 cm hohes Kraut mit kriechendem, braunen Rhizom. Die kurzen, niederliegenden Stengel tragen 2 langstielige, ledrige, nierenförmige Blätter. Die Blätter sind behaart, oberseits glänzend dunkelgrün, unterseits gelblich-grün. Die meist versteckt sitzenden Einzelblüten nicken an kurzen Stielen. Sie sind außen bräunlich-grün, innen purpurn gefärbt. Die Haselwurz hat einen kampferartigen Geruch.
Das Rhizom, das als Droge verwendet wird, enthält gut 1–4% des kampferartig riechenden ätherischen Öles, das zu 30–50% aus Asaron besteht. Asaron wirkt lokal stark reizend; die Magenschleimhaut wird so stark gereizt, daß reflektorisch Erbrechen ausgelöst wird. Vor

der Entdeckung der Brechwurz (Radix Ipecacuanhae) im 16. Jahrhundert in Brasilien war Haselwurz das einzige zuverlässige Brechmittel, das es in der Alten Welt gab. Erst 1966 entdeckte Constantinescu als weitere interessante Substanz in der Haselwurz Allantoin, ein im Tier- und Pflanzenbereich weitverbreitetes Abbauprodukt.

**Seite 52 Schwarze Nieswurz**

Die Schwarze Nieswurz, auch Christrose genannt *(Helleborus niger)*, gehört zur Familie der Ranunculaceae. Sie ist ein ausdauerndes Kraut mit einem kurzen, kriechenden Rhizom, aus dem eine geringe Anzahl langstieliger Blätter hervorwächst. Die aus 7–9 handförmigen Teilen bestehenden dunkelgrünen Blätter sind ledrig und glänzend. Die Schwarze Nieswurz blüht im Winter, manchmal schon zu Weihnachten. Die 10–20 cm langen Blütenstengel tragen 1 oder 2 große Blüten. Diese bestehen aus 5 innen weißen Kronblättern, deren Außenseite rosa gefärbt ist.
Als Droge verwendet man das Rhizom, das Lipide, Spuren von ätherischem Öl, Harz, einen bitteren Bestandteil – das Helleborin genannte Saponin – und das Herzglykosid Hellebrin enthält. Diese Pflanze ist daher giftig und sollte sehr mit Vorsicht gehandhabt und gebraucht werden.

**Grüne Nieswurz**

Die Grüne Nieswurz *(Helleborus viridis)* ist ebenfalls ein ausdauerndes Kraut sonniger Wälder, Dickichte und Hecken. Die Blätter, die wesentlich längere Stiele als die der Schwarzen Nieswurz haben, sind nicht nur größer als die von *H. niger*, sondern auch gezähnter und krautig weich. Sie sind dreifach handförmig eingeschnitten. Während des Winters und bis in den Frühling hinein wachsen viele Blütenstengel hervor, die deutlich größer als die von *H. niger* sind. Ihre Blütenblätter sind grün. Die Grüne Nieswurz wird praktisch genauso verwendet wie die Schwarze. Eine weitere Verwandte, die Stinkende Nieswurz *(Helleborus foetidus)* kann an ihren herabhängenden, glockenförmigen Blüten, die grün mit purpurbraunem Rand sind, und an ihrem Gestank erkannt werden.

**Winterling**

Der Winterling *(Eranthis hiemalis)* gehört ebenfalls zur Familie der Ranunculaceae. Er ist eine kleine, 8–15 cm hohe, ausdauernde Blume, die am Winterende im Februar–März blüht. Die Blüten kommen vor den handförmig gefiederten Blättern. Die 5–8 Blütenhüllblätter sind zitronengelb, die echten Blütenblätter sind wie bei vielen Ranunculaceen in Nektarien umgewandelt. Die Vegetationsperiode dieser Pflanze ist recht kurz.
Das Rhizom zeigt den *Helleborus*-Arten verwandte Wirkungen. Der Winterling ist wie die Nieswurz-Arten giftig.

**Seite 54 Wermut**

Der Wermut *(Artemisia absinthium)* ist ein ausdauernder Halbstrauch aus der Familie der Compositae und wächst auf Ruderalflächen. Er ist filzig behaart und wird etwa 1 m hoch. Der Wermut besitzt zweierlei Blätter: die unteren sind gestielt und zwei- oder dreifach gefiedert, die oberen hingegen sind kleiner, stark gefiedert, fast sitzend; nach oben hin nimmt ihre Größe und ihre Spaltung langsam ab. Die Blattzipfel sind lanzettlich. Die zahlreichen 3–4 cm großen, gelblichen, halbkugelförmigen Blüten bilden aufrechte Rispen.
Die aktiven Bestandteile dieses stark aromatischen Krautes erhält man aus den Blättern und Blütenköpfen durch Dampfdestillation: ein ätherisches Öl, Chamazulene, die Bitterstoffe Absinthiin und Anabsinthin sowie die Vitamine $B_6$ und C. Die Droge wird als Tee, Tinktur und Medizinalwein verarbeitet und zeigt magenstärkende, verdauungsfördernde und fieberhemmende Wirkungen. Sie ist ein gutes Wurmmittel und ein Mittel zur Förderung der Regel. Das ätherische Öl wird als Geschmackskorrigens für Wermutweine und Liköre genutzt und besonders für den berüchtigten Absinthschnaps.

**Granatapfel**

Der Granatapfelbaum *(Punica granatum)* aus der Familie der Punicaceae, die nur aus zwei Arten derselben Gattung besteht, ist ein kleiner Baum von 4–5 m Höhe; seine Rinde ist erst rötlich, später grau. Die starken, dornigen Äste tragen lanzettliche Blätter, die meist alternierend, manchmal aber in Gruppen stehen. Die Blüten stehen in der Regel einzeln, nur selten zu zweit oder dritt. In den großen roten Blüten stehen die Fruchtblätter in zwei bis drei Stockwerken übereinander. Die große kugelrunde, hängende Frucht besteht aus einer verholzten Fruchtwand, die oben in einer kleinen Krone (aus der Calyx, der äußeren Blütenhülle) endet. Sie ist im Inneren in irreguläre Kästchen kammerartig geteilt, mittels schwachgelber membranöser Septen, die die polyedrischen Samen in einer gelatinösen, granatrötlichen Umhüllung enthalten. Im Zentrum ist jeweils ein hölzerner Kern. Die Frucht hat einen angenehmen süßsauren Geschmack.
Als Droge hat die gesamte Pflanze adstringierende und bandwurm-abtötende Wirkungen. Früher benutzte man die Fruchtschale, doch heute hält man es für sinnvoller, die Baumrin-

de, besser noch die Wurzelrinde dafür zu verwenden. Die heilenden Kräfte des Granatapfels beruhen auf dem Vorhandensein mehrerer Alkaloide, vor allem des Pelletierins, das eine starke wurmaustreibende Wirkung besitzt und auf den Gallotannin- und Punicotanninsäuren, die Adstringentien sind. Bei Bandwurmbefall bereitet man aus frischer Rinde ein Dekokt oder einen Aufguß; da jedoch die Droge den Bandwurm nur betäubt, muß eine Stunde später ein wirkungsvolles Abführmittel genommen werden, um ihn abzutreiben.

**Coralline**

Die Echte Coralline *(Corallina officinalis)* aus der Familie der Corallinaceae ist eine hellrote Meeresalge mit starken Kalkeinlagerungen. Mit dem Fuß am Meeresboden angeheftet, werden die aufrechten Thalli 4–5 cm lang. Die Verzweigungen des Thallus sind irregulär. Bis zum Ende des 18. Jahrhunderts war die Coralline den Apothekern als Wurmmittel bekannt; sie enthält Brom, Jod, Spuren von Arsenik und den Zucker Pentose. Mehrere andere Rotalgen-Arten, die zu den Gattungen *Fania, Gelidium* und *Grateloupia* gehören, nutzt man – vor allem in Japan – zur Gewinnung von Agar-Agar. Agar verwendet man in der Küche und zur Züchtung von Bakterienkulturen in Laboratorien.

**Wurmkraut, Gänsefuß**

Ein wirkungsvolles Wurmmittel liefert auch das nordamerikanische Wurmkraut *(Chenopodium ambrosioides* var. *anthelminticum)* aus der Familie der Chenopodiaceae. Das einjährige Kraut wächst auf Ruderalflächen und wird 30–50 cm hoch. Die Blüten bilden eine mehr oder weniger endständige Scheinrispe. Die kleinen Blüten stehen einzeln oder eng beieinander. Die Pflanze riecht kräftig.

Das ätherische Öl (0,6–1%) aus den Drüsenhaaren der Früchte und des Krauts enthält 65–70% Ascaridol, ein starkes Wurmmittel, das die Parasiten lähmt und mitunter abtötet. 1–4 Stunden nach der Einnahme des Ascaridols muß ein starkes Abführmittel genommen werden, um das auch für den menschlichen Organismus giftige Ascaridol rasch zu entfernen und eine Überdosierung zu vermeiden. Wegen der hohen Giftigkeit darf das Mittel nur unter strenger ärztlicher Anweisung und Beachtung aller Vorsichtsmaßnahmen (z. B. Bettruhe, keine Herz-, Leber-, Nierenkrankheiten, kein Alkohol) angewendet werden (für Kinder nur Minidosen!). Das Wurmkraut wird weltweit angebaut. Gegen die berüchtigte Hakenwurmkrankheit ist es das effektivste Mittel.

Seite 56 **Wurmfarn**

Der Wurmfarn *(Dryopteris filix-mas)* aus der Familie der Polypodiaceae wächst in schattigen, feuchten Wäldern submontaner und montaner Regionen. Der ausdauernde Farn besitzt ein recht kurzes, dickes Rhizom, das mit glänzenden braunen oder schwarzen Wedelbasen und goldbraunen Spreuschuppen bedeckt ist und zahlreiche schwarze Wurzelfasern aussendet. Die aufrechten gestielten Wedel werden 30–140 cm hoch, sie sind einfach gefiedert, oberseits dunkelgrün, unterseits blaßgrün. Auf der Blattunterseite entlang der Mittelrippe sind jeweils zwei parallele Reihen Sori, von einem Häutchen (Indusium) bedeckt, auf jedem Fiedersegment angebracht. Die Sori sind die Sporangien-Häufchen und enthalten die eiförmigen, dunkelbraunen Sporen.

Als Droge verwendet man das Rhizom, es enthält Butanon-Phloroglucin-Derivate, wie Aspidinol, Filixsäure, Flavaspidsäure, Albaspidin und Filmaron. Es sind alles Bandwurmmittel; das Filmaron ist das wirksamste von ihnen. Alle sind sehr unstabil, was die Lagerung der Droge sehr erschwert. Das Rhizom enthält u. a. ferner ca. 8% einer spezifischen Gerbsäure, etwas ätherisches Öl, 5–6% fettes Öl, 11% Zucker und Stärke, außerdem Wachs. Die Bandwürmer werden gelähmt, nicht getötet. Deshalb und wegen der allgemeinen Giftigkeit der Droge gibt man 1–2 Stunden später ein dünndarmwirksames Abführmittel. Bei dieser Kur ist strenge ärztliche Aufsicht erforderlich.

**Heiligengarbe**

Die Heiligengarbe *(Santolina chamaecyparissus)* aus der Familie der Compositae, wächst auf trockenem, steinigem Boden der westlichen Mittelmeerländer. Sie ist ein kleiner, bis zu 50 cm hoch werdender, graufilziger Busch, an der Basis verholzt, stark verzweigt und von unangenehmem Geruch. Die fleischigen, 2–3 cm langen Blätter sind extrem schmal und deutlich gefiedert. Die Fiederchen sind stumpf. Die gelben Blütenköpfe bestehen nur aus Röhrenblüten.

Diese Blütenköpfe werden volksmedizinisch genutzt. Die Samen enthalten ein Bitteralkaloid, Tannin, Harze und ein komplexes ätherisches Öl. Die Pflanze wurde als Wurmmittel verwendet, doch heute ist sie vergessen.

**Mutterkraut**

Das Mutterkraut *(Chrysanthemum parthenium)*, eine Wucherblume aus der Familie der Compositae, wächst auf Schutt, Ödland und an Wegrändern. Da sie aus Südeuropa stammt, ist sie bei uns ein Gartenflüchtling. Die ausdauernde Krautpflanze mit aufrechtem, 70–80 cm hohem Stamm riecht streng aromatisch. Sie hat weiche, gestielte, fieder-

schnittige Blätter, mit jeweils 3–6 Segmentpaaren. Sie trägt die typischen Blütenkörbe einer Composite, wie wir sie vom Gänseblümchen (Bellis perennis) kennen.
Im blühenden Kraut befindet sich etwas ätherisches Öl mit l-Kampfer und l-Borneol, außerdem Santamarin und in den Blüten Parthenolid und Cosmosiin.

**Seite 58 Johannisbrot**

Der Johannisbrotbaum *(Ceratonia siliqua)*, zur Familie der Caesalpinaceae gehörend, wird selten mehr als 6 m hoch. Er hat eine kugelrunde Krone, einen gewundenen Stamm und sparrige Äste. Die immergrünen, lederigen Blätter sind in 2–5 Paare Teilblättchen gefiedert. Die traubigen Blütenstände wachsen nicht nur an den Zweigen, sondern auch am Stamm. Sie sind eingeschlechtlich, wahrscheinlich einhäusig. Die männlichen Blüten sind rötlich, die weiblichen Blüten grün, beide ohne Kronblätter. Die großen, 12–20 cm lang und 2–4 cm breit werdenden reifen Hülsenfrüchte sind fleischig, lederig und von tiefbrauner Farbe. Sie enthalten ein süßes, weiches Fruchtfleisch (Mesokarp) und bis zu 14 glänzende, rotbraune Samen, die in pergamentartigen Querfächern sitzen.
Das Fruchtfleisch enthält diverse Zucker und Schleim, Gerbstoffe sowie etwas Buttersäure, die dem Johannisbrot den charakteristischen Geruch verleiht. Die Samen enthalten 40–60% Proteine, ca. 35% Gummi und im Endosperm gut 40% wasserlöslichen Schleim, der aus dem Polysaccharid Carubin besteht. Sie enthalten außerdem Vitamin E. Der Johannisbrotbaum stammt ursprünglich aus Südost-Europa und Kleinasien und wird seit langem im ganzen Mittelmeerraum viel angebaut.

**Schwarze Maulbeere**

Die Schwarze Maulbeere *(Morus nigra)*, zur Familie der Moraceae gehörend, ist ein kleiner Baum. Seine Gestalt ist wegen Schnittmaßnahmen stark verändert. Maulbeerbäume sind ein- oder zweihäusig. Die derben Blätter sind oberseits rauh. Die weiblichen Blütenstände sind eiförmig und fast sitzend, die männlichen Blüten sind längliche, walzenförmige Kätzchen. Die Blüten stehen in Scheinähren. Die Früchte sind zusammengesetzt aus vielen Einzel-Steinfrüchten, die durch die fleischig gewordenen, saftigen Blütenhüllblätter verbunden werden. Jede Blüte bildet eine Steinfrucht.

**Manna-Esche**

Mannasaft wird hauptsächlich von der Manna-Esche *(Fraxinus ornus)* aus der Familie der Oleaceae gewonnen. Der mittelgroße, bis 8 m hoch werdende Baum mit krustig-warziger Rinde trägt kreuzgegenständige, gestielte, sieben- bis neunfach gefiederte Blätter. Die grünen Fiederblättchen sind eilanzettlich und gekerbt-gesägt. Die recht kleinen, weißen Blüten stehen in Rispen zusammen. Die Frucht ist eine geflügelte einsamige Nuß von ca. 2 cm Länge und 5 mm Breite. Sie wird vom Wind verfrachtet. Der Mannasaft wird aus Einschnitten in die Stamm- und Astrinde gewonnen und wird an der Luft eingetrocknet. Die Droge stammt immer aus Sizilien. Manna wird als nebenwirkungsfreies mildes Abführmittel, vor allem bei Kindern, verwendet. Der Hauptbestandteil der Manna, der Mannitzucker (70%), kann leicht in Milch aufgelöst und so Kindern gegeben werden. Man fügt etwas Zitronensaft hinzu.

**Seite 60 Königskerze**

Von den verschiedenen Arten der Gattung *Verbascum*, die sonnige, trockene Plätze lieben, sind zwei offizinell: die Filz-Königskerze *(V. phlomoides)* und die Große Königskerze *(V. thapsiforme)*; sie gehören zur Familie der Scrophulariaceae und sind in Mitteleuropa heimisch. Die zweijährigen Kräuter werden gut 1,5 m hoch, die Große Königskerze gelegentlich sogar bis zu 3 m. Letztere besitzt eine Rosette grundständiger, samtiger, weißlicher Blätter. Im zweiten Jahr erst bildet sich der Blüten tragende Stengel mit seinen herablaufenden Blättern aus. Die großen, hübschen, goldgelben Blüten bilden einen endständigen, langen, ährenförmigen Blütenstand.
Als Droge werden die Blütenstände genutzt, die sehr schnell getrocknet werden müssen. Die Droge enthält ein Saponin, Saccharose und Schleim. Man braucht sie als Aufguß (abfiltriert nach einstündiger Mazeration) gegen Entzündungen des Verdauungstraktes, als erweichendes Mittel bei Entzündungen (Emolliens) und als Hustenmittel bei Bronchialkatarrh. Das Dekokt benutzt man bei schmerzhafter Diarrhoe. Die frischen Blüten kann man zerrieben als Breiumschlag gegen Insektenstiche verwenden. Mazeriert man einen Teil Blüten mittels zwei Teilen Olivenöl eine Woche lang, und dickt man dann auf kleinster Flamme ein, so erhält man eine ausgezeichnete Salbe zur Linderung von Hämorrhoiden-Entzündungen und von Frostbeulen.

**Echter Lein**

Der Echte Lein oder Flachs *(Linum usitatissimum)* aus der Familie der Linaceae liefert den vielfach verwendeten Leinsamen. Die Samen enthalten 30–40% fettes Öl, viel Schleim, das Glykosid Linamarin, das bei der Spaltung Blausäure freigibt. Das fette Öl ist sehr eiweiß-

und vitaminhaltig und bildete noch vor 100 Jahren bei der armen Landbevölkerung z. B. Mitteldeutschlands zusammen mit Kartoffeln und Salz die Hauptnahrung. Wegen des hohen Schleimgehaltes werden die Samen als Weichmacher intern und extern verwendet. In kaltem Wasser mazeriert, geben sie einen guten Verdauungstrunk, insbesondere hilfreich bei Verstopfung. Ein Dekokt, durchgeseiht, nimmt man als erweichendes Mittel bei Darmentzündungen. Für den äußerlichen Gebrauch bereitet man einen heißen Brei aus gleichen Teilen Wasser und Leinsamenmehl vor, den man über dem Ofen langsam ziehen läßt, bis er seine erforderliche Konsistenz erlangt hat. Man wendet ihn gegen Entzündungen, Furunkeln und Abszeße an. Das Leinöl verarbeitete man zu Brandlinimenten und -salben, technisch nutzt man es als Firnis. Leinöl hat einen eigenartigen Eigengeruch und aparten Geschmack.

**Tamarinde**

Die Tamarinde *(Tamarindus indica)* aus der Familie der Caesalpiniaceae, ist ein bis 25 m hoher tropischer Baum mit paarig gefiederten Blättern. Die wohlriechenden, erst weißen dann gelben Blüten stehen in endständigen Trauben. Die Frucht ist eine 7–15 cm lange, ca. 2,5 cm breite, schwarzbraune Hülse. Sie enthält bis maximal 10 viereckige, harte, braune Samen sowie das säuerlich-süße Fruchtmark. Dieses bildet die Droge (Pulpa tamarindorum) mit den Resten der Hülse und der Samen. Die Droge enthält einen hohen Anteil an Äpfelsäure, Zitronensäure, Wein- und Oxalsäure, ferner die Zucker Glukose, Fruktose und Sukrose; Pottasche und Pektine.

**Seite 62 Blutwurz**
**Wald-Fingerkraut**

Die Blutwurz *(Potentilla erecta)* ist eine der vielen Mitglieder der Gattung Fingerkraut und der Familie des Rosaceae. Sie wächst in ganz Europa auf feuchten und sauren Böden in Wald, Feld und Wiese. Sie ist ein ausdauerndes Kraut mit einem dicken Rhizom, von dem die dünnen Stengel aufsteigen, jeder mit zahlreichen Blättern. Die ganze Pflanze ist mit eng anliegenden seidenartigen Härchen bedeckt. Die wurzelständigen Blätter sind langstielig und sind bereits verwelkt, wenn die Pflanze blüht; die oberen Blätter sind un- oder kurzgestielt und bestehen aus 3 (manchmal mehr) umgekehrt eiförmigen, lanzettlich gezähnten Blättchen. Die goldgelben Blüten stehen auf langen Blütenstielen.
In der Pharmazie wird das Rhizom (Rhizoma Tormentillae) genutzt; seine Hauptwirkstoffe sind Tormentillin, 15% Gerbstoff, Harz, Chinovasäure, etwas Ellagsäure, Calciumoxalat und Stärke. Der Gerbstoffgehalt ist wesentlich für die Wirkung gegen Durchfall.

**Kornelkirsche**

Die Familie der Cornaceae hat nur wenige Arten; eine davon ist die Kornelkirsche *(Cornus mas)*. Trockene, sonnige, steinige Plätze sind ihr Lebensraum. Sie ist ein Busch von 3 bis 8 m Höhe, ausgesprochen langsam wachsend, mit einem graubraunen, normalerweise gedrehten Stamm und grünlichen Zweigen, die dort rötlich werden, wo sie der Sonne ausgesetzt waren. Die gegenständigen Blätter sind kurzgestielt, eiförmig, glatt, schlank zugespitzt und leicht behaart. Die goldgelben Blüten erscheinen vor den Blättern und sind in Dolden gruppiert. Die roten Steinfrüchte haben die Größe von Oliven und reifen im Sommer. Sie sind eßbar.
Rinde und Früchte besitzen adstringierende Eigenschaften und werden als Tonikum und Antifieber-Mittel eingesetzt. Der nächste Verwandte, der Rote Hartriegel *(C. sanguinea)*, der sich fast nur durch seine weißen, in Rispen angeordneten Blüten sowie durch die eirunden schwarzblauen Steinfrüchte von *C. mas* unterscheidet, kann ebenso wie die Kornelkirsche eingesetzt werden. In der Rinde des Roten Hartriegels wurde u. a. Primverosid und Verbenalin nachgewiesen.

**Sanikel**

Die Sanikel oder Heildolde *(Sanicula europaea)* ist eine Umbellifere, die in schattigen Wäldern, besonders im Unterwuchs von Buchen wächst. Das ausdauernde Kraut von maximal 40 cm Höhe besitzt ein kurzes, horizontales Rhizom und einen einzigen evtl. leicht verzweigten, aufrechten Stengel. Die glänzenden, langstieligen Grundblätter sind gezähnt, handförmig und drei- bis fünfteilig gelappt. Die wenigen kleinen, oberen Blätter sind stengelbürtig und praktisch sitzend. Die kleinen weißen bis rosaroten Blüten stehen in Dolden zusammen.
Rhizom und Blätter geben die Droge ab; sie enthält Gerbstoffe, Bitterstoff, ätherisches Öl, Saponine. Sie wirkt adstringierend und blutstillend. Das Infus benutzt man als Gurgelwasser.

**Seite 64 Erdbeerbaum**

Der Erdbeerbaum *(Arbutus unedo)*, zur Familie der Ericaceae gehörend, ist ein großer Strauch oder maximal 10 m hoch werdender Baum mit rötlich-brauner Rinde und weißlich behaarten Jungtrieben. Die elliptischen bis eiförmigen, lederigen Blätter sind gesägt und

von glänzend dunkelgrüner Farbe. Er blüht im Herbst: die kleinen weißlichen Blüten haben eine charakteristische ringförmige Krone, sie sind zu vielblütigen Trauben gruppiert. Die reifen Früchte sind leuchtend rote, fleischig-mehlige Beeren von süß-zusammenziehendem Geschmack.
Die Blätter nutzt man als Adstringens, sowie als Mittel zum Harntreiben und als Harndesinfiziens. Doch ist der Arbutin-Gehalt (ca. 2,7%) der Blätter zu niedrig und der Gerbstoffgehalt (16%) zu hoch, so daß man die Folia Arbuti heute nicht mehr als Ersatz für den Bärentraubenblätter-Tee benutzt.

**Eichengallen (Aleppogalle)**

Gallen sind eigenartige Auswüchse auf Blättern, die vom Stich und der Eiablage von z. B. Gallwespen (Hymenopteren) stammen: in ihnen wächst aus dem gelegten Ei, geschützt und ernährt von der Pflanze, eine junge Gallwespe heran. Die offizinellen Eichengallen entstehen durch den Stich der Färber-Gallwespe *Cynips tinctoria* in die jungen Triebe der kleinasiatischen Eiche *Quercus infectoria.*
Die Gallen enthalten Tannin (60%), etwas Gallus- (3%) und etwas Ellagsäure (2%) und besitzen so adstringierende Wirkungen. Die Tinktur nutzt man bei Zahnfleischbluten und -erkrankungen und bei Frostbeulen. Die Masse jedoch wird in der Färberei- und Lederindustrie und zur Tintenherstellung verbraucht.

**Kleiner Wiesenknopf**

Der Kleine Wiesenknopf *(Sanguisorba minor)*, aus der Familie der Rosaceae, ist eine ausdauernde Pflanze mit einem kurzen Rhizom und gefiederten Blättern, die eine Rosette bilden. Die gezähnten Blätter setzen sich aus 5–10 Paar Fiedern und einer Fieder an der Blattspitze zusammen. Die Blütenstengel werden 30–50 cm hoch und tragen an der Spitze kleine, kugelige Blütenköpfe (daher der Name Wiesenknopf).
Die Blätter oder das ganze Kraut bilden die Droge. Sie enthält Gerbsäure und ein Saponin. In der Volksmedizin wird sie als Adstringens benutzt. Man kann sie als Infus, als kalte Mazeration oder aber als alkoholische Tinktur in einem Infus vom Zitronenstrauch *(Aloysia triphylla* s. S. 110) anwenden.

**Seite 66 Weiße Taubnessel**

Die Weiße Taubnessel *(Lamium album)*, ein typischer Lippenblütler (Familie der Labiatae), ist ein ausdauerndes Kraut. Es ist häufig und weit verbreitet, und man findet es an feuchten Stellen entlang der Wege und Straßen, auf Ruderalflächen und in Hecken. Die Taubnessel besitzt einen vierkantigen Stengel von 20–30 cm Höhe und trägt gegenständige Blätter, die grob und unregelmäßig gezähnt sind und denen der Brennessel sehr ähnlich sind; daher der deutsche Name. Die weißen Lippenblüten dieses Frühlingsblüters stehen in achselständigen Wirteln. Die Droge enthält u. a. ca. 0,5% ätherisches Öl, 10% Gerbstoff, Schleim, Flavonole, Histamin und Tyramin.

**Blut-Weiderich**

Der Blut-Weiderich *(Lythrum salicaria)* aus der Familie der Lythraceae ist ein ausdauerndes Kraut feuchter Wiesen und Gebüsche von Wasserufern und Gräben. Die jedes Jahr frisch wachsenden vierkantigen Stengel werden bis zu 2 m hoch. Die sitzenden Blätter sind herzförmig am Grunde und lanzettlich. Die ganze Pflanze ist dicht behaart. Jeder Stengel endet in einer Blütenähre. Die Blüten stehen zu 5–8 beisammen und sind purpurrot. Die Blütenähre besitzt adstringierende und blutstillende Eigenschaften; man verwendet die Droge als Infus, als Pulver oder als Sirup. Der wirksame Inhaltstoff ist Salicaïrin. Die Blätter, die das Flavon-C-Glykosid Vitexin enthalten, nutzt man zu Breiumschlägen bei Abschürfungen, Prellungen u. ä.

**Seite 68 Spritzgurke**

Die mediterrane Spritzgurke *(Ecballium elaterum)*, eine echte Gurkenart (Familie der Cucurbitaceae), wächst auf steinigem Boden und Ruderalflächen. Sie hat eine große fleischige Wurzel, einen 20–60 cm langen, borstigen, kriechenden Stamm und große, langgestielte, grüne, dreilappig herzförmige Gurkenblätter. Die Blüten sind gelb und eingeschlechtlich: die männlichen Blüten stehen in Trauben, die weiblichen einzeln und an langem Stiel. Die Frucht ist eine ovale, weichstachelige Beere, ca. 5 cm lang und 3 cm dick; jung ist sie tiefgrün und reif etwas gelblich. Ist sie reif, explodiert sie bei geringster Berührung und schleudert die Samen und den Saft über eine größere Entfernung heraus.
Die Droge bilden in Griechenland die Wurzeln: sie wirken schmerzlindernd und werden vor allem bei Krebskranken eingesetzt. In anderen Ländern, so in Großbritannien, verwendet man hingegen die Früchte, die kurz vor der Reife mit den Stielen gesammelt werden. Sie enthalten u. a. mehrere Cucurbitacine. Eines davon, das β-Elaterin (Cucurbitacin E) ist ein drastisches Abführmittel. Man gewinnt es aus dem getrockneten Bodensatz des Saftes. Die Cucurbitacine haben krebsauflösende Eigenschaften.

**Färberröte**

Die Färberröte oder das Krapprot *(Rubia tinctorum)* aus der Familie der Rubiaceae stammt aus Westasien und Südeuropa. Es ist ein ausdauerndes Kraut mit kriechendem roten Rhizom, einem vierkantigen, 60–100 cm hohen, behaarten Stengel, quirlig stehenden, spitzen Blättern und kleinen gelben Blüten in endständigen Trugdolden. Die schwarzen Spaltfrüchte zerfallen in zwei einsamige Teilfrüchtchen.
Die Droge bilden das Rhizom und die Wurzeln. Sie wurde im 18. Jahrhundert als adstringierendes und harntreibendes Mittel eingesetzt, meist in Form eines Dekoktes.

**Kreuzdorn**

Der Kreuzdorn *(Rhamnus cathartica)* aus der Familie der Rhamnaceae wächst in Wäldern und Hecken. Es ist ein stacheliger, dichter Strauch von 1–5 m Höhe. Die dunkelgrünen ovalen Blätter sind gegenständig angeordnet, fein gezähnt und zählen 3–4 Nervenpaare. Die sehr kleinen Blüten, die von Mai–Juni blühen, sind grünlich oder gelblich und in achselständigen Büscheln angeordnet. Sie sind zweihäusig. Die blauschwarze, reife Steinfrucht von 1 cm Dicke ist kugelförmig.
Die frischen und die getrockneten Früchte bilden die Droge. Sie enthalten mehrere Anthrachinone und Anthranole, die stark abführend auf den Dickdarm wirken. Zu hohe Dosen verursachen blutige Diarrhoen, Schwindel und Erbrechen.

**Faulbaum**

Der Faulbaum *(Rhamnus frangula)* aus derselben Gattung und Familie wie der Kreuzdorn ist ein 4–5 m hoch werdender Busch oder Strauch feuchter Wälder und Moore. Die wechselständigen, kurzstieligen Blätter sind elliptisch-oval und glatt. Er blüht im Mai–Juni. Die grünlich-weißen Blüten sind zwittrig und stehen einzeln oder zu mehreren in den Blattachseln. Die roten, bei der Reife schwarz werdenden Steinfrüchte enthalten 3 gelbe Samen.
Die Zweig- und Stammrinde bildet die Droge. Sie enthält als Wirkstoffe u. a. Glucofrangulin, Frangulin, Chrysophansäure und in der frischen Rinde das giftige, Erbrechen verursachende Frangularosid. Durch Oxydation geht es allmählich in ein Anthrachinon über; deshalb wird die Droge getrocknet und 1 Jahr lang gelagert. Das Glucofrangulin wird im Darm zu Emodin, einem weiteren Anthrachinon umgewandelt. Der Extrakt oder ein Infus aus der Rinde sind kräftige Dickdarm-Abführmittel. Das Mittel hat sich besonders bei chronischer Verstopfung bewährt, es reguliert die Darmperistaltik.

Seite 70 **Zaunwinde**

Unter die Pflanzen mit abführender Wirkung müssen wir auch die Zaunwinde *(Calystegia sepium)* aus der Familie der Convolvulaceae einreihen. Es ist eine sehr häufige krautige Pflanze in Hecken und Dickichten. Als ausdauerndes Kraut mit einem langen kriechenden Rhizom und einem windenden Stengel kann sie mehrere Meter lang werden. Die gestielten Blätter sind normalerweise herzförmig-lanzettlich, ja pfeilförmig zugespitzt. Die weißen, ausnahmsweise rötlichen Blüten stehen einzeln, sind recht groß, und ihre Blütenblätter bilden einen langen Trichter.
Die aktiven Wirkstoffe der Zaunwinde sind u. a. ein Jalapen-ähnliches Harzglykosid, das vor allem in der Wurzel (6–7%) vorkommt, und 10% Gerbstoffe. Das Harz wirkt abführend und gilt aus ausgesprochen verträglich, außerdem wirkt es galletreibend. Es wird durch alkoholische Extraktion aus der Wurzel gewonnen.

**Kermesbeere**

Die nordamerikanische Kermesbeere *(Phytolacea americana)* aus der Familie der Phytolaccaceae ist heute in vielen Teilen der Welt und auch im gesamten Mittelmeerraum naturalisiert. Dort wächst das ausdauernde Kraut oft verwildert in Weiden, an Landwegen oder Bahndämmen. Die Kermesbeere hat eine dicke Pfahlwurzel; die roten Jahresstengel können manchmal mehr als 2 m hoch werden. Die wechselständigen Blätter sind ei-lanzettlich, glatt und weich. Die von Juli–Oktober blühenden Blüten sind weißlich, innen rötlich und stehen in einfachen Trauben. Die Frucht ist eine saftige schwarze, flache Beere mit 10 im Kreis angeordneten, nierenförmigen, schwarzen Samen.
Die im Winter gesammelten Wurzeln bilden die Droge. Sie enthalten Phytolaccin, Saponine, Stärke, ein Bitterharz und Hemizellulose; ihre Asche ist reich an Kaliumnitrat.

**Rizinus**

Der Rizinusbaum *(Ricinus communis)* gehört zur Familie der Euphorbiaceae. Er stammt aus dem tropischen Afrika, ist aber heute in der ganzen warmen Welt Anbaupflanze, in Südeuropa verwildert. In den Tropen ein stattlicher Baum von 1,5 bis zu 10 m Höhe und einer Lebensdauer von 5–10 Jahren, in kälteren Klimaten jedoch nur ein einjähriger Strauch von maximal 2–3 m. Die fleischigen, langstieligen Blätter stehen wechselständig und sind handartig fünf- bis elffach geteilt. Sie haben einen gezähnten Rand und sind von schöner rötlichbrauner Farbe. Die einhäusigen Blüten sind rispig angeordnet. Oben stehen die zahlreichen, rosa, weiblichen, unten an der Rispe die gelben, männlichen Blüten. Die Frucht ist eine dreifächerige, weichgestachelte, runde Kapsel mit je einem Samen in den Fächern. Die harten, eiförmig bis ovalen, abgeflachten Samen tragen am spitzen Ende eine

weiße »Mütze« (Karunkula). Sie sind bunt marmoriert, die Grundfarben sind braun, schwarz, rot.
Für den medizinischen Gebrauch müssen die Samen reif sein, Sammelzeit ist gewöhnlich der September. Sie enthalten ein fettes Öl, das zu ca. 80% aus dem Glycerid der Ricinolsäure besteht. Im Duodenum wird es zur wirksamen Ricinolsäure abgebaut. Es ist daher ein im Dünndarm wirkendes Abführmittel. Im ungepreßten Samen (nämlich in der Samenschale) befindet sich das hochgiftige Ricin, ein Toxalbumin, das das Blut zur Klumpung bringt. Durch Kaltpressen und nachheriges Auskochen des Öls mit Wasser geht es jedoch nicht in das Rizinusöl über. Technisch findet dieses Verwendung in der Flugzeugindustrie und in der Feinmechanik.

**Seite 72 Osterluzei**

Die Gattung *Aristolochia* (Familie Aristolochiaceae) enthält mehr als 300 Arten, die in allen Teilen der Erde vorkommen. Es sind ausdauernde Pflanzen mit rhizom- und knollenartigen Wurzeln. Die einfachen Blätter sind wechselständig, herzförmig an der Basis und gelegentlich zwei- oder dreigelappt. Die recht großen Blüten sind oft Gleitfallen für Insekten, unten kugelig-bauchig aufgeblasen, in der Mitte schmal-zylindrisch und oben in eine breite Zunge auslaufend. Im Innern des Zylinders stehen nach unten gerichtete, als Reuse wirkende Haare; 6 Staubgefäße. Einige Exoten züchtet man ihrer Schönheit wegen, andere Arten wachsen in Europa wild, so unsere Osterluzei *(A. clematitis)* und im Mittelmeergebiet die Runde Osterluzei *(A. rotunda).*
Beide Arten zeigen gleiche pharmakologische Eigenschaften. Ihre hauptsächlichen Wirkstoffe sind 0,4% ätherisches Öl mit der Aristolochiasäure, Aristolochiagelb, Äpfelsäure, Gerbsäure, Harz. Die Aristolochiasäure ist hochgiftig, aber auch hochwirksam. Neueste Forschungen von Möse und Lukas ergaben, daß die Aristolochiasäure die phagozytierende Aktivität der Leukozyten im Blut bemerkenswert erhöht. Das bedeutet, daß bei schweren inneren Infektionen die Überlebenschance erhöht und die Heilung stark beschleunigt wird. So hat moderne Forschung die uralte Erfahrung, daß Osterluzei-Dekokte bei Eiterungen, Ekzemen und Geschwüren erfolgreich sind, bestätigt. Von den Wurzeln macht man ein Infus oder eine Tinktur, beide wirken drastisch abführend. Da jedoch gleichzeitig ein beträchtlicher abdomineller Blutandrang entsteht, benutzt man die Osterluzeiwurzel nicht mehr dafür.

**Rote Zaunrübe**

Die Rote Zaunrübe *(Bryonia dioica)* gehört zur Familie der Cucurbitaceae. Sie wächst im westlichen Mitteleuropa und in Südeuropa an Zäunen und Hecken sowie in Auwäldern. Die ausdauernde Pflanze hat ziemlich schlanke Stengel, die mittels einfacher Ranken klettern und 2–4 m lang werden. Die gegenständigen, kurzgestielten Blätter sind gelappt, behaart und fühlen sich rauh an. Wie ihr Artname *(dioica)* ausweist, ist die Rote Zaunrübe zweihäusig. Die männlichen Blüten stehen in langstieligen Trauben, die weiblichen in kurzstieligen, doldenähnlichen Büscheln. Beide Blüten sind grünlich-weiß. Die kugeligen Beeren sind 6–7 cm dick und, wenn sie reif sind, scharlachrot. Die Wurzel ist rübenförmig, dick und fleischig.
Die Wurzel enthält u. a. Bryonicin und mehrere Cucurbitacine. Sie wurde früher gern als drastisches, reflektorisch auf die Darmschleimhaut wirkendes Abführmittel verwendet; wegen der hohen Giftigkeit aber ist dieser Gebrauch heute fast vergessen. Wenn es angewandt wird, sollte es mit größter Vorsicht geschehen.

**Pfaffenhütchen**

Die Rinde und die charakteristischen Früchte des Pfaffenhütchens oder Spindelbaumes *(Euonymus europaeus)* wurden ebenfalls als starke Abführmittel verwendet. In der Welt gibt es, außer in Afrika, über 120 Arten der Gattung *Euonymus.* Das Pfaffenhütchen ist ein bis zu 6 m hoher Strauch oder kleiner Baum aus der Familie der Celastraceae. Es ist in lichten Wäldern, Hecken und Buschwerk recht häufig. Die lanzettlich-eiförmigen Blätter sind schwach gezähnt. Die blaßgrünen Blüten stehen blattachselständig zu 3–9 in Trugdolden vereint. Die karminrote vier- oder fünfkammerige Kapselfrucht umschließt in jeder Kammer einen Samen. Die Kammern stehen eckig vor.

# Herz- und Kreislaufsystem

**Seite 74 Roter Fingerhut**

Der Rote Fingerhut *(Digitalis purpurea)* aus der Familie der Scrophulariaceae wächst bei uns in lichten Wäldern, auf Kahlschlägen und Heiden. Er ist ein zweijähriges (im warmen Klima ausdauerndes) Kraut mit einer sehr verzweigten, rötlichen Pfahlwurzel. Im ersten Jahr bildet der Rote Fingerhut nur eine große Blattrosette aus, im zweiten Jahr hingegen einen maximal 2 m hohen graufilzigen, aufrechten Blütenstengel. Die flaumigen Stengelblätter stehen wechselständig und sind je nach Stellung verschieden geformt. Generell sind sie länglich-lanzettlich und gekerbt, nur die obersten sind ganzrandig. Die Blätter zeigen unterseits ein enges Wabenmuster. Die wie ein Fingerhut aussehenden großen, hängenden Blüten sind lebhaft purpurfarben, innen rot gefleckt auf rosa oder weißem Untergrund. Sie hängen in einer einseitswendigen Traube; Kapselfrüchte.
Der Rote Fingerhut besitzt herzstärkende und entwässernde Eigenschaften. Sie beruhen auf den Inhaltsstoffen: bekannten Herzglykosiden, die in den Blättern, auch den Rosettenblättern, gebildet werden. Das wichtigste Herzglykosid ist das Digitoxin, dessen Reindarstellung aus dem Kraut heute fabrikmäßig erfolgt. Wegen der exakten Dosierungsmöglichkeit des reinen Digitoxin ist die Anwendung von Pflanzenauszügen heute völlig vergessen. Das Digitoxin, und alle anderen Herzglykoside ebenso, wirken herzmuskelstärkend: der Schlagrhythmus wird vermindert und stabilisiert, die Kontraktion und damit die Auswurfleistung erhöht und somit die »Pumpe« wieder zur gewohnten Leistung gebracht. Die Blutzirkulation erhöht sich, Ödeme werden ausgeschwemmt. Digitoxin selbst wirkt sehr lange und ist daher mit der Gefahr der Kumulation von Wirkung und Nebenwirkung behaftet.
Deshalb verwendet man heute das Digoxin aus dem Wolligen Fingerhut *(Digitalis lanata)*, das im Körper schneller abgebaut wird und dadurch weniger kumuliert. Es ist besser steuerbar. Der Wollige Fingerhut stammt vom Balkan, wo er auf sonnigen Ruderalflächen und Trockenrasen, in Weinbergen und am Wege wächst. Es ist ein zweijähriges Kraut mit endständiger Blütenrispe. Die unzähligen Blüten stehen allseitig dicht gedrängt und sind weiß oder hellockergelb und braun geädert. Der Blütenstand ist wollig und behaart. Die Pflanze enthält die Lanatosid-Gruppen A bis E.
Die gelben Fingerhutarten ersetzen in bestimmten Ländern die bei uns gebräuchlichen Arten *D. purpurea* und *D. lanata*. Prinzipiell enthält die ganze Gattung Herzglykoside, die alle genutzt werden können.

**Seite 76 Maiglöckchen**

Das Maiglöckchen *(Convallaria majalis)* ist ein ausdauerndes Kraut aus der Familie der Liliaceae. Es wächst in lichten Wäldern, in Gebüschen und kultiviert in Gärten. Es wird 10–20 cm hoch und besitzt ein ausläuferartiges, kriechendes Rhizom. In jedem Jahr wachsen aus dem Rhizom 2 langgestielte, langscheidige Laubblätter empor. Sie umschließen den langen Blütenstengel, an dessen Spitze eine 5–8blütige Traube weißer, duftender, hängender Blüten wächst. Die Frucht ist eine 2–6 Samen enthaltende, scharlachrote Beere.
Als Droge nimmt man das ganze Kraut oder nur die Blütentraube. Sie enthält u.a. die Herzglykoside Convallatoxin, Convallosid und Convallatoxol.

**Oleander**

Der Oleander *(Nerium oleander)*, ein Mitglied der Familie der Apocynaceae, wächst wild im Mittelmeergebiet. Es ist ein immergrüner, kräftiger Busch oder Strauch von bis zu 4 m Höhe mit lanzettlichen Lederblättern, die zu 3 in Quirlen stehen. Die vom Mai–September vorkommenden Blüten sind sattrosa und riechen fein nach Bittermandeln. Es gibt anders gefärbte Kulturvarietäten. Die Frucht ist zweiklappig.
Arzneilich nutzt man die Blätter, die im Juni/Juli geerntet werden. Auch sie enthalten Herzglykoside, nämlich das Neriin und das Oleandrin.

**Weißdorn**

Der Weißdorn wächst bei uns in zwei Arten: der Zweigriffelige Weißdorn *(Crataegus oxyacantha)* und der Eingriffelige Weißdorn *(C. monogyna)*. Sie unterscheiden sich in der Anzahl der Griffel, d.h. der weiblichen Geschlechtsorgane. Es sind Büsche oder Bäume von bis zu 4–5 m Höhe aus der Familie der Rosaceae, die bei uns in allen Hecken, an Waldrändern und in lichten Wäldern wachsen. Außerhalb der Blütezeiten kann man die beiden Zwillingsarten an den Blättern unterscheiden: die zweigriffelige hat nur leicht gelappte Blätter mit stark glänzender Oberseite, die eingriffelige hat tief fiederspaltige Blätter, die höchstens schwach glänzen. Beide Arten Blüten sind weiß und wohlriechend; die eingriffelige hat noch eine rotblühende Varietät, den bekannten Rotdorn aus unseren Gärten (var. *kermesina-plena)*.

Die Droge bilden die Blüten und blühenden Spitzen beider (und weiterer verwandter) Arten. Die Droge enthält vor allem Flavone, biogene Amine, Purine und Triterpensäuren. Crataegus wirkt leistungssteigernd auf den Herzmuskel Herzgesunder und ist unwirksam bei Herzinsuffizenz. Es unterscheidet sich hierin grundlegend vom Digitalis. Crataegus zeigt auch keine Kumulation der Wirkung. Es verbessert die Koronargefäß-Durchblutung; es steigert die Ansprechbarkeit des kranken Herzmuskels auf Digitalis: dieser synergistische Effekt wird ausgenutzt, um die Dosierung von Digitalis auf die Hälfte verringern zu können. Das spielt vor allem bei älteren Patienten, die ja auf Digitalis empfindlicher reagieren, eine Rolle. Crataegus normalisiert den Blutmilchsäurespiegel und greift regulierend in den Herzstoffwechsel ein. Es verlangsamt den Puls. Daher nimmt man Crataegus gerne für die Indikationen Belastungsherz, Altersherz, Hypertoniker-Herz, Koronarinsuffizienz, Herzmuskelschwäche nach Infektionskrankheiten, Digitalisüberempfindlichkeit.

**Seite 78 Meerzwiebel**

Die Meerzwiebel *(Scilla maritima)* aus der Familie der Liliaceae gehört zu den häufigen Krautpflanzen des Mittelmeerraumes, insbesondere seiner kühleren Zonen. Das ausdauernde Kraut besitzt eine große, vielhäutige Zwiebel von 10–12, max. 20 cm Durchmesser. Im Spätsommer wächst der Blütenstengel 1–1,5 m hoch; er trägt an der Spitze eine lange, mit vielen weißen Blüten dicht besetzte Ähre. Die Staubblätter sind grün. Die Frucht ist eine dreilappige membranöse Kapsel mit vielen Samen. Die grundständigen lanzettlichen Blätter sind weich und fleischig; sie erscheinen nach der Blüte und verbleiben bis zum Beginn des nächsten Sommers.
Die Zwiebel bildet die Droge. Man unterscheidet zwei Handelsformen: die Rote Meerzwiebel mit größeren, weinroten Zwiebeln und die Weiße Meerzwiebel mit kleineren, weißlicheren. In der Volksmedizin werden sie wegen ihrer wassertreibenden Wirkung verwendet. Man stellte Wein, Essig, Honig her. Die Meerzwiebel enthält die Herzglykoside Scillaren A und B und das daraus entwickelte Proscillaridin A. Dieses wirkt schneller als die Digitalisglykoside, kumuliert weniger und ist somit besser steuerbar. Beim Altersherz wirkt es bereits in kleinen Dosen. Die diuretische Wirkung ist wie bei den Digitalisglykosiden Folge der Stärkung der Herzmuskelkraft des kranken, insuffizienten Herzmuskels.

**Herbstfeuerröschen**

Die afrikanischen *Strophantus*-Arten *(S. gratus* und *S. kombe),* die wie der Oleander (s. S. 76) zu einer Familie tropischer Holzpflanzen, den Apocynaceae, gehören, sind für die mittel- und osteuropäische Medizin als Lieferanten ·Herzglykosid-haltiger Samen von dreifach linealisch geteilte Blätter. Die endständigen Blüten sind leuchtend feuerrot. Ursprünglich eine Mittelmeerpflanze, kommt sie im gemäßigten Mittel- und Westeuropa verwildert auf Äckern vor. Blütezeit Juni–September.
Die im Herbstfeuerröschen enthaltenen Herzglykoside sind deutlich schwächer als die des Adonisröschens. Beide Herzglykosidgruppen wirken strophantinähnlich.

**Strophantus**
(nicht abgebildet)

Die afrikanischen *Strophantus*-Arten *(S. gratus und S. kombe),* die wie der Oleander (s. S. 76) zu einer Familie tropischer Holzpflanzen, den Apocynaceae, gehören, sind für die mittel- und osteuropäische Medizin als Lieferanten Herzglykosid-haltiger Samen von erheblicher Bedeutung. Es sind tropische Schlingpflanzen, die feuchtwarme, lichte Wälder lieben. *S. gratus* stammt aus Westafrika, Gabun und Kamerun; *S. kombe* aus Ostafrika. Die Samen sitzen in lanzettlichen, an der Bauchnaht aufspringenden Kapseln. Sie sind behaart und besitzen eine lange Granne, die an der Spitze einen flaumfederartigen Haarschopf trägt. In den Handel kommen die von den Grannen befreiten freien Samen. Die *gratus*-Samen sind gelb bis gelbbraun, die *kombe*-Samen grünlichbraun.
Die Eingeborenen verwenden die 1–2 cm langen Samen als Herz- und Pfeilgifte. Die Samen enthalten die Herzglykoside g- bzw. k-Strophantin (ca. 3–6%). Strophantin wirkt bei intravenöser Injektion sofort und ist deshalb bei uns das Herzmittel, das bei bestehender Herzinsuffizienz als erstes eingesetzt wird. Nach erfolgter Kompensierung der Herzinsuffizienz kann der Arzt dann bequem auf die Dauertherapie mit oral wirksamen Herzglykosiden *(Digitalis, Scilla)* einstellen. Es bleibt eine eigenartige Tatsache, daß diese segensreiche Droge in den angelsächsischen Ländern sich nie hat durchsetzen können, ja ausgesprochen abgelehnt wird!

**Seite 80 Besenginster**

Der Besenginster *(Cytisus scoparius)* aus der Familie der Papilionaceae ist ein immergrüner Strauch von 2 m Höhe mit grünen, fünfkantigen Sproßzweigen. Die 3 kleinen, 1–2 cm langen, seidenhaarigen Teilblättchen jedes Blattes sind verkehrt-eiförmig bis lanzettlich. Die Blätter stehen spiralförmig. Die Blätter an den oberen Langtrieben sind ungestielt und

ungeteilt. Der Besenginster blüht im Mai und Juni, die unzähligen typischen Schmetterlingsblüten sind leuchtend gelb und bilden lange Scheintrauben. Die typischen Hülsenfrüchte sind 3–4 cm lang und 1 cm dick, kahl auf den Flächen und dicht behaart auf den Nähten. Bei der Reife bersten sie mit knackendem Geräusch. Sie enthalten zahlreiche braunschwarze Samen.
Die Blüten und blühenden Zweige bilden die Droge. Sie enthalten Sparteîne und andere Alkaloide sowie Scoparin. Die Droge wirkt herzstärkend durch das Sparteîn und wassertreibend durch das Scoparin. In der Volksmedizin wirkt ein Blütenaufguß (Infus) wassertreibend. Man achte darauf, daß es frisch aufgeblühte Blüten sind; Blüten, die bereits die Hülse bilden, wirken stark erregend auf den Darm und verursachen Magen- und Darmstörungen! Ebenso wirken ein Dekokt der jungen blühenden Triebe und Blüten oder der Saft der frischen Droge. Das Dekokt kann auch äußerlich als Breiumschlag zur Behandlung von Abszessen und Schwellungen verwandt werden. Infus und Fluidextrakt wirken bei Reizleitungsstörungen des Herzens herzstärkend, regulierend und reizdämpfend. Der venöse Rückfluß zum Herzen wird verbessert.

**Zaubernuß**

Die Virginische Zaubernuß *(Hamamelis virginiana)* aus der Familie der Hamamelidaceae stammt aus der dem Atlantik zugewandten Seite Nordamerikas. In europäischen Gärten wird sie mitunter als Zierstrauch gehalten. Die Zaubernuß ist ein Strauch oder kleines Bäumchen, das bis zu 7 m hoch werden kann. Die kurzgestielten, großen Blätter ähneln denen des Haselstrauches. Die Zaubernuß beginnt im Herbst zu blühen und blüht den ganzen Winter hindurch. Die sitzenden Blüten wachsen achselständig einzeln oder bis zu fünfen zusammen. Die Frucht ist eine vierspaltige Kapsel.
Blüten, Blätter und Rinde werden als Droge genutzt; die Virginische Zaubernuß war eine der wichtigsten Heilpflanzen der nordamerikanischen Indianer. Weil die aus frischen Drogen bereiteten *Hamamelis*-Arzneien die beste Wirkung haben und nahezu alle *Hamamelis*-Präparate darüber hinaus mittels Destillation der Droge entstehen, können wir bei uns nur die Endprodukte erhalten, so z. B. destilliertes *Hamamelis*-Wasser (Aqua Hamamelidis Corticis).

Seite 82 **Herzgespann**

Das Herzgespann *(Leonurus cardiaca)* ist eine ausdauernde Pflanze aus der Familie der Labiatae. Die bis zu 1 m hoch werdenden verzweigten, rechteckigen Stengel tragen handförmige gelappte und gezähnte, im oberen Bereich dreifach gelappte, dunkelgrüne Blätter, die unteren mit herzförmigem, die oberen mit keilförmigem Grunde. Blätter, Stengel und Blüten sind behaart. Die purpurrosa Blüten sind unscheinbar und stehen entlang des ganzen Stengels in den Blattachseln in Quirlen. Die Pflanze strömt einen unangenehmen Geruch aus.
Die blühende Pflanze wird als Beruhigungsmittel für Herz und Nerven benutzt. In der Volksmedizin benutzt man die Droge als Infus und als Dekokt. Ein konzentrierteres Dekokt hat, äußerlich angewendet, reinigende und die Wundheilung fördernde Wirkung.

**Blauer Eisenhut**
und
**Bunter Sturmhut**

Die Gattung *Aconitum* aus der Familie der Ranunculaceae enthält ausdauernde, hübsche, bis etwa 1,5 m hoch werdende Stauden. Von den abgebildeten Arten besitzt *A. variegatum*, der Bunte Sturmhut, in riesigen Ähren stehende, große, charakteristisch geformte, verschiedenfarbige, meist gescheckte Blüten mit hochgewölbtem Helm (Name!). Er ist meist kleiner als *A. napellus*, der Blaue Eisenhut. Bei diesem sind die Helmblüten blau und stehen endständig in dichten Trauben, und die gestielten Blätter sind fünf- bis siebenteilig gefingert. Die Helme der *Aconitum*-Blüten enthalten 2 Kronblätter, zu Honigblättern (taschenförmige Nektarien) umgewandelt. Die Früchte sind mehrsamige Balgkapseln.
Blätter und die karottenförmigen unterirdischen Tochterknollen enthalten das meiste Aconitin. Die Tochterknollen werden im Winter geerntet. Die hieraus gewonnene Droge enthält eines der stärksten Pflanzengifte, das Aconitin. Ihre Tinktur z. B. wurde zur lokalen Schmerzbekämpfung bei Trigeminus-Neuralgie und bei Muskelrheumatismus verwendet; das Aconitin wirkt anaesthesierend auf die sensiblen Nervenendigungen. Wegen der hohen Giftigkeit werden das Aconitin und die Droge heute fast nicht mehr gebraucht. In der Volksmedizin sollte man es meiden. Auch dürfen aconitinhaltige, äußerlich anzuwendende Arzneien nicht in Wunden oder selbst Hautrisse gelangen.

Seite 84 **Mistel**

Die Mistel *(Viscum album)* gehört zur parasitischen Familie der Loranthaceae. Sie wächst in ganz Europa, Nordafrika und Teilen Asiens. Sie ist ein Strauch, der als Halbschmarotzer (sie können noch mit eigenen grünen Blättern assimilieren) auf den Zweigen fremder grüner Bäume (z. B. von Birne, Pflaume, Mandel, Ahorn, Fichte und Kiefer) lebt. In diese

Zweige treiben der Mistelstamm und von ihm abgehende grüne, wurzelartige Rindensaugstränge durch die Rinde des Wirtes hindurch zapfenartige Senker tief hinein und saugen aus ihm Wasser und Nahrung. Die glatten, länglich-lanzettlichen, gegenständigen Blätter sind ledrig, fleischig und immergrün. Die unscheinbaren grünen Blüten sind zweihäusig. Die runden Beeren sind durchscheinend, weiß und besitzen ein gelatineartiges, visköses Mesokarp.
Medizinisch nutzt man die jungen Zweige und die Blätter, die im Frühjahr geerntet werden. Sie enthalten viele wirksame Stoffe, so glutinöses Viscin, Viscalbin, Visciflavin, Viscitoxin – ein aus 17 Aminosäuren bestehendes Peptid – und ein Cholin-Acetylcholin-Gemisch. Die Wirkung gegen Krebs basiert auf bestimmten Proteinen.

**Ölbaum**

Der Ölbaum *(Olea europaea)*, dessen unreife Früchte die grünen Oliven sind, gehört zur Familie der Oleaceae. Er ist ein knorriger, normalerweise 10 m, in Ausnahmefällen 25–30 m hoher Baum. Stamm und Zweige sind stark gekrümmt und rauh, oft auch hohl. Die Zweige sind in der Jugend fast viereckig. Sie tragen kurzstielige, immergrüne, länglich-lanzettliche Blätter von dicker und ledriger Konsistenz. Sie sind oberseits grün, unterseits silberweiß wegen der unzähligen sternförmigen Haare. Die kleinen weißen Blüten blühen von April–Juni und stehen in achselständigen Gruppen oder endständigen Trauben. Die charakteristische Frucht ist eine eiförmige, fleischige Steinfrucht. Das Fleisch ist sehr ölhaltig.
Die Blätter liefern die Droge; sie haben einen bitteren Geschmack. Sie enthalten u. a. das Glykosid Oleuropin, Eleonid (ein Lacton), Oleasterol; Weinsteinsäure, Milchsäure, Glykolsäure; Enzyme, Gerbstoff, Glukose und Saccharose.

# Atmungsorgane

**Seite 86 Wilde Malve**

Die Wilde Malve *(Malva sylvestris)* aus der Familie der Malvaceae ist eine häufige Pflanze in waldigem Terrain, auf Ruderalflächen und an Straßen- und Ackerrändern. Es ist ein zweijähriges oder ausdauerndes Kraut mit aufrechtem, verzweigtem Stengel von 40–100 cm Höhe. Die großen handartig gelappten Blätter wachsen an langen, behaarten Stielen. Die Lappen sind bei den oberen Blättern weniger tief eingeschnitten. Die ganze Pflanze ist wollig behaart. Die großen purpurrosa gefärbten Blüten haben 5 schmale, lange Blütenblätter und wachsen achselständig in kurzen cymösen Blütenständen.
Das blühende Kraut wird als Droge verwendet. Es enthält Schleim; die Blüten enthalten darüber hinaus Malven-Anthocyanin, die Blätter die Vitamine A, B, C und E und einige Säuren. Die schleimigen und lösenden Eigenschaften der Wilden Malve sind nützlich bei Husten und in der Behandlung von Entzündungen der Atmungs-, Harn- und Verdauungswege. Man macht aus dem Kraut einen heißen Tee.

**Eibisch**

Der Eibisch *(Althaea officinalis)* ist ebenfalls aus der Familie der Malvaceae. Es ist ein ausdauerndes Kraut, das auf feuchten, salzhaltigen Böden wächst. Die fleischigen, spindelförmigen Wurzeln sind je nach Qualität im Schnitt weiß bis gelblich. Der aufrechte Stengel wird bis zu ca. 1 m hoch und ist nur wenig verzweigt. Die großen wechselständigen, gestielten Blätter sind breit an der Basis und eiförmig zugespitzt, zudem unregelmäßig grob gezähnt. Die achselständigen Blüten stehen einzeln oder zu mehreren gehäuft und sind von blaßroter aber auch von weißer oder hellvioletter Farbe (Malvenfarbe). Die ganze Pflanze bis hin zu den Kelchblättern ist mit einem weichen, samtigen Filz überzogen. Die Frucht ist von den Kelchblättern umgeben und besteht aus 10–18 einsamigen Teilfrüchtchen.
Die Wurzeln sind die Droge. Sie enthalten 20–25% Schleim, 30–38% Stärke, 11% Pektin, 10% Zucker. Daneben 2% Asparagin, 4% Betain, 2% Gerbstoff, 1,5% fettes Öl, 7% phosphatreiche Mineralien. Die Inhaltstoffe wirken beruhigend, reizlindernd, hustenlösend und leicht abführend. Das Infus nimmt man bei katarrhalischen Erkrankungen der Bronchien und Lungen. Industriell nutzt man den Eibisch-Schleim als Zusatz zu feinen, hautmilden Seifen.

**Stockrose**

Zur selben Familie wie der Eibisch gehört die Stockrose *(Alcea rosea)*, die heute als Gartenpflanze weit verbreitet und kultiviert ist und in Südeuropa verwildert vorkommt. Die Stockrose ist ein zweijähriges oder ausdauerndes Kraut mit einem einfachen, 1–3 m hoch werdenden, etwas rauhhaarigen Stengel. Die langgestielten Blätter sind fünf- bis siebenlappig, gekerbt und mit steifen Filzhaaren bedeckt. Die großen, herrlichen Blüten stehen achselständig einzeln, oder zu 2–4 zusammen. Die oberen Blüten sind fast ungestielt und bilden eine lange Ähre. Die Blüten sind je nach Varietät gelb, weiß, blaßrot, karminrot oder schwarz-purpurn.
Die Blüten stellen die Droge dar. Sie enthalten Schleim, Gerbstoffe, Pektin, Althaeїn und ätherisches Öl und 9% Mineralien. Infuse und Dekokte der Stockrosenblüten werden zur Linderung und Heilung des Hustens benutzt. Bei Gastritis, Darmentzündung und Cystitis sind sie ein erfrischender und auch lindernder Trank; außerdem sind sie ausgezeichnete Gurgelwasser.

**Seite 88 Schlüsselblume**

Die Wiesen-Schlüsselblume oder Primel *(Primula veris)* aus der Familie der Primulaceae ist ein ausdauerndes Kraut mit starkem Rhizom, das auf Wiesen und in sonnigen Laubwäldern feuchteren Charakters wächst. Die bodenständigen, flaumhaarigen Blätter besitzen geflügelte Stiele, die gezähnte Blattfläche ist länglich-eiförmig. Der behaarte Blütenstengel ragt etwas über die Blätter hinaus und trägt am Ende eine Dolde dunkelgelber Blüten, die charakteristisch duften. Sie besitzen im Schlund 5 getrennte orangefarbene Flecken. Die Frucht ist eine Kapsel.

**Märzveilchen**

Das März- oder Wohlriechende Veilchen *(Viola odorata)* aus der Familie der Violaceae ist eine kleine Blume der Wälder und Hecken. Sie vermehrt sich durch ober- und unterirdische Ausläufer. Sie besitzt eine grundständige Rosette stehender, rundlich bis länglicher, langstieliger Blätter, die an der Basis herzförmig sind. Die typischen Veilchen-Blüten an langen Stielen sind blauviolett und von starkem Duft.
Die Blüten bilden die Droge; die Blätter und Wurzeln werden weniger genutzt. Von den Blüten kann man Hustenreiz lindernde Sirupe und Infuse herstellen und sie mit Zucker oder Honig süßen.

**Isländisches Moos**

Das Isländische Moos *(Cetraria islandica)* ist eine rasenbildende Flechte aus der Familie der Parmeliaceae und wächst am Boden und auf Felsen in den kälteren Teilen Eurasiens und Nordamerikas. Es besteht aus einem flachen, buschigen Thallus mit aufrechten, nahezu laubartigen Zweigen, auf deren Spitzen verteilt runde, dunkelbraune Apothecien (eingedellte Fruchtkörper) zu sehen sind. Alle Flechten sind das Gebilde aus zwei in Symbiose miteinander lebenden Pflanzenarten, die völlig verschiedenen Klassen angehören, nämlich jeweils einem Pilz und einer Alge. Im Flechtenthallus fruktifizieren nur die Pilze mittels der in den Apothecien enthaltenen Asci oder Sporen, nicht aber die stets sich vegetativ vermehrenden Algen.
Die ganzen vor dem Erscheinen der Apothecien im Frühling gesammelten Flechten bilden die Droge. Sie enthalten u. a. die die Schleimhäute schützenden Glucane Lichenin und Isolichenin.

**Lungenflechte**

Obwohl weniger wirksam, erlaubt es doch die lindernde Wirkung der Lungenflechte *(Lobaria pulmonaria)* aus der Familie der Stictaceae, diese als möglichen Ersatz des Isländischen Mooses zu nehmen, dessen bittere und schleimbildende Wirkungen es ebenfalls besitzt. Sie ist eine flachliegende Flechte mit lappigen, laubblattartigen Verzweigungen. Die Oberseite ist dunkel- bis olivgrün, die Unterseite dunkelbraun. Sie liebt feuchte Wälder.

**Seite 90 Echtes Lungenkraut**

Das in Europa und Teilen Asiens heimische Echte Lungenkraut *(Pulmonaria officinalis)* gehört zur Familie der Boraginaceae. Es ist ein ausdauerndes Kraut mit einem kriechenden Rhizom und einem behaarten Stengel von bis zu 40 cm Höhe. Die ebenfalls rauhen Blätter sind mit gelblichen Flecken markiert. Die grundständigen Blätter haben lange Stiele und sind oval mit deutlicher Spitze, während die stammbürtigen meist lanzettlich sind, am Stengel ansitzen und an ihm etwas herablaufen. Die Blüten bilden zwei »skorpionsähnlich aufgerollte« Blütenstände. Die trichterförmigen Blüten sind im Knospenzustand rot, später blauviolett.
Die Blätter bilden die Droge, doch enthält die ganze Pflanze die Wirkstoffe Kieselsäure, Gerbstoff, Schleim, Saponine, Vitamin C und Carotin.

**Seifenkraut**

Das Gemeine Seifenkraut *(Saponaria officinalis)* aus der Familie der Caryophyllaceae wächst an feuchten Böschungen, Ufern und Ruderalplätzen. Es hat einen stark verzweigten, kriechenden Wurzelstock, ist mehrjährig, und sein kräftiger Stengel wird gut 50 cm hoch. Die lanzettlichen bis eiförmig-elliptischen, kreuzgegenständigen Blätter zeigen 3–5 Hauptadern. Die hell-fleischfarbenen oder (selten) weißen Blüten sind in endständigen Blütenständen gruppiert. Es sind typische Nelkenblüten.
Blätter und Wurzel ergeben die Droge. Sie enthalten eine Mischung von Saponinen: Reibt man die Pflanze in Wasser, schäumt sie wie Seife. Man kann sie zum Wäschewaschen nutzen.

**Linde**

Pharmakologisch gesehen, bezieht sich dieses Kapitel nicht auf eine Lindenart, sondern auf mehrere verwandte Arten der auf der gemäßigten Nordhalbkugel heimischen Gattung *Tilia* (Familie der *Tiliaceae).* Zur Vereinfachung teilt man diese gewöhnlich in zwei Gruppen ein: in solche mit Einzelblüten, welche die Droge Flores Tiliae liefern, und in solche mit Doppelblüten, die unter dem Begriff Silberlinde zusammengefaßt werden. Generell gesehen sind die Linden hohe und umfangreiche Bäume mit herzförmig asymmetrischen und gezähnten Blättern. Die lieblich duftenden, kleinen Blüten hängen zu 3–4 (Sommerlinde, *T. platyphyllos)* oder zu 10–20 *(T. americana)* in Trugdolden oder stehen in dichten Bündeln (Winterlinde, *T. cordata).* Am Blütenstiel ist ein lanzettliches Hochblatt fest angewachsen. Es dient als Flugorgan für die reifen Früchte. Die Früchte sind einsamige Nüßchen.
Die Blütenstände mit oder ohne Hochblätter ergeben die Droge. Sie enthält Zucker und ein ätherisches Öl, das ausgezeichnet schweißtreibend wirkt. Daneben wirkt sie schmerzstillend und krampflösend. Der Lindenblütentee wurde früher auch als Blutverdünnungsmittel bei Arteriosklerose angewendet.

**Seite 92 Echter Alant**

Der Echte Alant *(Inula helenium)* ist ein ausdauerndes Kraut aus der Familie der Compositae, das aus dem Orient stammt und bei uns zerstreut verwildert an feuchten Sekundärorten wächst, wie Wegen, Ufern, Gebüschen. Es hat eine große fleischige Wurzel und einen aufrechten, dicken, zottigen Stengel, der manchmal über 1 m hoch wird. Seine eiförmig-lanzettlichen Blätter, die grundständigen deutlich größer als die darüber befindli-

chen, sind scharf doppelt gezähnt und besitzen eine samthaarige Unterseite. Die großen Blütenköpfe sind goldgelb. Die Hüllblätter sind teilweise über 5 mm breit und sehr lang; sie sehen wie die Tentakeln einer Seeanemone aus.
Die Wurzeln enthalten Inulin, ätherisches Öl und eine Mischung von Sesquiterpen-Laktonen; das wichtigste davon ist das Alanto-Lakton, das auch den Hauptbestandteil des ätherischen Öls stellt.

**Klatschmohn**

Der rote Klatschmohn *(Papaver rhoeas)* aus der Familie der Papaveraceae ist eine typische Erscheinung auf Acker- und Ödland. Es ist eine bekannte Blume an Feldrändern und Wegen, doch hat sie an Zahl gegenüber früher sehr abgenommen: Herbizide und Pestizide bedrohen ihre Existenz und machen unsere Kornfelder zu eintönigen steril grau-grünen Flächen. Das einjährige Kraut wird selten höher als 50 cm. Es hat gefiederte bzw. doppeltgefiederte, eingeschnittene oder gezähnte Blätter. Die Einzelblüte auf langem, behaartem Blütenstiel besitzt 4 leuchtend scharlachrote Blütenblätter, die am Grunde schwarz sind. Die Frucht ist eine glatte, flache Kapsel mit zahlreichen rauhen, grauen, nierenförmigen Samen.
Die sofort nach dem Sammeln zum Trocknen ausgelegten Blütenblätter bilden die Droge und enthalten Alkaloide, Schleim und Farbstoffe. Ein Alkaloid ist das Rhoeadin.

**Gewöhnliches Stiefmütterchen**

Das hübsche, allen bekannte wilde Gewöhnliche Stiefmütterchen *(Viola tricolor)* aus der Familie der Violaceae wächst zahlreich auf allerlei Kultur- und Ödland. Es blüht bei uns vom Mai bis in den Herbst hinein. Es ist ein ein- oder zweijähriges Pflänzchen mit einem einfachen oder verzweigten Stengel von normalerweise 10–25 cm Höhe. Die unteren Blätter sind halbrundlich bis länglich, die oberen länger und schmaler; alle sind gezähnt und besitzen leierartige, fiederspaltige Nebenblätter. Die Blüten bestehen aus 5 Kronblättern, das unterste ist zu einem hohlen Sporn nach hinten verlängert. Sie sind weiß, gelb und violett, oft mit violetten Streifen an den Basen versehen. Die Kapselfrucht enthält zahlreiche runde Samen.
Die Blüten stellen die Droge dar. Sie enthalten u. a. Zucker, Gerbsäure, Saponine und das Glykosid Violaquercitrin, insbesondere aber das Glykosid Gaultherin, aus dem durch fermentative Spaltung der Wirkstoff Methylsalicylat entsteht.

**Seite 94 Kiefern**

Die Kiefern-Arten (Gattung *Pinus,* Familie der Pinaceae) sind aus vielen Blickwinkeln die wichtigsten Koniferen. Von den etwa 100 Arten dieser Gattung sind 99 auf der Nordhalbkugel zu Hause. Sie wachsen in den kalten und temperierten Gegenden ebenso wie auf den Höhen der Gebirge heißer Regionen. Die weitaus meisten Kiefernarten sind Bäume; Buschformen bildet z. B. die Bergkiefer *(Pinus mugo)* der Alpen und Karpaten. Sie alle haben immergrüne Blätter, die zu Nadeln geworden sind. Sie wachsen an kurzen Trieben in Büscheln von 2–5. Die drei- und fünfnadeligen Arten haben dreieckige, weiche Nadeln, die zweinadeligen Arten hingegen im Querschnitt betrachtet halbkreisförmige, feste Nadeln. Kiefern sind einhäusig. Aus der befruchteten weiblichen Blüte entwickelt sich der innerhalb von 2–3 Jahren reifende Zapfen. Er enthält die geflügelten Samen. Die meisten Kiefern sind reich an öligen Harzen, die in Harze und ätherische Öle (Terpentinöl) zerlegt werden können. Wir wollen einige der wichtigsten Kiefernarten beschreiben:
Die Waldkiefer *(P. sylvestris)* bildet Bergwälder von Südwest-Europa bis Mittelsibirien und wird auf leichten sandigen Böden darüber hinaus in ganz Europa angebaut. Sie wird über 30 m hoch. Die Baumrinde der Zweige ist zuerst grün und entwickelt sich dann zu dem charakteristischen Braunrot. Die Waldkiefer ist zweinadelig, die Nadeln werden 5–7 cm lang. Die spitz eiförmigen Zapfen sind recht klein (5–8 cm lang).
Die bereits erwähnte Bergkiefer *(P. mugo)* wird in hohen Lagen höchstens 3–4 m hoch und bildet die bekannte niederliegende, kriechende Form, die Latschenkiefer (ssp. *pumilio),* die bei uns in den Alpen vorkommt. Eine andere Unterart der Bergkiefer die in den Alpen, in Bayern und in Hochmooren des Fichtelgebirges und des Schwarzwaldes vorkommt, ist die Spirke (ssp. *rotundata).*
Die Strand-Kiefer *(P. pinaster)* der Mittelmeerküsten wird 35 m hoch. Sie ist zweinadelig, die Nadeln sind recht lang (15–20 cm) und von blaß graugrüner Farbe. Die Baumkrone ist flach und breit.
Die Pinie *(P. pinea),* der charakteristische Nadelbaum des Mittelmeerraumes, hat hingegen eine breit schirmartige, gewölbte Krone und wird 20–25 m hoch. Die Nadeln stehen zu zweit oder dritt zusammen; die stumpf-eiförmigen Zapfen benötigen 3 Jahre bis zur Reife.
Die Aleppo-Kiefer *(P. halepensis),* wird selten über 20 m hoch und hat ebenfalls eine schirmartige Krone. Sie ist zweinadelig, die 8–12 cm langen, kegelförmigen, spitzen Zapfen reifen auch erst im dritten Jahr. Die Aleppo-Kiefer liebt mediterrane Kalkböden und ist ausgesprochen trockenheitsverträglich.

**Seite 96 Grindelia**

Die abgebildete Grindelia *(Grindelia robusta)* aus der Familie der Compositae stammt aus Kalifornien, mehrere andere Arten der Gattung, so *G. humilis, G. squarrosa* und *G. camporum,* die man unter dem Sammelnamen Kalifornische Grindelien bzw. Kalifornische Gummipflanzen im Drogenhandel zusammenfaßt, werden ebenfalls arzneilich in gleicher Weise genutzt. Grindelien sind ausdauernde Kräuter, die bis 1 m hoch werden. Die Blätter sind recht fleischig, die Blütenköpfe von *G. robusta* sind endständig. Die Blüten sind gelb, die Hüllkelchschuppen mit Sekret verklebt.
Die blühenden Zweigspitzen und oder nur die Blütenköpfe bilden die Droge. Sie enthält hauptsächlich Harze (ca. 20%), Gerbsäuren und eine Spur von ätherischem Öl (Borneol).

**Meerträubel**

Die eigenartige Klasse der Gnetinae der Gymnospermae, der nacktsamigen Pflanzen (zu denen ferner die Samenfarne, die Cycaspalmen, die Ginkgos und die Nadelhölzer gehören) besteht aus drei Gattungen, die gleichzeitig Familienrang haben. *Ephedra*-Arten sind grüne Rutensträucher der Trockengebiete der Erde mit Ausnahme Australiens. Sie tragen nur kleine, schuppenartige Blätter und wirken so dürr und blattlos. Die Blüten der *Ephedra*-Arten sind immer zweihäusig.
Mehrere Arten liefern die Droge, nach dem »Ergänzungsbuch zur 6. Ausgabe des Deutschen Arzneibuches« sind es *E. sinica* und *E. shenmungiana.* Die Droge verwendet man zur Erleichterung von Bronchialasthma und Heuschnupfen. Es gibt unzählige Fertigarzneien mit dem Wirkstoff der *Ephedra,* Ephedrin. Die einfachste ist ein Ephedrin-Hustensaft.

**Lobelie**

Die Lobelie oder der Indianische Tabak *(Lobelia inflata)* aus der Familie der Lobeliaceae ist ein einjähriges, behaartes Kraut von etwa 50 cm Höhe mit einem eckigen, verzweigten Stengel und unteren, kurzgestielten Blättern. Die blaßblauen Blüten bilden eine Ähre.
Als Droge sammelt man die ganze Pflanze, wenn sie fast verblüht ist. Das wichtigste Alkaloid der Lobelie ist das Lobelin. Dieses erregt das Atemzentrum: Atemvolumen und Atemfrequenz nehmen zu. Es ist in der Hand des Arztes, intravenös oder intrakardial injiziert, das schnelle Gegenmittel bei Atemlähmungen aufgrund von Alkohol-, Rauschgift-, Schlafmittel- und Gasvergiftungen und bei Narkose-Zwischenfällen. Es wirkt schnell aber kurz, die Wirkung läßt schon nach einer Viertelstunde nach.

**Seite 98 Huflattich**

Der Huflattich *(Tussilagi farfara)* ist ein ausdauerndes Kraut aus der Familie der Compositae und wächst bei uns überall an offenen Stellen in feuchter und schwerer Erde. Er besitzt ein robustes, weißes Rhizom, aus dem zuerst die Blütenstengel 10–20 cm hoch hervorwachsen, jeder mit einem dichten, kleinen, goldgelben Blütenköpfchen. Sie erscheinen schon zum Winterausgang und im zeitigen Frühjahr. Erst danach folgen die eckigherzförmigen, gezähnten Blätter, die unterseits mit einem dichten, weißen Haarfilz überzogen sind.
Als Droge werden sowohl die Blütenköpfe, die im Augenblick des Öffnens gesammelt werden, als auch die Blätter verwendet. Die Blätter sammelt man erst, wenn der Blattfilz an der Unterseite verschwindet; sie enthalten einen Bitterstoff, reichlich Schleim, Gerbstoffe, Gallussäure und Senkirkin. Blätter, Blüten und Rhizome wirken reizlindernd und einhüllend bei entzündeten Schleimhäuten und damit bei Bronchitis, Husten und Heiserkeit. Die Blüten nutzt man als Infus und süßt mit Honig, Blätter und Rhizome in Form eines Dekoktes. Die Huflattichblüten kann man mit Eibischwurzel, Königskerzenblüten und Malven zu einem beliebten Tee mischen und zur Geschmacksabrundung noch Anis zugeben.

**Schmalblättriger Doppelsame**

Der Schmalblättrige Doppelsame *(Diplotaxis tenuifolia)* ist ein nicht seltener, ausdauernder Vertreter der Familie der Cruciferae, der auf Ödland wächst. Die Stengelbasis ist verholzt, die grundständige Blattrosette wird schon früh abgeworfen. Der gut 50 cm hohe Stengel trägt wenige tief fiederteilige, linealische Blätter. Die Blütenstiele sind bei dieser Art länger als die gelben Blüten. Die Frucht ist eine Schote.
Der frische Pflanzensaft kann als Hustenmittel benutzt werden, auch die Tinktur setzt man ein, kombiniert jedoch zur Geschmacksverbesserung mit Angelika- oder Rainfarn-Tinktur.

**Seite 100 Gundermann**

Der Gundermann *(Glechoma hederacea)* ist ein kleines, angenehm würzig riechendes, ausdauerndes Kraut aus der Familie der Labiatae und wird in Feldern und Wäldern ganz Europas und des gemäßigten Asiens gefunden. Die Pflanze besitzt lange oberirdische Ausläufer mit feinen Würzelchen; der Blütenstengel steigt vorn auf und wird etwa 30 cm lang. Die unteren Blätter sind nierenförmig, die oberen kreisrund bis herzförmig, alle lang gestielt und mit gekerbtem Rand. Die kleinen Lippenblüten wachsen in den Blattachseln in Gruppen zu 2–5. Sie sind violettblau, seltener rosa oder weiß gefärbt.

Die Blüten und Blütenstengel besitzen hustenstillende und auswurflösende Eigenschaften. Das Infus der Blätter oder die kalte Mazeration der Spitzen wirkt bei Katarrhen, Husten und Bronchitis. Die Pflanze enthält ätherisches Öl, Gerbstoffe, organische Säuren, Glechomin, Marrubiin.

**Eukalyptus**

Der bekannteste und wegen seiner Schnellwüchsigkeit inzwischen weltweit angebaute Eukalyptusbaum ist der Blaugummibaum *(Eucalyptus globulus)*. Die Gattung *Eucalyptus* ist heimisch in Australien und Tasmanien und gehört der Familie der Myrtaceae an. Die Bäume und Sträucher der Gattung bilden in Australien 75% der gesamten Flora: man kennt inzwischen 800 Arten und Artbastarde. In dieser Gattung gibt es auch die höchsten zur Zeit lebenden Laubbäume: *E. amygdalina*, der Pfefferminzbaum oder Wangara ist der größte Baum der Erde und wird bis zu 160 m hoch. Der abgebildete Blaugummibaum wird maximal 60 m, im ihm fremden Mittelmeerraum jedoch selten über 20 m hoch. Die Rinde ist graubraun und verläuft in spiraligen Streifen. Sie löst sich leicht ab und gibt die junge rötlichgraue Rinde darunter frei. Die jungen Blätter unterscheiden sich bei nahezu allen *Eucalyptus*-Arten von den späteren, älteren. Die jungen Blätter stehen gegenständig, sie sind groß, sitzend und triebumfassend, die späteren Folgeblätter hingegen wechselständig, gestielt und fast immer lanzettlich. Wegen der meist senkrechten Blattstellung dieser Blätter gibt es in Eukalyptuswäldern wenig Schatten. Die eigenartigen, achselständigen Blüten der Gattung bestehen aus zu einer Kappe verwachsenen Blütenblättern und einem Büschel von Staubgefäßen. Die Früchte sind vielsamige Kapseln.
Pharmazeutisch werden die Folgeblätter genutzt. Sie enthalten zahlreiche große Sekretbehälter mit ätherischem Öl. Folgeblätter von *E. globulus* enthalten 0,5–3,5% ätherisches Öl, viel Gerbstoff, Ellagsäure, Gallussäure, Bitterstoffe, Harz, Wachs. Das ätherische Öl, uns als Eukalyptusöl vertraut, enthält einen hohen Prozentsatz an Cineol (Eucalyptol), Terpene und Sesquiterpene und kleine Mengen von Aldehyden. Die Blätter nutzte man früher als Tee und als Räuchermittel, zur Herstellung von Mundwässern und Tinkturen sowie als Dekokt. Sie haben balsamische, adstringierende, fiebersenkende und antiseptische Eigenschaften. Das heute fast ausschließlich angewendete Eukalyptusöl wird durch die Lunge abgeatmet und entfaltet dadurch als schleimbildendes und antiseptisch wirkendes Mittel bei Entzündungen und Katarrhen seine bekannte Wirkung. Man nimmt das Öl auch zur Inhalation und äußerlich in Salben und Einreibungen bei Rheuma, eitrigen Wunden und zur Mückenabwehr.

**Trompetenbaum**

Der Gewöhnliche Trompetenbaum *(Catalpa bignonioides)* aus der tropischen Familie der Bignoniaceae wird in Europa oft als dekorativer Parkbaum in Parks und Gärten angepflanzt. Er wird bis zu 12 m hoch und bildet eine mächtige, weit ausladende Krone aus. Die sehr großen gestielten Blätter sind abgerundet-herzförmig und ganzrandig mit einer dünnen Spitze und von hellgrüner Farbe. Die wohlriechenden großen Trichterblüten sind weiß, innen sind sie gelb und purpurn gestreift. Sie sind zur Befruchtung an die Hummeln angepaßt und stehen in 15–20 cm langen kegelförmigen Rispen. Die Frucht ist eine sehr lange (15–40 cm) und dazu schlanke (nur 6–8 cm dicke) vielsamige Kapsel, die wintersüber am Baum hängen bleibt.
Die Früchte bilden die Hauptdroge. Sie werden bevorzugt kurz vor der Reife gesammelt, wenn sie noch geschlossen sind. Die ganze Pflanze – bis auf die Samen – enthält Catalpin, die Früchte ferner Stachyose und fette Öle.

**Seite 102** **Gemeine Kreuzblume**

Die Gemeine Kreuzblume *(Polygala vulgaris)* aus der Familie der Polygalaceae ist ein ausdauerndes Kraut grasiger Flächen. Ältere Pflanzen besitzen bis zu 20–30 Triebe, die bis 20 cm hoch werden. Die glatten Blätter sind schmal-lanzettlich. Die Art blüht von Mai–Juli. Die kleinen Blüten sind meist blauviolett, manchmal auch weiß, blau, grünlich oder gelblich. Sie sitzen zu 20–30 in endständigen Trauben. Die Früchte sind paarige, geflügelte Kapseln.
Die Wurzeln und gelegentlich die ganze Pflanze werden als Droge genutzt. Sie wirkt husten- und auswurflösend. Die getrockneten Wurzeln von *P. senega* enthalten Saponine, Senegin wie Polygalasäure, die die Schleimabsonderung fördert. Man verwendet die Wurzel als Pulver oder als Dekokt und gibt zur Geschmacksverbesserung Anissamen zu und verdünnt mit Klatschmohnsirup. Aus Wurzeln und der oberirdischen Pflanze kann man auch einen Sirup gewinnen: Man mazeriert sie über Nacht, seiht durch, bereitet aus den mazerierten Pflanzenteilen ein Infus, seiht dieses nach dem Abkühlen durch, vermischt es mit dem zuerst gewonnenen Abguß und gibt dann Zucker zu.

**Hirschzunge**

Die Hirschzunge *(Phyllitis scolopendrium)* gehört zur Familie der Polypodiaceae. Sie wächst im Schatten steiniger Wälder und feuchter Felsen. Ihre gestielten Wedel werden bis 60 cm lang. Sie sind ledrig, ungeteilt und glattrandig. Die langen, schmalen Sori sind mehr oder weniger senkrecht zur Mittelrippe angeordnet. Das Infus von den Wedeln wird bei Bronchialkatarrhen als Hustenlöser benutzt. Es wirkt ebenfalls harntreibend.

**Seite 104 Efeu**

Der Efeu *(Hedera helix)* aus der Familie der meist tropischen Araliaceae ist eine bekannte und weit verbreitete Kletterpflanze. Efeu wird bis 15 m hoch, und alter Efeu besitzt schenkeldicke, knorrig gedrehte Stämme. Diese Liane klettert mit Haftwurzeln. Der Efeu besitzt zwei verschiedene dunkelgrüne, gestielte Blattformen: Die Blätter der Laubtriebe sind herzförmig und gelappt und verkörpern uns das Efeublatt. Die abgebildeten Folgeblätter, die sich an den blühenden Zweigen bilden, sind rundlich zugespitzt und ungelappt. Die kleinen grünlichen Blüten erscheinen erst im Oktober–November und werden von Fliegen bestäubt. Die schwarzen, runden Beeren reifen erst im nächsten Frühjahr.
Als Droge verwendet man die Blätter. Sie enthalten Saponine, das Glykosid Rutin sowie balsamische Harze.

**Süßholzstrauch**

Der Süßholzstrauch oder die Lakritze *(Glycyrrhiza glabra)* ist eine ausdauernde Staude aus der Familie der Papilionaceae. Er besitzt große Wurzeln und bis 8 m lange, dicke, unterirdische Ausläufer. Der rauhe Stengel wird bis 1 m hoch und ist gut verzweigt. Die großen Laubblätter sind unpaarig gefiedert, die Fiederblättchen breit elliptisch stachelspitzig, unterseits punktiert von harzig-klebrigen Drüsen. Die kleinen lila Blüten stehen in achselständigen Trauben zusammen. Die Hülsenfrüchte sind in der Regel drei- bis fünfsamig.
Als Droge nutzt man fast ausschließlich die im Februar geernteten Wurzeln und unterirdischen Ausläufer. Der eingedickte, durch Auskochen der Droge gewonnene Saft ist als Lakritz im Handel; meistens in Stangenform, aber auch in runden, flachen Scheiben. Zwei oder drei dieser Scheiben in heißer Milch gelöst, geben ein ausgezeichnetes Mittel bei Husten und Katarrhen der Luftwege. Die bekanntesten Wirkstoffe des Süßholzes sind Glycyrrhizin, das schleimlösend und hustenstillend wirkt, Liquiritigenin und Isoliquiritigenin, die entspannend und krampflösend auf die glatte Muskulatur des Magen-Darm-Traktes wirken. Diese beiden Wirkstoffe entstehen erst bei der Eindickung und Umwandlung des Süßholzsaftes zu Lakritz. Deshalb und wahrscheinlich wegen eines weiteren, spezielleren Inhaltstoffes ist Lakritz ein wirksames Mittel gegen Magengeschwüre. Das bereits genannte Glycyrrhizin wird wegen seiner cortisonähnlichen Eigenschaften neuestens auch zur Behandlung der Addinson'schen Krankheit eingesetzt.

**Feld-Thymian**

Der Feld-Thymian *(Thymus serpyllum)* ist ein naher Verwandter des Garten-Thymians *(Th. vulgaris)*. Beide gehören zur Familie der Labiatae. Es ist ein kleiner, ausdauernder Zwergstrauch, der an sonnigen und trockenen Plätzen rasenbildend wächst. Die langen, kriechenden Stengel tragen kleine ovale bis elliptische Blätter. Die purpurroten, kleinen Blüten bilden zu mehreren endständige, runde Blütenquirle. Sie blühen von Juli bis in den Herbst hinein.
Als Droge nimmt man den ganzen Zwergstrauch. Sie enthält ein ätherisches Öl (Oleum Serphylli), das reich an Phenolen – wie Thymol, Cymol und Carvacrol – ist. Das Infus verwendet man als Hustenmittel und Antiseptikum.

# Nervensystem

**Seite 106 Passionsblume**

Die Passionsblume *(Passiflora incarnata)* aus der Familie der Passifloraceae ist gebürtig aus den südlichen Vereinigten Staaten. Sie ist eine ausdauernde Pflanze mit langen Jahrestrieben, wechselständigen, gestielten Blättern, die tief drei- bis fünfspaltig gelappt sind. Die Lappen sind gezähnt. Aus den Blattachseln entspringen unverzweigte, blattlose Ranken, mit denen die Pflanze klettert. Die großen eigenartigen Blüten bestehen aus 5 zu einer Schale verwachsenen Kelchblättern, 5 weißen oder malvenfarbig-weißen Blütenblättern, zahlreichen Staubfäden und im Zentrum aus einer Säule (einem Androgynophor), die aus 5 Staubbeuteln mit hammerförmigen Antheren und einem aus 3 Fruchtblättern gebildeten Ovar mit 3 keulig-narbenförmigen Griffeln besteht.
Die grünen Teile der Pflanze bilden die Droge. Sie enthält Alkaloide und Flavon-C-Glykoside.

**Silberweide**

Die Silberweide *(Salix alba)*, Familie der Salicaceae, ist ein häufiger Baum nasser Plätze und entlang von Ufern. Die seidig-silbernen Blätter und jungen Zweige machen das Erkennen einfach. Wir kennen sie als Kopfweide, bei der der Baum alljährlich beschnitten und die langen, aufschießenden Zweige für die Korbflechterei geerntet werden. Weiden tragen einfache wechselständige Blätter mit Nebenblättern und besitzen unscheinbare, zweihäusige Blüten einfachsten Baues, die zu den bekannten »Kätzchen« zusammengefaßt sind. Die Früchte sind vielsamige Kapseln. Jeder Same trägt einen Haarschopf, der die Verbreitung durch den Wind erleichtert.
Pharmazeutisch nutzt man die Baumrinde. Sie hat beruhigende, den Geschlechtstrieb dämpfende und vor allem antirheumatische Eigenschaften. Man verwendet grob gepulverte Rinde für die Herstellung eines beruhigenden Dekoktes oder medizinischen Weines.

**Hopfen**

Der Hopfen *(Humulus lupulus)* ist eine ausdauernde Schlingpflanze aus der Familie der Cannabinaceae, die aus dem Rhizom einjährige, viereckige Ranken hervorbringt, die mehrere Meter lang werden. Die handförmig gelappten Blätter sind gegenständig angeordnet und fühlen sich rauh an. Der Hopfen ist zweihäusig, die männlichen Pflanzen tragen die grünlichgelben Blüten in Rispen, die weiblichen bilden kleine kugelige Scheinähren, die bei der Reife zu walzenförmigen Zapfen (Strobuli) werden.
Diese Zapfen bilden die Droge. Sie werden im September gesammelt, bevor sie ganz reif sind. Auf den Zapfen sitzen kleine, gelbe Drüsen (Glandulae Lupuli), die einen Bitterstoff Lupulin enthalten. Sie erhält man durch Dreschen und Sieben der Zapfen. Hopfen wirkt als Bittertonikum und als Nervenberuhigungsmittel. Ein heiß getrunkenes Infus wirkt schlafbringend.

**Seite 108 Gemeine Pestwurz**

Die Gemeine Pestwurz *(Petasites hybridus)* aus der Familie der Compositae wächst als Charakterpflanze an nassen, offenen Plätzen, ganz besonders an Bach-, Graben- und Flußufern und auf feuchten Wiesen. Der aufrechte, schuppige, hohle Blütenschaft wird bis zu 40 cm hoch und wächst bereits im März vor den Blättern empor. Der Blütenstand besteht aus zahlreichen fleischfarbenen bis blaßrötlichen kleinen Blütenkörbchen. Die Pestwurz ist zweihäusig. Die riesigen, langstieligen, rhabarber-ähnlichen Blätter sind bodenständig und bilden eine Rosette. Sie erscheinen nach den Blütenschäften, erreichen Durchmesser von maximal 60 cm und sind unterseits dicht graufilzig.
Die Droge stellt das dicke, kriechende Rhizom, die Wurzeln und die Blätter; Rhizome und Wurzeln soll man im zeitigen Frühjahr, die Blätter im Mai sammeln. Die Wirkstoffe der Pestwurz sind Petasiten, ätherisches Öl im Rhizom, Schleim und Gerbstoffe in der ganzen Pflanze.

**Echter Lavendel**

Lavendel, das sind mehrere Arten und Artbastarde der Gattung *Lavandula* (Familie der Labiatae). Er wird in der Pharmazie und in der Parfümherstellung viel gebraucht. Es sind u.a. die Arten *L. angustifolia, L. latifolia* und ihre Bastarde. Lavendel sind aromatisch duftende, immergrüne Zwergsträucher mit graugrünen, schmal lanzettlichen Blättern, die sich zur Basis hin verjüngen. Die kleinen, ausgeprägt duftenden Blüten bilden endständige »Scheinähren«; sie liefern ein ätherisches Öl, das spasmolytisch, nervenberuhigend, magenstärkend, harntreibend und schweißtreibend wirkt.

**Echter Baldrian**

Der Echte Baldrian *(Valeriana officinalis)*, der zur Familie der Valerianaceae gehört, ist eine Pflanze, die Kräuterkundler und Apotheker seit Jahrhunderten beschäftigt. Es ist ein

ausdauerndes Kraut, das in Europa und Asien an nassen Plätzen von Wäldern, Gräben und Weiden wächst. Es hat ein kurzes gestauchtes Rhizom mit ziemlich fleischigen Nebenwurzeln. Die runden Stengel, die bis zu 1 m hoch werden, sind hohl und gefurcht. Sie tragen fiederteilige Blätter mit 13–21 linealisch-lanzettlichen Fiederblättchen; die oberen sitzen und sind ganzrandig, die unteren sind kurzgestielt und gezähnt. Die kleinen fleischroten oder weißen Blüten sind in endständigen Trugdolden gruppiert.
Die Wurzeln und das Rhizom bilden die Droge; oft ist ein Stück Stengel dabei. Sie haben den selben durchdringenden und unangenehmen Geruch wie die Pflanze selbst. Die Hauptinhaltsstoffe sind ein ätherisches Öl, aus dem die Valeriansäuren gewonnen werden, zwei Alkaloide Valerin und Chatinin, Gerbstoff und Valepotriate. Valepotriate sind die erst vor einigen Jahren entdeckten beruhigenden Wirkstoffe des Baldrians.

**Seite 110 Spornblume**

Die Spornblume oder der Rote Baldrian *(Kentranthus ruber)* stammt ebenfalls aus der Familie der Valerianaceae. Sie ist eine ausdauernde Krautpflanze des Mittelmeerraumes, ist aber in Irland und England seit langem verwildert. Sie bevorzugt steinige Plätze wie alte Mauern, Felsen, Weinberge, Küsten. Die Spornblume wird bis zu 1 m hoch. Die Pflanze ist bläulichgrün. Die gegenständigen Blätter sind nahezu ganzrandig, eiförmig bis lanzettlich, die unteren gestielt, die oberen sitzend. Die rosenroten, manchmal weißen, gespornten Blüten bilden dichte, mehrfach dreispaltige Trugdolden. Das kurze Rhizom ist stark verzweigt und ganz außerordentlich massig. Die frische Wurzel ist geruchlos.
Das Rhizom bildet die Droge. Es hat gleiche Eigenschaften wie die Baldrianwurzel: auch hier kommen die neu entdeckten Valepotriate (1–3%) vor, doch fehlen das ätherische Öl und die Alkaloide.

**Immenblatt**

Das Melissenblättrige Immenblatt *(Melittis melissophyllum)* ist ein ausdauerndes, behaartes Kraut aus der Familie der Labiatae. Es wächst in lichten Wäldern und an schattigen Plätzen, ist aber sehr lokal und zerstreut verbreitet und bevorzugt bergige Standorte. Das Immenblatt besitzt ein kurzes Rhizom. Die wenigen Stengel werden 10–40 cm hoch. Die gestielten, gegenständigen Blätter sind grob gezähnt. Die großen Einzelblüten, rosa, bunt oder weiß, stehen in den Winkeln der mittleren Laubblätter. Selten sind 2 Blüten beieinander. Die behaarten Früchtchen zerfallen in 4 einsamige Nüßchen.
Die ganze Pflanze wird als Droge genutzt.

**Zitronenstrauch**

Der Zitronenstrauch *(Aloysia triphylla)* aus der Familie der Verbenaceae stammt aus Südamerika und wird in Europa häufig als kleiner Zierstrauch kultiviert. Er besitzt kantige Zweige, Blätter, die zu 3–4 in einem Wirtel stehen, und kleine, blaßrosa Blüten in endständigen Ähren. Die Blätter sind rauh behaart. Der ganze Strauch ist wohlriechend.
Die Blätter, die ein ätherisches Öl enthalten und reich sind an Citral, Terpenen und Glykosiden, werden in Südamerika als Tee zubereitet und getrunken. Der Tee wird zudem zur Nervenberuhigung und zur Verdauungsförderung benutzt. Gleichzeitig eignet er sich zur Geschmacksverbesserung unangenehm schmeckender anderer Infuse.

**Seite 112 Kirschlorbeer**

Der Kirschlorbeer *(Prunus laurocerasus)* ist eine Kirschenart aus der Familie der Rosaceae, die aus Zentral- und Westasien stammt. Wegen der Schönheit ihrer Blätter wird sie häufig in Parks und Gärten kultiviert, vor allem in Hecken. Der 3–4 m hohe Strauch oder Busch trägt kurzgestielte, große, leicht gezähnte, immergrüne Lederblätter mit nach innen gebogenem Rand. Sie sind glänzend dunkelgrün; unterseits sitzen an jeder Seite des Hauptnervs stielnahe 1–4 Drüsengrübchen. Die Pflanze blüht im April und Mai und besitzt aufrechtstehende, ca. 10 cm lange Trauben weißer Blüten. Die Früchte sind eiförmige, glänzend schwarze Steinfrüchte.
Die Blätter ergeben die Droge. Zerriebene frische Blätter riechen nach Blausäure. Die Blätter besitzen spasmolytische Eigenschaften und helfen bei nervös bedingtem Reizhusten, bei Magen- und Darmkrämpfen, Erbrechen und hartnäckiger Schlaflosigkeit. Sie enthalten die giftigen Glykoside Prulaurasin und Prunasin, die Samen Amygdalin.

**Mandelbaum**

Der Bitter-Mandelbaum *(Prunus dulcis* var. *amara,* Familie der Rosaceae) stammt aus Westasien und wird im ganzen Mittelmeerraum häufig angebaut. Die Süßmandeln (var. *dulcis)* sind eine Kulturform des Bitter-Mandelbaumes. Der Mandelbaum wird 3–5 m hoch und ist oft nur ein Strauch. Er blüht im zeitigen Frühjahr, auf Malta bereits zu Neujahr, und seine vor den Blättern kommenden Blüten sind für ihre Schönheit berühmt. Die weißen oder blaßrosa getönten Blüten sitzen meist paarig auf vorjährigen Zweigen. Die harten Steinfrüchte enthalten jeweils 1–2 Samen, die Mandeln.

Das aus den Samen gepreßte Mandelöl wird wie Olivenöl verwendet. Das völlig verschiedene ätherische Öl der Bittermandeln erhält man durch Destillation des ausgepreßten Rückstandes. Es hat die gleichen Eigenschaften wie das Destillat des Kirschlorbeers, ist aber viel stärker. Das aktive Glykosid Amygdalin zerfällt dabei in Blausäure, Benzaldehyd und Dextrose. Durch chemische Umwandlung und Weiterbearbeitung wird die Blausäure entfernt. Das reine Benzaldehyd ist Träger des typischen Mandelgeruches und wird viel für die Herstellung von Konfitüren, Likören und Marzipan gebraucht. Die Bittermandel enthält neben dem ätherischen Öl und dem fetten Öl noch Zucker, Schleim und Asche. Die Asche besteht aus Kalium-, Calcium- und Magnesiumphosphat.

**Seite 114 Anemonen**

Die Gattung Anemone (Windröschen, Anemonen) aus der Familie der Ranunculaceae enthält viele schöne ausdauernde Blumen, von denen einige auch Gartenpflanzen geworden sind. Sie alle sind mehr oder weniger giftig (die Bewohner Kamtschatkas z. B. vergifteten ihre Jagdpfeile mit Anemonen) und werden heute kaum noch arzneilich verwendet.

Das Buschwindröschen *(Anemone nemorosa)* ist in unseren Laubwäldern und Gebüschen die häufigste Anemone. Es hat ein schwarzes, nahezu waagerecht verlaufendes Rhizom, an dessen Spitze ein langgestieltes Blatt nach der Blüte hervorwächst. Das Blatt ist handförmig fünfgeteilt. Der Rand ist gesägt. Der 10–25 cm lange Blütenschaft trägt am Ende die weiße, manchmal rosa überlaufene Einzelblüte. Etwa in der Mitte des Blütenschaftes stehen 3 tief drei- bis fünffach fiederspaltige, grob sägezähnige, laubblätterartige Hüllblätter. Das frische Buschwindröschen enthält Protoanemonin, eine stark hautreizende, antibiotische Wirksubstanz.

Das Gelbe Windröschen *(Anemone ranunculoides)* wächst in Europa, im Kaukasus und in Sibirien auf Weiden, in kühlen Laubwäldern und Gebüschen. Es besitzt ein fleischiges, waagerechtes, braunes Rhizom. Der aufrechte Stengel wird höchstens 20 cm hoch. Die 1 oder 2 grundständigen Blätter sind langstielig, weichbehaart und in 3 oder 4 rundlich-keilartige Fiederblättchen geteilt oder fehlen gänzlich. Die laubblattartigen, tief fiederspaltigen Hochblätter umgeben kurzgestielt 1, seltener 2 goldgelbe Blüten. Die Fiederblättchen sind lanzettlich und gezähnt. Auch das frische Kraut dieser Anemone enthält Protoanemonin.

Das Leberblümchen *(Hepatica nobilis,* früher *Anemone hepatica)* wächst in Europa, Sibirien, Japan und Nordamerika. Man findet es zerstreut in Laubwäldern, waldigem Gelände und in Hecken auf kalkhaltigen Böden. Es besitzt ein kurzes Rhizom und gestielte, grundständige Blätter von ganz anderer Gestalt und Farbe als die bisher beschriebenen Arten. Sie sind dreilappig-herzförmig und bilden eine Rosette. Zudem sind sie oberseits glänzend und von dunkelgrüner Farbe, unterseits von dunkelpurpurbrauner Farbe und behaart. Diese Blätter erscheinen nach der Blüte. Form und Farben der Blätter gaben der Blume ihren Namen. Die Einzelblüten auf 7–15 cm hohen purpurbraunen Stielen sind blau, selten weiß oder rot. Das Leberblümchen enthält ebenfalls Protoanemonin, das Rhizom Saponin und Hepatilobin.

Die Anemonenarten wurden früher als Drogen benutzt. Sie besitzen beruhigende, harn- und schweißtreibende, hustenlindernde und auswurffördernde Eigenschaften und werden angewandt bei schmerzhaften Verkrampfungen der glatten Muskulatur, bei Neuralgien, Migräne, Dysmenorrhoe und trockenem Krampfhusten. Die Droge wirkt außerdem stark hautreizend. Nur die frischen Pflanzen sind wirksam. Man bereitet aus ihnen Infuse und Tinkturen.

**Seite 116 Bärenklau**

Der Echte Bärenklau *(Heracleum sphondylium)* ist eine große, mehrjährige Krautpflanze kühler und nasser Weiden; er ist einer unserer häufigsten Vertreter der Familie der Umbelliferae. Er wird unterschiedlich groß, kann aber immerhin 2 m erreichen. Er besitzt große, abgerundet fiederschnittige und gezähnte Blätter mit rauhen, steifen Haaren. Die kantig-gefurchten Blütenschäfte sind aufrecht und hohl; die kleinen weißen Blüten bilden große zehnstrahlige Dolden. Man verwendet sowohl die grüne Pflanze als auch die kreisrunden Spaltfrüchte und die Wurzeln als Droge. In der Volksmedizin verwendet man den Bärenklau in Form von Pulver oder alkoholischen Extrakten als Nervenberuhigungsmittel und als Schmerzmittel. Manche Menschen sind gegen Bärenklau allergisch und entwickeln – vor allem bei zu starker Sonneneinwirkung – Hautausschläge aufgrund der im Bärenklau enthaltenen Furocumarine.

**Kokastrauch**

Der Kokastrauch *(Erythroxylum coca,* Familie der Erythroxylaceae) stammt aus Südamerika und ist wahrscheinlich als Wildpflanze ausgestorben. Als Kulturpflanze wird er z. B. in Peru, Bolivien, Indien, Ceylon, Insulinde, Australien und Kamerun angebaut, insbeson-

dere die Variation *bolivianum*. Er braucht sehr viel Sonne und Höhen über 300 m. Es ist ein 2–3 m hoher Strauch mit kurzstieligen, glatten, eilanzettlichen Blättern. Zwei »falsche« Blattnerven verlaufen parallel zum Hauptnerv. Hornige, kleine Nebenblätter stehen in den Blattachseln. In den Blattwinkeln stehen die kleinen, grünlich-weißen Blüten in Büscheln. Die kleinen, roten, einsamigen Steinfrüchte sind länglich.
Die Blätter bilden die Droge. Man erntet sie erstmals nach eineinhalb Jahren; erwachsene Sträucher (ab 5 Jahren) ergeben jährlich vier Ernten. Sie enthalten 0,5–1,4% Cocain, ferner Nicotin, Cocamin, Ecgonine, Methylsalicylat. Koka-Blätter dürfen in Deutschland nicht gehandelt oder verschrieben werden.

**Gewürznelkenbaum**

Gewürznelken sind die getrockneten Blütenknospen des Gewürz-Nelkenbaumes *(Syzygium aromaticum*, in älteren Werken *Eugenia caryophyllata* genannt) aus der Familie der Myrtaceae. Es ist ein attraktiver Baum von kegelförmiger Gestalt und bis zu 20 m Höhe. Hauptanbaugebiete sind die feucht-heißen tropischen Molukken, Sansibar, Pemba und Madagaskar. Er benötigt Meeresnähe. Die glatten, gestielten, immergrünen Blätter sind gegenständig, eilanzettlich und von ledriger Konsistenz. Die Blüten bilden endständige Dolden. Die purpurne Frucht ist eine ein- oder zweisamige runde Beere. Die Frucht, Mutternelke genannt, wird als Obst gegessen.
Das ätherische Öl (16–19%) des Baumes – das Nelkenöl – wird in der Zahnmedizin als Antiseptikum und Anaesthetikum ständig gebraucht. Es enthält als Hauptwirkstoff das Eugenol, aus dem man in der Chemie Vanillin zur Schokolade- und Likörherstellung macht.

**Seite 118 Mönchspfeffer**

Der Mönchspfefferbaum *(Vitex agnus-castus)* ist ein kleiner Baum oder Strauch aus der Familie der Verbenaceae, der im Mittelmeerraum wild wächst und häufig als Zierbaum gepflanzt wird. Die gegenständigen, unterseits weiß-filzigen Blätter setzen sich aus 5–7 lanzettlichen Teilblättern zusammen. Die recht kleinen, violetten Blüten bilden unterbrochene, schlanke Ährentrauben. Die fleischige Frucht wird 2 mm groß und ist rötlichschwarz. Ihre frischen Samen sind von aromatischer Schärfe.
Die arzneilichen Wirkstoffe der Blätter, Blütentrauben und Früchte bestehen hauptsächlich aus Castin, Viticin, Vitexin und Vitexinin.

**Weiße Seerose**

Die Weiße Seerose *(Nymphaea alba)* aus der Familie der Nymphaceae ist eine Wasserpflanze. Sie ist auf kleinen Seen, auf Teichen und in Marschen recht häufig und wächst als kultivierte Zierpflanze in Parkteichen. Sie besitzt ein großes Rhizom und herzförmige Blätter, die je nach Alter und Position in ihrer Form variieren. Die Unterseite der Schwimmblätter ist durch Anthocyane rötlich gefärbt; die Oberseite ist grün und mit einer mehr oder weniger wasserdichten Wachsschicht überzogen. Die großen weißen Einzelblüten besitzen einen kräftigen, dicken Stiel.
Das Rhizom hat man wegen seiner vermuteten, den Geschlechtstrieb dämpfenden Wirkung benutzt. Es enthält die aktiven Stoffe, wie mehrere Alkaloide, Stärke, Weinsäure, Elag- und Gallusgerbstoffe.

**Raute**

Die Raute oder das Gnadenkraut *(Ruta graveolens)* gehört der Familie der Rutaceae an und ist ursprünglich in Südeuropa heimisch. Es ist ein kleiner Strauch von etwa 80 cm Höhe und von einem unverkennbaren und unangenehmen Geruch. Sie besitzt zwei- bis dreifach fiederschnittige Blätter, die wiederum in verkehrt-eiförmige, abgerundete, fleischige, gestielte Einzelblättchen geteilt sind. Die Blättchen sind durchscheinend punktiert von den ätherischen Ölbehältern. Die grünlich-gelben Einzelblüten sind kurzgestielt und bilden eine Dolde. Die Frucht ist eine Kapselfrucht.
Pharmazeutisch genutzt werden die Blätter. Sie sollen kurz vor der Blüte gesammelt und rasch im Schatten getrocknet werden. Sie enthalten Rutin und Cumarine, Alkaloide und ein ätherisches Öl (Rautenöl) von sehr komplexer Zusammensetzung. Der Extrakt der frischen Pflanze wird in der Homöopathie zur Förderung der Regel, mißbräuchlich als Abortivum (aufgrund seines Gehaltes an Arborinin), als Mittel gegen Darmkrämpfe und gegen Würmer verwendet. Man stellt Infuse, Fluidextrakte und Tinkturen her. Jedoch muß jede Rautenarznei mit großer Vorsicht und niemals in höheren Dosen angewandt werden. Während der Schwangerschaft darf man sie nicht benutzen. Die Raute ist ausgesprochen giftig und kann bei Überdosierung zum Tode führen.

**Seite 120 Stechapfel**

Die drei auf dieser Seite beschriebenen Arten sind nicht nur wegen ihrer nahezu identischen Inhaltsstoffe zusammengestellt worden, sondern auch deshalb, weil sie alle zur selben Familie, der der Nachtschattengewächse gehören. Der Stechapfel *(Datura stramonium)* stammt ursprünglich aus Westasien, und zwar aus dem Raum des südlichen Kaspischen Meeres. Heutzutage wächst er auf der ganzen Nordhalbkugel und selbst in Mittel- und Südamerika. Es ist ein giftiges, einjähriges Kraut der Ödflächen und Straßenränder. Es wird bis 1,5 Meter hoch. Die kräftig grünen, langgestielten Blätter sind länglich eiförmig und grobbuchtig gezähnt. Sie sind sehr lang und breit. Die normalerweise einzeln stehenden Kelchblüten sind in der Urform weiß, bei anderen Varietäten hellviolett, gelblich oder grünlich. Die Frucht ist auffallend: es ist eine bis 5 cm große eiförmige Kapsel, die auf der Außenseite mit kräftigen Stacheln von 5 mm Länge bewehrt sind. Sie enthält zahlreiche braunschwarze Samen. Samen und Blätter bilden die Droge.

**Echtes Bilsenkraut**

Echtes Bilsenkraut *(Hyoscyamus niger)* aus der Familie der Solanaceae wächst in Eurasien und Nordafrika und ist eine Charakterpflanze des Ödlands und steiniger Plätze. Es gibt zwei Varietäten: eine einjährige mit unverzweigtem Stengel von bis zu 50 cm Höhe und eine zweijährige, welche im ersten Jahr eine Rosette grundständiger Blätter ausbildet und einen verzweigten Stengel von bis zu 150 cm Höhe im zweiten Jahr. Die oberen Blätter sitzen, sind eiförmig bis dreieckig-eiförmig und haben tief eingeschnittene Ränder; die Blätter der einjährigen Varietät sind ähnlich, aber kleiner und weniger eingeschnitten. Die ganze Pflanze ist mit klebrigen Drüsenhaaren übersät. Die sternförmigen Blüten bilden dichte, kurzstielige Gruppen. Sie sind schmutzig-blaßgelb, violett geädert; die Äderung ist bei der zweijährigen Form besonders ausgeprägt. Als Droge nutzt man die Blätter und Samen.

**Tollkirsche**

Die Tollkirsche *(Atropa belladonna)* wächst in kühlen, schattigen Bergwäldern und auf Ödland. Sie besitzt eine dicke, fleischige Wurzel und einen kräftigen, aufrechten Stengel, der sich im oberen Teil verzweigt und bis 1,5 m hoch wird. Die grünen, kurzstieligen Blätter sind oval, ganzrandig, zugespitzt. Aus den Blattachseln wachsen die Blüten hervor. Sie stehen fast immer einzeln, sind violettbraun und glockenförmig. Die Frucht ist eine Beere, die in ihrem Äußeren einer Kirsche ähnelt. Sie ist unreif grün, reif glänzend schwarz und sehr giftig. Wurzel und Blätter liefern die Droge.
Wie erwähnt, enthalten diese drei Nachtschattengewächse dieselben aktiven Wirkstoffe, die Alkaloide Hyoscyamin, Atropin und in geringen Mengen Scopolamin. Das Atropin entsteht aus dem L-Hyoscyamin durch Racemisierung. Bei dem Stechapfel (D. stramonium) z. B. enthält die junge Pflanze überwiegend Scopolamin, die alte Hyoscyamin (gut $^2/_3$). Bei der Tollkirsche (A. belladonna) enthalten die frische Blattdroge und die Samen vor allem L-Hyoscyamin, die unreifen Früchte ebenfalls, die reifen Früchte jedoch Atropin.
Hyoscyamin und Atropin besitzen zwei Hauptwirkungen: in hohen Dosen eine erregende auf Großhirn, Zwischenhirn und verlängertes Mark und in niedrigen Dosen eine peripherlähmende auf die cholinergischen parasympathischen Nervenendigungen. Durch letztere werden kompensatorisch die adrenergen Nerven in ihrer Erregbarkeit gesteigert. Die medizinischen Folgen dieser niedrigen Dosen sind daher: Versiegen der Sekretion aller Drüsen (Tränen-, Speichel-, Schleimhaut-, Magen-, Brust- und Schweißdrüsen), Erweiterung der Bronchien, Ruhigstellung des Magen-Darm-Traktes, starke Beschleunigung der Herztätigkeit und Blutdruckanstieg, Pupillenerweiterung. Die Alkaloide werden daher vielfältig in Arzneien gegen chronische Bronchitis, Asthma, Krampfhusten, Magenschmerzen, Gallen- und Nierenkoliken, in der Augenheilkunde und im Delirium tremens des Alkoholikers eingesetzt.
Die tropisch-subtropische Art *Datura metel,* das Yang-Kraut, ist als Lokal-Anaesthetikum in China seit alters her in Gebrauch. In Indien wird *D. metel* wie unser *D. stramonium* verwendet, jedoch zusätzlich noch als Wurmmittel und äußerlich gegen Herpes.

Seite 122 **Edelkastanie**

Die Edelkastanie *(Castanea sativa)* aus der Familie der Fagaceae wächst wild im gesamten Mittelmeerraum und wird in Nordamerika, in Indien und Japan kultiviert. Sie ist ein stattlicher Baum, der 35 m hoch werden kann und trockene, echte Laubwälder liebt und bildet. Der starke, aufrechte Stamm hat eine senkrecht gefurchte Rinde; alte Bäume haben eine sehr rissige Borke. Die derben Blätter sind länglich-lanzettlich, mit ca. 20 parallelen Nerven beidseits des Mittelnervs versehen, deren jede in einen Zahn ausläuft. Die männlichen Blüten hängen in Gruppen an langen, lockeren, hellgelben Kätzchen zusammen; die grünlichen weiblichen Blüten wachsen einzeln oder zu mehreren am Grunde männlicher Kätzchen, die dann meist selbst nicht aufblühen, heran. Die Früchte (Kastanie) sind zu 2–3 von einer kugeligen, mit zahlreichen weichen Stacheln besetzten Fruchthülle umgeben. Die Gattung *Castanea* enthält fünf Arten mit eßbaren Früchten: unsere europäischen, die amerikanischen Maronen *(C. dentata),* die Chinesische Eßkastanie *(C. molissima)* und die Japanische Eßkastanie *(C. crenata).* Die Früchte der amerikanischen Edelkastanien sind zwar

ziemlich klein und von gräulicher Farbe, haben aber einen besonders süßen und angenehmen Geschmack. In den Wäldern Nordamerikas wachsen Kastanienbäume von einer Höhe bis zu 30 m und noch mehr. Sie werden sehr alt; der älteste bekannte Baum soll über 600 Jahre alt sein.
Die Blätter – wie auch die Rinde – enthalten rund 9% Gerbstoffe in Form von Gallus- und Ellagsäure, ferner Hamamelose.

**Indischer Hanf**

Der Indische Hanf *(Cannabis indica)* aus der Familie der Cannabinaceae ist eine Variation des gewöhnlichen Hanfes, der zur Textil- und Seilfabrikation angebaut und genutzt wird. Er ist kleiner und schlanker, verzweigter und kompakter. Die unteren Blätter sind gefingert, die oberen, welche in der Droge enthalten sind, bestehen aus einfachen oder gelappten Hochblättern. Die Pflanze ist zweihäusig. Die Blüten sind unscheinbar: die männlichen stehen in lockeren Trugdolden und sind weiß-grünlich, die weiblichen sind hüllenlos und stehen zu zweit in den Achseln kleiner Laubblätter zu Scheinähren vereint. Die Frucht ist eine einsamige Nuß.
Die blühenden und fruchtenden Teile der weiblichen Pflanze bilden die Droge. Die wirksamen Inhaltsstoffe des Harzes sind u. a. Cannabidiolsäure, Cannabidiol, Cannabinol und Tetrahydrocannabinol (THC). Hiervon hat nur das THC halluzinogene Wirkung. Beim Rauchen wird es aus den anderen Inhaltsstoffen verstärkt gebildet. In pharmazeutischen Dosen hilft Marihuana gegen bestimmte Arten von seelischen Krankheiten und Depressionen, wirkt als Analgetikum und Aufputschmittel. Die Früchte enthalten zu 30% fettes trocknendes Öl, 25% Eiweiß und Vitamin K und sind daher ein gutes Nahrungsmittel für Vögel.

**Schwarzer Nachtschatten**

Der Schwarze Nachtschatten *(Solanum nigrum)* aus der Familie der Solanaceae wächst an Wegrändern, auf Öd-, Garten- und Ackerland und ist bei uns recht häufig. Es ist normalerweise ein einjähriges Kraut von recht unterschiedlicher Größe mit verzweigten, grünen oder violetten Stengeln. Die gestielten Blätter sind buchtig gezähnt. Die weißen Blüten bilden bis zu 4–8 kleine Dolden. Die Früchte sind schwarze, mitunter grünlich- bis wachsgelbe Beeren. Die Beeren des verwandten Geflügelten Nachtschatten *(S. alatum)* sind rot.
Der Schwarze Nachtschatten ist giftig, obwohl an einigen Orten die jungen Pflanzen als Gemüse gegessen wurden. Wir können uns daher Angaben zum inneren Gebrauch sparen. Äußerlich angewandt, ist es ein gutes Schmerzmittel gegen juckende Hautkrankheiten, Hämorrhoiden und schmerzhafte, arthritische Schwellungen. Man saugt eine Kompresse mit konzentriertem Dekokt voll oder bereitet aus frischen zerkleinerten Blättern einen Breiumschlag.

**Seite 124 Hohler Lerchensporn**

Der Hohle Lerchensporn *(Corydalis cava)* gehört zur Familie der Papaveraceae, wird aber, zusammen mit dem Erdrauch *(Fumaria officinalis,* S. 142), mitunter als eigene Familie der Fumariaceae separiert. Es ist ein kleines, ausdauerndes Kraut von ca. 10 cm Höhe und ist eine Charakterpflanze des Unterwuchses auf schattigen Plätzen und in lichten Wäldern. Gartenvarietäten werden oft in Steingärten angepflanzt. Die gestielten Blätter bestehen aus mehreren Blättchen; die bläulich-grünen, eiförmigen Blättchen sind abgerundet tief fingerförmig eingeschnitten. Die Pflanze blüht erstmals im 4. oder 5. Lebensjahr. Ihre Spornblüten sind lilarot und gelblichweiß und bilden endständige Trauben. Die blaßgrünen Schoten enthalten viele kleine, schwarze Samen. Die kugelige Knolle ist gelb und wird bald hohl und gab der Pflanze damit den Artnamen.
Die Knolle bildet die Droge. Sie enthält sehr wirksame Alkaloide, von denen Corycavin und Corydalin die wichtigsten sind.

**Schlafmohn**

Der Schlafmohn *(Papaver somniferum)* aus der Familie der Papaveraceae ist ein einjähriges Kraut von 50–150 cm Höhe. Es besitzt große seegrüne, weiche, wachsartige Blätter mit gezähntem Rand, die den Stengel umfassen. Neben zahlreichen Zuchthybriden unterscheidet man etwa vier Schlafmohn-Varietäten, die sich durch die Farbe der Blütenblätter, die Größe und Form der Kapseln und die Farbe der Samen unterscheiden. Die Urform hat lila Blüten mit einem roten Fleck am Blütenblattgrund.
Durch Anritzen der noch unreifen Fruchtkapseln erhält man den Gummimilchsaft (Latex), das Opium. Er enthält gut 25 stark wirksame Alkaloide, deren berühmteste und wichtigste sind: Morphium (gegen schwerste Schmerzen), Codein (zum Hustenstillen; es ist der Methyläther des Morphiums), Papaverin (löst die Spasmen der glatten Muskulatur), Narcotin und Thebaïn. Die Tinctura Opii simplex ist auch heute noch das wirksamste Mittel bei schweren, krampfartigen Durchfällen. Alle diese Wirkstoffe und Arzneien unterliegen der Betäubungsmittel-Verordnung, und ihr Verkehr und Gebrauch ist genaue-

stens geregelt. Sie stellen potente Waffen in der Hand des Arztes dar. Die ungiftigen Samen enthalten 45–60% fettes Öl, das als feines Speiseöl, in der Arzneizubereitung und von Malern verwendet wird.

**Seite 126 Kaffeestrauch**

Der Kaffeestrauch *(Coffea arabica)*, der zur Familie der Rubiaceae gehört, wächst in einem Klimagürtel, der sich vom 25. Breitengrad im Norden zum 25. Breitengrad im Süden rings um den Äquator zieht. Hier gedeiht er prächtig in Höhen von 0–1500 m, solange das Klima eine Durchschnittstemperatur zwischen 15° und 30°C und eine Niederschlagsmenge von mindestens 1500 mm jährlich garantiert. Etwa 50 Arten der Gattung *Coffea* liefern Kaffee, aber nur 7 Arten – *C. arabica, canephora, abeokutae, excelsa, liberica, mokka* und *stenophylla* – werden richtig kultiviert. Nur 2 Arten sind für den Welt-Kaffeehandel bedeutsam: *C. arabica* liefert ca. 70%, *C. canephora* (er stammt ursprünglich aus dem Kongo) liefert ca. 30%.
Als strauchartiger Baum in der Kultivierung wird der Kaffeestrauch auf 2–3 m Höhe durch Schnitt gehalten. Er besitzt glänzende, immergrüne, schmale Lederblätter mit deutlicher Spitze. Sie sind gegenständig, kurz gestielt und 10–12 cm lang. Der Mittelnerv der elliptisch-lanzettlichen Blätter ist sehr ausgeprägt. Die wohlriechenden, weißen Blüten stehen zu 10–20 als Trugdolde in den Achseln der Blätter, jeweils in kleine Gruppen von 1–5 Blüten gegliedert. Jede Blüte produziert eine zweilappige Frucht, die Kaffeebeere oder Kaffeekirsche. Sie ist zuerst grün, später rötlich, dann scharlachrot. Jede Steinfrucht enthält 2 grüne Samen von ellipsoider Gestalt, die Kaffeebohnen.
Normal sind 3 Ernten pro Jahr. Die reifen Kaffeefrüchte werden getrocknet, die Bohnen herausgeschält und in Säcken in die Verbraucherländer exportiert. Erst hier werden sie bei Temperaturen von max. 240°C geröstet. Am Ende des Röstens sind die Kaffeebohnen ⅕ leichter, enthalten ⅕ weniger Coffein, sind ⅓ größer und braun geworden. Die braune Farbe stammt von der Karamellisation der enthaltenen Kohlehydrate. Die gerösteten Kaffeebohnen enthalten u. a. mindestens 1,5% Coffein und etwa 4,5% Chlorogensäure.
Coffein wirkt stimulierend auf die Großhirnrinde, stärkt die Herzkraft (positiv inotrope Wirkung) und erweitert die Blutgefäße. Chlorogensäure regt die Salzsäureproduktion des Magens an, beschleunigt die Peristaltik des Darmes, wirkt galletreibend und regt ebenfalls das Zentralnervensystem an. Beide Verbindungen wirken (indirekt) harntreibend. Da das Coffein bereits im Magen von der Chlorogensäure entkoppelt wird und bereits durch die Magenschleimhaut resorbiert wird, wirkt Kaffee schneller und direkter als Tee, dessen Coffein erst im Darm frei wird. Empfindliche Personen vertragen daher Tee besser als Kaffee. Überdosierung von Kaffee verursacht Herzklopfen, Schlaflosigkeit, Muskel- und Gliederzittern, hochroten Kopf und Übererregung.

**Teestrauch**

Der Teestrauch *(Camellia sinensis)* gehört zur Familie der Theaceae und wächst in tropischen und Monsun-Gebieten mit sehr viel Regen (gut 3000 mm/Jahr Niederschlag). Er ist ein kleiner Baum, der als Wildpflanze bis zu 10 m hoch werden kann, jedoch als Kulturpflanze nicht höher als 2 m wird. Die dunkelgrünen, wechselständigen Blätter sind elliptisch-lanzettlich und schlicht gezähnt. Die duftenden Blüten sind weiß und stehen einzeln, zu zweit oder dritt in den Blattachseln. Die Frucht ist eine dreifächerige Kapsel und enthält 3 ölhaltige, runde, braune Samen. Die Blätter bilden den Tee und damit auch die Droge. Erstmals werden sie im dritten Lebensjahr des Teestrauches geerntet. In China und Japan kennt man jährlich 3–5 Ernten, in Indien und Ceylon sogar 15 (Berglage) –30 Ernten (Tieflagen). Nach der Ernte werden die Blätter auf verschiedenartigste Weise behandelt:
Schwarzer Tee entsteht aus den halb getrockneten Blättern, die, nachdem sie gerollt worden sind, zur Fermention in Lagen von ca. 10 cm gestapelt werden und erst danach bei maximal 110°C geröstet werden.
Grüner Tee ist unfermentiert und wird sofort nach der Ernte über siedendem Wasser 4 bis 5 Min. erhitzt, danach mechanisch durch Kneten und Rollen getrocknet. Danach wird der Grüne Tee geröstet und bei max. 70°C solange getrocknet, bis er dunkelgrün geworden ist.
Oolong-Tee ist halb-fermentierter Tee. Die Fermentation wird nach Ablauf der halben Zeit abgebrochen. Er ist dunkel und grün.
Die bei der Tee-Fabrikation übrigbleibenden Abfälle – »Dust« (Grus und Staub), die Stiele und der Blattbruch – werden zu Ziegel- und Tafeltee verarbeitet. Sie sind sehr coffeinhaltig und dienen daher auch zur Coffein-Gewinnung. Ziegeltee ist beliebt in Rußland, den asiatischen Sowjetrepubliken, in Tibet und Nordchina. Der Blattbruch (2–3% der Ernte) wird neuerdings als »fannings« für die Herstellung von Aufgußbeuteln genutzt, früher wurde er weggeblasen.
Tee enthält Coffein (0,9–5%), Theobromin (0,05%) und Gerbstoffe (8–26%) als Hauptwirkstoffe. Über die Wirkung des Coffeins siehe beim Kaffee. Das Coffein des Tees wird erst im Darm freigesetzt, es wirkt daher später und milder als das Coffein des Kaffees. Das

Theobromin wirkt stimulierend auf das Herz, harntreibend und krampflösend im Bereich der peripheren Blutgefäße. Bestimmte Teesorten wirken daher besonders harntreibend. Tee vermindert die Konzentration der Blutlipide. Die Gerbstoffe des Tees wirken mild adstringierend auf die Schleimhäute und verringern die Produktion von Magensaft. Tee ist das ideale Nerventonikum und frei von den negativen Begleiterscheinungen, die etwa der Tabak und Alkohol besitzen. Natürlich ist der Tee im Übermaß genossen nicht nebenwirkungsfrei; wie auch Kaffee sollte er nicht Babys, Neurasthenikern und an Übererregung leidenden Personen gegeben werden.

**Colanuß**

Die Colanüsse stammen vom Colabaum *(Cola nitida),* aber auch von dessen unmittelbaren Verwandten *C. acuminata, C. ballayi* und *C. verticillata* aus der Familie der Sterculiaceae ab. *C. nitida* stammt vom Golf von Guinea, und auch die anderen Arten sind tropisch-westafrikanischen Ursprungs. Es sind Bäume von 8–20 m Höhe mit wechselständigen, gestielten, elliptisch-länglichen oder ovalen Blättern. Diese sind zugespitzt und einfach bis dreilappig. Die stammbürtigen (kaulifloren) Blüten sind eingeschlechtlich und einhäusig, nur selten zweigeschlechtlich. Sie bilden Rispen. Die sternförmigen Früchte bestehen aus maximal 6 armartigen Kammern, die jeweils 3–6 große Samen enthalten. Dies sind die Colanüsse.

Die geschälten Samen bilden die Droge. Colanüsse enthalten 1,5–2% Coffein, ca. 0,1% Theobromin, ca. 0,3–0,4% D-Catechin, Nährstoffe wie Zucker, Stärke und Eiweiß, Gummi und Öle. In Europa werden sie weit weniger als Tee oder Kaffee genutzt, haben aber gleiche Wirkeigenschaften. Durch die Bindung des Coffeins an das Catechin kommt die zentral-anregende Wirkung deutlicher hervor als bei Kaffee und Tee, und die harntreibende und das herzstimulierende Wirkung sind nur schwach. In den Ursprungsländern werden sie gern gekaut. Sie besitzen auch eine wichtige kommerzielle Bedeutung als Hauptbestandteil unzähliger kohlensäurehaltiger Erfrischungsgetränke, die – einst von Amerika kommend – die Weltmärkte erobert haben.

# Harn-Geschlechtssystem

**Seite 128 Wegerich**

Der Mittlere Wegerich *(Plantago media)* und der Spitzwegerich *(P. lanceolata)* sind ausdauernde Gewächse der Familie der Plantaginaceae. Wegerich-Arten sind Charakterpflanzen grasiger, unkultivierter Plätze und wenig benutzter Wege. Eine weitere, recht weit verbreitete Art ist der Große Wegerich *(P. major)*. Die Wegeriche besitzen große aufrechte Ähren-Stengel, die aus einer Rosette grundständiger Blätter hervorwachsen. Die Blätter sind unverkennbar mit meist 5 ausgeprägten Längsadern versehen. Die dicht stehenden, kleinen Ährenblüten sind proterogyn, d. h. die weiblichen Narben werden vor den männlichen Staubblättern reif und bestäubungsbereit. Wegerich-Früchte sind Deckelkapseln: der obere Teil der runden Kapsel springt bei der Reife ab und gibt den samengefüllten Kessel frei.
Die Blätter bilden die Droge. Sie wirkt harntreibend und enthält Schleim und das Bitterglykosid Aucubin. Aus den gepulverten Blättern macht man ein Infus. Die in Wasser mazerierten Blätter nimmt man als Breiumschlag für die Behandlung von offenen Ulcera, Furunkeln und Wunden.

**Dornige Hauhechel**

Die Dornige Hauhechel *(Ononis spinosa)* aus der Familie der Papilionaceae ist ein kleiner mehrjähriger Strauch mit zahlreichen, dornigen Stengeln von etwa 30 cm Höhe. Die kleinen dunkelgrünen Blätter sind gezähnt und dreiblättrig oder ungeteilt. Die rosa-farbenen Blüten erscheinen im Sommer und Herbst und entwickeln sich zu kurzen Hülsen, die 2–3 Samen enthalten.
Die Wurzel wirkt harntreibend. Sie enthält ätherisches Öl sowie die Glykoside Onospin, Ononin, Onocerin, Ononid. Gepulvert und als Infus zubereitet, wird die Dornige Hauhechel entweder alleine oder zusammen mit Fenchel und mit Honig gesüßt eingenommen. Ein Dekokt soll man nicht herstellen, da sich das ätherische Öl verflüchtigt.

**Waldmeister**

Der Waldmeister *(Galium odoratum)*, ein kleines mehrjähriges Kraut aus der Familie der Rubiaceae, wächst in schattigen Laubwäldern und Hecken. Er ist nicht selten. Schlanke, einfache Stengel von 15–30 cm Höhe wachsen aus dem kriechenden Rhizom. Die Blätter sind eiförmig-lanzettlich und stehen unten zu 6, oben zu 8 in Quirlen. Die weißen, langgestielten Blüten stehen in gipfelständigen Trugdolden und sind rasch vergänglich. Die klettigen Früchte haben Hakenborsten. Es sind zweiteilige Spaltfrüchte. Die blühende Pflanze nimmt man als Droge. Sie ist frisch geruchslos, nimmt aber einen besonderen, angenehmen Geruch nach frisch gemähtem Gras an, wenn sie trocknet.
Der Haupt-Geruchsbestandteil ist das Cumarin. Daneben enthält sie u. a. Gerbstoffe. Als Infus oder Dekokt wurde die Droge als Nervenberuhigungsmittel vor allem für Kinder und alte Leute empfohlen. Die Cumarin-Glykoside des Waldmeisters erweitern die peripheren Blutgefäße, beeinflussen jedoch nicht die Blutgerinnung. Sie wirken zudem krampflösend. Aus Waldmeister stellt man auch einen aromatischen Wein her (Vin de Mai) und verwendet ihn in der Parfümherstellung. Der frische, vor der Blüte gesammelte Waldmeister wird in die Maibowle gelegt.

**Seite 130 Stechender Mäusedorn**

Der südeuropäische Stechende Mäusedorn *(Ruscus aculeatus)* stammt aus der Familie der Liliaceae. In Europa wachsen drei verschiedene Arten der Gattung *Ruscus*. Er besitzt einen mehrjährigen Wurzelstock und grüne verzweigte Stengel von 60–80 cm Höhe. Das Charakteristikum sind die grünen, blattartig verbreiterten Stengel. Sie sind zugespitzt eiförmig. Die echten Blätter sind kleine Schuppen; auf ihnen sitzen die 3 mm kleinen, eingeschlechtlichen Blüten. Die Frucht ist eine sehr hübsche Beere von der Größe einer Kirsche. Wurzeln und Wurzelstock des Stechenden Mäusedorns besitzen harntreibende Eigenschaften und waren früher offizinell z. B. in der Französischen und Spanischen Pharmakopöe. Die Pflanze enthält steroidische Saponine.

**Spargel**

Der Spargel *(Asparagus officinalis)* gehört wie der Stechende Mäusedorn zur Familie der Liliaceae und besitzt wie er harntreibende Wirkung. Er wird seit langem wegen seiner eßbaren jungen Sprosse angebaut, die im Frühjahr aus dem Rhizom hervorwachsen. Läßt man diese Sprossen sich auswachsen, entwickeln sie sich zu verzweigten, grünen, schmalen Stengeln mit federartigen, blattähnlichen Seitenzweiglein. Diese stehen in den Achseln der echten, winzig kleinen, schuppenförmigen Blätter. Man nimmt sie gern für Blumenarrangements. Die glockenförmigen kleinen Blüten sind weißlich-grün. Die Frucht ist eine ein- oder wenigsamige, runde, rote Beere.

Der kurze, dicke Wurzelstock und die Wurzeln werden im November als Droge gesammelt. Ihre Inhaltsstoffe sind das harntreibende Asparagin, ferner Eiweiß, Zucker, Saponine und andere Substanzen. Die Droge wirkt durch Reizung des Nierenepithels harntreibend. Man verwandte dazu das Dekokt. Der charakteristische Geruch des Harns nach Einnahme von Spargel und Arzneien aus Spargelrhizom stammt von einem Abbauprodukt, dem Methylmercaptan.

**Aufrechtes Glaskraut**

Das Aufrechte Glaskraut *(Parietaria officinalis)* gehört zur Familie der Urticaceae. Es ist ein kleines, mehrjähriges Kraut mit einem verzweigten Stengel und wächst gerne an alten Mauern, an Zäunen und auf Schuttplätzen. Der Stengel wird selten höher als 20 cm und ist mit einem kurzen Haarfilz überzogen. Die gestielten, ganzrandigen Blätter sind breit-lanzettlich und recht groß. Die grünen Blüten stehen in achselständigen Knäueln zusammen. Es kommen weibliche und zwittrige Blüten vor. Die Frucht ist ein winziges Nüßchen.
Die frischen Blätter werden als Droge genutzt und in Form eines Infuses wegen ihrer harntreibenden Wirkung eingenommen. Die Wirkung soll auf der Anwesenheit von Kaliumnitrat und von Flavonoiden beruhen. Sie enthalten zudem Bitterstoff und Gerbstoff.

**Seite 132 Boretsch**

Der Boretsch *(Borago officinalis)* aus der Familie der Boraginaceae ist ein höchstens 60 cm groß werdendes einjähriges Kraut, das fast gänzlich mit steifen und etwas stacheligen Haaren überzogen ist. Der Boretsch wächst auf allen Ruderalplätzen Europas. Die wechselständigen Blätter sind oval bis lanzettlich, die unteren langstielig und groß, die oberen sitzend und am Stengel herablaufend. Die Blätter sind etwas ausgebuchtet. Die relativ großen, leuchtend blauen, nickenden Blüten sind langstielig und bilden Wickel und Doldenrispen. Die Frucht ist eine vierteilige Klausenfrucht.
Blüten und Blätter bilden die Droge. Sie enthalten bis zu 30% Schleim, Mineralsalze, insbesondere Kalium, ferner Gerbstoff und etwas Vitamin C.

**Judenkirsche**

Die Judenkirsche *(Physalis alkekengi)* aus der Familie der Solanaceae wird viel als Zierpflanze angebaut und ihre pittoreske Frucht als Winterschmuck verwendet. Es ist ein ein- oder mehrjähriges, bis 80 cm hoch werdendes Kraut. Allerdings gibt es Zwerg- und Riesenzuchtformen. Aus dem kriechenden Rhizom wächst ein kantiger Stengel hervor. Die paarigen, gestielten Blätter sind oval bis eiförmig, vorne zugespitzt, gebuchtet und ganzrandig. Die achselständigen Einzelblüten besitzen eine weiße Blumenkrone. Die Kelchblätter, zuerst klein und grün, wachsen schnell zu einer großen, die ganze Beerenfrucht einschließenden netzartig geänderten Membrane heran, die langsam orangerot wird. Innerhalb dieser »Laterne« reift die eßbare rote Beere, die die Droge darstellt.
Sie enthält Zucker, Zitronensäure, sehr viel Vitamin C (mehr als die Zitrone!) und Carotin-Farbstoffe, ferner die Physalin-Bitterstoffe A, B, C, Kryptoxanthin und Pektin.

**Seite 134 Quecke**

Die Gemeine Quecke *(Agropyron repens)* aus der Familie der Gramineae ist ein häufiges, ausdauerndes Gras, das in ganz Europa, Nordamerika und Nordasien wächst. Es ist ein typisches Ackerunkraut. Es besitzt ein dünnes, aber tiefsitzendes Rhizom und unzählige kriechende, unterirdische Ausläufer und ist nur sehr schwer aus Gärten und Feldern entfernbar. Abgebildet sind nur die oberirdischen Teile der Pflanze.
Queckenwurzel wird oft durch Hundszahngras-Wurzel *(Cynodon dactylon)* verfälscht. Da aber nur die Hundszahngras-Wurzeln Stärke enthalten, färben sie sich beim Jodtest sofort blau. Dieser einfache Test hilft die Verfälschung schnell zu entdecken. Quecke enthält etwas ätherisches Öl, das aus Agropyren besteht, ein Polysaccharid namens Triticin, Schleim, Vanillinglucosid und viele andere Stoffe. Das ätherische Öl ist ein starkes Antibiotikum. Queckenwurzel wirkt harntreibend. Versuche an Hunden haben wahrscheinlich gemacht, das der Mechanismus eine Verstärkung des Blutflusses in der Nierenarterie bei gleichzeitiger Abnahme des Blutdrucks im übrigen Kreislauf ist. Wegen des hohen Triticin-Gehaltes (Triticin besteht aus mehreren Fructose-Molekülen) wird es als diätetisches Lebensmittel für Diabetiker eingesetzt.

**Schriftfarn**

Der Schriftfarn *(Ceterach officinarum)* ist ein kleiner Farn aus der Familie der Polypodiaceae und heimisch in Europa und Westasien. Man findet ihn in trockenen, warmen Zonen häufig an alten Gemäuern, in Rissen von Mauerwerk. Es ist eine ausdauernde Pflanze mit einem büscheligen Rhizom, von dem mehrere ausdauernde, ledrige, lanzettliche Wedel hervorwachsen. Die Fiederlappen sind breit und relativ kurz und wirken fast abgerundet quadratisch. Sie sind oberseits dunkelgrün, unterseits rostrot. Braune Streuschuppen decken die in länglichen Gruppen stehenden Sori (Sporenbehälter) voll ab.

Noch vor 100 Jahren waren die Wedel in einigen Pharmakopöen offizinell. Sie enthalten Gerbstoff, Schleime und einen Bitterstoff, der der Droge einen scheußlichen Geschmack verleiht, den man aber durch Geschmacksstoffe wie Pfefferminz oder Anis verdecken kann. Als geschützte Pflanze darf der Schriftfarn nicht gesammelt werden.

**Holunder**

Drei Holunderarten aus der Familie der Caprifoliaceae werden hier erwähnt. Sie haben ähnliche Eigenschaften und medizinische Wirkungen. Der rotbeerige Trauben-Holunder *(Sambucus racemosa)* wächst wild in Europa und wird gerne kultiviert. Der Schwarze Holunder *(S. nigra)* und der Attich *(S. ebulus)* unterscheiden sich von ihm durch die schwarzen Beeren. Der Trauben-Holunder ist ein 2–4 m hoher Busch mit zusammengesetzten Blättern. Die Teilblättchen sind lanzettlich und lang zugespitzt und gezähnt. Die schwach duftenden, grünlich-gelben Blüten bilden dichte eiförmig-rispige Blütenstände. Die reifen Beeren sind rund und rot.
Die Blätter enthalten das Glykosid Sambunigrin und das Alkaloid Sambucin. Der Attich enthält in seinen Wurzeln Saponine und einen Bitterstoff. Die Wurzeln werden im Frühjahr und im Spätherbst gesammelt.

**Seite 136 Bärentraube**

Die Bärentraube *(Arctostaphylos uva-ursi)* aus der Familie der Ericaceae ist ein immergrüner Zwergstrauch mit niederliegenden Stämmchen. Die ledrigen, fleischigen Blätter sind abgerundet umgekehrt lanzettlich. Sie glänzen oberseits, und unterseits sind sie mit einem dichten Adernetz versehen. Sie sind etwa 2 cm lang. Die sehr kleinen Blüten sind weiß mit rosa Punkten; 3–12 bilden jeweils eine hängende, endständige Traube. Die mehlige Frucht ist rund und reif leuchtend rot. Sie enthält 5–10 einsamige Steinkerne.
Die Blätter werden zur Herstellung von Infusen und Dekokten mit harntreibenden und antiseptischen Wirkungen auf die Harnwege verwendet. Sie enthalten u. a. 8–25% Glykoside (Arbutin und Methylarbutin), viele organische Säuren und Gerbstoffe. Die Glykoside Arbutin und Methylarbutin werden im von Bakterien infizierten und dadurch alkalisch reagierendem Harn gespalten: Hydrochinone werden frei. Diese wirken antibakteriell, keimtötend und desinfizierend.

**Preiselbeere**

Die Preiselbeere *(Vaccinium vitis-idaea)*, ein weiteres Mitglied der Familie der Ericaceae, ist ebenfalls ein rasenbildender Zwergstrauch. Er wächst vor allem auf borealen Heiden und in lichten und trockenen Wäldern nördlicher Breiten. Von der Heidelbeere *(Vaccinium myrtillus*, s. S. 152) unterscheidet er sich durch die immergrünen, länglich-eiförmigen Blätter mit unterseits dunklen Drüsenpunkten auf hellgrünem Grund und durch die in der Reife roten Beeren von herbsüßem Geschmack. Die sehr kleinen Blüten sind weiß und rötlich und bilden endständige Trauben.
Der Wirkstoff in den Blättern (Arbutin) ist derselbe wie bei der Bärentraube (s. o.).

**Goldrute**

Die Goldrute *(Solidago virgaurea)* aus der Familie der Compositae ist eine ausgesprochen häufige eurasiatische Krautpflanze. Sie ist ausdauernd; ihr rotbrauner Stengel wird etwa 60 cm groß und trägt länglich-lanzettliche, leicht gezähnte Blätter. Die goldgelben Blütenkörbchen bilden endständige, allseitwendige Rispen.
Die blühende Pflanze bildet die Droge. Sie enthält Saponin, Bitterstoff und Catechin-Gerbstoffe sowie ein ätherisches Öl. In der Homöopathie nimmt man die frischen Blüten, um eine Tinktur gegen Nierenkrankheiten und Prostata-Entzündung zu gewinnen.

**Wacholder**

Der Gemeine Wacholder *(Juniperus communis)* gehört zur Familie der Cupressaceae. Er bewohnt ganz Europa. Es ist ein immergrüner Strauch oder kleiner Baum von höchstens 6 m Höhe. Er trägt nadelförmige, scharfspitzige Blätter, die zu dritt als Quirl abstehen. Die sehr kleinen Blüten sind zweihäusig. Die kugelrunde Beerenfrucht reift sehr langsam heran: im ersten Jahr ist sie grün, im zweiten und Reifejahr blauschwarz.
Die Wacholderbeeren bilden die Droge. Das in ihnen enthaltene ätherische Öl besitzt harntreibende und antiseptische Eigenschaften. Es enthält insbesonders die harntreibenden Substanzen Terpineol- (4) und Junen, dann je 9% Sabinen und Myrcen und gut 25% $\alpha$-Pinen.

**Seite 138 Mais**

Die Maispflanze *(Zea mays)* gehört zur Familie der Gramineae. Aus Amerika stammend, wird sie wegen ihres Kornes heute weltweit angebaut. Die weiblichen Blüten sind von einer großen Hülle überlappender, laubblattartiger Hochblätter eingeschlossen. An deren Spitze wachsen zur Reifezeit ein buschartiger Schopf seidiger Narbenfäden fadenförmiger Griffel hervor.

Die haarige Masse ist es, die gesammelt und als harntreibendes Mittel in Form eines Infuses verwendet wird.

**Kolben-Bärlapp**

Der Kolben-Bärlapp *(Lycopodium clavatum)* ist eine Pflanze aus der Familie der Lycopodiaceae. Er ist ein ausdauerndes Kraut, das in trockenen Wäldern und Heiden auf kieselhaltigen Böden im nördlichen Eurasien nicht selten ist. Der Kolben-Bärlapp besitzt lange, kriechende Stämmchen mit gegabelten Seitenästchen, die dicht mit extrem schmalen Blättern bedeckt sind. Die aufrechten, bis 120 cm hohen Blütenstengel tragen 1 oder 2 (gelegentlich 4) endständige Zapfenblüten. Die Zapfenblüten setzen sich aus vielen Sporophyllen zusammen. Jedes Sporophyll trägt am Grund ein flaches, nierenförmiges Sporangium, das viele mikroskopisch kleine, tetraedrische Sporen enthält.
Die ganze Pflanze wird als harntreibende Droge verwandt. Das Kraut enthält Alkaloide (vor allem Lycopodin) und Flavone.

**Einjähriges Bingelkraut**

Das Einjährige Bingelkraut *(Mercurialis annua)* gehört zur Familie der Euphorbiaceae. Es ist ein einjähriges Kraut, das auf Ödland, in Feldern und in Obstgärten den ganzen Sommer und Herbst über blüht. Es variiert stark in der Größe von wenigen Zentimetern zu über 1 m. Starke Exemplare sind reich verzweigt, die Zweige haben abgerundete Kanten und geschwollene Knoten. Die gegenständigen, gestielten Blätter sind lanzettlich und grob gezähnt. Das Einjährige Bingelkraut ist zweihäusig, mitunter einhäusig oder zwittrig. Die unscheinbaren männlichen Blüten bilden langstielige Rispen. Die Fruchtkapsel besitzt haartragende Höcker.
Die ganze Pflanze wird als Droge verwendet. Sie besitzt harntreibende und stark abführende Eigenschaften. Ihre wirksamen Inhaltstoffe sind bisher unbekannt.

**Seite 140** **Strohblumen**

Die Strohblumen gehören zur Familie der Compositae und sind Angehörige einer Gattung *(Helichrysum)*, die gut 500 Arten von Sträuchern und ausdauernden und einjährigen Kräutern zählt. Die Italienische Strohblume *(Helichrysum italicum)* bewohnt die östlichen Mittelmeerländer und ist auf trockenen und steinigen Böden nicht selten. Blütezeit April–Juni. Sie ist ein ausgesprochen duftendes, ausdauerndes Kraut oder ein kleiner Halbstrauch von 60 cm Höhe, reich verzweigt und mit flaumbesetzten, sehr schmal-lanzettlichen Blättern. Die Blütenkörbchen bilden kleine, aber dichte Dolden. Die goldgelben blattähnlichen Hüllschuppen behalten ihre Farbe auch nach dem Trocknen.
Die wirksamen Inhaltsstoffe finden sich in allen Teilen der blühenden Pflanze, sie sind ein sehr komplexes Öl, Kaffeesäure und Flavonoide. Infuse und Dekokte kann man leicht aus der Pflanze herstellen. Sie werden genutzt als harntreibende Mittel, in der Behandlung von Krankheiten der Atemwege, der Leber und Gallenblase, gegen Rheumatismus und bei vielen allergischen Fällen.

**Schachtelhalme**

Der Riesen-Schachtelhalm *(Equisetum telmateja* oder *E. maximum)* und der Acker-Schachtelhalm *(E. arvense)* aus der Familie der Equisetaceae lieben feuchte, kühle Standorte. Ihre vor Hunderten von Jahrmillionen die Erde beherrschenden Ahnen bildeten riesige Sumpfwälder. Schachtelhalme sind Krautpflanzen mit einfachen, gegliederten Stengeln. Die schuppenartigen Blätter sind quirlig zu einer knotenumfassenden Scheide zusammengewachsen. Die Stengel haben Hohlräume. Die Sporangien sitzen auf der Unterseite schildförmiger Blättchen in endständigen Zapfenblüten. Je nach Art sind fruchtbare und unfruchtbare Sprossenstengel morphologisch gleich oder verschieden.
Man nutzt arzneilich als Droge die sterilen Sproßstengel. Sie enthalten viel (ca. 5–8%) Kieselsäure, Saponin (Equisetonin), Nicotin, Flavonglykoside und Dimethylsulfon. Am sinnvollsten ist die Einnahme eines Dekoktes.

**Mädesüß**

Das Echte Mädesüß *(Filipendula ulmaria)* aus der Familie der Rosaceae ist auf Wiesen, in feuchten Wäldern und an Flußufern in Europa und Nordasien recht häufig, ausgenommen den extremen Norden und Süden. Es ist ein ausdauerndes Kraut mit einem kurzen Rhizom und einem 1–2 m hohen, kantigen, aufrechten Stengel, der nur wenig verzweigt ist. Die fiederschnittigen Blätter setzen sich aus 3–9 eiförmig-lanzettlichen, gezähnten Blättchen zusammen. Sie sind oberseits glatt, unterseits weißfilzig bezogen. Das Endblättchen ist größer und drei- bis fünflappig. Ebenso sind die oberen Blätter oft einfach gelappt. Die gelblichweißen Blüten sind recht unscheinbar und bilden endständige Doldentrauben; einsamige Früchtchen.
Die Blüten, aber auch die Blätter werden pharmazeutisch genutzt. Die Wirkstoffe des ätherischen Öls sind zwei Glykoside, von denen eines instabil ist und das Methylsalicylat freigibt. Das ätherische Öl kann bis zu 70% Salicylaldehyd enthalten. Es nimmt daher nicht wunder, daß die Hauptindikationen Muskel- und Gelenk-Rheumatismus, Harnwegs- und

Nierenentzündungen waren und sind. Das Kleine Mädesüß *(Filipendula vulgaris)*, heimisch in Europa und Sibirien, hat ähnliche Eigenschaften und weitgehend identische Wirkstoffe. Man verwendet das Kraut und die Wurzeln als Droge.

**Seite 142 Gemeiner Erdrauch**

Der Gemeine Erdrauch *(Fumaria officinalis)* aus der Familie der Papaveraceae ist heimisch in ganz Europa und weiten Teilen Asiens auf Ödland, steinigem Grund, Ruinen und Wegrändern. Es ist ein einjähriges Kraut von kräftig grüner bis blaugrüner Farbe. Die Stengel sind verzweigt, die alternierenden Blätter sind gestielt, doppelt fiederteilig, und die einzelnen kleinen Blättchen in der Regel dreilappig. Die purpurroten, an der Spitze dunkelrot bis schwarzroten Blüten bilden lockere, endständige Trauben. Die Früchte sind kugelige Nüßchen.
Das blühende Kraut wird als Droge genutzt. Sie enthält mehrere Alkaloide, darunter das Fumarin, ferner Fumarsäure, Bitterstoffe und Flavonoide. Fumarin wirkt in kleinen Dosen blutdruckerhöhend, in größeren -senkend, ferner reguliert es den Gallefluß. Fumarin ist identisch mit Corydalin aus *Corydalis cava* (s. S. 124).

**Venushaar**

Das Venushaar *(Adiantum capillus-veneris)* ist ein zarter, hübscher Farn aus der Familie der Polypodiaceae. Er ist sehr genügsam und überlebt als Zierpflanze in unseren Häusern oftmals schlechteste Bedingungen. Er hat bis 40 cm lange Wedel mit einem dreikantigen, feinen, schwarzen Stiel und kreuzstielige, gut 1 cm lange, dunkelgrüne Fiederblättchen. Diese sind abgerundet und keilförmig und besitzen einen gekerbten Vorderrand. Unter den eingeschlagenen Kerben sitzen die braunen Sori.
Die Droge enthält Schleim, Bitterstoff und Gerbstoff, Adiantoxid. Sie ist auch heute noch als hustenreizlindernde, auswurffördernde Arznei geschätzt, und es ist leicht, aus ihr ein Infus herzustellen: etwa eineinhalb Gramm der getrockneten Droge reicht für eine Tasse.

**Bittersüß**

Das Bittersüß oder der Bittersüße Nachtschatten *(Solanum dulcamara)* aus der Familie der Solanaceae ist ein recht häufiger Schattenbusch von bis zu 3 m Höhe in Hecken und feuchtem Ödland in ganz Europa. Es hat gestielte Blätter, die unteren sind herzförmig-länglich, die oberen dreiteilig und lanzettlich mit Anhängen an der Blattbasis. Die Blüten ähneln denen des Schwarzen Nachtschattens (s. S. 122), besitzen aber eine andere Farbe: die violetten Blütenblätter, die die gelben Staubgefäße umschließen, haben an ihrer Basis kleine gelbe oder grüne Punkte. Die Früchte sind elliptische, scharlachrote Beeren, die Kinder sehr anziehen; zum Glück sind sie nur schwach giftig, so daß ein versehentliches Einnehmen nicht so schlimm ist.
Die Früchte enthalten Solanin, die Pflanze enthält zahlreiche giftige Alkaloide und reichlich Saponine. Obwohl sie heute weniger als früher verwendet wird, sind die Dekokte und Infuse der Stengel wirksame harntreibende und abführende Mittel und wirksam bei verschiedenen chronischen Hautkrankheiten. Früher wurde das Bittersüß auch gegen Rheumatismus und zur Linderung gelähmter Glieder eingesetzt sowie bei Heufieber.

**Seite 144 Hirtentäschelkraut**

Das Hirtentäschelkraut *(Capsella bursa-pastoris)* aus der Familie der Cruciferae ist ein einjähriges Kraut, das bis 40 cm groß wird und in Gärten, Feldern, Ödland und an Wegrändern überall vorkommt und fast ganzjährig blüht. Aus einer Rosette langer, schmaler, grundständiger Blätter, die entweder ganzteilig oder fiederspaltig sind, erhebt sich ein langer, meist unverzweigter Stengel mit wenigen sitzenden, eingerollten, eiförmig-lanzettlichen Blättern und unauffälligen weißen Blüten in lockeren, endständigen Trauben. Die gestielten Früchte sind auffallend: sie haben die Form eines flach zusammengedrückten, herzförmigen Dreiecks und sind Schoten, die viele Samen enthalten.

**Berberitze**

Die Berberitze oder der Sauerdorn *(Berberis vulgaris)* gehört zur Familie der Berberidaceae; sie und viele andere Arten der Gattung *Berberis* werden gerne kultiviert. Sie ist ein ausdauernder Strauch von 1–2 m Höhe mit zweierlei Blättern: die Blätter der Langtriebe sind in Dornen umgewandelt, die der Kurztriebe, die in den Achseln der Dornen stehen, sind kurzgestielt, rechteckig und am Rand mit scharfen Zähnchen besetzt. Sie sind hellgrün und von derber Konsistenz. Die gelben Blüten bilden zu 6–25 hängende Trauben und riechen ein wenig unangenehm. Die Frucht ist eine kleine rote Beere mit 2 oder 3 Samen.
Die aus Rinde und Wurzel hergestellten Arzneiformen sind ein Fluidextrakt und ein Infus.

**Seite 146 Echte Kamille**

Die Echte Kamille *(Matricaria chamomilla)* aus der Familie der Compositae ist ein aufrechtes, verzweigtes, einjähriges Kraut. Die ganze Pflanze strömt einen starken Kamillenduft aus und schmeckt bitter. Die sitzenden Blätter sind vielfach fiederspaltig, und die Einzelblättchen stellen schmale, linealische Pfrieme dar. Die Blütenköpfe haben randständige, weiße Zungenblüten und innere gelbe Röhrenblüten. Entscheidendes Merkmal gegenüber der Geruchlosen Kamille *(M. inodora)*, die wirkungslos ist, ist der hohle Blütenboden. Man schneide einmal Kamillenblüten durch, um den Unterschied zu sehen!
Das blaue ätherische Öl enthält als Hauptwirkstoffe die entzündungshemmenden, krampflösenden, schmerzstillenden und adstringierenden Chamazulen und α-Bisabolol, ein Sesquiterpen. Das Chamazulen ist identisch mit dem Chamazulen des ätherischen Öls der Schafgarbe (s. S. 166). Das α-Bisabolol macht bis zu 50% des ätherischen Öls aus. Kamillenöl ist daher ein bewährtes Nervenberuhigungs-, magenstärkendes und verdauungsförderndes Mittel. Die Echte Kamille wird sehr viel gebraucht; am beliebtesten ist der Kamillentee, den wohl jede Hausfrau kennt und nutzt. Kamillenblüten nimmt man innerlich als Tee, äußerlich zum Gurgeln, für Gesichtsdampfbäder, Umschläge, Einläufe und Bäder. Sie helfen auch gegen entzündete Augenlider, Ohrenschmerzen und Klingeln in den Ohren.

**Gemeines Greiskraut**

Das Gemeine Greiskraut *(Senecio vulgaris)*, das ebenfalls zur Familie der Compositae gehört, ist ein kleines, sehr häufiges Unkraut in Europa und vielen anderen Ländern der Welt. Es liebt Äcker, Gärten und Ödland. Es besitzt einen glatten Stengel von maximal 40 cm Höhe. Die unteren Blätter sind kurzgestielt, die oberen sitzend. Diese sind schmal und lang und haben breite, gezähnte buchtige Lappen. Die kleinen, einzeln oder zu mehreren stehenden, gelben Blütenköpfchen haben wenige oder keine Zungenblüten, aber zahlreiche Röhrenblüten.
Als Droge nutzte man das ganze Kraut. Die Pflanze ist seit dem griechischen Altertum bekannt, insbesondere bei Frauenleiden; sie wird jedoch heute nur noch wenig genutzt.

**Rainfarn**

Der Rainfarn *(Chrysanthemum vulgare)*, ein weiterer Vertreter der Familie der Compositae, ist ein häufiges Kraut offener, etwas feuchter Landschaften, Waldlichtungen und Wegränder in Europa, Westasien und Sibirien. Das ausdauernde Kraut besitzt einen 160 cm hoch werdenden, kantigen Stengel mit ausgeprägtem Duft und bitterem Geschmack. Die langen, fiederschnittigen Blätter besitzen 12 Paar länglich-lanzettliche, zugespitzte, grob-gesägte Blättchen.
Die endständige Dolden bildenden Blütenkörbchen wurden früher als Wurmmittel benutzt. Das ätherische Öl des Krautes enthält u. a. α- und β-Thujon, l-Kampfer und Borneol, dazu etwas Chamazulen. Hauptwirkstoff ist das Thujon, welches zentral erregend wirkt und ausgesprochen giftig ist. Schon 15–30 g des ätherischen Öls wirken tödlich; vor allem werden die Leber, aber auch Nieren und Gebärmutter geschädigt.

**Seite 148 Gemeiner Schneeball**

Der Gemeine Schneeball *(Viburnum opulus)* gehört zur Familie der Caprifoliaceae. Er ist ein reichlich verzweigter Strauch oder kleiner Baum von bis zu 6 m Höhe, der in ganz Europa in Hecken und Wäldern häufig ist. Die gestielten Blätter sind drei- bis fünflappig und grob buchtig gezähnt. Die weißen Blüten bilden herrliche, runde Trugdolden; nur die inneren Blüten sind fortpflanzungsfähig, die äußeren dagegen steril. Die Frucht ist eine eiförmige, rote Steinfrucht.
Die Droge, die man aus der getrockneten Rinde gewinnt, enthält ätherisches Öl, das aus Isovaleriansäure-Verbindungen besteht.

**Gelber Günsel**

Der Gelbe Günsel *(Ajuga chamaepitys)* aus der Familie der Labiatae ist ein kleines Kraut, das am Wegrand und auf trockenem Ödland in ganz Europa wächst. Es ist normalerweise eine kleine, behaarte und klebrige, stark verzweigte Einjahrespflanze mit dreiteiligen, tief eingeschnittenen Blättern. Die untersten Blätter sind ungeteilt linealisch. Die einzelnen achselständigen, gelben Blüten bilden gegenständige Paare.
Die blühenden Spitzen des Krautes werden in der Volksmedizin gelegentlich als regelförderndes Mittel verwendet. Über die Inhaltsstoffe ist jedoch zu wenig bekannt.

**Eibe**

Die Eibe *(Taxus baccata)* ist ein Nadelbaum aus der Familie der Taxaceae. Normalerweise ist es ein kleiner, immergrüner, zweihäusiger Baum. Die Nadeln – bis zu 3 cm lang – stehen in zwei Reihen. Die weiblichen Eiben produzieren einzelne, hölzerne, von einem fleischigen Arillus(Mantel) umgebene Samen. Die reifen Scheinbeeren sind leuchtend rot. Ihre Form ähnelt sehr gestopften Oliven.
Alle Pflanzenteile, außer dem roten Mantel, enthalten das giftige Alkaloid Taxin. Weitere Inhaltsstoffe der Eibe sind die Alkaloide Ephedrin und Milossin sowie das Glykosid

Taxacatin. Zäunt man die Eibe nicht gut ein, können Pferde und Rinder durch das Fressen der Nadeln sterben. Die Eibe wird medizinisch nur noch in der Homöopathie verwendet.

**Seite 150 Sadebaum**

Der Sadebaum *(Juniperus sabina)* ist ein Nadelbaum aus der Familie der Cupressaceae und ein direkter Verwandter unseres Wacholders (s. S. 136). Es ist ein mitunter am Boden kriechender Strauch mit aufrechten Ästen, manchmal ein aufrechtes Bäumchen von bis zu 4 m Höhe. Die Blätter sind fast alle schuppenförmig, nur wenige nadelförmig. Die 2 mm langen Schuppenblätter riechen widerlich, wenn man sie zerreibt. Die eingeschlechtlichen Blüten sind ein- oder zweihäusig, die männlichen Blütenstände gelb, die unscheinbaren weiblichen grünlich. Die schwarzen Beerenzapfen, die wegen ihrer Form fälschlicherweise als Beeren angesehen werden, sind blau bereift und hängen an gekrümmten Stielen.
Die jungen Zweige bilden die Droge. Wegen ihrer Gefährlichkeit wird sie nur noch selten genutzt. Der Sadebaum enthält in allen seinen Teilen ein ätherisches Öl, dessen giftigster Wirkstoff der Alkohol Sabinol ist. Es enthält zu 40% Sabinylacetat und zu 20% Sabinen, außerdem Harze, Calciumsalze und Gallussäure.

**Goldlack**

Der Goldlack *(Cheiranthus cheiri)* aus der Familie der Cruciferae ist ein südeuropäisches Kraut, das bei uns als Gartenpflanze mitunter verwildert. Der Goldlack liebt besonders steinige Plätze und alte Wälle. Es ist ein zweijähriger oder ausdauernder Halbstrauch, der bis zu 60 cm hoch wird. Die steifen, lanzettlichen Blätter sind behaart und je nach Stellung sitzend oder gestielt. Die goldgelben bis orangegelben Blüten der Wildpflanze, sowie die braungelben bis purpurroten der Zuchtformen bilden endständige Trauben. Die vierkantige Schotenfrucht sieht wie eine Nadel aus.
Die Blüten enthalten ein ätherisches Öl, das Senföle enthält, daneben Geraniol, Salicylsäure, Gerbstoff, die Samen hingegen u. a. Sinapin und die Herzglykoside Cheirotoxin und Cheirosid A. Diese wirken wie Digitalis-Herzglykoside. Die Samen enthalten ferner 25% fettes Öl.

**Mutterkorn**

Das Mutterkorn ist das Ruhestadium des Pilzes *Claviceps purpurea* (Familie der Hypocreaceae), das mitunter in dem Fruchtknoten des Roggens *(Secale cereale,* Familie der Gramineae) wächst. Es sollte grundsätzlich nur auf ärztliche Anweisung genommen werden. Derselbe Pilz infiziert andere Gräserarten, doch produzieren die vielen verschiedenen Rassen dieses Pilzes verschiedene Wirkstoffe, selbst wenn sie auf der selben Gastpflanze wachsen. Die Krankheit wird durch die Sporen verbreitet, die durch den Wind oder durch Insekten auf die Roggenblüten gelangen. Die Sporen entwickeln sich zum schwarz-violetten Sklerotium, dem Ruhestadium, das in der Abbildung zu sehen ist. Die Sklerotien fallen zu Boden, machen eine Winterruhe durch und keimen im Frühjahr aus: aus ihnen wachsen 15–60 winzige, dunkelrote Köpfchen hervor, die die Sporen der neuen Generation enthalten.
Mit Mutterkorn verdorbener Roggen verursacht bei längerer Einnahme die Krankheit Ergotismus, die über die Verkrampfung der peripheren Blutgefäße zu Gangrän und schließlich zum Tode führt. Hinzu kommen rasende Kopfschmerzen, Schwindel, Nerventaubheit in den Extremitäten. Im Mittelalter traten in Europa Mutterkornvergiftungen oftmals als schwere Epidemien auf, da man die Ursache nicht kannte und vor allem in feuchten Sommern stark mutterkornhaltiges Getreide erhielt und zu Brot verbackte. Erst im 18. Jahrhundert wurden die Zusammenhänge erkannt.

# Endokrines System

**Seite 152 Zwiebel**

Die Sommerzwiebel oder Küchenzwiebel *(Allium cepa)* aus der Familie der Liliaceae wird wie viele andere Arten der Gattung – Knoblauch *(A. sativum)*, Porree *(A. porrum)*, Schnittlauch *(A. schoenoprasum)* und Schalotte *(A. ascalonium)* – vom Menschen kultiviert. Die Zwiebel ist eine zweijährige Pflanze mit einer platten, unterirdischen Zwiebel, deren Form und Farbe je nach der Kulturform variiert. Die äußeren Schalen sind fest und papieren, die inneren fleischig. Von der Zwiebel wächst eine Rosette großer zylindrischer Blätter empor und umschließt den Blütenstengel mit seiner runden Scheindolde.
Die Zwiebeln bilden die Droge. Der frische Saft hat harntreibende und bakterizide Eigenschaften. Die Zwiebel ist reich an Kohlenhydraten und an organischen Schwefelverbindungen. Ferner enthalten die gefärbten Häute Farbstoffe und Phenole.

**Brennessel**

Die Große Brennessel *(Urtica dioica)* aus der Familie der Urticaceae hat bei uns noch eine ebenso häufige kleine Verwandte, die Kleine Brennessel *(U. urens)*. Beide Arten wachsen auf Schutt, Ödland, die Große Brennessel auch in Wäldern und Hecken. Beides sind Gartenunkräuter. Die Große Brennessel ist ein ausdauerndes Kraut mit einem aufrechten, kantigen Stengel, der bis zu 2 m hoch wird. Er trägt große, dunkelgrüne, gegenständige, gestielte, länglich-herzförmige und grob gesägte Blätter. Blätter und Stengel sind mit Brennhaaren besetzt. Die Blüten sind eingeschlechtlich und fast immer zweihäusig und bilden Scheinähren. Die Kleine Brennessel ist einjährig, hellgrün, die Blüten sind einhäusig. Sie ist höchstens 50 cm hoch.
In der Volksmedizin wird frisch ausgepreßter Brennesselsaft oder ein Infus als harntreibendes und blutzuckersenkendes Mittel genutzt, die Blätter werden mitunter als Küchenkraut für Suppen verwendet. Das Kraut beider Arten enthält Kieselsäure und Gerbstoffe, Vitamin A und C. Die Brennhaare enthalten Histamin.

**Heidelbeere, Blaubeere**

Die Heidelbeere *(Vaccinium myrtillus)*, ein Vertreter der Familie der Ericaceae, ist im gemäßigten und kühlen Eurasien besonders in lichten Bergwäldern und auf Bergheiden weit verbreitet. Sie und die verwandten Arten – Preiselbeere *(V. vitis-ideae)*, Rauschbeere *(V. uliginosum)* und Moosbeere *(V. oxycoccus)*, s. S. 136 – sind Zwergsträucher mit wechselständigen Blättern, kleinen Blüten und Beeren. Die Heidelbeere wird bis 30 cm hoch, ist stark verzweigt und bildet einen dichten Bodenbewuchs. Die kleinen, immergrünen Blätter sind stumpf-eiförmig und am Rande klein gesägt. Die glockenförmigen, kleinen, grünlichen Blüten sind an der Basis rötlich überlaufen. Die Beere ist blauschwarz und rund.
Wegen ihres hohen Gerbstoffgehaltes sind die Beeren in der Volksmedizin ein gutes Mittel gegen Durchfall.

**Seite 154 Geißraute**

Die Geißraute *(Galega officinalis)* aus der Familie der Papilionaceae ist ein großes ausdauerndes Kraut, dessen Stengel 1,5 m hoch wachsen. Die zusammengesetzten Blätter sind unpaarig gefiedert und besitzen 11–17 lanzettliche Fiedern und pfeilförmige Nebenblätter. Die blattachselständigen Blütentrauben haben viele blauviolette, mitunter weiße Schmetterlingsblüten. Die Hülsenfrüchte sind dünn und lang und enthalten viele Samen.
Das blühende Kraut bildet die Droge. Sie wird als Infus verwendet und enthält das Guanidin-Alkaloid Calegin, ferner Peganin und ein Flavonglykosid. Das Galegin wirkt blutzuckersenkend.

**Sternanis**

Der Sternanis *(Illicium verum)* gehört zur Familie der Magnoliaceae und stammt aus Südchina und Indochina, wo er auch jetzt noch angebaut wird. Es ist ein immergrüner Baum von 4–5 m Höhe. Die Früchte bilden die Droge. Die Wirkstoffe sind das ätherische Öl mit fast 95% Anethol, Schleim, Harz, Proto-Katechu-Säure und Kohlenhydrate. Wie bereits erwähnt, liefern der Sternanis und der europäische Anis *(Pimpinella anisum)*, obwohl sie zwei gänzlich verschiedenen Pflanzenfamilien angehören, ein nahezu identisches ätherisches Öl. Beide ätherische Öle werden als Anissamen-Öl verkauft.

**Fenchel**

Der Fenchel *(Foeniculum vulgare)* aus der Familie der Umbelliferae ist ein bis zu 2 m hoch werdendes Kraut, ausdauernd als Wildform, ein- oder zweijährig als Zuchtform. Die blaugrünen Blätter haben eine ausgeprägte Scheide an der Basis und sind darüber in feine haarähnliche Fiederblättchen gestielt. Die gelben Blüten bilden hüllenlose Dolden. Die Pflanze riecht intensiv aromatisch. Als ursprünglich südeuropäische Art ist sie bei uns mitunter verwildert und bevorzugt dann steiniges Ödland. Ihres Wärmebedarfes wegen blüht

sie bei uns spät (Juli–September). Der Fenchel wird heute weltweit angebaut. Die schmalen Früchte sind die typischen, gerippten Umbelliferen-Spaltfrüchtchen (Doppelachäne genannt).
Die arzneilich verwendeten Samen (Fructus Foeniculi) enthalten 2–9% ätherisches Öl, bis 25% fettes Öl, 20% Eiweiß. Das ätherische Öl enthält u. a. bis zu 22% Fenchon und zwischen 60–80% Anethol. Bei den »süßen« Zuchtvarietäten verschiebt sich das Verhältnis zwischen Fenchon und Anethol auf 1%:89%. Die ebenfalls mitunter arzneilich genutzten Wurzeln des Fenchels enthalten ein ätherisches Öl, das über 90% Dill-Öl-Apiol enthält, also ganz anders zusammengesetzt ist als das ätherische Öl der Samen.

# Haut

**Seite 156 Walnußbaum**

Der Walnußbaum *(Juglans regia)* aus der Familie der Juglandaceae wird heute im warmen Teil Europas, im Himalaya, in Japan und China stark angebaut. Er wächst wirklich wild nur im Mittelmeerraum, in Persien, Turkestan, Afghanistan, dem Himalaya und Westtibet. Er ist ein stattlicher Baum, der bis zu 25 m groß wird. Die junge Rinde ist glatt und grau, sie wird mit dem Alter rauh und weißlich. Die wechselständigen Blätter sind aus 5–9 elliptischen Fiederblättern zusammengesetzt. Die Walnuß ist einhäusig, die 1 cm langen weiblichen Blüten stehen zu 2–5 endständig als Traube an den diesjährigen Trieben. Sie haben einen gestauchten, flaschenförmigen, grünen Fruchtknoten und gelbe Griffel. Die männlichen Blüten bilden 5–10 cm lange, herabhängende, grüne Kätzchen und stehen an den vorjährigen Trieben. Die Frucht ist die bekannte Walnuß mit ihren zwei ölreichen, schmackhaften Keimblättern.
Die Blätter des Walnußbaumes enthalten viel Gerbstoff, ein ätherisches Öl und ein starkes Abführmittel, das Naphthochinon Juglon; sie besitzen adstringierende, schweißhemmende und abschwellende Wirkungen auf geschwollene Halsdrüsen. Sie müssen im Frühsommer gesammelt werden – ohne Blattstiele – und werden dann schnell in der Sonne getrocknet, damit sie nicht braun werden. Ein Blätter-Dekokt ist ein kräftiges Mundspülmittel und ist wegen seines Junglon-Gehaltes gut gegen Ekzeme und Hautpusteln: Juglon wirkt auch fungizid und keratolytisch.

**Gemeiner Beinwell**

Der Gemeine Beinwell *(Symphytum officinale)* aus der Familie der Boraginaceae ist eine borstige, rauhe Pflanze, die mit kurzen, steifen Haaren bedeckt ist und vor allem auf feuchtem Grunde, nahe von Wasser und in schattigen Hecken wächst. Er besitzt ein großes Rhizom und einen oder zwei verzweigte, fleischige Stengel, die mitunter mehr als 1 m hoch wachsen. Es ist ein ausdauerndes Kraut. Die Grundblätter sind langgestielt und sind größer als die höheren Blätter. Diese lanzettlichen Blätter sitzen und laufen weit am Stengel abwärts. Die weißen bis schmutzig-purpurfarbenen Blüten haben eine glockig-walzige Krone und die Griffel schauen hervor. Sie bilden hängende Wickel oder Scheinrispen. Die Frucht ist eine Klausenfrucht, die Teilfrüchtchen sind glänzend schwarz.
Die Blätter und das Rhizom sind die Droge. Das Rhizom enthält Allantoin, das die Wundheilung beschleunigt, Schleim, Gerbstoff, Harz, ein ätherisches Öl und Alkaloide.

**Römische Kamille**

Die Römische Kamille *(Anthemis nobilis)* aus der Familie der Compositae ersetzt in Großbritannien in Beliebtheit und Häufigkeit des Gebrauches unsere Echte Kamille (s. S. 146). Sie ist ein kriechendes, verzweigtes, ausdauerndes Kraut, das zur Rasenbildung neigt. Es wird heute im großen Umfang in Belgien angebaut. Die doppelt fiederspaltigen Blätter haben linealisch-spitze Fiedern. Die Blütenköpfe haben fruchtbare weiße Zungenblüten und wenige gelbe Röhrenblüten. Die sogenannten »double« oder gefüllt blühenden Zuchtsorten haben auch noch die inneren Röhrenblüten durch Zungenblüten ersetzt.
Die Römische Kamille duftet stark und ist von bitterem Geschmack. Sie enthält ein ätherisches Öl, das mit dem der Echten Kamille weitgehend identisch ist (siehe da) und einen Bitterstoff.

**Färberkamille**

Die Färberkamille *(Anthemis tinctoria)* ist aus derselben Gattung und Familie. Wie ihr Name sagt, wurde sie früher zum Färben technisch genutzt. Sie ist in Mittel- und Südeuropa heimisch. Sie ist ein zweijähriges oder ausdauerndes, verzweigtes Kraut von maximal 60 cm Höhe und liebt steinige, kalkhaltige Böden. Ihre Blätter sind fiederspaltig, unterseits dicht kurz behaart und die Fiedern gezähnt. Die Blütenkörbe setzen sich aus gelben Scheiben- und gelben Randblüten zusammen.
Die Färberkamille enthält Xanthophyll sowie Thioenoläther und nach anderen Autoren ähnliche Wirkstoffe wie die Römische Kamille.

**Seite 158 Echter Ziest**

Der Echte Ziest *(Stachys officinalis)* aus der Familie der Labiatae, ist ein ausdauerndes Kraut, das in Europa und Asien weitverbreitet ist und Waldlichtungen, feuchte Heiden und lichte Wälder liebt. Der 60 cm hoch werdende Stengel besitzt ovale, an der Basis herzförmige Grundblätter mit gekerbtem Rand und normalerweise nur zwei Paar obere, nicht herzförmige gekerbte Blätter. Die hellroten oder rosafarbenen Blüten bilden dichte, endständige Ähren; etwas tiefer stehen oft noch ein bis zwei Blütenquirle in den Achseln der nächsten gegenständigen Laubblätter. Die Pflanze ist rauh behaart. Die Frucht ist ein Nüßchen. Der Ziest enthält 0,5% Betaine, 15% Gerbstoffe, Glykoside.

**Myrte**

Die Myrte *(Myrtus communis)* ist ein südeuropäischer, immergrüner Strauch von maximal 3 m Höhe aus der Familie der Myrtaceae. Er ist eine Hauptpflanze der Macchie. Er hat gegenständige, eiförmig-lanzettliche Blätter, die mit lauter feinen, durchscheinenden Drüsen besprenkelt sind: in ihnen ist das ätherische Öl enthalten. Die Blätter und Blüten duften stark. Die langstieligen, weißen Blüten stehen einzeln in den Blattachseln. Die Frucht ist eine runde, blauschwarze Beere und enthält zahlreiche Samen.
Das ätherische Öl enthält Terpene und den Sesquiterpen-Alkohol Myrtenol. Es wird in der Parfümerie verwendet und gibt einen frischen Atem. Die Blätter enthalten ferner Gerbstoffe und Harz.

**Ringelblume**

Die Ringelblume *(Calendula officinalis)* aus der Familie der Compositae ist ein einjähriges Kraut, das in großen Teilen Europas verwildert wächst und in vielen Gärten kultiviert wird. Es wird 50 cm hoch und hat einen starken, unangenehmen Geruch. Der mit kurzen Flaumhaaren besetzte, kantige Stengel trägt unten spatelförmige und oben kleinere, lanzettliche, stengelumfassende Blätter. Die einzeln stehenden Blütenköpfchen können bis 7 cm Durchmesser erreichen und haben normalerweise mehrere randständige Reihen von Zungenblüten und eine zentrale Masse von Röhrenblüten. Sie alle sind orangegelb.
Die Ringelblüten enthalten u. a. etwas ätherisches Öl, 20% Bitterstoffe, 3% Carotinoide, Gummi und Harz sowie etwas Vitamin.

**Seite 160 Große Klette**

Die Große Klette *(Arctium lappa)* aus der Familie der Compositae ist heimisch auf der ganzen Nordhalbkugel und in Afrika. Sie wird heute im größeren Umfang in Belgien angebaut und zwar als Zweitfrucht nach Kartoffeln. Sie wächst an Wegen, in Hecken und auf jeglichem Ödland und ist ein zweijähriges, kräftiges Kraut von bis zu 1,5 m Höhe. Es besitzt sehr große langstielige Grundblätter, die an der Basis herzförmig sein können und gezähnt sind. Die Stengelblätter sind kleiner, breit eiförmig und unterseits mit Filz überzogen. Die blütentragenden Stengel, welche im zweiten Jahr erscheinen, sind längs gefurcht und oft rötlich gefärbt. Die dunkel-purpurroten Blütenköpfe bilden lockere Dolden; einzelne stehen tiefer achselständig. Sie sind von dichten Reihen klettiger Hüllblätter umgeben. Die Widerhaken erleichtern die Verbreitung der Samen, da das reife Blütenkörbchen – die »Klette« – an jedem Tier hängenbleibt.
Arzneilich werden die Wurzeln genutzt. Man sammelt sie am besten im Herbst des ersten Jahres, zerteilt sie in 2–3 cm große Stücke und trocknet sie bei niedrigen Temperaturen. Die Wurzeln enthalten ungefähr 50% Inulin, den typischen Speicherzucker der Compositen, daneben einen Bitterstoff und etwas ätherisches Öl. Die bekannt gewordenen Polyacetylene wirken bakteriostatisch und fungizid. Das erklärt sehr wahrscheinlich die heilende Wirkung bei Furunkulose.

**Weißbirke**

Unter der Weißbirke *(Betula alba)* versteht man heute zwei Arten: die Sandbirke *(B. pendula,* syn. *verrucosa)* und die Moorbirke *(B. pubescens).* Sie gehören zur Familie der Betulaceae. Ihre silberweiße Rinde (verursacht durch das in ihr eingelagerte farblose Betulin) charakterisiert sie. Die weiße Rinde schält sich pergamentartig ab. Die gestielten, dreieckigen Blätter sind doppelt gezähnt. Die jungen Blätter sind klebrig, die alten glatt. Die Blüten sind in einhäusigen, getrennt geschlechtlichen Kätzchen gruppiert; die männlichen sind ungestielt, die weiblichen gestielt.
Die Blätter enthalten viel Gerbstoffe, Saponin, Schleimstoffe, Vitamin C und etwas ätherisches Öl, mit harntreibender und anregender Wirkung. Die Rinde enthält u. a. über 10% Betulin, bis 15% Gerbstoff, ätherisches Öl (dieses enthält Methylsalicylat und Triacontan), Bitterstoff, Saponine, Betulosid.

**Gemeines Leinkraut**

Das Gemeine Leinkraut *(Linaria vulgaris)* aus der Familie der Scrophulariaceae wächst in Hecken, auf Ödland und an Felsrändern ganz Europas. Es hat einen kriechenden Wurzelstock und einen aufrechten Stengel. Die Blätter sind lineal-lanzettlich. Die gelben Blüten haben einen orange-gelben Gaumen und bilden endständige, dicht-blütige Rispen.
Die Inhaltsstoffe der Pflanze und ihre pharmakologische Wirkung bedürfen neuer Studien. Sie umfassen wahrscheinlich zwei Glykoside: Linarin und Pekto-Linarin; Linaresin, Linaracrin, Antirrhinsäure, Schleim, Zucker und Gerbstoffe.

**Seite 162 Seidelbast**

Der Gemeine Seidelbast *(Daphne mezereum)* ist ein gut 1 m groß werdender Strauch aus der Familie der Thymelaeaceae, der vor allem in Bergwäldern Eurasiens an schattigen, feuchten Stellen wächst. Vom verwandten Lorbeerseidelbast, *(D. laureola)* unterscheidet er sich in der Farbe der Beeren: *D. mezereum* hat rote, *D. laureola* schwarze Beeren. Der

Seidelbast hat verkehrt-eiförmig bis lanzettliche, kurzstielige Blätter, die sich an den Zweigspitzen zu Büscheln drängen. Die purpurfarbenen Röhrenblüten von starkem Duft blühen im Vorfrühling noch vor den Blättern, in den Alpen und in Skandinavien mit den Blättern zugleich. Sie stehen zu mehreren unterhalb der späteren Blätter an den Zweigspitzen und bilden eine Scheinähre.
Die ganze Pflanze ist sehr giftig, auch die Beeren. Die Seidelbastrinde und die Früchte enthalten u. a. das Glykosid Daphnin, das stark hautreizende Mezereumharz, sowie Daphnetoxin. Es sind alles sehr giftige Verbindungen; schon 10 Beeren wirken tödlich.

**Weißer Germer**

In der Medizin sind mehrere Germer- oder Nieswurzarten (Gattung *Veratrum*, Familie der Liliaceae) verwendet worden. Sie wurden insbesondere in den letzten Jahren intensiv erforscht. Die europäische Weiße Nieswurz *(V. album)* ist von der amerikanischen Grünen Nieswurz *(V. viride)* nur schwer zu unterscheiden, wenn sie nicht blühen. Der Weiße Germer ist eine große ausdauernde Krautpflanze von maximal 130 cm Höhe, die auf sumpfigen Wiesen und Waldlichtungen in den europäischen Gebirgen bis zu einer Höhe von 2500 m vorkommt. Das Rhizom ist kurz und dick. Die großen, wechselständigen, breit-elliptischen Blätter sind tief längsgefaltet und zur Basis hin röhrenförmig gestaltet. Die Blüten sind innen weiß, außen grünlich und stehen in endständigen Rispen.
Die Rhizome der Germer-Arten enthalten äußerst giftige Alkaloide wie z. B. Jervin, Protoveratin A und B, die stark blutdrucksenkend wirken. Schon 1–2 Gramm des Rhizompulvers sind tödlich. Im klassischen Altertum benutzte man kleinste Mengen als drastisches Abführ- und Brechmittel bei Melancholie, Epilepsie und Manie.

**Gefleckter Schierling**

Der Gefleckte Schierling *(Conium maculatum)* aus der Familie der Umbelliferae ist eine der giftigsten Pflanzen Europas. Sie wächst auf Ödland und in Gärten an schattigen, feuchten Plätzen. Es ist eine zweijährige Krautpflanze mit unverzweigten, runden Stengeln von maximal 2,5 m Höhe. Der Stengel ist gerillt, hohl und rotgefleckt. Beim Zerdrücken strömt er einen Mäusegeruch aus. Die großen zusammengesetzten Blätter sind dreifach gefiedert und ihre Abschnitte wiederum eingeschnitten und gesägt. Die kleinen weißen Blüten bilden endständige, flache, sieben- bis zwanzigstrahlige Dolden. Die Frucht ist eine kleine und eirunde Spaltfrucht (Doppelachäne). Eine verwandte, ebenfalls sehr giftige Art ist der Wasserschierling oder Wüterich *(Cicuta virosa)*.
Keine dieser Pflanzen wird in der Volksmedizin verwendet.

**Seite 164** **Immergrün**

Das Große Immergrün *(Vinca major)* und das Kleine Immergrün *(V. minor)* sind die beiden einzigen deutschen Vertreter der großen, überwiegend tropischen Familie der Apocynaceae, und auch *V. major* stammt bei uns ursprünglich aus Südeuropa. Das Große Immergrün ist ein ausdauerndes Kraut mit einem kriechenden Rhizom, das in Gärten oft zur Bodenbedeckung gezogen wird. Seine windenden Schößlinge tragen glänzende, länglicheiförmige, zugespitzte Blätter und die aufrechten, blütentragenden Stengel neben ebensolchen kleinen Blättern langstielige, große blaue bis blauviolette Blüten. Das Kleine Immergrün hat einen ähnlichen Habitus, jedoch kleinere, rote oder himmelblaue, mitunter auch weiße Blüten und lanzettliche Blätter.
Immergrünarten werden bei uns und in den tropischen Zonen in der Volksheilkunde verwendet (s. auch S. 176).

**Ruprechtskraut**

Das Ruprechtskraut *(Geranium robertianum)* aus der Familie der Geraniaceae ist ein kleines, einjähriges Kraut von maximal 50 cm Höhe. Stengel und Zweige sind rötlich gefärbt und mit klebrigen, weichen Haaren bedeckt. Beim Reiben riecht es ausgesprochen schlecht. Die gegenständigen Blätter sind drei- bis fünffach gefiedert, ihre Blättchen wiederum doppelt fiederspaltig und gelappt. Die Blüten sind rötlich-purpurn bis rosafarben, seltener auch weiß.
Das Ruprechtskraut enthält das unangenehm duftende ätherische Öl, Gerbstoff, den Bitterstoff Geraniin und ein phenolisches Virostatikum.

**Seite 166** **Knöterich**

Mehrere Arten der Gattung *Polygonum* (Familie der Polygonaceae) wachsen bei uns. Sie lieben steinige und zugleich feuchte Standorte, wie etwa Gräben. Der Floh-Knöterich *(P. persicaria)* ist ein einjähriges, 60 cm hoch werdendes Kraut mit lanzettlichen Blättern – die unteren gestielt, die oberen sitzend – und Ähren roter Blüten. Der Wasserpfeffer *(P. hydropiper)* ist schlanker. Sein Stengel ist oft kriechend, seine Blätter und Blüten sind mit kleinen Drüsen besetzt, die den pfefferigen Geschmack bringen. Die kleinen Blüten stehen in lokkeren Scheinähren. Die Frucht ist ein höckerig-rauhes, einsamiges Nüßchen.

Die Wurzeln und das Kraut werden ihrer blutstillenden, harntreibenden und blutzuckersenkenden Eigenschaften wegen arzneilich genutzt. Sie enthalten u. a. ein die Blutgerinnung beschleunigendes Glykosid, Bitterstoff, Gerbstoffe, ein ätherisches Öl mit dem scharf schmeckenden Polygodial, Flavonoide. In Deutschland wird vorwiegend der Vogelknöterich *(P. aviculare)* – ein Kosmopolit der gemäßigten Breiten unserer Erde – als Heilpflanze genutzt. Das Kraut wirkt adstringierend, blutstillend, schwach harntreibend und schwach auswurffördernd. Die Inhaltsstoffe sind bisher nicht eindeutig abgeklärt. Das Vogelknöterichkraut enthält zudem Kieselsäure, Gerbstoffe und Schleim.

**Schafgarbe**

Die Gemeine Schafgarbe *(Achillea millefolium)* aus der Familie der Compositae ist eine sehr häufige Pflanze in Europa, von der Küste des Mittelmeeres bis zum Arktischen Zirkel. Sie ist ein ausdauerndes Kraut mit kurzem Rhizom und Stengeln, die bis zu 2 m hoch werden und duftet stark. Die tief fiederspaltigen Blätter sind grundständig, langgestielt und sitzend. Die Blättchen sind tief gekerbt. Die Blütenkörbchen bilden schöne Trugdolden. Das Blütenkörbchen enthält einige weibliche Zungenblüten von weißlich-rötlicher Farbe und maximal 20 gelbe zwittrige Röhrenblüten. Die Früchte sind nur 1 mm groß.
Die Schafgarbe enthält ein ätherisches Öl mit gut 20% Chamazulen, ferner Achillein (blutstillend), Aspigenin und Gerbstoffe.

**Seite 168** **Salomonssiegel**

Das Salomonssiegel *(Polygonatum odoratum)* aus der Familie der Liliaceae ist ein häufiges Bodenkraut lichter, trockener Wälder in Europa, Nordasien und dem westlichen Himalaya. Eine nah verwandte Art, die Vielblütige Weißwurz *(P. multiflorum),* liebt schattigere Laubwälder und bewohnt Eurasien und Nordamerika. Das Salomonssiegel ist eine ausdauernde Krautpflanze, deren kahler, kantiger Stengel bis 50 cm hoch wird. Sie besitzt ein großes, knotiges Rhizom. Die sitzenden, derben Blätter umfassen etwas den Stengel und sind von elliptisch-lanzettlicher Gestalt. Die Längsnerven treten als Einbuchtungen hervor. Die grünlich-weißen Glockenblüten sind blattachselständig und hängen einzeln oder zu zweit an langen Stielen herunter. Die Frucht ist eine giftige Beere und blauschwarz. Sie enthält das giftige Brechmittel Tyramin.
Das Rhizom dient als Droge. Es enthält Glykoside, Saponine und Schleim; die Erforschung der Inhaltsstoffe läßt noch zu wünschen übrig.

**Madonnenlilie**

Die Madonnenlilie *(Lilium candidum)* aus der Familie der Liliaceae ist eine ausdauernde Krautpflanze mit aufrechtem, reich beblättertem Stengel und großen, glockentrichterförmigen, weißen Blüten, die eine fünf- bis zwanzigblütige, endständige Traube bilden.
Die kompakte Zwiebel wird arzneilich verwendet. Lilienöl erhält man durch Mazeration der Blütenblätter in Olivenöl. Es wird wie die Zwiebel als äußerliche Medizin verwendet. Die Zwiebelknollen enthalten neben sehr viel Stärke Glukomannane. Doch ist über die Inhaltsstoffe wenig und ihre pharmakologische Zuordnung gar nichts bekannt.

**Arnika**

Die Arnika *(Arnica montana)* aus der Familie der Compositae ist ein ausdauerndes Kraut mit einem unterirdischen, horizontalen Rhizom. Die Arnika hat eine Rosette grundständiger, oberseits flaumhaariger, elliptischer Blätter und einen einfachen oder leicht verzweigten, bis 50 cm hoch werdenden Stengel mit kreuzgegenständigen, kleineren Blättern. Das Blütenköpfchen ist groß, steht fast immer einzeln für sich und ist von einem Kranz lanzettlicher, haarförmiger Hochblätter umgeben. Sowohl die maximal 20 Zungen, als auch die gut 100 Röhrenblüten des Blütenköpfchens sind dunkel orangegelb.
Arzneilich genutzt werden die Blätter, Blüten und Rhizome. Die Arnikablüten enthalten u. a. ein halbfestes ätherisches Öl; Arnicin, das aus zwei isomeren Alkoholen besteht; Gerbstoffe. Die Blätter enthalten die gleichen Wirkstoffe wie die Blüten, die Rhizome ein anderes ätherisches Öl (bis 6,3%), Inulin, Arnicin.

**Seite 170** **Gewöhnlicher Odermennig**

Der Gewöhnliche Odermennig *(Agrimonia eupatoria)* aus der Familie der Rosaceae ist ein ausdauerndes Kraut mit einem kurzen Stengel. Es wird 40–50 cm hoch. Die Blätter stehen am Grunde dichter; sie sind drei- bis fünffach gefiedert und sie und die Nebenblätter gezähnt, unterseits dicht graufilzig. Auch die Stengel sind behaart, und die äußeren Blütenhüllen besitzen hakige Borsten. Die sattgelben Blüten bilden endständige Ähren.
Die Blätter oder das ganze blühende Kraut bilden die Droge. Infuse oder Dekokte werden daraus hergestellt. Die Droge enthält Gerbstoffe, einen glykosidischen Bitterstoff, Spuren ätherischen Öls, Triterpene, Nikotinsäureamid.

**Gemeine Akelei**

Die Gemeine Akelei *(Aquilegia vulgaris)* aus der Familie der Ranunculaceae ist ein ausdauerndes Kraut des gemäßigten Eurasiens. Es wächst in bergigen, schattigen Laubwäldern. Es besitzt eine grundständige Rosette langstieliger, dreifach fiederspaltiger Blätter und dreilappig gekerbten Blättchen. Die oberen Stengelblätter sind klein und einfach, eiförmig und ganzrandig. Die schönen, nickenden Spornblüten sind blauviolett, dunkelviolett, rosa oder weiß. Die Balgfrucht enthält zahlreiche glänzende Samen.

**Tüpfel-Johanniskraut**

Das Tüpfel-Johanniskraut *(Hypericum perforatum)* aus der Familie der Hypericaceae wächst in ganz Europa in Hecken und lichten Wäldern und kommt heute fast überall auf der Welt wild vor. Die Pflanze ist trockenliebend. Es ist ein ausdauerndes Kraut, dessen Stengel 1 m hoch werden können. Die gegenständigen, sitzenden Blätter sind eiförmig-elliptisch; gegen das Licht gehalten sind zahlreiche Drüsen zu sehen, die als kleine durchscheinende Pünktchen auftreten. Die Blütezeit ist zu Beginn des Sommers. Die tiefgelben Blüten bilden endständige Trugdolden. Die Frucht ist eine dreiklappige, eiförmige Kapsel.
Die ganze blühende Pflanze wird arzneilich genutzt. Sie enthält u. a. ein ätherisches Öl, Hypericin, Gerbstoffe, Flavonoide sowie die antibakteriellen Substanzen Novoimanin und Imanin. Hypericin fördert den Speichelfluß; es ist aber auch gefährlich, da es Menschen und Tiere gegen Licht sensibilisiert und damit erheblich in den Stoffwechsel eingreift. In der Homöopathie wird es gegen schwere Nervenquetschungen gebraucht. Wegen seines Aromas, des harzigen Duftes und bitteren Geschmacks wurde es auch schon in der Likörindustrie verwendet.

**Terpentin-Pistazie**

Die Terpentin-Pistazie *(Pistacia terebinthus)* ist ein sommergrüner Strauch oder Baum des Mittelmeerraumes. Er wächst wild und wird auch angebaut. Als Baum kann er 8 m hoch werden. Die Terpentin-Pistazie besitzt wechselständige, unpaarig gefiederte Blätter. Die Blättchen sind nahezu kantig-oval und leicht zugespitzt. Die grünen, unscheinbaren, zweihäusigen Blüten stehen blattachselständig in langen Rispen. Die Frucht ist eine linsengroße, bräunliche Steinfrucht.
Die Terpentin-Pistazie enthält bis 14% ätherisches Öl mit Borneol, Bornylacetat und α-Pinen sowie Harz.

Seite 172 **Scharbockskraut**

Das Scharbockskraut *(Ficaria verna)* aus der Familie der Ranunculaceae ist ein ausdauerndes Kraut, das auf Wiesen, in Hecken und Buschland nicht selten ist. Es ist relativ klein, etwa 15 cm hoch, mit faseriger, gelegentlich knolliger Wurzel. Die weichen, grünen Stengel gehen in langstielige, fleischige, sattgrüne, herzförmige Blätter über. In den Blattachseln sitzen mitunter Brutknöllchen. Die goldgelben Blüten stehen einzeln auf langen Stielen und produzieren zahlreiche einsamige Nüßchen. Scharbockskraut enthält Ranunculin und Anemonin, dazu Vitamin C und Saponin. Die Wurzelknollen enthalten neben Anemonin Triterpensaponine.

**Hahnenfuß-Arten**

Die Gattung *Ranunculus* zählt über 400 Arten! Von den 28 in Deutschland wild wachsenden Arten seien erwähnt: der Wasserhahnenfuß *(R. aquatilis)*, der Scharfe Hahnenfuß *(R. acer)* und der Kriechende Hahnenfuß *(R. repens)*. Es sind die verbreitetsten Arten, die man auch als Laie schnell findet. Die Hahnenfuß-Arten lieben feuchte Umgebung, und einige leben aquatisch. Viele Arten entwickeln Knollenwurzeln. Die Blüten sind in der Regel gelb oder weiß.
Trotz erheblicher chemischer Forschung sind die Inhaltsstoffe der meisten Arten noch unbekannt. Bei den untersuchten Arten werden allgemein Ranunculin, Protoanemonin und Anemonin sowie bei mehreren Saponine gefunden. Die meisten Arten sind mehr oder weniger giftig.

**Pappel**

Die Pappeln gehören zur Familie der Salicaceae. Die Schwarz-Pappel *(Populus nigra)* wird bis zu 25 m hoch, die Pyramidenpappel *(P. nigra* var. *italica)* sogar bis zu 40 m. Pappeln wachsen sehr rasch: die Schwarz-Pappel kann in 50 Jahren ihre maximale Höhe von 25 m erreichen. Die Blätter sind dreieckig bis eiförmig, man kann sie auch rhombisch nennen, keilartig an der Basis. Die Schwarzpappeln sind zweihäusig; die männlichen Kätzchen sind rot, die weiblichen grünlichweiß. Die Früchte sind kleine Kapseln mit weißwolligen Samen, die der Wind verbreitet.
Die Knospen bilden die Droge. Sie enthalten ein dickflüssiges ätherisches Öl von besonderem Geruch. Hauptinhaltsstoffe sind α- und β-Caryophyllen. Die Rinde enthält u. a. Salicin, Salicinbenzoat, Schicortin, Nigracin, Salicortin, Gerbstoffe. Die Frühjahrsrinde ist die gehaltreichste.

Seite 174 **Gemeiner Andorn**

Der Gemeine Andorn *(Marrubium vulgare)* aus der Familie der Labiatae wächst in Europa, Nordafrika, West- und Zentralasien. Es ist ein filziges, weißliches Kraut von 50 cm Höhe, ausdauernd, welches trockenes offenes Gelände liebt (Ödland, Rasen). Die vierkantigen Stengel tragen kreuzgegenständige, fast runde, grob gezähnte, in sich gewundene Blätter. Die weißen Blüten stehen in den Blattachseln zu Gruppen beisammen.

Als Droge werden die blühenden Zweigteile genommen, hauptsächlich als hustenlösendes Mittel oder aber auch als verdauungsförderndes Bittertonikum. Äußerlich wird es als Mittel gegen Geschwüre, Wunden und diverse Hautkrankheiten angewendet. Der Andorn enthält den Diterpen-Bitterstoff Marrubiin, der die Sekretion der Atemwege deutlich steigert, sein Abbauprodukt Marrubiinsäure wirkt galletreibend. Ferner enthält der Andorn Gerbstoffe, Saponine, viel Kalium und Eisen und etwas ätherisches Öl.

**Roßkastanie**

Die Roßkastanie *(Aesculus hippocastanum)* aus der kleinen Familie der Hippocastanaceae stammt ursprünglich aus dem südlichen Balkan und nicht, wie sehr viele Leute glauben, aus den Vereinigten Staaten. Der rotblühende Bastard *(Aesculus* x *carnea)* ist es vielmehr, der einen nordamerikanischen Elternteil besitzt, die Rote Pavie *(A. pavia)*. Der andere Elternteil ist die Roßkastanie. Dieser Bastard ist fruchtbar. In Deutschland wurde die Roßkastanie im 17. Jahrhundert eingeführt. Sie ist übrigens auch nicht verwandt mit der Eßkastanie *(Castanea sativa,* s. S. 122), einer Fagaceae. Die Roßkastanie ist ein imponierender Baum von maximal 25 m Höhe und ausladender Krone. Sie hat eine dunkle, rissige Borke. Die gestielten, charakteristischen Blätter sind aus 5–7 Blättchen in kolbenförmig-länglicher Gestalt zusammengesetzt. Die Blättchen sind zugespitzt und gezähnt, ihre Adern deutlich ausgeprägt. Die weißen, rot und gelb gefleckten, gestielten Blüten bilden aufrechte, große Kerzen. Die grüne Frucht ist eine große, kugelige Kapsel mit Igelstacheln, die 1–3 glänzend palisanderbraune Kastanien enthält. Man kann sie unpräpariert nicht essen, da sie einen bitteren Geschmack haben, sie sind jedoch ein beliebtes Winterfutter für unsere großen Wildtiere.

Die Baumrinde enthält u. a. das Cumarin-Glykosid Aesculin und Baumrinde und Kastanien das Saponin-Glykosid Aescin. Aesculin wird in Sonnenschutzpräparaten verarbeitet, Aescin hingegen wird heute in Spezialpräparaten innerlich und äußerlich bei Krampfadern und offenen Beinen verwendet. Es dichtet die Kapillaren ab, schwemmt Ödeme aus, erhöht den Tonus der Venen und wirkt entzündungshemmend.

**Echte Zypresse**

Die Echte Zypresse *(Cupressus sempervirens)* ist ein stattlicher, bis 20 m hoch werdender Nadelbaum, der zur gleichen Familie wie der Wacholder gehört, zur Familie der Cupressaceae. Die italienische Zypresse wächst meist säulenförmig (var. *fastigiata)* und seltener pyramidenartig (var. *horizontalis)*. Die Blätter sind schuppenförmig und fest an die Zweige, denen sie dachziegelartig aufliegen, angedrückt. Jedes Blatt hat eine Ölharzdrüse auf seiner dorsalen Oberfläche. Die Blüten sind einhäusig und bilden Kätzchen. Die Frucht ist ein zuerst grüner, bei der Reife graubrauner Zapfen von 3 cm Größe.
Für arzneiliche Verwendung werden die grünen Zapfen geerntet. Sie enthalten ein ätherisches Öl, in welchem verschiedene Terpene und Sesquiterpene sowie ein Catechol-Gerbstoff nachgewiesen wurden. Die jungen Zypressen-Zweige enthalten ebenfalls ätherisches Öl. Es wurde früher durch Destillation gewonnen und gegen Keuchhusten eingesetzt.

**Seite 176** **Herbstzeitlose**

Die Herbstzeitlose *(Colchicum autumnale)* aus der Familie der Liliaceae ist ein ausdauerndes Kraut, das erst im Herbst blüht. Sie wächst in Mittel-, West- und Südeuropa bevorzugt auf feuchten Wiesen. Die Herbstzeitlose wird höchstens 25 cm hoch und besitzt eine recht starke Knolle. Die 1–3 großen, lila Blüten werden von einer Scheide umgeben. Die Fruchtknoten der Blüten sitzen dicht über der Zwiebel tief im Boden, und erst im darauffolgenden Frühjahr erscheinen die Blätter und die vielsamigen Fruchtkapseln. Die grundständigen Laubblätter sind recht groß, bis 40 cm lang und länglich-lanzettlich.
Die Samen, die Knollen und der beblätterte Sproß dienen der Gewinnung des giftigen Alkaloids Colchicin. Colchicin darf nur nach ärztlicher Anweisung und genau dosiert eingenommen werden. Colchicin ist nicht nur ein ausgezeichnetes Gichtmittel, sondern auch ein Mitosegift: es hemmt in den Chromosomen die Kernteilung in der Metaphase und erzeugt bei Pflanzen Polyploidie mit Riesenwuchs. Daher wird Colchicin als Krebsmittel eingesetzt. Colchicin ist unwirksam bei Rheuma. Es wird mitunter als »pflanzliches Arsen« bezeichnet, weil seine Wirkungen ihm ähnlich sind. Wie bei Arsen, sind auch beim Colchicin die Giftwirkungen erst viele Stunden später sichtbar; beides sind daher ausgesprochen tückische Gifte. Aus der großen Anzahl verwandter Nebenalkaloide der Herbstzeitlose sei hier noch das Demecolcin erwähnt, da es bei Hautkrebs und Leukämien eingesetzt wird. Es ist weniger giftig.

**Großes Schöllkraut**

Das Große Schöllkraut *(Chelidonium majus)* aus der Familie der Papaveraceae ist ein ausdauerndes, 80 cm hoch werdendes Kraut mit geschwollenen, aber zerbrechlichen Knoten. Die fiederschnittigen Blätter haben abgerundete, gekerbte und gelappte Blättchen. Schneidet man die Pflanze irgendwo an, fließt aus ihr ein orangegelber Milchsaft aus. Die

gelben Blüten bilden zu 2–7 endständige und seitenständige, langstielige Dolden. Die Frucht ist eine Schote.
Arzneilich werden das Kraut und der Wurzelstock genutzt. Beide sind im Herbst am reichhaltigsten. Aus den zahlreichen Alkaloiden des Schöllkrautes interessieren uns: das Chelidonin, das krampflösend auf die glatte Muskulatur wirkt und daher galletreibend ist und bei Koliken hilft; das Chelerythrin, das das giftigste ist, ein starkes Reizgift darstellt und Warzen beseitigt; das Protropin, ein Krampfgift; das α-Allokrypotin, ein Krampfgift und Lokalanaesthetikum. Chelidonin hat zudem schwach schmerzlindernde, nervenberuhigende und nervenlähmende sowie blutdrucksenkende Eigenschaften.

**Madagaskar-Immergrün**

Das Madagaskar-Immergrün *(Catharantus roseus* oder *Vinca rosea)* aus der Familie der Apocynaceae ist ein enger Verwandter unserer zwei europäischen Immergrün-Arten (s. S. 164). Dieser 80 cm hoher Halbstrauch ist heimisch im tropischen Afrika, kommt aber heute auch in Asien, Australien, Süd- und Nordamerika vor. Obwohl mehrjährig, wird er viel als einjährige Pflanze gezogen. Es hat glänzende, länglich-ovale, gegenständige Blätter. Die meist rosaroten Blüten erscheinen bei unseren Gewächshauspflanzen von April bis Oktober. Die Frucht ist eine Balgfrucht.
Moderne Forschung fand in dieser Immergrün-Art zwei Alkaloide: Vinblastin und Vincristin, die inzwischen wirksame Mittel gegen eine bestimmte Art des Blutkrebses (M. Hodgkin) sind und das Leben dieser Kranken verlängern und erleichtern. Sie sind zehnmal stärkere Mitosehemmer als das Colchicin der Herbstzeitlose und blockieren in den Chromosomen die Metaphase.

# Pestizide

**Seite 178 Dalmatinische Insektenblume**

Die Dalmatinische Insektenblume *(Chrysanthemum cinerariifolium)* aus der Familie der Compositae wächst wild in Jugoslawien. Sie wird weltweit angebaut, ganz besonders in Istrien und in Kenia. Der ausdauernde, 1 m hoch werdende Busch ist an der Basis verholzt. Die unteren, gestielten Blätter sind wechselständig und fiederspaltig, dazu gezähnt. Die wenigen oberen Blätter sind linealisch schmal und haben nur zwei oder drei Segmente. Die einzeln stehenden, langgestielten Blütenköpfe besitzen gelbe Scheiben- und weiße, randständige Zungenblüten.
Die noch nicht geöffneten Blütenköpfe sammelt man als Droge; die Wirkstoffe befinden sich im Fruchtknoten. Es sind dies die sogenannten Pyrethrine, Mischungen komplexer Ester. Als natürliches Insektizid hat diese Pflanze den nicht zu unterschätzenden Vorteil, für Menschen und warmblütige Tiere ungiftig zu sein.

**Lebensbaum**

Der Lebensbaum *(Thuja occidentalis)* ist ein Nadelbaum aus der Familie der Cupressaceae. Er hat eine braunrote, rissige Rinde. Die rötlichen Zweige tragen kleine, anliegende, sich überlappende, schuppenartige Blätter, die Mittelschuppen mit Drüse. Die gelben, hängenden Zapfen sind sehr zahlreich.
Der Lebensbaum ist giftig. Er enthält ein ätherisches Öl mit Thujon und Fenchon, ferner Gerbstoffe und Flavonoide.

**Quassia**

Zwei nahe verwandte Bäume, beide zur Familie der Simaroubaceae gehörend, liefern Quassiaholz. Aus historischen Gründen ist das Holz, das in Großbritannien gebraucht wird, Jamaika-Quassia von *Picrasma excelsa,* während fast alles auf dem Kontinent gebrauchte Holz von *Quassia amara* stammt, der in Surinam, Guayana und Französisch-Guayana wild wächst und kultiviert wird. Der Bitterbaum *(P. excelsa)* ist bei weitem der größere. Er wird 20 m hoch und ist recht dickstämmig. Der Quassiabaum ist ein 2–5 m hoch werdender Strauch oder Baum. Beide Arten haben gefiederte Blätter mit geflügelten Blattstielen. Der Bitterbaum hat kleine, gelblich-grüne, in Rispen stehende Blüten, der Quassiabaum große rote Blüten in lockeren Trauben. Nach der Entfernung der Rinde färbt sich das weiße Holz an der Luft langsam gelb um. Es wird zerschnitten.
Beide Hölzer enthalten Quassin und Bitterstoffe. Quassin ist ein Nervengift. Quassiaholz darf nicht während der Schwangerschaft genommen werden.

# Berühmte Ärzte und Botaniker

## des abendländischen Kulturkreises, soweit sie in diesem Werk berücksichtigt wurden

### Klassisches Altertum

ANTONIUS MUSA,
1. Jh. v. Chr., Römer, Leibarzt des Kaisers Augustus, Pharmakologe. Widmete eine ganze Schrift dem Ziest *(Stachys officinalis)*: »De herba vettonica«.

APOLLODOROS von Alexandria,
3. Jh. v. Chr., Übersee-Grieche, Arzt. Schrieb sein Hauptwerk über die giftigen Tiere und begründete damit die Wissenschaft von der Iologie (= Toxikologie), daher auch Ap. Iologos genannt.

APULEIUS von Madaurus,
ca. 125 bis ca. 169 n. Chr., Römer, Schriftsteller, Priester des Kaiserkultes in Karthago. Bewandert in den Mysterienkulten. Schrieb u. a. ein Buch über Kräuter und eine Dämonenlehre.

ATHENAIOS von Naukratis (Ägypten),
um 200 n. Chr., Übersee-Grieche, vielseitiger Schriftsteller und Kompilator. Verfasser der 30bändigen Deipnosophistae (= »Gelehrte beim Mahl«, d. h. Tischgespräche). Er ist für Hunderte verloren gegangener klassischer Werke der einzige Zitatennachweis.

CELSUS, Aulus Cornelius,
1. Hälfte des 1. Jh. n. Chr., Enzyklopädist. Von seiner Enzyklopädie »Artes« sind nur die 8 Bände Medizin erhalten geblieben, die seine Stoffbeherrschung und Meisterschaft demonstrieren.

DIOSKURIDES, Pedanios,
ca. 50 n. Chr. geb., Grieche aus Anarzabos in Kilikien, Arzt und berühmtester Pharmakologe des Altertums. Sein Hauptwerk in 5 Bänden »De Materia medica« umfaßt die gesamte Arzneimittellehre des Altertums und beschreibt auf das Genaueste die Pflanzen, Tiere, Mineralien und Magica seiner Zeit und ihre Anwendung. Dioskurides' Werk beeinflußte im Mittelalter (Schule von Salerno) Occident und Orient tief und wirkte bis in die Neuzeit auf die europäische Medizin ein.

GALEN,
129–199 n. Chr., Grieche aus Pergamon, Sohn eines Mathematikers und Architekten, Arzt. Seine Lehren stellen ein geschlossenes Wissenschaftsgebäude dar. Sie sind die letzte große Zusammenfassung des medizinischen Wissens des klassischen Altertums. Galen ist für fast anderthalb Jahrtausende für die europäische Medizin die unbestrittene Autorität gewesen. Erst der deutsche Anatom Andreas Vesal (1514–1564) aus Wesel am Niederrhein und Paracelsus (1494 bis 1541, s. u.) lösen sich von ihm und revolutionieren die europäische Medizin. Der arabischen Medizin gelang es zwei bis drei Jahrhunderte eher, sich von Galen zu lösen (namentlich durch Ibn Sina = Avicenna, Abd al-Latif und Ibn an-Nafis).

HERODOT,
484–ca. 425 v. Chr., Grieche. Schon Cicero nannte ihn den Vater der Geschichtsschreibung. Sein großes Werk »Histories apodexis« ist bis heute eine zuverlässige und unentbehrliche Quelle für die Landeskunde und Geschichte der griechischen und barbarischen Länder seiner Zeit. Am umfangreichsten ist sein Ägypten-Bericht.

HIPPOKRATES von Kos,
460–377 v. Chr., Grieche, Arzt. Im abendländischen Kulturkreis war er unbestritten der größte Arzt seiner Zeit. Er begründete die wissenschaftliche Betrachtungsweise in der Medizin und forderte sie vor allem für Diagnose und Prognose. Abkehr von der bisherigen Lehre transzendentaler Krankheitsursachen. Krankheiten haben nach ihm natürliche Ursachen und sind auch möglichst natürlich zu behandeln.

MITHRIDATES VI. EUPATOR,
132–63 v. Chr., König von Pontos. Ein typischer, orientalischer Despot seiner Zeit. Förderer und Kenner der Arzneimittel- und Giftlehre. Führte fast 25 Jahre lang mit wechselndem Glück Krieg gegen die Römer, bis sein Volk die Lasten nicht mehr tragen mochte und gegen ihn unter Führung seines Sohnes aufstand. Nahm sich dann das Leben.

NIKANDROS von Kolophon,
2. Jh. v. Chr., Grieche, Dichter und Arzt. Auf Apollodorus (s. o.) fußend, schreibt er zwei erhaltene Lehrgedichte: »Theriaka« über Gifttiere und Gegenmittel gegen ihre Bisse und »Alexipharmaka« über mineralische, pflanzliche und tierische Gifte und Gegengifte.

NUMA POMPILIUS,
715–672 v. Chr., angeblich zweiter König Roms. Vielseitiger Erzieher seines Volkes und Innovator in allen Lebens- und Kulturbereichen.

PLINIUS SECUNDUS, C.,
ca. 23/24–79 v. Chr., Römer, Berufssoldat, Beamter, Schriftsteller. Seine 37bändige Enzyklopädie der Naturgeschichte faßt zuverlässig und gewissenhaft das gesamte, gewaltige Wissen des Altertums zusammen. Seine anderen Werke sind verschollen. Er starb beim Ausbruch des Vesuvs in Erfüllung seiner Amtspflichten als örtlicher Flottenkommandant.

PROPERZ = Sextus Propertius,
ca. 50–ca. 16 v. Chr., Römer, Dichter. Verfasser von 4 Elegienbüchern. Properz ist der erste, der die römischen Sagen, die mythologisch-kultischen Legenden in die Dichtung einarbeitet. Er ist daher wichtige Quelle für das Verständnis der damaligen Gesellschaft und Weltsicht.

THEOPHRAST von Eresos,
371–287 v. Chr., Grieche, war Aristoteles' bester Schüler und übernahm 322 die Leitung der Schule. Zwei seiner klassischen Werke sind die 9bändige »Historia plantarum« und die 6bändige Aitiologie der Pflanzen »Causae plantarium«. Der führende Botaniker des Altertums.

### Mittelalter und Neuzeit

ALBERTUS MAGNUS = Graf Albert von Bollstaedt,
1193–1280, Deutscher, Mönch, Bischof, Hochschullehrer. Der größte Naturforscher des Mittelalters. Thomas von Aquin war sein Schüler. Scholastiker. Kommentierte alle Schriften des Aristoteles' und solcher,

die zu seiner Zeit für seine Schriften gehalten wurden. Er stellt in diesen Kommentaren seine eigenen jahrzehntelangen naturwissenschaftlichen Erfahrungen dem bisher Bekannten bzw. Angenommenen gegenüber. Wir wissen heute, daß die von ihm kommentierte 7bändige Pflanzenkunde nicht von Aristoteles, sondern von Nikolaus von Damaskus (geb. 64 v. Chr.) stammt. 1930 heilig gesprochen.

ARNOLD VON VILLANOVA,
ca. 1240–1311, Spanier aus westgotischer Familie, Arzt und Priester. Übersetzte viele arabische medizinische Schriften ins Lateinische. Gilt als der größte Arzt des europäischen Mittelalters. Betont die Notwendigkeit klinischer Erfahrung für eine erfolgreiche Therapie.

AVICENNA = Ibn Sina,
980–1037, Perser, arabischer Philosoph, Mathematiker und Arzt. Seine medizinischen Anschauungen, niedergelegt im »Kanon«, haben die mittelalterliche Medizin Europas und des Morgenlandes Jahrhunderte lang zutiefst geprägt. So erschienen von 1473 bis 1500 in Europa 16 gedruckte Auflagen seines Werkes. Avicenna beschreibt in ihm u. a. die Wirkungen von mehr als 750 pflanzlichen Drogen. In gewisser Hinsicht Vollender Galens.

BARTHOLOMAEUS ANGLICUS,
13. Jh., englischer Mönch des Franziskaner-Ordens, nach 1230 Lektor in Magdeburg. Enzyklopädist auf naturwissenschaftlichem Gebiet: Sein »De proprietatibus rerum« ist 1225–1240 geschrieben.

CULPEPER, Nicholas,
1616–1654, Engländer, Astrologe und Arzt schrieb das einflußreiche Kräuterbuch »Complete Herbal...«, 1. Auflage 1653, weitere 6 Auflagen bis 1809.

DODOENS, Rembert,
1517–1585, Flame, Botaniker, Leibarzt Kaiser Maximilian II. und Rudolf II. in Wien, 1552 Professor der Medizin in Leiden. Schrieb das »Cruydeboek«, das erstmals 1554 erschien. Untersucht und beschreibt die Pflanzen naturwissenschaftlich.

GERARD, John,
1545–1612, Engländer, berühmter Elisabethanischer Kräuterkundler. Schrieb »The Herball or Generall Histoire of Plantes«, London 1597. 1605 Hof-Kräuterkundler König James I., 1607 »Master of the Barber-Surgeons' Company«.

GESNER, Konrad,
1516–1565, »der deutsche Plinius« genannt, Naturforscher und Arzt. Er begriff die Naturgeschichte als Wissenschaft und war der Erste, der die Verwandtschaft der Pflanzen am Blütenbau und den Früchten erkannte. Verfasser grundlegender, naturwissenschaftlicher Werke.

HAHNEMANN, Samuel,
1755–1843, Deutscher, Arzt. Begründer der Homöopathie. 1797 erschien seine Schrift »Similia similibus curantur«, in der er das Wesen seiner Lehre begründete: Gleiches muß mit Gleichem behandelt werden. Er hatte – auch in Selbstversuchen – beobachtet, daß jene Arzneien heilten, deren Wirkungen an Gesunden dem Krankheitsbild glichen. Mit minimalen Dosen setzt man gewissermaßen einen optimalen Abwehrreiz beim Patienten, der voll auf die Krankheit schlägt. Die Homöopathie folgt damit einem völlig anderen Denkansatz als die übliche Medizin, die Allopathie, die dem Patienten dasjenige Mittel gibt, das die Krankheitssymptome bzw. die Krankheit beseitigt. Beide Denkansätze sind legitim.

HILDEGARD VON BINGEN,
1098–1173 oder 1178, Deutsche, Ärztin, Mystikerin und Naturwissenschaftlerin. Äbtissin des von ihr gegründeten Benediktinerinnenklosters Rupertsberg bei Bingen 1136. Sie ist die erste, die neben das antike medizinische Wissen die Erfahrungen der Volksheilkunde der deutschen Stämme stellt und sie aufzeichnet. Ihre medizinischen Schriften sind: »Physica« und »Causae et curae«. Heilig gesprochen 1940.

LINNÉ, Karl von,
1707–1778, Schwede, Arzt und Naturforscher. Begründer des modernen natürlichen Systems der Pflanzen- und Tierwelt, das jedem Lebewesen zwei Namen gibt: einen nachgestellten Artnamen und einen vorgestellten Gattungsnamen. Linné's Nomenklatur revolutionierte die ganze Biologie.

LOBEL, Mathias von,
–1616, Flame, Botaniker, Leibarzt des Königs James I. von England.

MATTIOLI, Pier Andrea,
1500–1577, Italiener, Arzt, Botaniker.

PARACELSUS = Philippus Aureolus Theophrast Bombast von Hohenheim,
1493–1541, Arzt, Naturforscher und Philosoph. Der größte und tiefsinnigste Arzt am Anbruch der Neuzeit, der Reformator der Medizin und Überwinder des mittelalterlichen Denkens. Betont im Gegensatz zum bisher statischen Ansatz das Dynamische allen Lebens. Führte konsequent die deutsche Sprache in Lehre und Forschung ein: er hielt die erste deutschsprachige medizinische Vorlesung im Wintersemester 1526/27 in Basel; seine Schriften sind alle in Deutsch geschrieben. 1531 schließt er sich der Reformation an. Seine Signaturenlehre besagt, daß Pflanzen durch ihre Gestalt, Farbe, Standorte usw. darauf hinweisen, gegen welche Krankheiten sie wirken; z. B. wirkt der gelbe Saft des Schöllkrautes gegen Gelbsucht. Dieser Teil seines Denkens ist überholt.

PARKINSON, John,
1567–1650, Engländer, nacheinander Hofapotheker des Königs James I. von England und Königlicher Kräuterkundler König Karls I. von England. Sein »Paradisus« erschien 1629.

RAMUSIO, Giovanni Battista,
1485–1557, Italiener, Gelehrter und Diplomat. Sein Buch »Delle navigazioni e viaggi« erschien 1550–59 und ist noch heute die wichtigste Sammlung der Reiseberichte des damaligen Zeitalters der Entdeckungen.

VALLE, Pietro della,
Venezianer, berühmter Weltreisender, führte 1615 den Kaffee in Italien ein, und in seiner Vaterstadt wurde der erste öffentliche Kaffeeausschank eingerichtet.

WALAHFRID STRABO,
ca. 808–849, Deutscher, Benediktiner. Abt des Klosters Reichenau am Bodensee 842–849. Dichter, Botaniker, Diplomat. Schrieb neben zahlreichen theologischen Werken, die maßgebenden Einfluß auf die Gestaltung der Weltkirche und der deutschen Kirche hatten, mindestens 122 Gedichte. Eines davon ist der »Hortulus«, ein lateinisches Gedicht in 444 Hexametern, in dem Walahfrid Strabo botanisch korrekt die 24 Heilpflanzen des Klostergartens der Reichenau und ihre arzneiliche Verwendung beschreibt.

# Botanische Fachausdrücke

**Adventivwurzeln**
Schlafende, nicht zur Entwicklung kommende Wurzelanlagen an Stengeln treiben Adventivwurzeln, wenn solche abgeschnittenen Stengel (etwa bei Weiden) in die Erde gesteckt werden. Auch Blätter können Adventivwurzeln treiben, besonders leicht geht das etwa bei der Begonie.

**Anthere**
Das männliche Geschlechtsorgan der höheren Pflanzen, die Staubblätter, lassen sich in zwei Abschnitte gliedern: das Filament oder der Staubfaden und der endständige, verdickte Teil, der sich aus Konnektiv (das verbindende Mittelstück) und zwei doppelten Pollensäcken (= **Thekae**) zusammensetzt. Dieses nennt man Anthere.

**Apothecium**
Eingedellter, nach oben offener Fruchtkörper bestimmter Höherer Pilze (Schlauchpilze) und Flechten, in denen die Asci frei liegen. Die Asci sind die Sporenbehälter dieser Schlauchpilze.

**einhäusig**
Die Blüten der höheren Pflanzen sind gewöhnlich zwittrig, d. h. männliche und weibliche Geschlechtsorgane befinden sich in ein- und derselben Blüte. Sind nun beide Geschlechtsorgane getrennt in eigenen Blüten auf derselben Pflanze untergebracht, so nennt man eine solche Pflanze einhäusig.

**Epiphyt**
Pflanze, die auf anderen Pflanzen siedelt, die Gastpflanze jedoch nur als Unterlage, nicht als Nahrungsquelle benutzt.

**Mesokarp**
Das zwischen der äußeren (Exokarp) und inneren (Perikarp) Fruchtwand gelegene mehrschichtige Zwischengewebe.

**Rhizom**
Wurzelstock; Erdsproß, unterirdischer Speicherspроß, keine Wurzel!

**Sori**
Häufchen von Sporangien. Bei den Farnen stehen diese Sori auf der Unterseite der Blattwedel.

**Sporangium**
Enthält die ungeschlechtlichen Keimzellen, die Sporen, die in ihm entstehen. Bei Pilzen, Algen, Moosen, Farnen.

**Thallus**
Der noch nicht in Blatt, Sproß und Wurzel gegliederte Pflanzenkörper der niederen Pflanzen.

**triploid**
Bei der Kernteilung der Zelle entstehende Abweichung in der Zahl der Chromosomensätze: in diesem Falle enthält der Kern drei einfache Chromosomensätze (»normal« sind zwei = diploid).

**Vegetative Vermehrung**
Neben der geschlechtlichen Vermehrung gibt es weitest verbreitet im Pflanzenreich auch die ungeschlechtliche Vermehrung, die man vegetative Vermehrung nennt. Hierbei werden von der »Mutterpflanze« Brutknospen oder Keimzellen gebildet, die nach Abtrennung sofort oder nach einer Ruhezeit auskeimen und eine vollwertige neue Pflanze bilden. Andererseits fehlt die geschlechtliche Vermehrung nur bei Bakterien und einigen niederen Algen und Pilzen.

**zweihäusig**
Pflanzen, bei denen beide getrenntgeschlechtlichen Blüten auf verschiedenen Individuen entstehen.

**Zwiebel**
Erdsprosse mit gestauchter, verkürzter Sproßachse.

**zwittrig**
einhäusig.

# Medizinische und pharmakologische Fachausdrücke

**Abortivum**
Abtreibmittel

**adstringierend**
zusammenziehend; mit dem Eiweiß der obersten Gewebsschicht reagierende Stoffe, so daß sich eine Verdichtung der Oberfläche ergibt; Folge z. B. blutstillend, entzündungshemmend, antibakteriell

**Amenorrhoe**
Ausbleiben der monatlichen Regelblutung

**Anaemie**
Blutarmut

**Anaesthetikum, anaesthesierend**
Verminderung oder Ausschaltung des Bewußtseins; Mittel zur Ausschaltung des Bewußtseins, z. B. während und für eine Operation

**Anaphrodisiakum**
Mittel zur Dämpfung des Geschlechtstriebes

**anthelmintisch**
wirksam gegen Würmer

**anti**
gegen

**anti-dermatisch**
gegen Hautentzündungen wirkend

**anti-haemorrhagisch**
blutungshemmend

**anti-mykotisch**
gegen Pilze wirkend

**anti-neuritisch**
gegen Nervenentzündungen wirkend

**antiseptisch**
keimwidrig

**antiskorbutisch**
gegen die Vitamin-C-Mangelkrankheit wirkend, sie von vornherein verhindernd

**Aphrodisiakum**
Mittel, das den Geschlechtstrieb steigert

**arthritisch**
gelenkentzündet

**Atonie**
Erschlaffung der natürlichen Spannung der Muskeln

**bakteriostatisch**
die Fortpflanzung der Bakterien unterbindend

**bakterizid**
Bakterien tötend

**Choleretikum**
Mittel zur Anregung des Galleflusses

**Cystitis**
Blasenkatarrh oder Blasenentzündung; die Endung -itis heißt immer Entzündung

**Dekokt**
frischer Auszug aus zerkleinerten Pflanzen: die zerkleinerte Droge wird mit kaltem Wasser versetzt, eine halbe Stunde unter Umrühren im Wasserbad erhitzt und warm abgepreßt; Droge: Wasser-Ansatz 1:10

**Dermatitis**
Entzündung der Haut, durch äußere Schadstoffe verursacht

**Diarrhoe**
Durchfall in Form dünnflüssigen Stuhls

**Digestivum**
verdauungsförderndes Mittel

**Diuretikum**
Mittel zur Erhöhung der Harn-Produktion und Harn-Ausscheidung; sekundär werden dadurch Oedeme ausgeschwemmt

**Droge**
Arzneilich wirksame und medizinisch brauchbare Teile von Pflanzen; das heute oft gehörte Wort Droge für Rauschgift bzw. Rauschmittel ist falsches Deutsch und eine rein phonetische Übernahme des englisch-amerikanischen Wortes »drug«, was schlicht Arzneimittel heißt; der deutsche Fachausdruck für Rauschmittel ist Betäubungsmittel

**Duodenum**
Zwölffingerdarm, der oberste Abschnitt des Dünndarms, etwa »12 Finger breit« = 30 cm lang; setzt direkt am Magenpförtner (Pylorus) an

**Dysenterie**
Ruhr, u. zw. Bakterienruhr und Amoebenruhr

**Dysmenorrhoe**
Schmerzende Regelblutung

**Fluidextrakt**
Extrakte sind mit Extraktionsmitteln aus Drogen gewonnene Auszüge, das Extraktionsmittel wechselt von Droge zu Droge und von Inhaltsstoff zu Inhaltsstoff; die Extrakte werden eingedickt; ein Fluidextrakt ist ein Produkt, das so eingeengt worden ist, daß 1 Teil der Ausgangsdroge 1 oder höchstens 2 Teilen des fertigen Produkts entsprechen; Trockenextrakte dagegen enthalten letztlich nur noch 3–5% Restfeuchte

**fungistatisch**
die Vermehrung des Pilzes unterbindend

**fungizid**
pilztötend

**Gastritis**
Magen-Schleimhaut-Entzündung

**gastro-intestinal**
den Magen und Darm betreffend

**hämolytisch**
im Blut tritt das Hämoglobin, der rote Blutfarbstoff, aus den roten Blutkörperchen, den Erythrozyten, aus (= Blut zerstörend)

**Hämostase**
Blutstillung

**hämostatisch**
blutstillend

**homöopathisch, Homöopathie**
s. S. 235 unter HAHNEMANN

**hypoglykämisch**
den Blutzucker vermindernd (unter 70 mg% absinkend); führt zu Schlappheit, Schweißausbruch, Muskelschwäche, bis hin zur Bewußtlosigkeit; Gegenmittel: Traubenzucker essen; bei Zuckerkranken hypoglykämische Wirkung einer Droge positiv zu bewerten, da Zuckerkranke ein Zuviel an Blutzucker haben und es schwer oder gar nicht abbauen können

**Infus**
frischer Auszug aus zerkleinerten Pflanzen, aber im Gegensatz zum Dekokt, das mit kaltem Wasser angesetzt wird, wird beim Infus die Droge mit siedendem Wasser übergossen, dann 5 Minuten lang unter Umrühren im siedenden Wasserbad erhitzt, dann erkalten gelassen und kalt abgepreßt; Droge: Wasser-Ansatz 1:10

**Koronarinsuffizienz**
Verengung oder/und Verlegung der Strombahn der Herzkranzgefäße, die den Herzmuskel mit Blut und Sauerstoff versorgen

**kumulativ, Kumulation**
Anhäufung einer Arznei im Körper wegen zu geringer Ausscheidungsgeschwindigkeit dieser Arznei; besonders bei Herzglykosiden ist auf die Kumulation zu achten und die Dosierung entsprechend zu regulieren, d. h. zu vermindern

**Leukozyten**
weiße Blutkörperchen; das Abwehrsystem im Blut

**lokal-anaesthetisch**
örtlich begrenzt die Schmerzempfindungen nehmend

**macerieren**
einweichen; mit Wasser bei Zimmertemperatur eine Droge ausziehen

**Menopause**
Zeitpunkt der letzten Regel im Laufe eines Frauenlebens

**oral**
von »os« (= der Mund); Einnahme durch den Mund

**paralysieren**
volle Lähmung der Bewegungen, Lähmung der motorischen Muskeln

**pektanginös**
»schnüre die Brust zu«; Anfälle heftiger Schmerzen in der linken Brust, stark ausstrahlend und mit Todesängsten; Verkrampfung der Herzkranzgefäße durch Verkalkung oder durch Überanstrengung

**Peristaltik**
wurmförmige, fortschreitende, ständige Bewegung von Magen u. Darm

**phagozytierend**
Freßtätigkeit der Freßzellen (Phagozyten) im Körper, die Zelltrümmer, fremde Lebewesen wie Bakterien und Viren umfassen und verdauen; es gibt zwei Sorten Phagozyten: sitzende Makrophagen und bewegliche Mikrophagen, die neutrophilen Leukozyten

**rektal**
Einführung einer Arznei über den Mastdarm

**sedativ**
beruhigend

**Sirup**
flüssige Arznei mit sehr hohem, 50–65%igem Zuckergehalt

**spasmolytisch**
Verspannungen und Krämpfe der glatten Muskulatur

**Spasmolytikum**
lösend (glatte Muskulatur haben u. a. der Magen-Darm-Kanal, die Bronchien, die Blutgefäße). Mittel zur Lösung dieser Krämpfe

**tonisch**[1]
stärkend; bitter-tonisch: verdauungsförderndes Mittel, das durch seine Bitterstoffwirkung die Magensäfte anregt und gleichzeitig stärkend wirkt

**tonisch**[2]
auf den Tonus bezogen

**Tonus**
die Spannung lebender Muskeln

**toxisch**
giftig (Toxizität = Giftigkeit)

**Ulzeration**
Geschwürbildung; meist handelt es sich um die Bildung offener Geschwüre

**virostatisch**
die Vermehrung der Viren blockierend

**xerophthalmisch**
Austrocknen der Bindehaut und der Hornhaut des Auges (anti-xerophthalmisch = diese Austrocknung verhindernd)

# Bibliographie


CULPEPER's Complete Herbal, London o. J. (W. Foulsham & Co., Ltd). Erstauflage: 1633

DEJEY, M. A. (ed.): Victorian cups and punches, London 1974 (Cassell)

EMBODEN, W.: Narcotic plants, London 1972 (Studio Vista)

GERARD's Herbal, herausg. von M. Woodward, London 1964 (Spring Books). (1. Auflage London 1597 im J. Norton Verlag)

HAGER's Handbuch der Pharmazeutischen Praxis; vollst. 4. Neuausgabe, herausg. von P. H. List & L. Hörhammer, Berlin 1969–1979, 10 Bände (Springer)

HILDEGARD VON BINGEN: Naturkunde, Salzburg und Darmstadt 1974, 2. Aufl. (O. Müller & Wissenschaftl. Buchges.)

JACOB, D.: A witche's guide to gardening, London 1964 (Elek Books)

LAUFER, B.: Sino – Iranica. – Chinese contributions to the history of civilization in Ancient Iran with special reference to the history of cultivated plants and products, Taipeh 1973 (Ch'eng Wen), unveränd. Nachdruck der 1. Ausg. 1919, Chicago, Field Mus. Natur. Hist. Publ.nr. 201

LEYEL, C. F.: Elixirs of life, London 1948 (Faber & Faber)

DERS.: Green medicine, London 1952 (Faber & Faber)

DERS.: Cinquefoil, London 1957 (Faber & Faber)

MARTIN, W. K.: The concise British flora in colour, London 1965 (Michael Joseph & The Ebnry Press)

NIELSEN, H. & V. HANCKE: BLV Heilpflanzenführer: Heilpflanzen in Farbe, München 1977 (BLV)

PLINIUS SECUNDUS D. Ä., C.: Naturkunde, Lateinisch – deutsch, kommentierte Ausgabe in 37 Bänden, München und Darmstadt 1973 f (Heimeran & Wissenschaftl. Buchges.)

POLUNIN, O. & A. HUXLEY: BLV Bestimmungsbuch: Blumen am Mittelmeer, München 1976, 4. Aufl. (BLV)

PORKERT, M.: Klinische chinesische Pharmakologie. Heidelberg 1978 (Dr. Ewald Fischer)

RANSON, FL.: British Herbs, Harmondsworth, Middlesex 1954 (Penguin)

SCHAUENBERG, P. & F. PARIS: BLV Bestimmungsbuch: Heilpflanzen, München 1977, 3. Aufl. (BLV)

SMITH, A. W.: A gardener's dictionary of plant names, London 1972, rev. ed. (Cassell)

STOBART, T.: Lexikon der Gewürze, Bonn 1972, 2. Aufl. (Hörnemann)

STOFFLER, H.-D.: Der Hortulus des Walahfrid Strabo. – Aus dem Kräutergarten des Klosters Reichenau, Sigmaringen 1978 (Jan Thorbecke)

THEOPHRAST's Naturgeschichte der Gewächse, Darmstadt 1971, 2 Bde, Nachdruck der Ausg. 1822 (Wissenschaftl. Buchges.)

TREASE, G. E. & W. C. EVANS: Pharmacognosy, London 1972, 10th ed. (Baillie`re Tindall)

TUSSER, TH.: Five hundred points of good husbandry, herausg. von W. Mavor, London 1812 (Lackington Allen & Co.)

# Register der Pflanzennamen

## Deutsche Namen

## Wissenschaftliche Namen